疝 外 科 学

Textbook of Hernia

William W. Hope〔美〕

主 编　William S. Cobb〔美〕

Gina L. Adrales〔美〕

主 译　唐健雄

副主译　黄 磊

上海科学技术出版社

内容提要

本书是一本全面实用的疝外科临床指导书，分别由美国的疝外科巨匠结合最新文献和临床资料，对疝外科做出的细致而权威的分析、阐述和总结。主要内容包括疝形成的生物学机制、流行病学、修补疗效评估、疝好发部位的局部解剖，以及各种手术技术的要点、适应证和并发症防范等内容，还涉及一些新技术和新理念，如机器人疝修补术、单孔疝修补术及术前最佳康复方案等，并且讨论了与腹股沟疝手术相关的网片的选择与应用、慢性腹股沟疼痛、运动性耻骨痛等主题。

全书图文并茂，思路清晰，内容丰富，既可以指导从事临床工作的疝和腹壁外科医生手术实践，对低年资普通外科医生来说也是一本非常有益的教科书。

图书在版编目（CIP）数据

疝外科学 /（美）威廉·霍普（William W. Hope），（美）威廉·科布（William S. Cobb），（美）吉娜·阿德莱斯（Gina L. Adrales）主编；唐健雄主译. —上海：上海科学技术出版社，2020.1
ISBN 978-7-5478-4529-5

I.①疝… Ⅱ.①威… ②威… ③吉… ④唐… Ⅲ.①疝－腹腔疾病－外科学 Ⅳ.①R656.2

中国版本图书馆CIP数据核字(2019)第252238号

First published in English under the title
Textbook of Hernia
Edited by William W. Hope, William S. Cobb and Gina L. Adrales
Copyright © 2017 Springer International Publishing Switzerland
This edition has been translated and published under licence from Springer International
Publishing AG.
All Rights Reserved.
上海市版权局著作权合同登记号　图字：09-2018-579号

疝外科学

主　编　William W. Hope［美］　William S. Cobb［美］　Gina L. Adrales［美］
主　译　唐健雄
副主译　黄　磊

上海世纪出版（集团）有限公司
上海 科 学 技 术 出 版 社　出版、发行
（上海钦州南路71号　邮政编码200235　www.sstp.cn）
上海雅昌艺术印刷有限公司印刷
开本 889×1194　1/16　印张 22.00
字数 600千字
2020年1月第1版　2020年1月第1次印刷
ISBN 978-7-5478-4529-5 / R·1888
定价：268.00元

译者名单

主　　译　唐健雄

副主译　黄　磊

参译人员　（按姓氏笔画排序）

王　平　杭州市第一人民医院

王　坚　上海交通大学医学院附属仁济医院

王明刚　首都医科大学附属北京朝阳医院

牛亦奇　上海交通大学医学院附属第六人民医院

申英末　首都医科大学附属北京朝阳医院

乐　飞　上海交通大学医学院附属瑞金医院

冯寿全　上海中医药大学附属岳阳中西医结合医院

朱　松　上海市杨浦区市东医院

朱松明　上海交通大学医学院附属新华医院崇明分院

朱雷明　上海交通大学医学院附属同仁医院

朱　雷　复旦大学附属华东医院

伍　波　上海交通大学医学院附属第六人民医院

华　蕾　上海中医药大学附属普陀医院

刘文方　同济大学附属同济医院

汤　睿　同济大学附属东方医院

孙少潇　复旦大学附属华东医院

李绍杰　复旦大学附属华东医院

李绍春　复旦大学附属华东医院

李健文　上海交通大学医学院附属瑞金医院

李　健　同济大学附属杨浦医院

杨子昂　复旦大学附属中山医院

杨慧琪　首都医科大学附属北京朝阳医院

吴卫东　上海交通大学附属第一人民医院

何　凯　复旦大学附属华山医院

邹振玉　首都医科大学附属北京朝阳医院

闵春凯　上海市松江区中心医院

宋致成　上海交通大学医学院附属第九人民医院

张吉发　上海市奉贤区中心医院

张　波　上海市建工医院

张　剑　海军军医大学附属长征医院

陈吉彩　温州医科大学附属第一医院

陈　杰　首都医科大学附属北京朝阳医院

陈　炜　上海交通大学医学院附属仁济医院

陈　革　复旦大学附属华东医院

陈　浩　复旦大学附属华山医院

林谋斌　同济大学附属杨浦医院

孟云潇　复旦大学附属华东医院

胡星辰　复旦大学附属华东医院

钟明安　同济大学附属东方医院

俞建平　复旦大学附属金山医院

姚琪远　复旦大学附属华山医院

校宏兵　同济大学附属第十人民医院

顾卫东　复旦大学附属华东医院

顾　岩　上海交通大学医学院附属第九人民医院

唐健雄　复旦大学附属华东医院

黄　磊　复旦大学附属华东医院

龚航军　上海中医药大学附属曙光医院

董　建　复旦大学附属华山医院宝山分院

董　谦　上海交通大学医学院附属新华医院

韩　廷　海军军医大学附属长海医院

程志俭　复旦大学附属上海市第五人民医院

蔡小燕　浙江大学医学院附属邵逸夫医院

蔡　昭　复旦大学附属华东医院

蔡祖金　上海市杨浦区市东医院

樊友本　上海交通大学附属第六人民医院

魏　国　海军军医大学附属长海医院

作者名单

································· 主 编 ·································

William W. Hope
Department of Surgery
New Hanover Regional Medical Center
Wilmington, NC, USA

Gina L. Adrales
The Johns Hopkins University School of Medicine

Johns Hopkins Hospital
Baltimore, MD, USA

William S. Cobb
USC School of Medicine-Greenville
Greenville Health System
Greenville, NC, USA

································· 编 者 ·································

Gina L. Adrales, M.D., M.P.H., F.A.C.S.
The Johns Hopkins Hospital
The Johns Hopkins University School of Medicine
Baltimore, MD, USA

Diya I. Alaedeen, M.D., F.A.C.S.
Department of General Surgery
Cleveland Clinic Lerner College of Medicine, Cleveland Clinic
Cleveland, OH, USA

Parviz K. Amid, M.D.
Department of Surgery
Lichtenstein Amid Hernia Clinic at University of California Los
Angeles
Santa Monica, CA, USA

Vedra A. Augenstein, M.D., F.A.C.S.
Division of GI and Minimally Invasive Surgery
Department of Surgery, Carolinas Medical Center
Charlotte, NC, USA

Rafael Azuaje, M.D.
Department of Surgery
Florida International University School of Medicine
Miami, FL, USA

Conrad Ballecer, M.D., M.S., F.A.C.S.
Department of Surgery
Abrazo Arrowhead Hospital, Banner Thunderbird Medical Center
Glendale, AZ, USA

Andrew C. de Beaux, M.D., F.R.C.S.Ed.
Department of Upper GI Surgery
Royal Infirmary of Edinburgh
Edinburgh, Scotland, UK

Lucas R. Beffa
Greenville Health System

University of South Carolina School of Medicine–Greenville
Greenville, SC, USA

Robert Bendavid, M.D., F.R.C.S.C., F.A.C.S.
Department of Surgery
Shouldice Hospital, University of Toronto
Thornhill, Toronto, ON, Canada

**Frederik Christiaan Berrevoet, M.D., Ph.D., F.E.B.S.,
  F.A.C.S.**
Department of General and HPB Surgery
Ghent University Hospital
Ghent, Belgium

James G. Bittner IV, M.D., F.A.C.S.
Department of Surgery
Virginia Commonwealth University
Richmond, VA, USA

Erin R. Bresnahan, B.A.
Icahn School of Medicine at Mount Sinai
Mount Sinai Health System
New York, NY, USA

Piero Giovanni Bruni, M.D., Ph.D.
General and Day Surgery Unit
Istituto Clinico Sant'Ambrogio
Center of Research and High Specialization for the Pathologies
of Abdominal Wall and Surgical Treatment and Repair of
Abdominal Hernia
University of Insubria
Milan, Italy

Giampiero Campanelli, M.D.
General and Day Surgery Unit
Istituto Clinico Sant'Ambrogio
Center of Research and High Specialization for the Pathologies
of Abdominal Wall and Surgical Treatment and Repair of

Abdominal Hernia
University of Insubria
Milan, Italy

A.M. Carbonell
Department of Surgery
Greenville Health System
University of South Carolina School of Medicine
Greenville, SC, USA

Marta Cavalli, M.D., Ph.D.
University of Catania
Istituto Clinico Sant'Ambrogio
Center of Research and High Specialization for the Pathologies
of Abdominal Wall and Surgical Treatment and Repair of
Abdominal Hernia
Milan, Italy

David C. Chen, M.D., F.A.C.S.
Department of Surgery
Lichtenstein Amid Hernia Clinic at University of California Los Angeles
Santa Monica, CA, USA

Munyaradzi Chimukangara, M.D.
Department of Surgery
Medical College of Wisconsin
Milwaukee, WI, USA

Daniel Christian, M.D.
Department of Surgery
New Hanover Regional Medical Center
Wilmington, NC, USA

Jorge Daes, M.D., F.A.C.S.
Minimally Invasive Surgery Department
Clinica Bautista–Clinica Porto Azul
Barranquilla, Atlantico, Colombia

Vladimir P. Daoud, M.D., M.S.
St. Francis Hospital and Medical Center
Hartford, CT, USA

Eduardo Parra-Dávila, M.D., F.A.C.S., F.A.S.C.R.S.
Minimally Invasive and Colorectal Surgery
Florida Hospital Celebration
Celebration Center for Surgery
Celebration, FL, USA

Salvatore Docimo Jr., D.O., M.S.
Department of Surgery
Penn State Hershey Medical Center
Hershey, PA, USA

John Patrick Fischer, M.D., M.P.H.
Division of Plastic Surgery
Penn Presbyterian Medical Center at the University of
Pennsylvania
Philadelphia, PA, USA

Sarah Scott Fox, M.D., Doctor.
Department of Surgery
New Hanover Regional Medical Center
Wilmington, NC, USA

Arthur I. Gilbert, Ph.D.
De Witt Daughtery Department of Surgery
University of Miami Miller School of Medicine
Miami, FL, USA

Matthew I. Goldblatt, M.D.
Department of Surgery

Medical College of Wisconsin
Milwaukee, WI, USA

Jacob A. Greenberg, M.D., Ed.M.
Department of General Surgery
University Hospital
Madison, WI, USA

Carlos Hartmann, M.D., F.A.C.S.
Celebration Center for Surgery
Florida Hospital Celebration
Celebration, FL, USA

Nadia A. Henriksen, M.D., Ph.D.
Department of Surgery
Zealand University Hospital
Koege, Denmark

Julie Holihan, M.D.
Department of Surgery
University of Texas Health Science Center at Houston (UT
Health)
Houston, TX, USA

W. Borden Hooks, M.D.
Department of Surgery
New Hanover Regional Medical Center
Wilmington, NC, USA

William W. Hope, M.D.
Department of Surgery
New Hanover Regional Medical Center
Wilmington, NC, USA

Ciara R. Huntington, M.D.
Division of Minimally Invasive and Gastrointestinal Surgery
Carolinas Medical Center
Charlotte, NC, USA

Desmond T.K. Huynh, B.A., B.S.
Department of Surgery
Icahn School of Medicine at Mount Sinai
New York, NY, USA

Vladimir V. Iakovlev, M.D., F.R.C.P.C., F.C.A.P.
St. Michael's Hospital
Laboratory Medicine and Pathology
The Li Ka Shing Knowledge Institute, University of Toronto
Toronto, ON, Canada

Brian Jacob, M.D.
Icahn School of Medicine at Mount Sinai
New York, NY, USA

Jeffrey E. Janis, M.D., F.A.C.S.
Department of Plastic Surgery
The Ohio State University Wexner Medical Center
Columbus, OH, USA

Johannes Jeekel, M.D., Ph.D.
Neuroscience, Erasmus University Medical Center
Rotterdam, Zuid Holland
The Netherlands

Kristian K. Jensen, M.D.
Digestive Disease Center
Bispebjerg Hospital
Copenhagen, Denmark

Lars N. Jorgensen, M.D., Dr.M.Sc.
Bispebjerg Hospital

Digestive Disease Center
Copenhagen, Denmark

Ibrahim Khansa, M.D.
Department of Plastic Surgery
The Ohio State University Wexner Medical Center
Columbus, OH, USA

Andreas Koch, M.D., F.A.C.S.
Day Surgery and Hernia Center
Cottbus, Germany

Leonard Frederik Kroese, M.D.
Department of Surgery
Erasmus University Medical Center
Rotterdam, Zuid Holland, The Netherlands

David M. Krpata, M.D.
Department of General Surgery
Cleveland Clinic
Cleveland, OH, USA

Johan Frederik Lange, M.D., Ph.D.
Department of Surgery
Erasmus University Medical Center
Havenziekenhuis Rotterdam
Rotterdam, Zuid Holland, The Netherlands

Mike K. Liang, M.D.
Department of Surgery
University of Texas Health Science Center at Houston
Houston, TX, USA

Adriana Hernández López, M.D., F.A.C.S.
Department of General Surgery
The American British Cowdray Hospital IAP
Mexico City, Distrito Federal, Mexico

Ian T. MacQueen, M.D.
Department of Surgery
David Geffen School of Medicine at the University of California
Los Angeles, Los Angeles, CA, USA

Mohammed Al Mahroos, M.D., F.R.C.S.
Department of Surgery
McGill University Health Centre
Montreal, QC, Canada

Arnab Majumder, M.D.
Department of Surgery
University Hospitals Cleveland Medical Center
Cleveland, OH, USA

Robert G. Martindale, M.D., Ph.D.
Department of Surgery Oregon Health and Science University
Portland, OR, USA

Kendall R. McEachron, M.D.
Department of Surgery
University of Minnesota
Minneapolis, MN, USA

Justin M. Milligan, M.D.
Department of General Surgery
New Hanover Regional Medical Center
Wilmington, NC, USA

Agneta Montgomery, Ph.D.
Department of Surgery
Skåne University Hospital
Malmö, Sweden

Alexandra M. Moore, M.D.
Department of Surgery
David Geffen School of Medicine at UCLA
Los Angeles, CA, USA

Andrea Morlacchi, M.D.
University of Insubria
Istituto Clinico Sant'Ambrogio
Center of Research and High Specialization for the Pathologies
of Abdominal Wall and Surgical Treatment and Repair of
Abdominal Hernia
Milan, Italy

Filip Muysoms, M.D., Ph.D.
Dienst Algemene Heelkunde
Maria Middeleares Hospital
Ghent, Belgium

Maurice Y. Nahabedian, M.D., F.A.C.S.
Department of Plastic Surgery
Georgetown University Hospital
Washington, DC, USA

Pär Norden
Department of Surgical and Perioperative Sciences
Umeå University
Umeå, Sweden

Yuri William Novitsky, M.D., F.A.C.S.
Department of Surgery
University Hospitals Cleveland Medical Center
Cleveland, OH, USA

Sean B. Orenstein, M.D.
Department of Surgery
Oregon Health & Science University
Portland, OR, USA

Eric M. Pauli, M.D.
Department of Surgery
Penn State Hershey Medical Center
Hershey, PA, USA

William F. Powers IV, M.D.
Department of Surgery
New Hanover Regional Medical Center
Wilmington, NC, USA

Charles D. Procter Jr., M.D., F.A.C.S., F.A.S.M.B.S.
Department of Surgery
Piedmont Atlanta Hospital
Atlanta, GA, USA

Archana Ramaswamy, M.D.
Department of Surgery
University of Minnesota
Minneapolis VA Medical Center
Minneapolis, MN, USA

Bruce Ramshaw, M.D., F.A.C.S.
Department of Surgery
University of Tennessee Medical Center
Knoxville, TN, USA

Michael J. Rosen, M.D.
Department of General Surgery
Cleveland Clinic
Cleveland, OH, USA

John Scott Roth, M.D., F.A.C.S.
Division of General Surgery

Department of Surgery
University of Kentucky College of Medicine
Lexington, KY, USA

Estefanía J. Villalobos Rubalcava, M.D.
Department of General Surgery
The American British Cowdray Hospital IAP Mexico City
Distrito Federal, Mexico

David L. Sanders, BSc, MBCHB, FRCS, MD, PG
Department of Upper GI Surgery
North Devon District Hospital
Raleigh Park, Barnstaple, UK

Yasmine Shafik, M.B.B.S.
King Abdulaziz Medical City
Ministry of the National Guard Health Affairs
Jeddah, Saudi Arabia

Charles P. Shahan, M.D., M.S.
Department of Surgery
University of Tennessee Health Science Center
Memphis, TN, USA

Aali J. Sheen, MD, FRCS (Eng), FRCS (Gen Surg)
Department of General Surgery
Central Manchester University
Hospital NHS Foundation Trust
Department of Healthcare Sciences
Manchester Metropolitan University
Oxford Road, Manchester, UK

Maarten Simons, M.D., Ph.D.
Department of Surgery
OLVG Hospital Amsterdam
Amsterdam, The Netherlands

Kyle Stigall, B.S.
University of Kentucky College of Medicine
Lexington, KY, USA

Nathaniel F. Stoikes, M.D.
Department of Minimally Invasive Surgery
University of Tennessee Health Science Center
Memphis, TN, USA

Paul Tenzel, M.D.
Department of Surgery
New Hanover Regional Medical Center
Wilmington, NC, USA

Shirin Towfigh, M.D., F.A.C.S.
Department of Surgery
Beverly Hills Hernia Center
Cedars Sinai Medical Center
Beverly Hills, CA, USA

Hanh Minh Tran, MA, MD, PhD, MBA, FRCS (Eng)
The Sydney Hernia Specialists Clinic
Sydney, NSW, Australia

Mai Dieu Tran, D.M.D.
The Sydney Hernia Specialists Clinic
Sydney, NSW, Australia

Bruce R. Tulloh, M.S., F.R.A.C.S., F.R.C.S.Ed.
Department of Upper GI Surgery
Royal Infirmary of Edinburgh
Edinburgh, Scotland, UK

Gabriëlle H. van Ramshorst, M.D., Ph.D.
VU University Medical Center
Amsterdam, The Netherlands

Melina Vassiliou, M.D. F.R.C.S.C., M.Ed.
Department of Surgery
McGill University Health Centre
Montreal, QC, Canada

Guy Voeller, M.D.
Department of Surgery
University of Tennessee Health Science Center
Memphis, TN, USA

Kevin B. Walker, M.D.
Department of Anesthesiology
Greenville Health System
Greenville, SC, USA

Jeremy A. Warren
Greenville Health System
University of South Carolina School of Medicine–Greenville
Greenville, SC, USA

David Webb Jr., M.D.
Department of Surgery
University of Tennessee Health Science Center
Memphis, TN, USA

Adam Weir, M.B.B.S., Ph.D., Doctor.
Aspetar Orthopaedic and Sports Medicine Hospital
Doha, Qatar

Alexandra Weir, M.D.
Department of Surgery
Maricopa Integrated Health System
Phoenix, AZ, USA

Zachary F. Williams, M.D.
Department Surgery
New Hanover Regional Medical Center
Wilmington, NC, USA

Jerrold Young, M.D.
Hernia Institute of Florida
DeWitt Daughtery Department of Surgery
University of Miami Miller School of Medicine
Miami, FL, USA

Benjamin Zendejas, M.D., M.Sc.
Department of Surgery
Mayo Clinic
Rochester, MN, USA

Martin D. Zielinski, M.D.
Department of Surgery
Mayo Clinic
Rochester, MN, USA

Adrian Murillo Zolezzi, M.D.
Department of General Surgery
The American British Cowdray Hospital IAP
Mexico City, Distrito Federal, Mexico

Terri Zomerlei, M.D.
Department of Plastic Surgery
The Ohio State University Wexner Medical Center
Columbus, OH, USA

中文版序

　　我国自 20 世纪 90 年代末开始逐步推广"无张力疝修补技术",当时相应产生的"疝与腹壁外科"也是一个新兴的专业。20 多年来,在老一辈外科学者的关心指导下,在众多当今疝外科领域专家的努力实践下,疝外科学已取得了许多有目共睹的成绩。2018 年,《柳叶刀》杂志对我国的腹股沟疝可及性医疗情况给予了极其高度的评价,并给予满分 100 分,这充分说明了中国疝外科领域的防、诊、治水平已进入世界前列。

　　20 年来,在中华医学会外科学分会疝和腹壁外科学组的领导下,全国大多数省市都成立了疝与腹壁外科学组。上海市医学会普外科专科分会疝与腹壁外科学组是上海市医学会普外科专业委员会下最早成立的专业学组,同时也是全国省市级最早成立的疝学组之一。学组成员能力强、专业精、干劲足,他们在组长唐健雄教授的带领下,团结协作、高效高能,率先在全国制定了《成人腹股沟疝、股疝临床路径》《成人腹股沟疝、股疝手术质量控制标准及指标》《成人腹股沟疝、股疝 VTE 防治上海共识》等,得到全国同道的广泛认可和赞赏。*Textbook of Hernia* 一书是学组成员 3 年来集体翻译的第三本国外疝领域著作。原著作者来自全球各国,均为所写章节内容领域的著名专家,能代表当今疝领域的最强声音。本书中文版同样也值得期待,因为这次译者除了上海的学组专家外,主译唐健雄教授还邀请了我国疝领域的其他专家和青年才俊加入,相信这也能代表我国疝外科的最高水平。

　　疝外科的发展与规范的技术、高端的器械及新兴的材料息息相关,缺一不可。纵观 *Textbook of Hernia* 一书,内容包容万象、丰富多彩,有各经典术式的规范操作步骤及技术要点,有生物基础学、材料学方面的最新研究成果,有术后并发症及各种疑难病症的处理策略,有新技术(如单孔技术)、新器械(如机器人操作系统)的操作要点介绍等。既有广度,又有深度;既有争论,又有共识。许多章节内容在国内疝专业书籍中首次出现,非常出彩。相信这一著作的引进，一定会给国内疝领域从事基础研究或临床工作的医生和医学生提供最前沿的知识，进一步对我国疝和腹壁外科的可持续、规范化发展，保持世界前列水平起到积极的促进作用。

在此，我非常高兴和荣幸地将 *Textbook of Hernia* 中译本推荐给我国各级普通外科医生，希望你们能从中受益，最终使广大疝病患者受益。

中华医学会外科分会副主任委员和胃肠外科学组组长
上海市医师协会普外科分会会长
复旦大学普通外科研究所所长

中文版前言

　　Textbook of Hernia 一书由美国疝和腹壁外科 3 位著名的专家 William W. Hope，William S. Cobb，Gina L. Adrales 于 2017 年共同组织编著。书中各章均邀请相应领域的著名专家来撰写，他们中既有来自欧美如美国、英国、加拿大、比利时、丹麦、墨西哥等国的专家，也有来自亚洲的沙特阿拉伯和卡塔尔及大洋洲的澳大利亚等国的学者。所以说，此书能全面体现全球疝和腹壁外科领域最新的发展情况。

　　同样，《疝外科学》中译本的所有译者也非常耀眼。上海市医学会普外科专科分会疝与腹壁外科学组全体委员均参加了此书的翻译工作，这是他们继 *The Management of Abdominal Hernias*（*4th Edition*）（《腹壁疝外科治疗学》第四版）、*The SAGES Manual of Hernia Repair*（《SAGES 疝外科手册》）之后翻译的第三本疝外科著作。前两本译作均在国内反响热烈，成为众多普外科医师争相传阅的临床工具书。上海市医学会普外科专科分会疝与腹壁外科学组成立于 2006 年，是国内最早成立的省市级疝学组之一。这一集体学术业务能力精、凝聚力强、执行效率高，在学会领导及普外科分会历届主委的领导和关心下，脚踏实地地作出了一系列令人瞩目的成绩。他们不但在最近的连续几年翻译了三本疝外科著作，而且在国内疝外科一系列项目的实践中走在了前列，例如"上海市成人腹股沟疝临床路径的制定与实施""上海市成人腹股沟疝、股疝质量控制标准""腹股沟疝围手术期 ERAS 上海共识"等均为国内首创，获得了全国同道的广泛认可与赞赏。

　　由于本书涉及的内容广泛，翻译工程浩大，所以除了复旦大学附属华东医院唐健雄教授团队外，我们还有幸邀请了在全国疝外科界具有广泛影响力的上海交通大学医学院附属瑞金医院李健文教授团队、首都医科大学附属北京朝阳医院陈杰教授团队，以及在一些相关领域具有一定影响力的全国专家，这中间既有造诣精深的大咖，也有朝气蓬勃的中青年才俊，相信有他们的参与，一定会为本书的中译本增光添彩。在此，我对他们团结协作、高效精湛的工作表示由衷的敬佩和衷心的感谢。

　　中国目前疝外科领域的水平已进入世界前列，著名的《柳叶刀》杂志对我国的腹股沟疝可及性医疗情况给予了这样的评价："考虑到腹股沟疝的治疗主要依靠手术，而中国的患者众多，手术量巨大，医生的手术能力普遍不弱，这是中国在这一领域表现不俗的原因"。2017 年《柳叶刀》杂志总结了 1990—2015 年全球 226 个国家的 25 年发展状况，中国的排名从第 86 名上升至并列第 2 名，得分为 99 分。而 2018 年更是被给予了 100 分的最高分，该分值甚至超过许多发达国家。近几年，疝外科领域发生了许多重大变化，尤其在手术技术、材料学和器械方面的发展更为迅猛。本书重点将这些变化予以总结、归纳，并一一呈现给读者，所涉内容包罗万象、新颖独特，很多章节非常值得一读。这其中既有机器人、单孔等新兴技术的详细阐述，又有关于术后慢性疼痛、慢性感染、疝缺损关闭等一些令人困惑和引起争论的问题讨论；既有关于各类疝诊治原则、策略及技术规范化操作的介绍，又有关于一些极端、罕见情况应急处理方案的推荐。另外，此书中还有一些内容首次在当今疝外科著作中出现，例如，对"疝形成的生物学"的详细阐述，对疝进一步深入的科学研究给予了基础支持（第 1 章）。首次邀请了加拿大 Shouldice 医院的教授们来全面介绍 Shouldice 修补术并独立成章，从一家以组织修补为主，手术量 10000 人 / 年的医院角度，来审视当今风靡的无张力疝修补手术。第 9 章科学细腻、犀利尖锐，充分体现了本书编者海纳百川、包容客观的态度。另外，第 48 章介绍了如何运用网络媒体来进行疝教育和疝学术讨论，对偏远地区疝专科医师的培养、疑难病例的会诊以及多地区疝学术的讨论、经验分享、大数据采集，起到了积极的帮助作用。相信这些精彩的内容和亮点，一定会让我国众多致力于疝外科的各级医师获益，为我国蒸蒸日上的疝和腹壁外科事业作出积极的贡献。

同时，也要感谢与上海科学技术出版社以及德国 Springer 公司，这已是我们共同合作出版发行的第三本译作了，合作高效、愉快，一切可用"完美"一词来形容。我们的合作还在继续，在未来一年内，还将有两本疝领域重量级的译作推出，以飨广大读者，敬请期待。

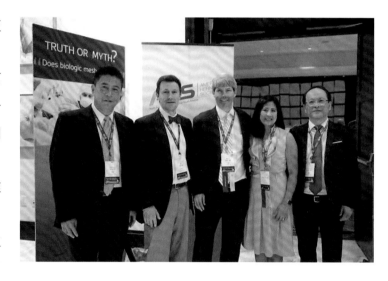

2018 年 3 月，我和本书副主译黄磊教授一起在迈阿密参加了 International Hernia Congress，在会场有幸遇见了 William W. Hope，William S. Cobb，Gina L. Adrales 三位教授，他们在得知我们的翻译工作后，给予了高度评价，并在后续的翻译过程中给予了大力的帮助和指导。大家欣然合影，约定一定要把这一个具有历史性纪念意义的时刻在书上呈现给读者。我们请进这些欧美权威并引进他们的著作，不单单是为了向大家提供更多相互交流的机会和平台，更是为了让更多的中国医师能走出去，展示自己。

最后，再次向全体译者、编者和出版发行工作人员表达我对你们的敬意和由衷的感谢！

唐健雄

中华医学会外科学分会常委、疝与腹壁外科学组组长
上海市医学会普外科专科分会委员、疝与腹壁外科学组组长
复旦大学附属华东医院普外科主任医师、教授

英文版前言

　　腹股沟疝和腹壁切口疝修补术是全世界最常见的手术之一。在过去的 5 年中，创新性外科技术的大量涌现、网片材料技术的突飞猛进，使得疝外科领域发生了重大改变。因为大家对疝外科越来越关注，所以开展了更广泛、更深入的研究，并获得了一系列的结果和数据，给简单疝及复杂疝提供了合理的治疗策略。随着患者病情复杂性的增加、新技术的涌现及网片新产品的推出，普通外科和整形外科界重新对疝领域产生了浓厚的兴趣。

　　本书对疝外科领域进行了全面、崭新的回顾，给对腹股沟疝和腹壁切口疝感兴趣的临床外科医师及研究人员提供了宝贵的资源。本书概述了目前对疝形成生物学基础的认识，为疝研究和结果评估的重要性奠定了基础。各章节详细讨论了腹股沟疝和腹壁切口疝的诊断及治疗策略，其中包括应用最广泛的各种手术技术，以及机器人、单孔手术等新兴技术。详细阐述了慢性腹股沟疼痛、运动性耻骨痛等与腹股沟疝手术相关的主题，对切口疝的预防和快速康复方案等相关主题也进行了讨论。还详细讨论了腹股沟疝、腹壁切口疝手术中网片的选择以及所选技术，因为这在普外科仍然是一个经常令人困惑的问题。一些大家所关心的引起争论的问题，在部分章节中亦得以精彩呈现，例如，合成网片在污染手术中的使用、内镜腹壁疝修补术中缺损的关闭等。书中亦涉及一些平时很少被讨论但可能对疝外科医师有价值的话题，例如，在医疗服务水平低下地区如何使用社交媒体来进行疝教育和疝修补术的讨论。

　　对于所有类型的腹壁疝，我们希冀通过此书能给读者一个包罗万象的概述，并重点阐述常见的开放及腹腔镜手术的技巧，以及目前最新推荐的治疗策略。本书简要而全面地总结了疝外科领域的现状，将有助于指导临床医师对患者的治疗及激励研究工作的开展。所有章节均由各自领域的专家撰写，其中包含最新的严谨的临床数据。

编写这样一本涵盖范围如此之广的书的确是一项大工程，我们感谢所有令人赞叹的作者，以及在前期准备此书时给予帮助的 Tracy Marton。

William W. Hope   Wilmington, NC, USA

William S. Cobb   Greenville, NC, USA

Gina L. Adrales   Baltimore, MD, USA

目　录

第1章　疝形成的生物学 ·· 1
The Biology of Hernia Formation

第2章　复杂系统科学论及其在疝外科的应用 ······················ 6
An Introduction to Complex Systems Science and Its Application to Hernia Surgery

第3章　疝修补的结果与证据评价 ·· 12
Evaluating Outcomes and Evidence in Hernia Repair

第4章　腹股沟疝流行病学 ···19
Inguinal Hernia Epidemiology

第5章　腹股沟区解剖 ···23
Inguinal Anatomy

第6章　腹股沟疝修补术中的诊断要点 ·······························27
Diagnostic Considerations in Inguinal Hernia Repair

第7章　腹股沟疝修补的现代外科技术概论 ·······················32
Overview of Modern Surgical Techniques in Inguinal Hernia Repair

第8章　腹股沟疝修补术的麻醉 ···34
Anesthetic Considerations in Inguinal Hernia Repair

第9章　Shouldice 疝修补术（2016）·····································42
The Shouldice Repair 2016

第10章　Lichtenstein 无张力疝修补术 ·································56
Lichtenstein Tension-Free Hernioplasty

第 11 章　Gilbert 双层连接装置（PHS）和其他网片修补术 ················· 64
The Gilbert Bilayer Connected Device (PHS) and Other Mesh Repairs

第 12 章　腹腔镜 TAPP 修补术 ················· 74
Laparoscopic TAPP Repair

第 13 章　腹腔镜全腹膜外（TEP）腹股沟疝修补术 ················· 80
Laparoscopic Totally Extraperitoneal (TEP) Inguinal Hernia Repair

第 14 章　新技术：开放腹膜前腹股沟疝修补术 ················· 87
Emerging Technology: Open Approaches to Preperitoneal Inguinal
Hernia Repair

第 15 章　新技术：SILS 腹股沟疝修补 ················· 94
Emerging Technology: SILS Inguinal Hernia Repair

第 16 章　新技术：机器人腹股沟疝修补术 ················· 103
Emerging Technology: Robotic Inguinal Hernia Repair

第 17 章　腹股沟疝修补术的预后疗效 ················· 108
Outcomes in Inguinal Hernia Repair

第 18 章　腹股沟慢性疼痛的预防和评估 ················· 112
Prevention and Evaluation of Chronic Groin Pain

第 19 章　腹股沟疼痛的处理 ················· 117
An Approach to Inguinal Pain

第 20 章　慢性腹股沟疼痛的外科处理 ················· 124
Surgical Management of Chronic Groin Pain

第 21 章　运动员腹股沟区疼痛 ················· 130
Groin Pain in Athletes

第 22 章　嵌顿性和绞窄性腹股沟疝的治疗 ················· 136
The Treatment of Incarcerated and Strangulated Inguinal Hernias

第 23 章　切口疝流行病学及修补术中补片应用的争议 ················· 142
Introduction and Epidemiology of Incisional Hernias and the Argument
for Mesh in Incisional Hernia Repair

第 24 章　腹壁解剖 ··· **146**
Abdominal Wall Anatomy

第 25 章　关腹的重要性与疝的预防 ·························· **152**
Hernia Prevention and the Importance of Laparotomy Closure

第 26 章　补片在预防切口疝和造口旁疝中的作用 ·········· **157**
The Use of Prophylactic Mesh in the Prevention of Incisional and
Parastomal Hernia Repair

第 27 章　腹壁疝修补的术前优化和加速康复方案 ·········· **161**
Preoperative Optimization and Enhanced Recovery Protocols in
Ventral Hernia Repair

第 28 章　腹壁 / 切口疝修补术手术方法及分期系统 ·········· **171**
Overview of Operative Approaches and Staging Systems
for Ventral/Incisional Hernia Repairs

第 29 章　腹壁疝肌前修补 ······································· **178**
Onlay Ventral Hernia Repair

第 30 章　腹直肌后疝修补及腹横肌松解术 ··············· **182**
Retrorectus Hernia Repair and Transversus Abdominis Release

第 31 章　前组织结构分离技术 ······························· **189**
Anterior Component Separation Techniques

第 32 章　内镜组织结构分离技术 ··························· **197**
Endoscopic Component Separation Techniques

第 33 章　组织结构分离的替代方法 ························· **202**
Alternate Methods to Components Separation

第 34 章　腹壁重建整形手术的注意事项 ·················· **208**
Plastic Surgery Considerations for Abdominal Wall Reconstruction

第 35 章　腹壁疝的机器人经腹腹膜前修补术（rTAPP）········· **215**
Robotic Transabdominal Preperitoneal (rTAPP) Hernia Repair for Ventral Hernias

第 36 章　机器人 IPOM-Plus 修补术 ······················· **223**
Robotic IPOM-Plus Repair

第37章 腹腔镜下缺损关闭 ·································· 226
Laparoscopic Closure of Defect

第38章 嵌顿和绞窄性腹壁切口疝的治疗 ·················· 232
Treatment of Incarcerated and Strangulated Ventral and
Incisional Hernias

第39章 特殊部位疝的治疗 ································ 238
Treatment of Atypical Hernias

第40章 脐疝 ·· 248
Umbilical Hernias

第41章 腹直肌分离 ···································· 257
Diastasis Recti

第42章 脏器疝出和腹壁开裂 ···························· 262
Evisceration and Dehiscence

第43章 腹腔开放疗法 ·································· 269
Treatment of the Open Abdomen

第44章 造口旁疝 ······································ 281
Parastomal Hernia

第45章 术前渐进性气腹 ································ 288
Progressive Preoperative Pneumoperitoneum （PPP）

第46章 肉毒素在复杂腹壁疝中的应用 ···················· 294
Botulinum Toxin Use in Complex Abdominal Wall Hernias

第47章 医疗落后地区的疝修补现状 ······················ 299
Hernia Repair in Undeserved Areas

第48章 社交媒体与疝外科教学 ·························· 304
Social Media and Education in Hernia Repair

第49章 机器人腹壁疝修补术 ···························· 311
Robotic Ventral Hernia Repair

第50章 网片感染的处理 ································ 323
Management of Mesh Infection

第1章
疝形成的生物学
The Biology of Hernia Formation

Nadia A. Henriksen, Kristian K. Jensen, and Lars N. Jorgensen

唐健雄　译

引　言

　　疝的形成是一个多因素共同作用的过程,其内源性因素包括年龄、性别、解剖变异、遗传因素,外源性因素包括吸烟、伴随疾病和手术因素(图1.1)[1]。然而,这些因素并不能解释为什么会出现腹壁疝。早在1924年,解剖学家Sir Arthur Keith爵士就提出,外科医师应该将肌腱和筋膜看作是活体结构,以便正确理解疝疾病[2]。研究与疝形成相关的病理生理机制、结缔组织的合成和分解,对于理解疝的发生以及为患者选择合适的治疗策略无疑是具有重要意义的。

结　缔　组　织

　　结缔组织由细胞外基质(extracellular matrix,ECM)和细胞构成,细胞外基质含有蛋白多聚糖和蛋白质,如胶原蛋白和弹性蛋白,ECM中的这些物质共同构成了致密的网状结构,对组织的稳定性起着十分重要的作用。在健康组织中,细胞外基质的再生包括老化和受损蛋白质的降解以及新蛋白质的合成,并对降解和再生进行平衡[3]。在疝患者中,这种平衡被扰乱并可能遭到了破坏,从而导致组织更新异常和组织的质量受损。

胶原蛋白

　　在成熟的胶原纤维形成之前,胶原蛋白是通过成纤维细胞的复杂修复过程而合成的(图1.2)[4]。氨基酰羟脯氨酸几乎是胶原蛋白所特有,对于组织中的胶原蛋白含量起着重要的作用。胶原蛋白由三维螺旋结构组成,而且赖氨酰氧化酶(enzyme lysyl oxidase,LOX)能够调节胶原蛋白原纤维分子内和

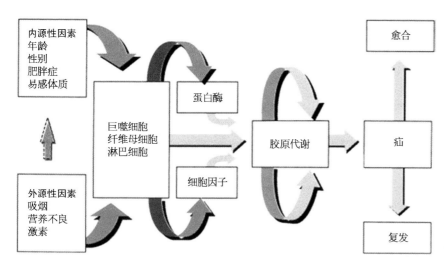

图 1.1　疝形成所涉及的内源性及外源性因素(经允许引自 Jansen PL et al. The biology of hernia formation. Surgery 2004)

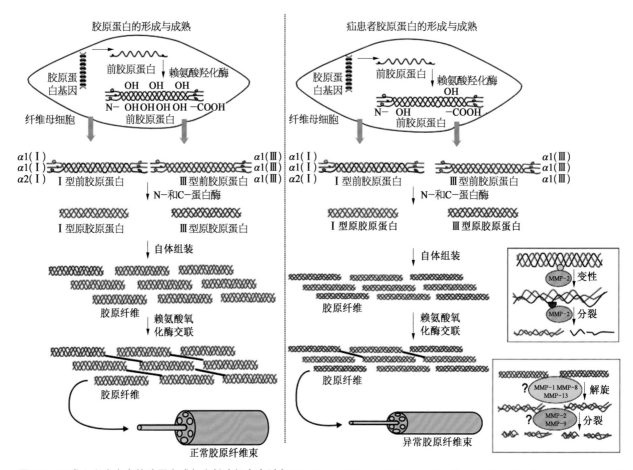

图 1.2　正常人和疝患者的胶原合成与生长（经允许引自 Henriksen NA et al. Connective tissue alteration in abdominal wall hernia. Br J Surg 2011）

分子间交联的形成，有利于胶原蛋白形成其特殊的强度和稳定性。

人类胶原蛋白有 28 种不同的基因类型[5]。皮肤和筋膜主要由 I 型胶原蛋白和少量的 III 型和 V 型胶原蛋白组成。相同的胶原纤维，可以同时具有 I 型和 III 型胶原蛋白。III 型胶原蛋白含量越多，纤维组织就越薄和越脆弱。而 V 型胶原蛋白参与了原纤维的合成，在胶原蛋白形成过程中至关重要。

金属基质蛋白酶

金属基质蛋白酶（matrix metalloproteinases，MMP）由 23 个锌依赖性蛋白酶家族构成，其中有些对于胶原重塑是很重要的。根据它们的结构和功能，将金属基质蛋白酶分成与疝发生和胶原蛋白形成有关的不同组别，最重要的是胶原酶（MMP-1，MMP-8 和 MMP-13）和明胶酶（MMP-2 和 MMP-9）。胶原酶将三维螺旋胶原分解成明胶酶，然后明胶酶对变性的胶原进行分解[6]。

遗传和遗传学

一些患者似乎特别容易发生疝[7]。与主动脉闭塞性疾病患者相比，腹主动脉瘤手术患者术后发生切口疝的风险较高[8]。Marfan 综合征和 Ehlers-Danlos 综合征等罕见结缔组织病患者，疝发生的风险较高，发病也较早[9-11]。此外，腹股沟直疝、双侧腹股沟疝或复发性腹股沟疝的患者形成腹壁疝的风险较高[12-14]，这表明疝形成具有全身性倾向。

新的证据表明，腹股沟疝为遗传性疾病，但遗传模式仍有待研究[15]。如果一级亲属有腹股沟疝修补史，则其发生腹股沟疝的风险会增加。关于腹股沟疝遗传的大部分文献涉及儿童疝以及直疝、斜疝同时存在的复合疝。

此外，腹股沟疝是女性最常发生的遗传性疝[16, 17]。腹股沟疝在儿童和女性中最常见的是斜疝[18, 19]，这表明遗传模式可能与腹股沟斜疝有关。由此推断，这可能是由于鞘状突遗传性的解剖缺陷，而不是由于胶原蛋白转化异常引起的。

目前尚无法鉴定基因缺陷是否参与疝的形成。COL1A1基因调控区域的多态和弹性蛋白基因的错义点突变，已在少数腹股沟直疝和斜疝患者中得到证实[20,21]。最新的全基因组关联研究了超过5 000位有腹股沟斜疝和直疝修补史的患者，并确定了4个腹股沟疝的遗传易感性位点，包括WT1，EFEMP1，EBF2和ADAMTS6[22]。WT1和EFEMP1两个位点，包括金属基质蛋白酶在内的细胞外基质酶，在结缔组织的平衡中具有重要作用。ADAMTS蛋白与金属基质蛋白酶的结构和功能有关，并且在细胞外基质酶对体内平衡起作用。一项小规模的基因组分析研究，对复发性切口疝患者的筋膜和皮肤进行了活检分析，发现GREM1基因的表达发生了改变[23]。GREM1是一个组织分化调节因子，与纤维形成有关，这就可以解释它的表达改变与切口疝复发的关系。此外，在复发性切口疝患者中发现，COL1A2，COL3A2和LOX基因表达也发生了改变。

胶原蛋白转化在疝形成中的作用

对腹股沟疝周围筋膜的组织形态学研究发现，腹股沟疝患者的总胶原蛋白含量低于无腹股沟疝的患者[24-29]。此外，由于胶原纤维分布不均，胶原纤维变细、炎症和肌纤维退化，使得胶原纤维的结构发生了改变[24,30-32]。

胶原蛋白的质量似乎比胶原蛋白的数量更重要。在疝患者的筋膜中，相对于Ⅲ型胶原蛋白，Ⅰ型胶原蛋白的减少导致Ⅰ型与Ⅲ型胶原蛋白的比例失调，使胶原纤维更细，并且抗张强度更低[33,34]。这些改变也存在于mRNA水平，这就表明胶原蛋白的合成过程出现了问题[35]。Ⅰ型与Ⅲ型胶原蛋白比例失调也在疝患者的皮肤活检中被发现，这就提示结缔组织的改变具有全身倾向性[36]。

胶原蛋白质量的改变和Ⅰ型与Ⅲ型胶原蛋白比例失调的原因仍有待阐明。有学者认为，参与胶原合成和生长过程的酶活性水平的改变可能是一个因素。赖氨酰氧化酶活性的降低导致胶原纤维的交联减少[37]，这对胶原蛋白的强度和稳定性至关重要（图1.2）。此外，新近研究发现，在腹股沟疝患者和切口疝患者中，Ⅴ型胶原蛋白的更新都减少。Ⅴ型胶原蛋白对于胶原纤维形成的起始是不可缺少的，而且Ⅴ型胶原蛋白水平的降低可能损害胶原纤维的

形成[38,39]。

另外，胶原质量的降低可能与体内ECM平衡的改变相关。在男性腹股沟疝患者中，局部和全身的MMP-2均增加，提示MMP-2活性增高导致了胶原蛋白分解增加[40-42]。关于其他基质金属蛋白酶在切口疝形成中的作用，目前尚无令人信服的结果。

总体而言，腹股沟疝患者中，与斜疝患者相反，直疝患者的胶原变化更为明显，表明胶原更新的失衡在直疝的形成中尤为重要。

疝患者伤口的愈合

伤口愈合过程复杂，而且涉及ECM更新中的一些重要步骤，这对于理解继发性疝的形成至关重要，即切口疝或复发性疝。

伤口愈合过程的第一步包括血管收缩、血小板凝聚和凝血因子激活形成血凝块。在接下来的炎症阶段是免疫系统启动，以消除伤口中的细菌。大量细菌繁殖的伤口是不能正常愈合的，正如手术部位感染是众所周知的切口疝形成的危险因素一样[43]。在炎症反应期间涉及多种生长因子，其中被激活的成纤维细胞，从第3天开始主导伤口愈合的增殖阶段。这个过程涉及成纤维细胞和肌成纤维细胞增殖及排列，使伤口收缩。成纤维细胞产生Ⅰ型和Ⅲ型胶原蛋白，同时伴有ECM沉积。在未受伤的真皮组织中，有80%的Ⅰ型胶原蛋白和20%的Ⅲ型胶原蛋白，而在受伤的真皮组织中则有40%的Ⅲ型胶原蛋白，从而使胶原纤维更薄，强度更低。最后是重塑阶段，可能持续2年。在这一阶段，未成熟的Ⅲ型胶原蛋白被成熟的强度更高的Ⅰ型胶原蛋白所取代[44]。在这个过程中，任何不平衡都可能导致疝的形成。有趣的是，与原发性疝患者相比，继发性疝患者的Ⅰ型和Ⅲ型胶原蛋白比例失调更甚，这表明疝复发也与胶原蛋白比例失调有关[36]。

最终的伤口愈合强度取决于其所在的解剖部位以及伤口愈合过程的持续时间和质量。然而，手术创伤后的筋膜或腱膜组织永远无法恢复其原始强度。这表明，尽管没有复杂的愈合条件，中线腱膜瘢痕愈合的强度相对于正常腱膜是较弱的。已经证明，轻微的机械应力对各种组织伤口的愈合是起积极作用的。缝合后的受创腱膜的愈合，和组织机械应力、胶原纤维的有序排列以及胶原蛋白交联增强密切相关[45]。

除感染外，其他外源因素可能与继发性疝的发生有关。吸烟是切口和复发性腹股沟疝共有的风险因素[46, 47]。在吸烟者中，成纤维细胞的功能被破坏且胶原蛋白合成下降导致伤口愈合延迟，可能出现伤口裂开，并最终形成疝[48, 49]。

未来关于疝形成生物学的研究可能集中在研发血清学标记物上，以区分发生继发性疝的高风险患者，从而采取诸如预防性网片置入手术取代单纯组织缝合修补之类的手术来预防复发的措施。

要 点 总 结

- 疝形成是多因素引起的。
- 腹股沟疝是遗传性疾病，但遗传模式和涉及的基因缺陷仍有待阐明。
- 疝患者的Ⅰ型和Ⅲ型胶原蛋白比例失调，导致胶原纤维变弱，并且脆弱。
- 与腹股沟斜疝患者相反，腹股沟直疝或复发性疝患者会出现明显的结缔组织改变。

参考文献

[1] Jansen PL, Mertens PP, Klinge U, Schumpelick V. The biology of hernia formation. Surgery. 2004;136(1):1–4. doi:10.1016/j.surg.2004.01.004.

[2] Read RC. Arthur Keith, the anatomist who envisioned herniosis. Hernia. 2007;11(6):469–71. doi:10.1007/s10029-007-0273-9.

[3] Stamenkovic I. Extracellular matrix remodelling: the role of matrix metalloproteinases. J Pathol. 2003;200(4):448–64. doi:10.1002/path.1400.

[4] Henriksen NA, Yadete DH, Sorensen LT, Agren MS, Jorgensen LN. Connective tissue alteration in abdominal wall hernia. Br J Surg. 2011;98(2):210–9. doi:10.1002/bjs.7339.

[5] Kadler KE, Baldock C, Bella J, Boot-Handford RP. Collagens at a glance. J Cell Sci. 2007;120(Pt 12):1955–8. doi:10.1242/jcs.03453.

[6] Murphy G, Nagase H. Progress in matrix metalloproteinase research. Mol Aspects Med. 2008;29(5):290–308. doi:10.1016/j.mam.2008.05.002.

[7] Zoller B, Ji J, Sundquist J, Sundquist K. Shared and nonshared familial susceptibility to surgically treated inguinal hernia, femoral hernia, incisional hernia, epigastric hernia, and umbilical hernia. J Am Coll Surg. 2013;217(2):289–99.e1. doi:10.1016/j.jamcollsurg.2013.04.020.

[8] Henriksen NA, Helgstrand F, Vogt KC, Jorgensen LN, Bisgaard T. Risk factors for incisional hernia repair after aortic reconstructive surgery in a nationwide study. J Vasc Surg. 2013;57(6):1524–30e1–3. doi:10.1016/j.jvs.2012.11.119.

[9] Thomas GP, Purkayastha S, Athanasiou T, Darzi A. General surgical manifestations of Marfan's syndrome. Br J Hosp Med. 2008;69(5):270–4.

[10] Liem MS, van der Graaf Y, Beemer FA, van Vroonhoven TJ. Increased risk for inguinal hernia in patients with Ehlers-Danlos syndrome. Surgery. 1997;122(1):114–5.

[11] Girotto JA, Malaisrie SC, Bulkely G, Manson PN. Recurrent ventral herniation in Ehlers-Danlos syndrome. Plast Reconstr Surg. 2000;106(7):1520–6.

[12] Ruhl CE, Everhart JE. Risk factors for inguinal hernia among adults in the US population. Am J Epidemiol. 2007;165(10):1154–61. doi:10.1093/aje/kwm011.

[13] Henriksen NA, Sorensen LT, Bay-Nielsen M, Jorgensen LN. Direct and recurrent inguinal hernias are associated with ventral hernia repair: a database study. World J Surg. 2013;37(2):306–11. doi:10.1007/s00268-012-1842-3.

[14] Alnassar S, Bawahab M, Abdoh A, Guzman R, Al Tuwaijiri T, Louridas G. Incisional hernia postrepair of abdominal aortic occlusive and aneurysmal disease: five-year incidence. Vascular. 2012;20(5):273–7. doi:10.1258/vasc.2011.oa0332.

[15] Burcharth J, Pommergaard HC, Rosenberg J. The inheritance of groin hernia: a systematic review. Hernia. 2013;17(2):183–9. doi:10.1007/s10029-013-1060-4.

[16] Jones ME, Swerdlow AJ, Griffith M, Goldacre MJ. Risk of congenital inguinal hernia in siblings: a record linkage study. Paediatr Perinat Epidemiol. 1998;12(3):288–96.

[17] Sawaguchi S, Matsunaga E, Honna T. A genetic study on indirect inguinal hernia. Jinrui Idengaku Zasshi. 1975;20(3):187–95.

[18] Rowe MI, Copelson LW, Clatworthy HW. The patent processus vaginalis and the inguinal hernia. J Pediatr Surg. 1969;4(1):102–7.

[19] Koch A, Edwards A, Haapaniemi S, Nordin P, Kald A. Prospective evaluation of 6895 groin hernia repairs in women. Br J Surg. 2005;92(12):1553–8. http://dx.doi.org/10.1002/bjs.5156.

[20] Sezer S, Simsek N, Celik HT, Erden G, Ozturk G, Duzgun AP, et al. Association of collagen type I alpha 1 gene polymorphism with inguinal hernia. Hernia. 2014;18(4):507–12. doi:10.1007/s10029-013-1147-y.

[21] Rodrigues C, Yoo J, Rodrigues Jr A. Elastin (ELN) gene point mutation in patients with inguinal hernia. Genet Mol Biol. 2006;29(1):45–6. http://dx.doi.org/10.1590/S1415-47572006000100009.

[22] Jorgenson E, Makki N, Shen L, Chen DC, Tian C, Eckalbar WL, et al. A genome-wide association study identifies four novel susceptibility loci underlying inguinal hernia. Nat Commun. 2015;6:10130. doi:10.1038/ncomms10130.

[23] Calaluce R, Davis JW, Bachman SL, Gubin MM, Brown JA, Magee JD, et al. Incisional hernia recurrence through genomic profiling: a pilot study. Hernia. 2013;17(2):193–202. doi:10.1007/s10029-012-0923-4.

[24] Wagh PV, Leverich AP, Sun CN, White HJ, Read RC. Direct inguinal herniation in men: a disease of collagen. J Surg Res. 1974;17(6):425–33.

[25] Rodrigues Jr AJ, Rodrigues CJ, da Cunha AC, Jin Y. Quantitative analysis of collagen and elastic fibers in the transversalis fascia in direct and indirect inguinal hernia. Rev Hosp Clin Fac Med Sao Paulo. 2002;57(6):265–70.

[26] Ozdogan M, Yildiz F, Gurer A, Orhun S, Kulacoglu H, Aydin R. Changes in collagen and elastic fiber contents of the skin, rectus sheath, transversalis fascia and peritoneum in primary inguinal hernia patients. Bratisl Lek Listy. 2006;107(6–7):235–8.

[27] Casanova AB, Trindade EN, Trindade MR. Collagen in the transversalis fascia of patients with indirect inguinal hernia: a case-control study. Am J Surg. 2009;198(1):1–5. doi:10.1016/j.amjsurg.2008.07.021.

[28] Pans A, Albert A, Lapiere CM, Nusgens B. Biochemical study of collagen in adult groin hernias. J Surg Res. 2001;95(2):107–13. doi:10.1006/jsre.2000.6024.

[29] Meyer AL, Berger E, Monteiro Jr O, Alonso PA, Stavale JN, Goncalves MP. Quantitative and qualitative analysis of collagen types in the fascia transversalis of inguinal hernia patients. Arq Gastroenterol. 2007;44(3):230–4.

[30] Szczesny W, Glowacka K, Marszalek A, Gumanski R, Szmytkowski J, Dabrowiecki S. The ultrastructure of the fascia lata in hernia patients and healthy controls. J Surg Res. 2012;172(1):e33–7. doi:10.1016/j.jss.2011.09.004.

[31] Amato G, Agrusa A, Romano G, Salamone G, Gulotta G, Silvestri F, et al. Muscle degeneration in inguinal hernia specimens. Hernia. 2012;16(3):327–31. doi:10.1007/s10029-011-0890-1.

[32] Friedman DW, Boyd CD, Norton P, Greco RS, Boyarsky AH, Mackenzie JW, et al. Increases in type III collagen gene expression and protein synthesis in patients with inguinal hernias. Ann Surg. 1993;218(6):754–60.

[33] Rosch R, Junge K, Knops M, Lynen P, Klinge U, Schumpelick V. Analysis of collagen-interacting proteins in patients with incisional hernias. Langenbecks Arch Surg. 2003;387(11–12):427–32. doi:10.1007/s00423-002-0345-3.

[34] Klinge U, Si Z, Zheng H, Schumpelick V, Bhardwaj R, Klosterhalfen B. Collagen I/III and matrix metalloproteinases (MMP) 1 and 13 in the fascia of patients with incisional hernias. J Invest Surg. 2001;14(1):47–54. http://dx.doi.org/10.1080/089419301750072202.

[35] Si Z, Bhardwaj R, Rosch R, Mertens PR, Klosterhalfen B, Klinge U. Impaired balance of type I and type III procollagen mRNA in cultured fibroblasts of patients with incisional hernia. Surgery. 2002;131(3):324–31.

[36] Peeters E, De Hertogh G, Junge K, Klinge U, Miserez M. Skin as marker for collagen type I/III ratio in abdominal wall fascia. Hernia. 2013. doi:10.1007/s10029-013-1128-1.

[37] Pascual G, Rodriguez M, Mecham RP, Sommer P, Bujan J, Bellon JM. Lysyl oxidase like-1 dysregulation and its contribution to direct inguinal hernia. Eur J Clin Invest. 2009;39(4):328–37. doi:10.1111/j.1365-2362.2009.02099.x.

[38] Henriksen NA, Mortensen JH, Sorensen LT, Bay-Jensen AC, Agren MS, Jorgensen LN, et al. The collagen turnover profile is altered in patients with inguinal and incisional hernia. Surgery. 2015;157(2):312–21. doi:10.1016/j.surg.2014.09.006.

[39] Henriksen NA, Mortensen JH, Lorentzen L, Agren MS, Bay-Jensen AC, Jorgensen LN, et al. Abdominal wall hernias-A local manifestation of systemically impaired quality of the extracellular matrix. Surgery. 2016. doi:10.1016/j.surg.2016.02.011.

[40] Jain V, Srivastava R, Jha S, Misra S, Rawat NS, Amla DV. Study of matrix metalloproteinase-2 in inguinal hernia. J Clin Med Res. 2009;1(5):285–9. doi:10.4021/jocmr2009.12.1281.

[41] Smigielski J, Kolomecki K, Ziemniak P, Drozda R, Amsolik M, Kuzdak K. Degradation of collagen by metalloproteinase 2 in patients with abdominal hernias. Eur Surg Res. 2009;42(2):118–21. doi:10.1159/000187643.

[42] Pascual G, Rodriguez M, Gomez-Gil V, Trejo C, Bujan J, Bellon JM. Active matrix metalloproteinase-2 upregulation in the abdominal skin of patients with direct inguinal hernia. Eur J Clin Invest. 2010;40(12):1113–21. doi:10.1111/j.1365-2362.2010.02364.x.

[43] Jensen KK, Krarup PM, Scheike T, Jorgensen LN, Mynster T. Incisional hernias after open versus laparoscopic surgery for colonic cancer: a nationwide cohort study. Surg Endosc. 2016. doi:10.1007/s00464-016-4779-z.

[44] Velnar T, Bailey T, Smrkolj V. The wound healing process: an overview of the cellular and molecular mechanisms. J Int Med Res. 2009;37(5):1528–42.

[45] Oryan A. Role of collagen in soft connective tissue wound healing. Transplant Proc. 1995;27(5):2759–61.

[46] Sorensen L, Friis E, Jorgensen T, Vennits B, Andersen B, Rasmussen G, et al. Smoking is a risk factor for recurrence of groin hernia. World J Surg. 2002;26(4):397–400.

[47] Sorensen L, Hemmingsen U, Kirkeby L, Kallehave F, Jorgensen L. Smoking is a risk factor for incisional hernia. Arch Surg. 2005;140(2):119–23. http://dx.doi.org/10.1001/archsurg.140.2.119.

[48] Jorgensen LN, Kallehave F, Karlsmark T, Gottrup F. Reduced collagen accumulation after major surgery. Br J Surg. 1996;83(11): 1591–4.

[49] Sorensen LT. Wound healing and infection in surgery: the pathophysiological impact of smoking, smoking cessation, and nicotine replacement therapy: a systematic review. Ann Surg. 2012;255(6): 1069–79. doi:10.1097/SLA.0b013e31824f632d.

第2章
复杂系统科学论及其在疝外科的应用

An Introduction to Complex Systems Science and
Its Application to Hernia Surgery

Bruce Ramshaw

蔡小燕 译

引　言

自一个世纪以来，科学范式已从还原论转变成复杂系统科学论。大约在20世纪初，物理学家开始认识到牛顿物理学不能完全应用于真实生物学领域。一个世纪以来，很多学科开始转变。从系统生物学到行为经济学，还原论原理及合理而静态的科学理解原则已不足以解释和发展我们这个动态的日新月异的世界。即使有潜力去发现所有疾病病因和治疗蓝图的人类基因组项目，也显示我们的基因组在不断地适应和改变中，仅仅通过基因工程学就能对我们的健康产生巨大作用的想法是十分幼稚和误导性的。认识到医疗保健是一个复杂的生物学系统，使用其内在工具，有助于建立基于衡量的全球医疗保健体系，并提升医疗价值。

通过应用复杂系统科学更全面地了解世界，有助于我们从确定的患者医疗过程和亚群中明确与结果相关的正向和负向因素。这些因素持续变化，并相互作用，从而导致结果。如果独立检测这些因素，如前瞻性随机对照研究，任何其他因素的潜在影响很可能不准确，也就只能应用在完全的实验环境和选择性人群中。在医疗保健中，我们过去使用的发现静态真相的工具需要被复杂系统科学的工具（通常被称为信息或数据科学）所取代，后者应用于不同局部环境中所有的患者（没有纳入或排除标准）。

在证明或证伪一个假说时，还原论是假设检测环境是静止的，而用于发现的复杂系统科学的工具设定于持续变化的世界。复杂系统科学的基本原理包括这样一个假设：持续变化和相互作用的因素会对考虑各种治疗方案的主体（人/患者）产生各种各样的作用，是基于患者相关因素的相互作用和特定时刻局部环境中的治疗过程会出现各种潜在的结果。一个或多个因素的变化会使同样的治疗措施导致相似或迥异的结果。复杂系统科学的发现工具仅简单设计用于改善一个限定项目中所有可测量值，而不是尝试去证明或证伪一个假说。

这些用于改进的工具在制造业已应用得很成熟，最广为人知的是汽车工业。改进工具使用各种名词，如Lean和Six Sigma，但是基本概念是一样的——希望取得持续改进。比较这些工具在制造业和医疗卫生的应用，有一点值得指出：在制造业，这些工具一般应用于生产某种特殊产品的一条生产线，如2016福特Mustang。在制造过程中，步骤和因素都是可控的，通过去除变量而改进。统计工具包括流程控制图可识别不合适的或意外的变化。在生物学进程中，如医疗保健，控制变量是不可能的。相反，这个过程是通过迭代的测量和基于价值的结果改进，通过确定模式和亚群来管控。各种亚群的最佳方案通过因素分析和预测分析等非线性复杂系统工具来制订。事实上，目前医疗卫生仍使用很多还原论工具（如单一的"最佳实践"），似乎医疗保健是静态的、机械的进程，而无视它是复杂的生物系统进程这一事实。

另一个在医疗中使用改进工具常见的错误是只应用于子进程而忽视了其对整个医疗过程价值的影响。需要认识到的是，最重要的改进是对整个医疗周期的改进。完整的患者治疗周期包括从初发症状到患者完全康复（急性可治愈疾病）或整体生活改善（慢性、目前不可治愈）。最终针对整个周期的结果进行衡量包括价值、成本组合、质量评估和患者角度的结果，如患者和家庭对整个治疗过程的满意度。直到现在，医疗卫生中所有的改进项目本质上都是改进了子进程，而非患者整体治疗周期，如降低中心静脉置管感染或提高手术室安全。在一个复杂系统中，如果改进子进程没有考虑到整个过程，结果是次优化的——子进程的改进不会改进整个进程，可能产生意想不到的结果。

复杂系统科学在疝外科的应用体现在特定患者整个治疗过程中贯彻价值导向的临床质量改进（clinical quality improvement，CQI）原则。理想情况下，多学科团队判断是最有可能影响医疗可测量结果的因素（患者和治疗变量）。通过确定需要收集的数据点和测量结果，团队为数据录入提供编程设计——一个用于数据分析和可视化的电脑程序。同一团队解读分析结果和可视化数据的意义，从而产生改进价值测量结果的意见方案。团队提供数据编程设计，计算机程序根据录入的数据提供丰富的数据分析和可视化结果，然后同样的团队解读输出结果并产生质量改进的范例是人类-计算机合作的例子，也被称为人工智能（图2.1）。计算机正变得强大无比，如果运算法则和答案是确定不变的，则其在和人类的竞争中就处于上风。IBM就成功地证明了他们的计算机可以战胜世界上最好的棋手（IBM的 Deep Blue vs. Garry Kasparov），赢得危险之旅答题秀大赛（IBM的 Watson vs. Ken Jennings 和 Brad Rutter），证明了计算机的能力已经超过了这领域最伟大的人类的大脑。但是这些并不是人工智能最有潜力的应用。人工智能真正的潜力是发现新观念、变革和在已有应用基础上改进某一流程的价值。以疝病为例，我们在腹壁疝患者的治疗上已有了很多医疗质量改进的成功案例。我们将演示专职团队（包括患者及其家属的输入）的工作方法和影响，团队确定用于计算机分析的因素和结果测量，以及如何解读数据分析和可视化结果，从而产生以提升价值为基础的观点。这是人工智能在医疗健康方面的应用，是人类团队和计算机能力的共生互利。世界变革仍在加速，复杂系统科学在医疗保健方面的应用会变得日益重要。

临床质量改进（CQI）在腹壁疝中的应用示范

以患者为中心的观念改进（停止使用腹壁引流管）

作为疝病CQI项目的一部分，我们已经常规从患者和家属获得反馈和输入，从而改进观念。数年来，我们对接受腹壁重建的患者应用CQI，认识到许多患者对我们常使用的腹壁引流有非常糟糕的体验。患者讨厌冲洗，尤其是在院外，患者需要面对不适感和引流带来的烦扰，甚至有一位患者在引流管穿出皮肤处发生感染，而手术切口却完好。作为流程改进的尝试，我们的疝外科团队检索了文献，发现了整形科医师在腹壁整形手术中发展而来的技术，可以减少腹壁引流管的使用，降低感染、血肿和血清肿等伤口并发症。

我们已使用皮瓣游离最小化技术。首先，通过内镜途径实现腹外斜肌分离，然后是腹横肌松解术。我们还增加了大范围皮肤和软组织切除术，包括切除脐部，使用减张缝线减少无效腔和皮肤闭合张力。在某些病例，也包括一个反向T形（fleur-de-lis）切口。过去的3年来，不用引流管虽然增加了手术时间（一个新的改进机会），切口并发症却明显降低。

我们用来评估去除引流管的效果的初级数据分析工具是单因素分析。一般而言，单因素分析会产生正负值之间的一个数，这个数值越大，说明被分析因素和测量结果之间的正相关越强。如果是负数，越接近负值，说明负相关性越强。单因素分析得出加权的相关性，说明是在一个进程中对可测量

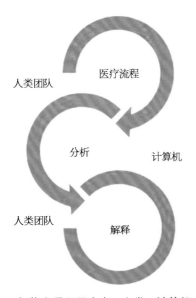

图 2.1　人工智能应用于医疗中，人类—计算机合作图示。人类团队确定医疗流程、编制数据和结果分析程序，计算机进行各种分析和结果可视化，团队对此再进行解释并形成改进流程的观点

结果影响最大的因素,如腹壁疝疾病。在分析导致预后不良的单因素分析中,使用引流管有很高的权重(+0.875),增加了住院时间、阿片类使用剂量和术后并发症的发生。在使用质量改进项目后,因素分析的结果支持我们在临床实践中对腹壁重建患者不再放置引流管。

减少疼痛和加速康复(多模式合作)

阿片类相关并发症和慢性阿片类使用成瘾现在非常常见,公共媒体上也有处方阿片类药物导致死亡的可怕报道。据估计大约每12台择期手术会有1例因为术后服用处方止痛药物而导致阿片类成瘾。

考虑到以上情况和患者大手术后疼痛的不良体验,或者是术后应用阿片出现恶心、呕吐等副作用,我们的疝团队进行了很多技术改进,关注围手术期疼痛处理和加速康复,尽量减少使用阿片类药物。和麻醉医师合作,我们使用术前腹横肌平面阻滞(transversus abdominus plan,TAP)和各种药物,包括长效的麻醉剂(布比卡因脂质体)和短效的麻醉药(布比卡因)。此外,一些消炎镇痛药物也用作神经阻滞的一部分,术中通过静脉给药。如果手术时间长,如巨大腹壁重建,术中增加一次布比卡因脂质体。对于进行腹腔镜腹壁疝修补的患者,我们针对内脏痛设置了低压气腹系统,因为用于控制

躯体痛的腹壁阻滞并不能充分控制内脏痛。这个领域的另外改进技术包括更积极的术前患者准备,包括减重、戒烟、营养、体能、药物,甚至社会心理精神和情绪的最优化。疼痛的感知是一种非常复杂的生物交互反应,如果人们的恐惧和情绪问题(如创伤后紧张性精神障碍)能在术前得到处理,术后体验到的疼痛就会减轻。我们也正努力设定术后的疼痛期望值,在减少阿片类使用上做得更好。当我们向患者解释把阿片类药物作为唯一或主要的术后疼痛控制药物所带来的潜在弊端时,大部分患者都能理解。我们的疝病护理主管在这方面做了大量咨询工作,也有很多积累的案例帮助患者理解,贯彻这些观念可以改善治疗效果。

我们的护理主管负责识别疝病治疗中患者术前的情感状态是否会影响手术预后。大概5年前,我们开始主观地评定患者的情感状态——低、中或高情感复杂性。将患者无情感问题或轻微问题分级为低,将中度情感问题分级为中,而将那些有着显著问题,如确诊的严重焦虑或创伤后精神障碍(PTSD),分级为高情感复杂性。一年以后,我们进行了单因素分析,发现患者的术前情感状态是与不良结果相关的最高权重的可调节因子,远比BMI、吸烟或糖尿病对治疗结果的影响更大(表2.1)。从那时起,我们开展了术前咨询、心理评估

表 2.1 术前情感状态与不良结果的因素分析结果

变 量	因素 1	因素 2	因素 3	因素 4	因素 5	因素 6
年 龄	−0.040	−0.040	−0.818	−0.024	0.207	0.209
BMI	−0.136	−0.137	0.230	−0.001	−0.806	0.037
频繁咳嗽	−0.193	−0.604	−0.036	−0.529	−0.143	−0.106
严重便秘	0.137	−0.774	0.048	0.104	−0.013	0.264
前列腺增生	0.007	0.129	−0.449	−0.002	0.142	−0.049
用力排尿	−0.143	−0.726	0.029	0.075	0.059	−0.214
频繁恶心呕吐	0.030	0.067	0.034	−0.879	0.027	0.029
术前疼痛	0.106	0.059	−0.134	−0.287	0.231	−0.686
C 病史	0.137	−0.212	−0.669	0.014	−0.465	−0.248
C 情感	0.741	0.037	0.345	−0.051	0.057	−0.286
C 手术	0.846	0.093	−0.074	0.168	−0.205	−0.047
复 发	0.832	−0.115	−0.106	−0.029	0.103	0.155
感染史	0.353	0.293	0.096	−0.014	−0.613	0.029

（续表）

变　量	因素 1	因素 2	因素 3	因素 4	因素 5	因素 6
吸　烟	0.014	−0.076	0.115	0.181	−0.142	−0.794
手术史	0.628	0.207	−0.156	−0.519	−0.016	−0.075

注：因素分析证明患者情感复杂度（C 情感）和不良预后呈高度正相关（因素 1 +0.741），如住院时间延长、并发症和阿片类药物使用总量增加。

和治疗，以满足这部分患者的社会支持需要。我们也和社会科学家和其他社会服务专业人员合作，修订术前的评估工具，更客观地识别和分级患者。

在无阿片类疼痛控制和加速康复的改进项目中，有很多模式的尝试，我们已经看到了术后麻醉后复苏室（postanesthesia care unit，PACU）时间、住院时间、PACU 阿片类药物使用量和住院期间总使用量的显著下降。在 PACU 不再需要阿片类药物镇痛患者的比例已上升到 33%（腹壁重建手术患者）和超过 60%（腹腔镜腹壁疝修补患者）。与此相似，相当多比例的患者手术当天出院，或者在腹腔镜腹壁疝修补术后第 1 天出院，几乎 40% 腹壁重建患者在术后 3 天甚至更快出院（都没有引流管）。在实施这些改进措施之前，只有一个患者在腹壁重建术后第 3 天出院（术后 3 天及 3 天以内出院率低于 5%）。我们持续应用线性和非线性分析工具，如因素分析，我们能持续看到哪些因素对结果影响最大或最小。在近期的因素分析中，流程改进的一些尝试，如长效局部麻醉阻滞、不使用引流管和低气腹压，随着时间延长，被发现与结果改善呈高权重的正相关关系。

理解价值的成本构成（测量真实成本的挑战）

疝病患者医疗的价值测量中最困难的结果测量是整个医疗过程的成本测量。疝病治疗过程中最主要的成本是手术和住院。由医院收集患者整个医疗过程中的费用（被称为作业成本法）是最理想的。但是医院采用的方法是成本核算，成本由医院部门分配，而不是真正患者的医疗过程。在成本核算中，医院会集中所有的直接成本（所有患者实际的费用）和间接成本（非临床相关费用，如日常管理费和非临床的薪水）。因内在要求，医院使用大量的公式将直接和间接成本分配到每一个患者，而每一个患者实际上的真正成本不得而知。患者出院后收到的医院账单实际上和患者真实的成本关系不大，甚至无关。收费主管根据患者住院过程中的逐项费用产生一份账单。众所周知，医院账单很不准确，常常列出一些看起来很可笑的收费项目。认识到这一点非常重要，医院收费和患者实际成本并无相关，不能用作决定患者医疗过程价值的成本测量。

要对价值进行真实评估，在质量和患者角度评估之外对医疗费用做一些合理的估算是必需的。在作业成本法应用之前，测量成本最简单的方法是把患者住院时间内的直接和间接成本估值加起来。尽管这些费用很难获取，但没有真实费用（或者至少是合理估计）就不可能进行真正的价值衡量。已知了实际报销和总费用估计时，就可以计算每一个患者医疗过程中的医院利润空间。就大部分疝病治疗而言，医院的利润率都是负数，因为与其他手术过程相比，疝病的报销很低，一些补片存在费用问题，复杂腹壁疝修补的术后并发症发生率很高。我们已经发现衡量医院利润、施行质量改进、改善医院和患者的财务结果能促使医院行政部门参与到 CQI 工作中去。有些人选择只关注直接成本，而不进行间接成本的估计。从医院总报销中减去直接成本，就是边际效益。我们已经用总费用和总利润对我们的 CQI 项目进行财务核算，力图与医院更好地合作；也认识到在医疗活动中，如果我们想要有财务的可持续性，所有的医院成本都需要核算。

复杂系统科学工具在特定疝项目中的应用

任何一个疝病团队要接受这些理念都需要时间，了解数据在哪儿（如果有），得到医院有关部门的配合去获取数据，允许整个医疗活动中的参与者（手术室团队、病房团队等）经常观察结果并对项目改进提出建议。如上所述，最理想的是医院和疝团队协作，以获得越来越准确的单个患者单次诊疗的真实费用。即使可以获取既往出院患者的数据，收集前瞻性数据也会更现实。既往数据可以作为一个很好的数据库，启动流程改进的理念。

我们目前应用这些原则的一般方法包括一个启动的多学科会议，明确我们想要改进的医疗项目，确定项目中可能影响结果的因素和确定能很好衡量每一个患者医疗过程价值的结果。对于腹壁疝，我们着眼于患者一般情况，如性别、BMI、既往疝手术史、存在未愈伤口和患者情感状态等。我们也要确定潜在影响结果的治疗因素，如使用局麻阻滞、补片类型、术中局麻镇痛和腹腔镜手术的气腹压。测量结果包括费用、住院手术、阿片类药物使用量、切口并发症、复发率和恢复生活质量等。

当确定这些数据点后，我们就要搜索所有相关的数据库，包括医院的临床电子病例系统、麻醉记录、医院收费系统等。我们一般会运行一个月，对数据库进行检测，看我们的数据收集方法是否能找到正确的患者群，产生合理而准确的数据。通常总有些偏差需要弥补，尤其是从实际外科流程中某个特殊数据点和长期随访表格中收集的数据。对这两种特殊情况，我们设计了手术室快速表格和随访表格，使数据收集更有效（图2.2）。当数据库检测运行良好时，我们就从之前定义的时间区间内收集数据，根据项目所需的病例数定一年或更久。分析

图 2.2　腹腔镜腹壁疝修补术的手术室快速登记表——从实际手术记录中收集数据空白的方法

20～30个病例就能有所发现，一般没有必要搜集数百个既往病例。找到数据，在一定情境中观察需要时间和一些资源，所以目标是通过最少量的病例和数据得出有用的结论，从而改进项目价值。一旦从既往病例分析中产生了用于项目改进的想法，就开始施行，并收集流程中新的患者数据。周期性召开会议审视计算机数据分析和可视化结果，以获得新的质量改进的观点。我们通常每月召开会议，每季度深入研究非线性分析和可视化数据。我们也会定期邀请其他人员参加会议，提出他们的看法和意见，以便更好地改进项目。患者和家属以及项目涉及的医药设备公司，一般每年参加1次或2次会议。来自复杂系统科学的CQI在医疗卫生中的应用永无止境。从理论上来讲，改进永远存在，变化不断加速。所以，在未来了解和应用这些原则会日益重要。当被应用于疝病和整个医疗卫生系统时，就能实现

建立在衡量和改进价值基础之上的，而不是建立在数量之上的，一个可持续发展的医疗保健系统。

总　　结

复杂系统科学被应用于疝病和广泛被应用于医疗保健系统仍处于初级阶段。但是，我们不能一直沿用过去的方法来治疗患者，我们日益期望实现一个可持续发展的全球医疗保健系统。显然，我们需要实现从数量为基础的医疗保健系统向以价值为基础的转变。为了做到这一点，我们需要学习在一个特定的医疗活动项目中如何衡量和改进价值。本章中描述的用于疝病的复杂系统科学，包括使用人类-计算机人工智能去生成和应用的理念，改进了基于价值的结果，能帮助我们实现一个可持续发展的医疗保健系统。

参考文献

[1] Bittner R, Bingener-Casey J, Dietz U, Fabian M, Ferzli GS, Fortelny RH, et al. Guidelines for laparoscopic treatment of ventral and incisional abdominal wall hernias (International Endohernia Society (IEHS)-part 1). Surg Endosc. 2014;28:2–29.
[2] Kaplan RS, Porter ME. The big idea: how to solve the cost crisis in health care. Harvard Business Review. 2011. https://hbr.org/2011/09/how-to-solve-the-cost-crisis-in-health-care. Accessed 20 Jan 2015.
[3] Porter ME, Lee TH. The strategy that will fix health care. Harvard Business Publishing. Harvard Business Review. 2013. https://hbr.org/2013/10/the-strategy-that-will-fix-health-care/. Accessed 20 Jan 2015.
[4] U.S. Department of Health and Human Services. Quality Improvement Activities FAQs. http://www.hhs.gov/ohrp/policy/faq/quality-improvement-activities/. Accessed 20 Jan 2015.
[5] Zimmerman B, Lindberg C, Plsek P. Edgeware: insights from complexity science for health care leaders. Irving: VHA, Inc.; 1998.

第3章
疝修补的结果与证据评价
Evaluating Outcomes and Evidence in Hernia Repair

Filip Muysoms

陈 杰 译

引 言

对疝修补手术结果进行评价是困难的，因为受到多种因素的影响，正如图3.1所示，患者情况、补片材质、手术过程都将影响疝修补手术的结果[1]。图中三角形上部所示的影响因素将在本书的其他章节中阐述，本章主要阐述三角形下部所示的结果参数和影响因素。我们应如何评价和描述手术结果？术后复发率、并发症发生率及患者术后生活质量都是手术结果的评价指标。

复 发

疝修补术后是否复发一直被认为是评价手术成功与否的关键，但术后复发率取决于多种因素及研究质量。复发率作为手术结果主要评价指标的弱点

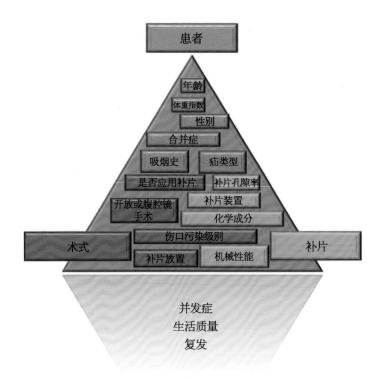

结果

图 3.1 Triple P-triangle 腹壁疝修补术

在于它是一个二分类变量，复发或不复发。现实生活中，某些患者可能存在小且无症状的复发疝，但是他们对手术效果的评价是满意的；而另一类患者可能没有复发，但是常合并慢性疼痛并影响他们的生活质量，他们对手术效果是不满意的。因此复发率是评价疝修补手术效果的重要指标，但不是唯一指标。

研究方法的重要性

研究方法的质量将对结果参数及证据水平有重要影响[2]，前瞻性研究和数据登记对于减少术后复发率出现偏差的风险具有重要意义。需要对所研究的患者人群进行清晰的描述，以进一步评价其与所得结果的相关性。回顾性研究所提供的结果数据往往不可靠。

随访时间的重要性

许多研究表明，疝修补术后复发数量会随着时间的推移而增加[3-6]。大多数疝修补手术研究的随访时间小于 24 个月，随着时间的进一步延长，研究中的复发率可能小于实际复发率。欧洲疝协会腹壁切口疝指南强烈建议关于切口疝手术结果的研究应至少包括术后 24 个月的按期随访，最好延长至术后 36 个月[7]。

结果评估的重要性

如何评估复发率？在丹麦疝数据库的研究中，复发患者的再手术率是他们的主要结果指标[8]。它是复发率的替代指标，但它比真正的临床复发率要低 4 ～ 5 倍[9]。

外科医师进行临床检查可能是确定是否复发最确切的方式。采用医学影像学如超声或 CT 检查确定是否复发可以显著提高证据等级的可靠程度[10-12]。这在一些应用补片进行预防性造口旁疝修补的研究中得到了证实[13, 14]。这些研究均表明单凭临床评估，补片具有显著预防作用，但当应用 CT 检查评估时，差异不再显著。

随访率的重要性

当我们评估远期手术效果时，不可避免地会有一些患者失访。失访患者人数和失访原因必须记录在案。理想情况下，研究者会在他们的手稿中记录患者的流动情况。如果随访率低于 80%，那研究的结果就不那么可靠了。

结果报告的重要性

报告结果的方法对复发率的重要影响也较少被关注。大多数时候复发率是基于意图治疗人群（ITT）在随访期特定时间内被记录，而失访患者是否复发还存在一定不确定性，故随着时间推移，特定的被研究人群没有固定的复发率，因此，复发率只报道随访时间和 95% 置信区间（95% CI）。复发率结果报告更为合适的方法是时间–事件分析法（Kaplan-Meier 曲线）。这种方法考虑到失访患者及个别患者随访时间的差异。亚琛大学一项 10 年切口疝发生率的研究就运用了此种分析方法[4]。在 2 983 例患者中，129 例出现了切口疝，平均随访期 21 个月，发病率为 4.3%。而运用 Kaplan-Meier 分析法，随访 21 个月时的发病率为 9.8%，随访 10 年时的发病率为 18.7%。

并　发　症

并发症是术后的固有部分，也是评价疝修补手术疗效的重要指标之一。Clavien 等在 1992 年定义了 3 种不同的术后不良结果[15]：

- 并发症：任何偏离正常的术后病程。
- 后遗症：某种术式后固有的后果。
- 治疗失败：手术的最初目的没有达到。

要准确遵循上述定义去统计并发症的数量，首要的是描述患者正常的术后状态及什么情况被认为是后遗症。疝修补手术后特异性的不良事件如术后血清肿、血肿和疼痛可被定义为后遗症或并发症。当我们比较文献中的研究时，这些是高度相关的。有些研究会报道所有术后发现的血肿，而有些却只报道那些需要治疗的血肿，这显然会影响整体并发症发生率的报道。术后疼痛也是手术后必然会出现的，但是如果疼痛程度远高于预期，那也将被视为并发症。患者预计正常住院时间是多久？住院时间超过多久被认为是并发症？疝修补术后复发是"治疗失败"，因此应单独报道，不被认为是并发症。

一般手术并发症：Clavien-Dindo 分类

我们强烈推荐使用 Clavien-Dindo 手术并发症分类方法[15]。通过使用此分类方法（表 3.1），我们可以根据并发症严重程度，将二分类变量（并发症有

表 3.1　Dindo 等提出的外科并发症分类和分级方法[15]

分　　级	并　　发　　症
0	无并发症
Ⅰ级	任何偏离正常术后病程的事件，无需药物治疗或手术、内镜和放射干预
Ⅱ级	需要药物治疗，除此之外同Ⅰ级并发症。包括输血和 TPN 营养支持
Ⅲ级	需要手术、内镜和放射干预
Ⅲa级	非全身麻醉的干预
Ⅲb级	需全身麻醉的干预
Ⅳ级	危及生命的并发症，需要 IC/ICU 管理
Ⅳa级	单个脏器功能障碍
Ⅳb级	多个脏器功能障碍
Ⅴ级	患者死亡

或无）转变为多分类变量。Kaafarani 等报道的腹腔镜和开放腹壁疝修补术随机对照研究的结果证实了使用此分类方法的附加作用[16]。他们的结果表明，虽然开放手术的总体并发症发生率（47.9%）高于腹腔镜手术（31.5%），P=0.026，但腹腔镜手术并发症的严重程度大于开放手术。

根据Ⅰ级并发症和Ⅱ级并发症的定义，显然，基于患者病历调查的回顾性研究并不可靠，往往低估了真实的并发症发生率。在比较手术结果时，我们还可将并发症进行分组，将其分为轻度并发症（Ⅰ级、Ⅱ级及Ⅲa级）和严重并发症（Ⅲb级、Ⅳa级、Ⅳb级及Ⅴ级）。

疝修补的特异性手术并发症

在疝修补术后评价结果时，某些并发症更

具有相关性和特异性，因为这些并发症的发生可能与所实施的术式和所用的补片装置有直接联系。

血清肿

如上所述，一些外科医师可能认为手术后血清肿是不可避免的后遗症，而其他外科医师则认为是一种并发症。Morales 等提出了一种术后血清肿的分类方法，如表3.2所示[17]。我们建议将Ⅰ型和Ⅱ型血清肿（无症状，持续小于6个月）作为后遗症，将Ⅲ型、Ⅳ型血清肿作为并发症。

手术部位感染

疝修补术后伤口感染是一个严重的并发症，可能长期显著增加发病率和治疗成本，降低治疗效

表 3.2　腹壁疝术后血清肿分类（Morales-Conde 法）

血清肿类型	定　　义	临床意义
0	无临床血清肿	无血清肿
Ⅰ	临床血清肿持续 < 1 个月	伴随事件
Ⅱ	临床血清肿持续 > 1 个月	伴随事件
Ⅲ	可能需要治疗的症状性血清肿：血清肿相关的轻微并发症	并发症
Ⅳ	需要治疗的血清肿：血清肿相关的严重并发症	并发症

注：临床血清肿：体格检查发现的血清肿，不会引起患者任何问题，或者仅有轻微的不适，不影响日常活动。轻微并发症：严重不适，影响患者日常活动，疼痛，浅表蜂窝织炎，诉外形不佳，持续时间超过6个月。严重并发症：感染，复发，补片排斥，需要穿刺。

果。手术部位感染（surgical site infection，SSI）按严重程度由疾病控制中心（Centre of Disease Control，CDC）分为浅表性SSI、深部SSI和器官腔隙SSI。术中伤口的污染程度可分为：清洁、清洁-污染、污染、感染[1]。

手术部位事件

腹壁疝工作组（the Ventral Hernia Working Group）引入手术部位事件（surgical site occurrence，SSO）作为疝修补术后新的并发症复合变量[18]。它涵盖了SSI、血清肿、血肿、伤口裂开和肠外瘘。一些作者使用SSO指标作为手术结果的参数，但

笔者发现他们使用中有两个重要的问题。首先，有些作者使用的SSO定义与最初的5个组成部分（表3.3）不同。有的作者使用相同的5个组成部分[19]，有的作者则没有包括血肿[20]，有些还不包括血清肿和肠外瘘，仅将SSI和伤口裂开作为其SSO的一部分[21]。另一些作者除SSI、伤口裂开之外增加了再次手术作为SSO[22]。因此，需要就SSO的定义达成共识，才能将其作为标准的结果评价方法。SSO的第二个问题是，再次将术后并发症变为了二分类变量，而不考虑SSO的严重程度。显然，浅表SSI和需要二次手术的伤口裂开是完全不同的，但它们都被归为了一个SSO。

表3.3　不同作者发表论文中 SSO 的定义

参考文献	SSI	血清肿	血肿	伤口裂开	肠外瘘	二次手术
Kanters 等[18]	X	X	X	X	X	
Baucom 等[20]	X	X		X	X	
Fischer 等[21]	X			X		
Regner 等[22]	X			X		X
Petro 等[19]	X	X	X	X	X	

患者报告结果测量以及生活质量

通过严格计算复发率评价腹壁疝修补术是否成功的时代已经成为过去。虽然复发率仍然是一个重要的观察指标，但现在很多研究者认为患者报告结果量表（patient reported outcome measurement，PROM）用于评估手术质量具有同等重要的作用[23]。当我们对少症状或无症状患者进行手术时，该量表最具有相关性。在腹壁中植入永久性异物，存在诱发慢性疼痛或限制患者活动的风险，从而损害患者的生活质量（quality of life，QoL）。

通用生活质量评分

虽然Short-Form 36（SF-36）是腹壁手术研究中经常使用的QoL评分，但在腹壁修补术后用于评估QoL被认为"过于通用"[24]。尽管如此，一些研究却成功地使用SF-36来展示了腹股沟疝和切口疝修补术后QoL的获益[25, 26]。

疼痛视觉模拟评分

疼痛视觉模拟评分（visual analogues scale，VAS）常规用于医院术后疼痛测量和止痛药管理。通过要求患者标记一条10 cm刻度线来记录VAS评分，评价疼痛的程度[27]。刻度线的左端为"无痛"，右端为"极度痛"。在术后即刻进行疼痛测量是VAS评分中一个很好的指标，但评估晚期慢性疼痛时价值较低。

口述描述评分

口述描述评分（verbal rating scale，VRS）要求患者按Cunningham等定义的4个疼痛等级来评定疼痛水平[28]："无痛"为没有任何不适；"轻微痛"为偶尔疼痛或不适，不限制活动，可以恢复"疝"修复之前的生活；"中度痛"为不能恢复正常的术前活动；"极度痛"为频繁的疼痛使患者失去工作能力或干扰日常生活。为评估慢性疼痛，VRS评分似乎是一种比VAS评分更好的工具[27]。

Carolina 舒适量表

Carolina舒适量表（Carolina comfort scale™，CCS™）是一种调查问卷，用于评估使用补片材料进行疝修补术后患者的生活质量[24, 29]。问卷包含23个问题，从0～5的6分制，报告8个不同活动状态下人体对补片的感觉、疼痛及运动限制。附加的数字刻度是描述性量表：0=无症状；1=轻微但不烦人的症状；2=轻微和烦人的症状；3=中度和（或）日常的症状；4=严重症状；5=致残症状。总分为0～115分。3个子量表分别为："感觉"0～40分；"疼痛"0～40分；"运动"0～35分。CCS™如图3.2所示。CCS™用于证实疝修补术后QoL的改善[30]。由于CCS的许多问题与植入补片的感觉有关，因此不适用于术前评估。一些作者使用改良的Carolina舒适量表（MCCS），分值范围为0～75分，因为他们也希望在术前评估患者，从而省略了关于补片感觉的问题[25, 31]。使用CCS™需要获得Carolina医学中心的批准，并且必须支付费用。

Carolina舒适量表™

不得在没有评分算法和许可协议的情况下使用

Carolinas医学中心

名字：_____

手术日期：_____

调查日期：_____

胃肠和微创外科

> 0 = 无症状
> 1 = 轻微但不烦人的症状
> 2 = 轻微和烦人的症状
> 3 = 中度和（或）日常的症状
> 4 = 严重症状
> 5 = 致残症状

请回答8个活动状态下的所有问题。
如果没有进行该活动，请使用N/A。

1. 躺下的时候，你有
   a）补片的感觉　　0　1　2　3　4　5　N/A
   b）疼痛　　　　　0　1　2　3　4　5　N/A

2. 弯腰的时候，你有
   a）补片的感觉　　0　1　2　3　4　5　N/A
   b）疼痛　　　　　0　1　2　3　4　5　N/A
   c）运动限制　　　0　1　2　3　4　5　N/A

3. 坐着的时候，你有
   a）补片的感觉　　0　1　2　3　4　5　N/A
   b）疼痛　　　　　0　1　2　3　4　5　N/A
   c）运动限制　　　0　1　2　3　4　5　N/A

4. 在进行日常生活活动（下床、洗澡、穿衣服等），你有
   a）补片的感觉　　0　1　2　3　4　5　N/A
   b）疼痛　　　　　0　1　2　3　4　5　N/A
   c）运动限制　　　0　1　2　3　4　5　N/A

5. 咳嗽或深呼吸时，你有
   a）补片的感觉　　0　1　2　3　4　5　N/A
   b）疼痛　　　　　0　1　2　3　4　5　N/A
   c）运动限制　　　0　1　2　3　4　5　N/A

6. 走路的时候，你有
   a）补片的感觉　　0　1　2　3　4　5　N/A
   b）疼痛　　　　　0　1　2　3　4　5　N/A
   c）运动限制　　　0　1　2　3　4　5　N/A

7. 上楼梯时，你有
   a）补片的感觉　　0　1　2　3　4　5　N/A
   b）疼痛　　　　　0　1　2　3　4　5　N/A
   c）运动限制　　　0　1　2　3　4　5　N/A

8. 锻炼时，你有
   a）补片的感觉　　0　1　2　3　4　5　N/A
   b）疼痛　　　　　0　1　2　3　4　5　N/A
   c）运动限制　　　0　1　2　3　4　5　N/A

图 3.2　Carolina 舒适量表示例[24]

腹股沟疼痛问卷和腹壁疝疼痛问卷

Fränneby 等验证了腹股沟疼痛问卷（inguinal pain questionnaire，IPQ）的有效性，用于评估腹股沟疝修补术后疼痛和活动困难[32]。来自 Karolinska 研究所的同一个瑞典团队发表并验证了腹壁疝疼痛问卷（ventral hernia pain questionnaire，VHPQ），用于评估腹壁疝修补术后的 QoL[33]。

疝相关生活质量问卷

Krpata 等提出另一个针对疝的生活质量问卷（hernia-related quality-of-life，HerQles）[34]。

欧洲腹壁疝 QoL 评分注册系统

欧洲腹壁疝 QoL 评分注册系统（European Registry for Abdominal Wall Hernias QoL Score，EuraHS-QoL Score）是一个简短的疝专用问卷，一共有 9 个问题，按 11 分制，可由患者按照 0～10 分进行评分。这些问题在来自 9 个不同国家 EuraHS 工作组的 14 名成员中达成共识，试图在疝修补术前后对患者提出与 QoL 最相关的问题[1]。EuraHS-QoL 的问题分为 3 个部分："疼痛"（0～30 分）、"活动限制"（0～40 分）和"外观主诉（0～20 分）"。用于术前评估的中文版示例如图 3.3 所示。总分 0～90 分，分数越低越有利。最近 EuraHS QoL 评分被证实可用于腹腔镜腹股沟疝修补术，并且正在进行运用于腹壁疝修补术的验证性研究[35]。我们正在开发新的 QoL 评价工具而不用现有的手段，原因有 4 个：希望开发出一种可以同时在术前和术后使用的工具，现有的评分量表都不能满足这一点；希望 EuraHS 平台能够为用户免费提供 QoL 评分量表；想要开发一个问题短而少的评分问卷；想要创造一种可以同时用于腹股沟疝和腹壁疝手术的评价手段。

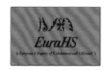 **EuraHS QoL**

version: English

EuraHS生活质量量表　　　　　　　　　　　　　术前

1. 疝部位疼痛												
	0 = 无痛									10 = 极度痛	
休息时疼痛 （躺下）	0	1	2	3	4	5	6	7	8	9	10	
活动时疼痛 （散步、骑自行车、运动）	0	1	2	3	4	5	6	7	8	9	10	
最近一周感受的疼痛	0	1	2	3	4	5	6	7	8	9	10	

2. 因疝部位疼痛或不适而活动受限												
	0 = 无限制									10 = 完全受限	
日常活动的限制 （室内）	0	1	2	3	4	5	6	7	8	9	10	x
室外活动限制 （散步、骑自行车、开车）	0	1	2	3	4	5	6	7	8	9	10	x
运动限制	0	1	2	3	4	5	6	7	8	9	10	x
重体力劳动限制	0	1	2	3	4	5	6	7	8	9	10	x
X=如果不执行此活动												

3. 外观主诉												
	0 = 非常漂亮									10 = 非常难看	
腹部形状	0	1	2	3	4	5	6	7	8	9	10	
疝部位	0	1	2	3	4	5	6	7	8	9	10	

图 3.3 EuraHS QoL 评分示例

参考文献

[1] Muysoms F, Campanelli G, Champault GG, DeBeaux AC, Dietz UA, Jeekel J, et al. EuraHS: the development of an international online platform for registration and outcome measurement of ventral abdominal wall hernia repair. Hernia. 2012;16(3):239–50.

[2] Muysoms FE, Deerenberg EB, Peeters E, Agresta F, Berrevoet F, Campanelli G, et al. Recommendations for reporting outcome results in abdominal wall repair: results of a Consensus meeting in Palermo, Italy, 28–30 June 2012. Hernia. 2013;17(4):423–33.

[3] Flum D, Horvath K, Koepsell T. Have outcomes of incisional hernia repair improved with time? Ann Surg. 2003;237(1):129–35.

[4] Höer J, Lawong G, Klinge U, Shumpelick V. Factors influencing the development of incisional hernia. A retrospective study of 2,983 laparotomy patients over a period of 10 years. Chirurg. 2002;73(5):474–80 (German language).

[5] Alnassar S, Bawahab M, Abdoh A, Guzman R, Al Tuwaijiri T, Louridas G. Incisional hernia postrepair of abdominal aortic occlusive and aneurysmal disease: five-year incidence. Vascular. 2012;20(5):273–7.

[6] Fink C, Baumann P, Wente MN, Knebel P, Bruckner T, Ulrich A, et al. Incisional hernia rate 3 years after midline laparotomy. Br J Surg. 2013;101(2):51–4.

[7] Muysoms FE, Antoniou SA, Bury K, Campanelli G, Conze J, Cuccurullo D, et al. European Hernia Society guidelines on the closure of abdominal wall incisions. Hernia. 2015;19(1):1–24.

[8] Helgstrand F, Rosenberg J, Bay-Nielsen M, Friis-Andersen H, Wara P, Jorgensen LN, et al. Establishment and initial experiences from the Danish Ventral Hernia Database. Hernia. 2010;14(2):131–5.

[9] Helgstrand F, Rosenberg J, Kehlet H, Strandfelt P, Bisgaard T. Reoperation versus clinical recurrence rate after ventral hernia repair. Ann Surg. 2012;256(6):955–8.

[10] den Hartog D, Dur AH, Kamphuis AG, Tuinebreijer WE, Kreis RW. Comparison of ultrasonography with computed tomography in the diagnosis of incisional hernias. Hernia. 2009;13(1):45–8.

[11] Pereira A, Pera M, Grande L. Elevada incidencia de hernia incisional tras reseccion abierta y laparoscopica por cancer colorrectal. Cir Esp. 2013;1:5–10 (Spanish language).

[12] Claes K, Beckers R, Heindryckx E, Kyle-Leinhase I, Pletinckx P, Claeys D, et al. Retrospective observational study on the incidence of incisional hernias after colorectal carcinoma resection with follow-up CT scan. Hernia. 2014;18(6):797–802.

[13] Serra-Aracil X, Bombardo-Junca J, Moreno-Matias J, et al. Randomized, controlled, prospective trial of the use of mesh to prevent parastomal hernia. Ann Surg. 2009;249(4):583–7.

[14] Vierimaa M, Klintrup K, Biancari F, Victorzon M, Carpelan-Holmström M, Kössi J, et al. Prospective, randomized study on the use of a prosthetic mesh for prevention of parastomal hernia of permanent colostomy. Dis Colon Rectum. 2015;58(10):943–9.

[15] Dindo D, Demartines N, Clavien P-A. Classification of surgical complications. Ann Surg. 2004;240(2):205–13.

[16] Kaafarani HM, Hur K, Campasano M, Reda DJ, Itani KMF. Classification and valuation of postoperative complications in a randomized trial of open versus laparoscopic ventral herniorrhaphy. Hernia. 2010;14(3):231–5.

[17] Morales-Conde S. A new classification for seroma after laparoscopic ventral hernia repair. Hernia. 2012;16(3):261–7.

[18] Kanters AE, Krpata DM, Blatnik JA, Novitsky YM, Rosen MJ. Modified hernia grading scale to stratify surgical site occurrence after open ventral hernia repairs. J Am Coll Surg. 2012;215(6):787–93.

[19] Petro CC, O'Rourke CP, Posielski NM, Criss CN, Raigani S, Prabhu AS, et al. Designing a ventral hernia staging system. Hernia. 2015;20(1):111–7.

[20] Baucom RB, Ousley JM, Oyefule OO, Stewart MK, Holzman MD, Sharp KW, Poulose BK. Incisional hernia classification predicts wound complications two years after repair. Am Surg. 2015;81(7):679–86.

[21] Fischer JP, Basta MN, Mirzabeigi MN, Bauder AR, Fox JP, Drebin JA, et al. A risk model and cost analysis of incisional hernia after elective, abdominal surgery based upon 12,373 cases. Ann Surg. 2016;263(5):1010–7.

[22] Regner JL, Mrdutt MM, Munoz-Maldonado Y. Tailoring surgical approach for elective ventral hernia repair based on obesity and Nsqip outcomes. Am J Surg. 2015;210(6):1024–30.

[23] Jensen KK, Henriksen N, Harling H. Standardized measurement of quality of life after incisional hernia repair: a systematic review. Am J Surg. 2014;208(3):485–93.

[24] Heniford BT, Walters AL, Lincourt AE, Novitsky YW, Hope WW, Kercher KW. Comparison of generic versus specific quality-of-life scales for mesh hernia repairs. J Am Coll Surg. 2008;206(4):638–44.

[25] Wennergren JE, Plymale M, Davenport D, Levy S, Hazey J, Perry KA, et al. Quality-of-life scores in laparoscopic preperitoneal inguinal hernia repair. Surg Endosc. 2015;Nov 5. Epub ahead of print.

[26] Rogmark P, Petersson U, Bringman S, Ezra E, Österberg J, Montgomery A. Quality-of-life and surgical outcome 1 year after open and laparoscopic incisional hernia repair. Ann Surg. 2016;263(2):244–50.

[27] Loos MJ, Houterman S, Scheltinga MR, Roumen RM. Evaluating postherniorrhaphy groin pain: visual analogue or verbal rating scale? Hernia. 2008;12(2):147–51.

[28] Cunningham J, Temple WJ, Mitchell P, Nixon J, Preshaw RM, Hagen N. Cooperative hernia study. Pain in the postrepair patient. Ann Surg. 1996;224(5):598–602.

[29] Belyansky I, Tsirline VB, Klima DA, Walters AL, Lincourt AE, Heniford TB. Prospective, comparative study of postoperative quality of life in TEP, TAPP, and modified Lichtenstein repairs. Ann Surg. 2011;254(5):709–15.

[30] Christoffersen MW, Rosenberg J, Jorgensen LN, Bytzer P, Bisgaard T. Health-related quality of life scores changes significantly within the first three months after hernia mesh repair. World J Surg. 2014;38(7):1852–9.

[31] Knox RD, Berney CR. A preoperative hernia symptom score predicts inguinal hernia anatomy and outcomes after TEP repair. Surg Endosc. 2014;29(2):481–6.

[32] Fränneby U, Gunnarsson U, Andersson M, Heuman R, Nordin P, Nyrén O, et al. Validation of an Inguinal Pain Questionnaire for assessment of chronic pain after groin hernia repair. Br J Surg. 2008;95(4):488–93.

[33] Clay L, Fränneby U, Sandblom G, Gunnarsson U, Strigård K. Validation of a questionnaire for the assessment of pain following ventral hernia repair—the VHPQ. Langenbecks Arch Surg. 2012;397(8):1219–24.

[34] Krpata DM, Schmotzer BJ, Flocke S, Jin J, Blatnik JA, Ermlich B, Novitsky YW, Rosen MJ. Design and initial implementation of HerQLes: a hernia-related quality-of-life survey to assess abdominal wall function. J Am Coll Surg. 2012;215(5):635–42.

[35] Muysoms FE, Vanlander A, Ceulemans R, Kyle-Leinhase I, Michiels M, Jacobs I, Pletinckx P, Berrevoet F. A prospective, multicenter, observational study on quality of life after laparoscopic inguinal hernia repair with ProGrip™ laparoscopic self-fixating mesh according to the EuraHS-QoL instrument. Surgery. 2016; in print.

第4章
腹股沟疝流行病学
Inguinal Hernia Epidemiology

Kristian K. Jensen, Nadia A. Henriksen, and Lars N. Jorgensen

朱　雷　译

引　言

腹股沟疝是最常见的腹壁疝，腹股沟疝修补术是最常实施的外科手术之一[1]。据估计，全世界每年要实施超过2 000万台腹股沟疝修补术。其中，近800 000例的腹股沟疝修补术是在美国开展的[1]。来源于大规模人口调查研究或注册登记系统研究的腹股沟疝流行病学资料揭示，这是个多因素的，且各年龄、各性别均可受累的疾病。

几乎30%的腹股沟疝患者无临床症状，甚至高达50%的患者未曾意识到他们患有腹股沟疝[2]。如果采取非手术治疗，近3%的腹股沟疝患者将嵌顿[3]。在所有腹股沟疝修补术中，急诊手术占5%～10%，并且几乎全部是由于腹股沟疝嵌顿而不得不手术[4]。在女性，15%接受择期腹股沟疝修补术的为股疝，与此同时股疝在急诊修补术中占53%[5]。在男性，可以观察到类似情况，择期股疝修补术在所有腹股沟疝修补术中只占不到1%，在急诊情况下这一数值为7%[5]。重要的是，急诊股疝修补术患者相比于择期手术人群，30天死亡率增加了7倍[5]。

腹股沟疝有不同的分型。腹股沟斜疝通常由于鞘状突未闭，腹腔内容物通过腹股沟内环，从腹壁下血管外侧向外凸出，超过50%的成年腹股沟疝患者是斜疝。腹股沟直疝是腹腔内容物通过腹股沟管后壁的缺损，从腹壁下血管内侧凸出。复合疝/骑跨疝是直疝和斜疝同时存在，腹壁下血管两侧均有凸出。最后一种是股疝，从股管后壁凸出，通常和斜疝、直疝、复合疝合称为腹股沟疝。

在下文中将介绍各种成人原发性腹股沟疝已知的危险因素。由于复发疝在所有腹股沟疝修补术中占13%～17%，故本章也会涉及复发性腹股沟疝[6, 7]。

年龄和性别

年龄的增加是腹股沟疝发病的确切风险因素。已有文献提出，年龄的增加会引起腹股沟内环弹性纤维退化，从而促使腹股沟疝的形成[8]。腹股沟疝修补术的发生率在年轻成人中最低，但男性和女性腹股沟疝修补术的发生率均随年龄增加而增加，直至70～80岁达到顶峰（图4.1）[9]。男性腹股沟疝

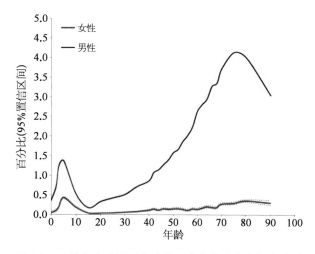

图4.1　男性和女性腹股沟疝修补术的发生率（经允许引自：Burcharth J, Pedersen M, Bisgaard T, Pedersen C, Rosenberg J (2013) Nationwide Prevalence of Groin Hernia Repair. PLoS ONE 8: e54367）

患者的累积患病率在25～34岁为5%，在35～44岁时上升至10%，45～54岁为18%，55～64岁为24%，65～74岁为31%，75岁以上老年男性中累积患病率高达45%[10]。事实证明，年龄的增加与腹股沟直疝的发生有关，40岁以下接受腹股沟疝修补术的男性，20%为直疝，而在60岁以上男性中这一比例超过40%[11]。

男性腹股沟疝的发病率是女性的8倍，因此90%的腹股沟疝修补术都是在男性患者中实施的[12]。这是因为幼年睾丸下降导致腹股沟管区域壁薄弱。如上所述，研究表明，几乎一半75岁以上的男性曾患腹股沟疝，男性一生需要接受腹股沟疝修补术的风险为25%[4, 10, 12]。相反，女性接受腹股沟疝修补术的终身风险＜5%[4]。在男性20岁以后，腹股沟疝修补术的发生率几乎呈指数级增长，而在女性相应的发生率仅随着年龄缓慢增长[9]。腹股沟疝的分型分布因性别而异。在女性，股疝是第二常见的腹股沟疝类型，其次是直疝和复合疝[13]。而在男性直疝是第二常见的，其次是复合疝，股疝极少见（图4.2）[13]。

遗　传

有几项研究报道称，相比于没有腹股沟疝家族史者，有腹股沟疝家族史者与腹股沟疝发病率增加相关，校正后的比值高达4～8[14, 15]。这其中部分原因是否和患者意识的提高有关，目前尚不得知。此外，似乎不管哪一个家族成员有患病史（父母或兄弟姐妹），该家族腹股沟疝的患病风险都会增加。值得注意的是，对同卵双生和异卵双生的双胞胎腹股沟疝的研究却得出截然相反的结果，从而提示基因选择的可能。一项研究发现同卵双生的双胞胎较异卵双生的双胞胎更容易发病，而另一项研究则报道两种孪生类型间该病的发病率没有差异[16, 17]。因此，目前不能排除腹股沟疝的遗传是由于环境因素。

职　业

有几项致力于腹股沟疝和高体力职业相关性的研究已经开展。由于腹股沟疝在女性人群中的发生率低，故大部分研究仅针对男性患者。据西班牙的一项病例对照研究报道，从事中强度到高强度体力劳动的男性，腹股沟疝的发病风险增加[18]，这一

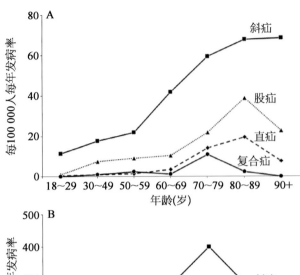

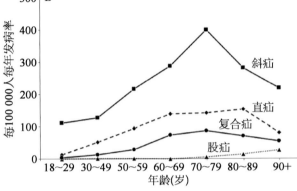

图4.2　每100 000人每年女性（a）和男性（b）各年龄段各疝型经历首次单侧腹股沟疝修补术的发生率（经允许引自 Zendejas B, Ramirez T, Jones T, Kuchena A, Ali SM, HernandezIrizarry R, et al. Incidence of inguinal hernia repairs in Olmsted County, MN: a population-based study. Ann Surg. 2013; 257: 520-6）

结果在另一项美国的通过比较环卫工作者和非环卫工作者的大规模横向调查研究中得到证实[19]。一项前瞻性队列研究结果与这些相反，并没发现那些自述的非娱乐性体力活动与腹股沟疝间有任何关联[12]。这些有争议的结果可能是因为没有区分直疝和斜疝，因为根据最近的一项区分疝类型的注册登记系统研究发现，斜疝在拎重物和频繁站立/行走中工作等暴露因素下更常见[20]。然而，除非有更多关于这个潜在相关性的文献出现，才能确认职业和腹股沟疝发病风险间的相关性。

肥　胖

与直观想象相反，肥胖是腹股沟疝的保护因素。已经有几项研究通过不同的随访方法证实了这一发现[10, 12, 21, 22]。非肥胖者（BMI＜25 kg/m²）罹患腹股沟疝的风险是肥胖者（BMI＞30 kg/m²）的两倍[21]。针对这种现象，有一种假说认为，是

腹腔内脏的脂肪防止了疝的发生。此外，由于肥胖患者诊断的敏感性低，临床诊断腹股沟疝更具挑战性。

合 并 症

已经有几种胶原代谢异常的合并症被认为和腹股沟疝的形成有关。有研究表明腹主动脉瘤或胸主动脉疾病患者更容易形成腹股沟疝，但有关证据尚不充分[23, 24]。以胶原代谢异常为特征的Ehlers-Danlos综合征，根据性别可以使罹患腹股沟疝的风险增加4～5倍[25]。前列腺肥大提升了男性罹患腹股沟疝的风险[10]。尽管目前的报道有限，但可以确定的是前列腺切除术后，腹股沟疝修补术的风险会增加3～4倍。有意思的是，腹股沟斜疝在前列腺切除术后更为常见[26]。既往研究发现右侧腹股沟疝在阑尾切除术后更常见，这支持了一些创伤性病因使腹股沟疝发病风险增加的假说[27]。

吸烟并不影响原发性腹股沟疝的患病风险[12, 15, 21]。根据报道，腹压增加才会增加腹股沟疝形成的风险。有一项研究发现，慢性阻塞性肺疾病是直疝的危险因素之一[14]，还有慢性咳嗽患者，好发腹股沟疝的风险也较高[28]。然而由于已发表的结果具有争议，咳嗽和慢性阻塞性肺疾病是否与腹股沟疝相关目前还不清楚。便秘可能与腹股沟疝形成有关[25, 29]。这些因素最后均因腹压增加而和腹股沟疝联系在了一起。有人提出腹膜透析与腹股沟疝形成相关[30]，但迄今为止这种相关性尚未被证实。

腹股沟疝复发

由于高达17%的腹股沟疝手术是复发疝修补手术，从而使得复发疝成为腹股沟疝流行病学研究的重要方面之一[7]。3%～8%的患者在腹股沟疝修补术后会复发[31, 32]。相比于补片修补，缝合修补会导致更高的复发率[33]。外科医师的手术量和经验也会影响疝复发的风险。每年腹股沟疝修补术手术量少于5次的外科医师较手术量大的医师具有更高的复发率[34]，不熟练的外科医师较有经验者具有更高的复发率[35, 36]。

一些患者相关因素同样也会影响疝的复发。初次修复术后，腹股沟直疝患者比斜疝患者的复发风险更高，但疝的大小和复发风险无关[37]。总体而言，女性腹股沟疝比男性的复发风险更高[38, 39]。这个结果可能的解释之一就是股疝在开放腹股沟疝修补术中极有可能被遗漏[40]。肥胖患者比非肥胖患者的复发风险更高[37, 41]。似乎不管男性还是女性，吸烟均是复发的危险因素，而年龄增加和家族遗传史对疝的复发风险没有影响[37, 42, 43]。腹股沟疝的复发风险和社会-职业因素、乙醇摄入以及妊娠的相关性尚不得知。

总而言之，尽管原发性和复发性腹股沟疝的相关因素存在差别，但原发性和复发性腹股沟疝形成的多种危险因素是着实存在的。未来的腹股沟疝流行病学研究可以致力于通过识别危险因素来为患者定制最佳的手术方案。

参考文献

[1] Rutkow IM, Robbins AW. Demographic, classificatory, and socio-economic aspects of hernia repair in the United States. Surg Clin North Am. 1993;73:413–26.

[2] Hair A, Paterson C, Wright D, Baxter JN, O'Dwyer PJ. What effect does the duration of an inguinal hernia have on patient symptoms? J Am Coll Surg. 2001;193:125–9.

[3] Fitzgibbons Jr RJ, Ramanan B, Arya S, Turner SA, Li X, Gibbs JO, Reda DJ. Long-term results of a randomized controlled trial of a nonoperative strategy (watchful waiting) for men with minimally symptomatic inguinal hernias. Ann Surg. 2013;258:508–15.

[4] Primatesta P, Goldacre MJ. Inguinal hernia repair: incidence of elective and emergency surgery, readmission and mortality. Int J Epidemiol. 1996;25:835–9.

[5] Nilsson H, Stylianidis G, Haapamaki M, Nilsson E, Nordin P. Mortality after groin hernia surgery. Ann Surg. 2007;245:656–60.

[6] Kehlet H, Bay-Nielsen M. Nationwide quality improvement of groin hernia repair from the Danish Hernia Database of 87,840 patients from 1998 to 2005. Hernia. 2008;12:1–7.

[7] Bay-Nielsen M, Kehlet H, Strand L, Malmstrom J, Andersen FH, Wara P, Juul P, Callesen T. Quality assessment of 26,304 herniorrhaphies in Denmark: a prospective nationwide study. Lancet. 2001;358:1124–8.

[8] Quintas ML, Rodrigues CJ, Yoo JH, Rodrigues Junior AJ. Age related changes in the elastic fiber system of the interfoveolar ligament. Rev Hosp Clin Fac Med Sao Paulo. 2000;55:83–6.

[9] Burcharth J, Pedersen M, Bisgaard T, Pedersen C, Rosenberg J. Nationwide prevalence of groin hernia repair. PLoS One. 2013;8:e54367.

[10] Abramson JH, Gofin J, Hopp C, Makler A, Epstein LM. The epidemiology of inguinal hernia. A survey in western Jerusalem. J Epidemiol Community Health. 1978;32:59–67.

[11] Nilsson E, Kald A, Anderberg B, Bragmark M, Fordell R, Haapaniemi S, Heuman R, Lindhagen J, Stubberod A, Wickbom J. Hernia surgery in a defined population: a prospective three year audit. Eur J Surg. 1997;163:823–9.

[12] Ruhl CE, Everhart JE. Risk factors for inguinal hernia among adults in the US population. Am J Epidemiol. 2007;165:1154–61.

[13] Zendejas B, Ramirez T, Jones T, Kuchena A, Ali SM, Hernandez-Irizarry R, Lohse CM, Farley DR. Incidence of inguinal hernia repairs in Olmsted County, MN: a population-based study. Ann Surg. 2013;257:520–6.

[14] Lau H, Fang C, Yuen WK, Patil NG. Risk factors for inguinal hernia in adult males: a case-control study. Surgery. 2007;141:262–6.

[15] Liem MS, van der Graaf Y, Zwart RC, Geurts I, van Vroonhoven

TJ. Risk factors for inguinal hernia in women: a case-control study. The Coala Trial Group. Am J Epidemiol. 1997;146:721–6.

[16] Marshall AG, Hutchinson EO, Honisett J. Heredity in common diseases. A retrospective survey of twins in a hospital population. Br Med J. 1962;1:1–6.

[17] Bakwin H. Indirect inguinal hernia in twins. J Pediatr Surg. 1971;6:165–8.

[18] Flich J, Alfonso JL, Delgado F, Prado MJ, Cortina P. Inguinal hernia and certain risk factors. Eur J Epidemiol. 1992;8:277–82.

[19] Mamtani R, Cimino JA. Work related diseases among sanitation workers of New York City. J Environ Health. 1992;55:27–9.

[20] Vad MV, Frost P, Bay-Nielsen M, Svendsen SW. Impact of occupational mechanical exposures on risk of lateral and medial inguinal hernia requiring surgical repair. Occup Environ Med. 2012;69:802–9.

[21] Rosemar A, Angeras U, Rosengren A. Body mass index and groin hernia: a 34-year follow-up study in Swedish men. Ann Surg. 2008;247:1064–8.

[22] Zendejas B, Hernandez-Irizarry R, Ramirez T, Lohse CM, Grossardt BR, Farley DR. Relationship between body mass index and the incidence of inguinal hernia repairs: a population-based study in Olmsted County, MN. Hernia. 2014;18:283–8.

[23] Pleumeekers HJ, De Gruijl A, Hofman A, Van Beek AJ, Hoes AW. Prevalence of aortic aneurysm in men with a history of inguinal hernia repair. Br J Surg. 1999;86:1155–8.

[24] Henriksen NA, Sorensen LT, Jorgensen LN, Lindholt JS. Lack of association between inguinal hernia and abdominal aortic aneurysm in a population-based male cohort. Br J Surg. 2013;100:1478–82.

[25] Liem MS, van der Graaf Y, Beemer FA, van Vroonhoven TJ. Increased risk for inguinal hernia in patients with Ehlers-Danlos syndrome. Surgery. 1997;122:114–5.

[26] Nilsson H, Stranne J, Stattin P, Nordin P. Incidence of groin hernia repair after radical prostatectomy: a population-based nationwide study. Ann Surg. 2014;259:1223–7.

[27] Arnbjornsson E. Development of right inguinal hernia after appendectomy. Am J Surg. 1982;143:174–5.

[28] Carbonell JF, Sanchez JL, Peris RT, Ivorra JC, Del Bano MJ, Sanchez CS, Arraez JI, Greus PC. Risk factors associated with inguinal hernias: a case control study. Eur J Surg. 1993;159:481–6.

[29] Sarosi GA, Wei Y, Gibbs JO, Reda DJ, McCarthy M, Fitzgibbons RJ, Barkun JS. A clinician's guide to patient selection for watchful waiting management of inguinal hernia. Ann Surg. 2011;253:605–10.

[30] Smietanski M, Renke M, Bigda J, Smietanska I, Rutkowski B, Witkowski P, Sledzinski Z. Management of inguinal hernia on peritoneal dialysis: an audit of current Polish practice and call for a standard. Int J Artif Organs. 2006;29:573–7.

[31] Burcharth J, Andresen K, Pommergaard HC, Bisgaard T, Rosenberg J. Recurrence patterns of direct and indirect inguinal hernias in a nationwide population in Denmark. Surgery. 2014;155:173–7.

[32] Droeser RA, Dell-Kuster S, Kurmann A, Rosenthal R, Zuber M, Metzger J, Oertli D, Hamel CT, Frey DM. Long-term follow-up of a randomized controlled trial of Lichtenstein's operation versus mesh plug repair for inguinal hernia. Ann Surg. 2014;259:966–72.

[33] Scott NW, McCormack K, Graham P, Go PM, Ross SJ, Grant AM. Open mesh versus non-mesh for repair of femoral and inguinal hernia. Cochrane Database Syst Rev. 2002:CD002197.

[34] Nordin P, van der Linden W. Volume of procedures and risk of recurrence after repair of groin hernia: national register study. BMJ. 2008;336:934–7.

[35] Neumayer LA, Gawande AA, Wang J, Giobbie-Harder A, Itani KM, Fitzgibbons Jr RJ, Reda D, Jonasson O. Proficiency of surgeons in inguinal hernia repair: effect of experience and age. Ann Surg. 2005;242:344–8; discussion 348–52.

[36] Lowham AS, Filipi CJ, Fitzgibbons Jr RJ, Stoppa R, Wantz GE, Felix EL, Crafton WB. Mechanisms of hernia recurrence after preperitoneal mesh repair. Traditional and laparoscopic. Ann Surg. 1997;225:422–31.

[37] Burcharth J, Pommergaard HC, Bisgaard T, Rosenberg J. Patient-related risk factors for recurrence after inguinal hernia repair: a systematic review and meta-analysis of observational studies. Surg Innov. 2015;22:303–17.

[38] Nordin P, Haapaniemi S, van der Linden W, Nilsson E. Choice of anesthesia and risk of reoperation for recurrence in groin hernia repair. Ann Surg. 2004;240:187–92.

[39] van der Linden W, Warg A, Nordin P. National register study of operating time and outcome in hernia repair. Arch Surg. 2011;146:1198–203.

[40] Henriksen NA, Thorup J, Jorgensen LN. Unsuspected femoral hernia in patients with a preoperative diagnosis of recurrent inguinal hernia. Hernia. 2012;16:381–5.

[41] Rosemar A, Angeras U, Rosengren A, Nordin P. Effect of body mass index on groin hernia surgery. Ann Surg. 2010;252:397–401.

[42] Junge K, Rosch R, Klinge U, Schwab R, Peiper C, Binnebosel M, Schenten F, Schumpelick V. Risk factors related to recurrence in inguinal hernia repair: a retrospective analysis. Hernia. 2006;10:309–15.

[43] Sorensen LT, Friis E, Jorgensen T, Vennits B, Andersen BR, Rasmussen GI, Kjaergaard J. Smoking is a risk factor for recurrence of groin hernia. World J Surg. 2002;26:397–400.

第5章
腹股沟区解剖
Inguinal Anatomy

Charles D. Procter Jr.

刘文方　译

引　言

　　腹股沟区是一个经常被讨论的但很少被完全搞明白的腹壁区域，公元前1552年，Ebers Papyrus最早记载了疝："当你判断一个由咳嗽引起的腹部表面膨隆时……是什么出来了？"[1] 此后，许多最伟大的解剖学家和外科学家对腹股沟的解剖和腹股沟疝的病理生理学进行了研究并做了记录。时至今日，即使对经验最丰富的外科医师来说，这个区域仍然是一个令人困惑的区域。

　　人类腹壁腹股沟区的边界为：下界为大腿根部，内侧界为耻骨结节，上外侧为髂前上棘。腹股沟薄弱区的分水岭是后天形成的腹股沟管，腹股沟管是一条斜行通道。在男性，这条通道连接着腹腔的腹膜表面和阴囊，而在女性则连接着腹腔的腹膜表面和大阴唇，它维系着两个开口，分别被称为腹股沟深环（或内环）和位于腹腔前外侧的腹股沟浅环。有学者认为在出生时腹股沟环是相互闭合的，并在成年后从外上朝内下方向分开。在普通成年人，腹股沟管长4～5 cm。腹股沟管的边界（在后面的文章中讨论），对于理解腹股沟疝手术方法非常重要。这个区域的解剖结构和修复的中心是腹股沟韧带，也称为Poupart韧带，它是由从髂前上棘到耻骨结节的腹外斜肌腱膜翻卷折叠而成。

胚　胎　学

　　对腹股沟疝理解的核心是腹股沟管的形成，这个通道是由几层腱膜和筋膜融合而成的，并且缺乏肌肉纤维，在前壁形成一个天然的薄弱区域。男性腹股沟管的形成与出生前睾丸下降同时发生，胎儿在子宫里，睾丸从位于腹膜腔后的位置穿过腹股沟管，最终定位于阴囊内。这种下降是由睾丸引带引导的，睾丸引带最终成为保持睾丸位置的固定结构，这一过程的失败会导致隐睾或睾丸不下降。男性睾丸下降的这一过程，会在腹股沟管所在的腹壁处产生先天性的薄弱。Ogilvie在他1959年出版的关于疝的书中指出，睾丸在下降至阴囊的过程中，使三层腹壁结构变得"混乱"[1]，而这一薄弱点在腹股沟疝的发展中至关重要。

　　在他们1997年改编的《Hollinshead解剖学》教科书中，Cornelius Rosse博士和Penelope Gaddum-Rosse博士总结了这一发展过程：

　　随着腹壁肌肉的分化，在腹股沟管区域覆盖精索表面的筋膜发育并包绕睾丸引带。在这个阶段，未来的腹股沟管基本上是垂直的，一个管状的腹膜囊从腹股沟外侧窝延伸到睾丸引带的间质，形成了鞘状突，这大概就是由睾丸引带所引导的腹股沟囊。睾丸从后壁向下滑动穿过腹股沟管，从后腹膜穿出，位于鞘状突后面，但仍被包绕在精索内筋膜里面[2]。

　　在这一点上，睾丸引带将会缩短，最终变得难以区分，仅作为睾丸鞘膜延续下去。鞘状突的持续存在导致阴囊内睾丸周围的液体积聚，液体量的多少取决于鞘状突的通畅程度。当腹腔和阴囊腔之间仍有开口时，就会发生交通性鞘膜积液。这种类型的水囊肿，一天中大小可以随着重力变化而增大或减小。如果需要的话，可以通过外科手术去除鞘膜积液和疝囊，并修复疝缺损，从而得到治疗[3]。当液体聚集在一段两端封闭的鞘状突内时，就会发生非交通性鞘膜积液，物理检查时，通常被误认为不可复性疝或阴囊、腹股沟管内肿块，可以通过腹股沟的探查、引流或切除来治疗。

在女性，存在于腹股沟管内的子宫圆韧带是引带尾侧的肌纤维束，它不包含任何重要结构。

大 体 解 剖

腹股沟区下前腹壁的层次（改编自 Skandalakis）

（1）皮肤。

（2）皮下组织或含脂肪的浅筋膜（Camper和Scarpa筋膜）。

（3）无名的筋膜（Gallaudet筋膜）。这是腹外斜肌表面或外面的筋膜。它并不总是可以被辨认，它的缺失对外科手术也没有重要意义。

（4）腹外斜肌腱膜，包括腹股沟韧带（Pourpart韧带）、陷窝韧带（Gimberat韧带）和反转韧带（Colles韧带）。

（5）男性的精索，女性的圆韧带。

（6）腹横肌及其腱膜、腹内斜肌、腹股沟镰（Henle）和联合肌腱（如果存在的话）。

（7）腹横筋膜和与耻骨梳韧带（Cooper韧带）相关的腱膜、髂耻束、腹股沟镰及腹横筋膜吊带。

（8）含脂肪的腹膜前结缔组织。

（9）腹膜。

（10）腹股沟浅环与深环。

图5.1展示了腹股沟区的解剖结构。

如前所述，腹股沟管有两个开口：腹股沟深环（内环）和腹股沟浅环（外环）。这条管道的边界如下[2]：

• 后壁（底部）：外侧3/4由腹横肌腱膜和腹横筋膜构成，后壁内四分之一仅由腹横筋膜构成，后壁中间部分是由腹内斜肌腱膜或联合肌腱构成的。

• 前壁：由腹内斜肌和腹外斜肌腱膜构成。在腹股沟区没有腹外斜肌纤维，只有腱膜纤维。

• 上壁（顶部）：由腹内斜肌、腹横肌和腱膜的下缘构成。

• 底部：由腹股沟韧带（Poupart韧带）和内侧的腔隙韧带（Gimbernat韧带）构成。

腹股沟管上外侧缘是腹股沟管内（深）环，它是腹横索筋膜的缺损，腹股沟管外（浅）环是腹外斜肌腱膜上的一个开口，形成了腹股沟管的中下缘。

男性腹股沟管内包含许多重要结构，分别如下：

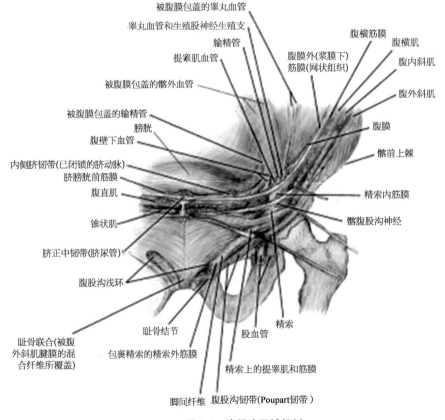

图5.1 腹股沟区域解剖

• 髂腹股沟神经：从髂前上棘的内上方穿过腹横肌后面进入腹壁，它在腹外斜肌和腹内斜肌之间延伸到腹股沟管，在腹股沟管内可以发现它沿着精索表面走行。在进行前入路疝修补术时，必须注意辨别并保护这条神经，因为它经常会被埋入网片中，引起大腿内上侧、阴囊、阴茎或大阴唇感觉过敏或感觉迟钝。

• 精索：包含从腹股沟管深环到浅环所经过的结构，它被前腹壁各层的延续所覆盖，精索内结构如下：

- 输精管
- 三根动脉
　睾丸动脉
　输精管动脉
　提睾肌动脉
- 蔓状静脉丛
- 三根神经
　生殖股神经生殖支
　髂腹股沟神经
　来自腹下丛的交感神经纤维
- 三层筋膜
　精索外筋膜
　中间层（提睾肌层）与腹内斜肌及其膜相延续
　精索内筋膜，是腹横筋膜的延续

女性腹股沟管内包含的结构如下：

• 子宫圆韧带
• 生殖股神经生殖支
• 提睾肌血管
• 髂腹股沟神经
• 筋膜：虽然没有那么明显，但所覆盖的筋膜和男性所描述的相同。

图 5.2 展示了睾丸的解剖结构。

特定腹股沟区实体解剖

浅筋膜

浅筋膜被分为表层（Camper）筋膜及深层（Scarpa）筋膜，Camper 筋膜向腹壁延伸并向下延伸到阴茎、阴囊、会阴、大腿和臀部。Scarpa 筋膜从腹壁延伸到阴茎（Buck 筋膜）/阴囊（dartos 筋膜）和会阴（Scarpa 筋膜）。Buck 筋膜附着于耻骨弓、坐骨支和尿生殖膈后部并形成会阴浅间隙。

腹股沟韧带（Poupart 韧带）

腹股沟韧带是腹外斜腱膜下部增厚部分，它从

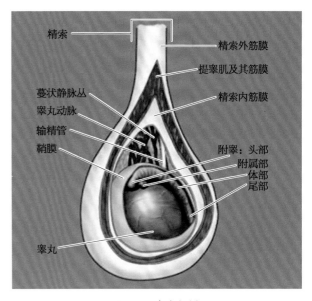

图 5.2　睾丸解剖

外侧的髂前上棘延伸到耻骨上支，中间三分之一是游离缘，外侧三分之二强壮地附着在其下的髂腰肌筋膜上。

腔隙韧带（陷窝韧带或 Gimbernat 韧带）

这是腹股沟韧带的最低部分，它由产生于髂前上棘的腹外斜肌腱膜纤维形成，附着于耻骨梳韧带，有时形成股管的内缘。

耻骨梳韧带（Cooper 韧带）

耻骨梳韧带是一束强壮的腱膜带，主要由腔隙韧带的腱膜纤维和腹内斜肌、腹直肌、耻骨肌的腱膜纤维形成，有时变异还会有腹股沟镰的腱膜纤维。它固定在耻骨上支的骨膜上，侧面固定在髂骨骨膜上。这些腱膜纤维内衬于腹横筋膜里面。

联合肌腱

这一联合区域由腹内斜肌纤维与腹横肌的相似腱膜纤维融合而成，然后插入到耻骨结节、耻骨梳韧带和耻骨上支上。这一现象在受测人群中只占不足 5%。

Hesslelbach 三角

正如 Hesslelbach 在 1814 年所描述的那样，三角形的基底是由耻骨附近的胶质和耻骨梳韧带形成的。如今这个三角形的边界通常描述如下：

• 上外侧：腹壁下（深）血管。
• 内侧：腹直肌鞘内侧缘。
• 下方：腹股沟韧带。

大部分腹股沟直疝发生于此区域。

前腹壁的窝

自从开展了腹腔镜后入路疝修补术，前腹壁的后面观在手术方面具有重要意义。腹股沟韧带以上、脐以下这一区域被分成3个窝，并由此来定义各种腹股沟疝。这些窝从外侧到内侧分别如下：

- 外侧窝：其内侧缘以腹壁下动脉为界。内环位于其中，位于腹壁下动脉外侧。通过内环形成的疝，被定义为腹股沟斜疝。
- 内侧窝：位于腹壁下动脉与脐内侧韧带（脐动脉的遗迹）之间，这是发生腹股沟直疝的部位。
- 膀胱上窝：位于脐内侧韧带和脐正中韧带之间，是膀胱上疝发生的部位。

一个疝不管是从内侧窝还是从膀胱上窝疝出，实际上都是腹股沟直疝。因此，腹股沟直疝可能发生于内侧窝或膀胱上窝[4]。

股鞘和股管

腹股沟韧带横跨在从髂前上棘向内至耻骨结节的平面上，位于耻骨上支的前下方，这为在其下通过的几个结构提供了空间。在横断面上，这一通道被分成两部分或两个腔隙。

大多数腔隙（外侧界为腹股沟韧带与髂前上棘汇合处，内侧界为髂耻弓）容纳腰肌和髂肌，股神经在其间走行。外侧髂耻弓与内侧腔隙韧带游离缘之间的腔隙被称为血管腔隙，容纳髂动脉和髂外静脉，前者进入股部成为股浅动脉，后者是股静脉的延伸。腹横筋膜在腹股沟韧带后方形成一条增厚束，形成两个隔膜，将血管腔隙分成3个间隔。前两个间隔，外侧的容纳股动脉，内侧的容纳股静脉。最内侧的间隔是一个潜在的腔隙，其直径约为1 cm，与腔隙韧带和联合肌腱（在某些情况下）相邻，只有一层薄薄的蜂窝组织覆盖并与腹膜腔隔离。这一潜在区域的薄弱，可能会形成股疝。根据定义，股疝在腹股沟韧带下方进入股部。

病理生理变化

疝

腹股沟疝是腹腔内容物通过腹壁缺损向外的凸出，它可以是脂肪、肠，或者在某些情况下是泌尿生殖道。腹股沟疝有直疝和斜疝两种类型。

腹股沟斜疝是由于鞘状突闭锁未全造成的，当它保持开放就可能出现疝，因此，它也被称为先天性疝。这种疝位于腹壁下动脉的外侧，穿过内环，并可穿过整个腹股沟管进入阴囊，而这取决于鞘状突的开放情况。

第二种类型的腹股沟疝是直疝，这种疝是由于腹股沟管后壁薄弱而形成的。典型的直疝发生于腹部压力增加后，因此也被称为后天性疝。这种疝位于腹壁下动脉内侧[1]。

鞘膜积液

鞘膜积液就像腹股沟斜疝，是鞘状突持续存在的结果，疝和积液可能同时存在，在这种情况下，鞘状突的持续存在导致阴囊和睾丸周围有过多的液体积聚，液体量的多少取决于鞘状突的开放程度[2]。如果鞘状突保持开放，则称为交通性鞘膜积液，因为在腹腔和阴囊之间存在着持续的通道，鞘膜积液的多少可以随着重力和每天时段的变化而增大和变小。如果需要，可通过手术切除鞘膜积液/疝囊，并修补疝缺损。

隐睾症

隐睾症指的是睾丸没有完全下降，在阴囊内未发现睾丸。出生之前，睾丸位于胎儿腹腔内，然后睾丸开始向腹股沟管内环转移，在妊娠28～40周，睾丸开始经腹股沟管移位，最终定位于阴囊。对于有隐睾症的患者，建议在出生后6个月内对没有自行定位于阴囊内的睾丸进行干预。通过外科手术来解决这个问题，以提高患者生育的机会，并且能够通过睾丸自我检查来发现癌症。对于患者来说自我检查是很重要的，因为有隐睾症的患者，患睾丸癌的风险会大大增加[5]。

参考文献

[1] Skandalakis J, et al. Surgical anatomy: the embryological and anatomic basis of modern surgery. Athens: Paschalidis Medical Publications; 2004. p. 396.

[2] Rosse C. Hollinshead's textbook of anatomy. Philadelphia: Lippincott-Raven; 1997. p. 621–37.

[3] Cheuck L. Inguinal region anatomy. Gest TR, chief editor. Emedicine. www.medscape.com.

[4] Skadalakis J, et al. Hernia: surgical anatomy and technique. New York: McGraw-Hill; 1989. p. 54–97.

第6章
腹股沟疝修补术中的诊断要点

Diagnostic Considerations in Inguinal Hernia Repair

ShirinTowfigh and Yasmine Shafik

冯寿全 译

引 言

对于腹股沟疝的诊断，很大程度上依赖于相关的病史和体检时有包块鼓出。然而体格检查对腹股沟疝最多有74.5%的敏感性和96.3%的特异性，因此影像学检查是帮助确诊腹股沟疝的一项必要工具。此外，影像学检查还为其他原因导致的腹股沟区域不适和盆腔症状提供诊断依据。在术后患者中，影像学检查对疝修补术后慢性疼痛的处理也起到了至关重要的作用。

对于腹股沟疝的评估，各种影像学检查方法，包括疝囊造影术、超声、CT及MRI，均有局限性，每一种都有其各自的适应证、风险和优势。懂得用何种方式和何时进行这些检查，对疑似腹股沟疝的患者可以提高诊断率和改善治疗方案。

疝囊造影术

疝囊造影术也被称为腹膜造影术。早在20世纪60年代，作为一项在儿童中诊断单侧腹股沟疝的技术被首次提出。过程包括，将非离子型碘造影剂经皮注射入腹腔，让患者做转体摆动及躺下动作以便让造影剂能充满肌耻骨孔。现在，疝囊造影术更多用于成人，对运动员、女性及肥胖患者中不明病因的腹股沟疼痛的评估非常有用。有报道称至少有81%的敏感性和92%的特异性。文献中也提及了其较低的假阳性率（0～18.7%）和较低的假阴性率（2%～7.9%）。假阴性的病例一般在腹膜前脂肪堵住疝孔的时候发生。有一项研究表明，超过67%的

超声检查漏诊的腹股沟疝，可以被疝囊造影术成功发现。另一项研究也支持它优于MRI。

尽管有这些价值，但是在美国，疝囊造影术还是渐渐地被淡出。除了少数专科诊所，大部分诊所都停止使用这项技术，而普遍接受多层影像，因其比疝囊造影术更无创。疝囊造影术的风险包括结肠穿孔、腹膜炎、过敏反应和0.19%患者的出血。最主要的并发症是，有80%的患者注射造影剂时出现深部疼痛。

超 声 检 查

在大多数诊所，用超声检查来评估腹壁和腹股沟疝是简便可行、花费不多的一种方法。它无创、无辐射，以及可以得到实时图像，这都是超声检查的最大优势。因此，它经常是首选的影像学检查。

为了最大限度地提高检查的敏感性，开单的临床医师应该写明是"疝的超声"，以便于非常细致地观察疝孔的内容物。由于每一个常规的腹部和盆腔检查都会忽略腹壁和腹股沟部位的检查，导致对患者的情况评估不充分。一个正确的疝超声检查应该在检查过程中让患者有动态的动作，诸如站立、屈体和做Valsava动作，以利于提高微小疝的检出率。超声诊断腹股沟疝的标准包括：① 可见有内容物的疝囊，如肠蠕动或网膜脂肪回声；② 可见有缺损的筋膜，在动态动作中有筋膜鼓出或增宽（图6.1）。

超声检查也可用来帮助诊断腹股沟肿胀或疼痛的不同原因，如鞘膜积液、Nuck管囊状积液、血肿、假性动脉瘤、精索静脉曲张、脓肿、卵巢和睾

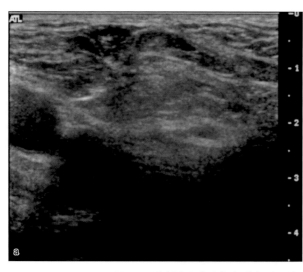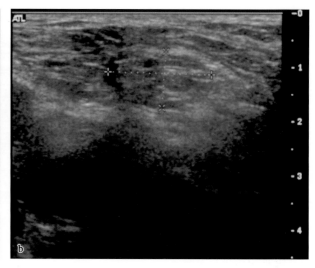

图 6.1　右侧腹股沟疝静息时（a）和做 Valsava 呼吸时（b）的横断面超声声像图

丸扭转、肿块、异位妊娠、子宫肌瘤、附睾-睾丸炎及淋巴结肿大等。然而，对于病态性肥胖患者的腹股沟或这一区域有切口，以及前次在这一区域有补片植入的情况下，超声检查并不是很好的选择。这是由于瘢痕及补片会造成局部组织密度和结构发生改变，超声检查时不能充分地观察肌耻骨孔。

　　不像其他的检查方式，超声检查的价值非常依赖于操作者。大多数超声检查是由超声技师根据临床医师的要求按常规完成的。图像的采集和解读是分开的，如同放射科医师和患者之间没有互动一样，从而导致一个不充分的检查，会影响检查的敏感性（表6.1）。超声检查很大程度上依赖于临床有可触及的腹股沟疝。如果体格检查已经诊断有腹股沟疝时，超声检查的必要性值得商榷。不管怎样，超声检查对隐匿疝检出率的敏感性低至33%（表6.2），在此情况下，超声检查阳性结果可预判腹股沟疝，而超声检查阴性结果无任何评估价值。超声检查可以为体格检查提供有价值的辅助诊断依据，如果临床仍怀疑存有腹股沟疝的话，超声检查结果即使阴性，也应该做进一步的检查。

表 6.1　全部腹股沟疝（n=76）不同影像之间的比较

影像检查	敏感性	特异性	阳　性	阴　性
			预测值	
超声检查	0.56	0	1.00	0
CT	0.77	0.25	0.96	0.04
MRI	0.91	0.92	0.97	0.79

引自 Miller J, ChoJ, Michael MJ, et al. Role of imaging in the diagnosis of occult hernias. JAMA Surg. 2014; 149(10): 1077−1080.

表 6.2　隐匿性腹股沟疝（n=36）不同影像之间的比较

影像检查	敏感性	特异性	阳　性	阴　性
			预测值	
超声检查	0.33	0	1.00	0
CT	0.54	0.25	0.86	0.06
MRI	0.91	0.92	0.95	0.85

引自 Miller J, Cho J, Michael MJ, et al. Role of imaging in the diagnosis of occult hernias. JAMA Surg. 2014; 149(10): 1077−1080.

CT 检 查

在美国，CT检查是非常便捷且很少依赖操作者，它既快速又经济负担低，故所有放射科和外科医师对CT检查的准确性都认可。对于典型非隐匿性腹股沟疝，CT检查的敏感性、特异性、阳性预判值和阴性预判值分别高达83%、83%、94%和96%。在读片者主动寻找腹股沟疝的时候，CT检查可以体现的价值最高。大多数CT检查对腹股沟疝的漏诊是由于没有主动寻找腹股沟疝及在盆腔检查中没有提及对腹股沟疝的评估。在笔者的研究中发现，在漏诊的腹股沟疝的影像学检查病例中，78%是没有提及腹股沟疝或是误诊为无腹股沟疝。因此，实际上CT检查经常会漏诊微小的腹股沟疝影像，从而导致低特异性（25%）和较低的阴性预判值（4%）（表6.1）。这个结果在隐匿性和不可触及的腹股沟疝中情况更糟（表6.2）。

诊断腹股沟疝的最好方法是：临床医师应要求在做盆腔CT检查时，让患者做Valsava呼吸动作和口服造影剂（图6.2）。在大多数情况下没有必要进

行静脉造影检查，只有在评估新生物、感染和炎症时才有用。

由于CT检查是有辐射的，因此这个检查必须谨慎选择。例如：CT检查在不可触及包块的隐匿性腹股沟疝的情况下不敏感，这时或许使用超声和MRI检查更好。另外，CT检查对于继发性疝或这个区域曾经有切口和（或）网片植入的，诊断价值不高。因为，Hounsfield肌肉群和大多数网片产品非常相像，除非在网片和肌肉中有脂肪，否则很难分辨这种聚丙烯和聚酯网片。轻量型网片几乎不可见，而以聚四氟乙烯为基质的网片，在CT检查时有明显的亮点，非常容易被看见。正确的临床流程是，即使CT检查结果阴性，外科医师也必须再评估，考虑下一步进行MRI检查。

MRI 检 查

盆腔MRI检查在评估肌肉、骨骼和软组织异常，包括腹股沟疝方面，可以显示很高的敏感性。盆腔MRI检查没有辐射，但也有限制，因为比较费

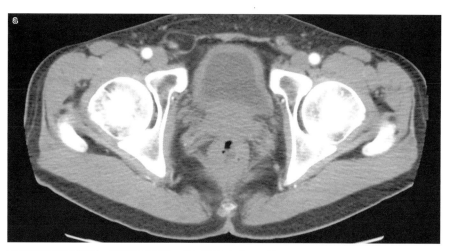
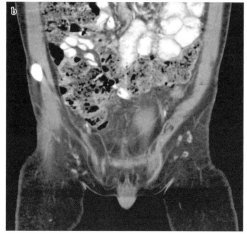
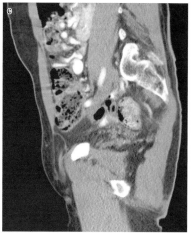

图6.2　右侧腹股沟疝脂肪内容物轴向（a）、矢状方向（b）和冠状方向（c）的CT扫描图像。注意标注的左侧微小腹股沟疝

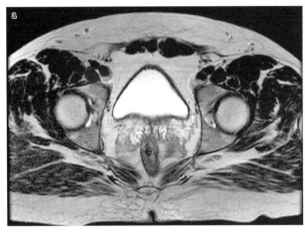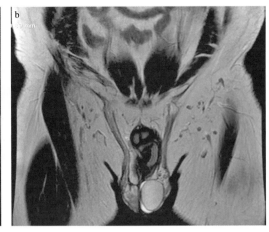

图 6.3　右侧腹股沟疝内脂肪内容物在 MR 的 T2 轴位（a）和冠状位（b）的成像，同时注意左侧腹股沟疝内一很小的脂肪内容物

时，而且比其他检查更加昂贵且大多数外科医师和放射科医师并不能很好地解读。

盆腔 MRI 检查是一项不使用口服和静脉造影剂的检查。尽管许多诊所还没有常规进行动态 MRI 检查，但是在我们诊所，遵循表 6.3 所列的盆腔 MRI 腹股沟疝检查常规，发现敏感性更高。这个常规可以在 1.5T 或 3T 的 MRI 上实施，但在开放式 MRI 上不能实施，因为其能量较低。

**表 6.3　动态无造影剂盆腔 MRI 发现
隐匿性腹股沟疝的操作常规**

屏住呼吸，轴位、矢状位、冠状位 T2 HASTE 序列
动态 Valsava 呼吸，轴位、矢状位、冠状位 T2 HASTE 序列
动态 Valsava 呼吸，单层矢状面影像采集（典型的是进行 5 次单独采集），通过双侧和任何一侧的基准标记
轴位 T1 梯度回波序列（GRE）
轴位 T2 脂肪抑制序列（快速自旋回波或 STIR 序列，依据不同的机器选择）

注：疼痛最显著的地方放置基准标记物。

不像 CT 检查依赖于密度信号来区别不同的组织类型，MRI 检查提供一系列不同序列来帮助不同组织之间的鉴别。这些序列包括 T1 加权相看脂肪、T2 加权相看液体和短时间反转恢复序列（STIR）看水肿。腹股沟疝在 T2 序列影像中可见度最好。

日益增加的分辨率和对软组织及肌肉组织细节的鉴别能力，使 MRI 检查成为腹股沟疝所有影像学检查中最敏感、特异性最高的检查，尤其在隐匿性疝中（表 6.1 和表 6.2）。在已手术的腹股沟区域，无论是区别网片或瘢痕，还是来自周围脂肪和肌肉的感染，MRI 检查都是最有用的。因此，评估术后腹股沟区域最好选用 MRI 检查。

对神经的 MR 检查则是将传统 MRI 成像机制调制到对神经内独有的水性成分上。也有一些学者尝试用神经 MR 检查来评估盆腔前壁内髂腹股沟神经、髂腹下神经和生殖股神经。理论上讲，神经 MR 检查可以评估神经直接损伤及因瘢痕、网片或固定所引起的任何神经受压，以及神经周围纤维化和神经瘤。受损神经的 T2 高信号是不正常的表现。尽管如此，大多数诊所却没有对这些图像进行合理的解读。因此，除非是临床很复杂的情况下，我们一般不会做神经 MR 检查，因为我们发现这样做既不会对临床评估有意义，也不会有意义地改变治疗计划。

总　结

依据 2009 年欧洲疝协会出版的指南及 2014 年影像在评估腹股沟疝作用方面的最新研究，对于腹股沟区有不显著疼痛和（或）肿胀的患者，应该选择超声检查。如果超声检查结果阴性，那就需要进一步做 MRI 检查。在美国 CT 检查是应用最广泛的影像学检查方法，用于诊断盆腔、腹股沟区和一般的腹痛等，但尤为重要的是，医师已认识到 CT 检查对于盆腔，尤其是隐匿性腹股沟疝的诊断有其局限性。认识各种检查的局限性及结合患者的病史和体格检查来解释图像，是成功诊断的关键。流程图 6.4 总结了上述所建议的影像学检查。

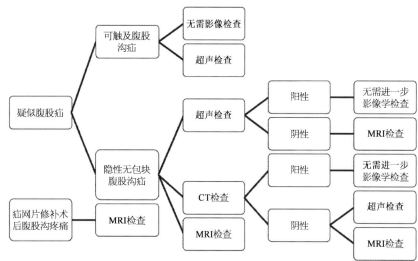

图 6.4　评估腹股沟疝的影像学检查流程图。US：有动态图像的疝超声检查；CT：做 Valsava 动作时，口服造影剂盆腔 CT 检查；MRI：做 Valsava 动作时盆腔 MRI 检查，无造影剂

参考文献

［1］van den Berg JC, de Valois JC, Go PM, Rosenbusch G. Detection of groin hernia with physical examination, ultrasound, and MRI compared with laparoscopic findings. Invest Radiol. 1999;34(12):739–43.

［2］Ng TT, Hamlin JA, Kahn AM. Herniography: analysis of its role and limitations. Hernia. 2009;13(1):7–11.

［3］Heise CP, Sproat IA, Starling JR. Peritoneography (herniography) for detecting occult inguinal hernia in patients with inguinodynia. Ann Surg. 2002;235(1):140–4.

［4］Ekberg O. Complications after herniography in adults. Am J Roentgenol. 1983;140(3):491–5.

［5］White JJ, Parks LC, Haller Jr JA. The inguinal herniogram: a radiologic aid for accurate diagnosis of inguinal hernia in infants. Surgery. 1968;63(6):991–7.

［6］Leander P, Ekberg O, Sjöberg S, Kesek P. MR imaging following herniography in patients with unclear groin pain. Eur Radiol. 2000;10(11):1691–6.

［7］Højer AM, Rygaard H, Jess P. CT in the diagnosis of abdominal wall hernias: a preliminary study. Eur Radiol. 1997;7(9):1416–8.

［8］Garvey JF. Computed tomography scan diagnosis of occult groin hernia. Hernia. 2012;16(3):307–14.

［9］Miller J, Cho J, Michael MJ, Saouaf R, Towfigh S. Role of imaging in the diagnosis of occult hernias. JAMA Surg. 2014;149(10):1077–80.

［10］Shadbolt CL, Heinze SB, Dietrich RB. Imaging of groin masses: inguinal anatomy and pathologic conditions revisited. Radiographics. 2001;21 Spec No: S261-71.

［11］Wagner JP, Brunicardi FC, Amid PK, Chen DC. Inguinal hernias. In: Brunicardi FC, Andersen DK, Billiar TR, Dunn DL, Hunter JG, Matthews JB, Pollock RE, editors. Schwartz's principles of surgery. 10th ed. New York: McGraw-Hill; 2015. p. 1495–519.

［12］Neumayer L, Towfigh S. Inguinal hernia. In: Cameron JL, Cameron AM, editors. Current surgical therapy. 11th ed. Philadelphia: Elsevier; 2014. p. 531–6.

［13］Robinson A, Light D, Nice C. Meta-analysis of sonography in the diagnosis of inguinal hernias. J Ultrasound Med. 2013;32(2): 339–46.

［14］Simons MP, Aufenacker T, Bay-Nielsen M, Bouillot JL, Campanelli G, Conze J, et al. European Hernia Society guidelines on the treatment of inguinal hernia in adult patients. Hernia. 2009;13(4): 343–403.

［15］Miller JM, Ishimitsu DN, Saouaf R. In: Jacob BP, Chen DC, Ramshaw B, Towfigh S, editors. The SAGES manual of groin pain. Cham: Springer; 2016. p. 257–65.

［16］Yoneyama M, Takahara T, Kwee TC, Nakamura M, Tabuchi T. Rapid high resolution MR neurography with a diffusion-weighted pre-pulse. Magn Reson Med Sci. 2013;12(2): 111–9.

［17］Robinson A, Light D, Kasim A, Nice C. A systematic review and meta-analysis of the role of radiology in the diagnosis of occult inguinal hernia. Surg Endosc. 2013;27(1):11–8.

第7章
腹股沟疝修补的现代外科技术概论

Overview of Modern Surgical Techniques in Inguinal Hernia Repair

Arthur I. Gilbert, Jerrold Young, and Rafael Azuaje

乐 飞 译

腹股沟疝的历史悠久，随之产生了众多极具创意的治疗方法，虽引人关注，却往往疗效不佳。Stoppa等在其专著《疝医师》的前几个章节里，对历史上的贡献者及其贡献进行了图文并茂的描写[1]。

现代腹股沟疝修补术发轫于Bassini的贡献[2]。他认识到腹横筋膜是腹股沟区的Achilles之踵，突破腹横筋膜就形成了疝。因此他提出，若想正确修补腹股沟疝，就要在正确认知的基础上，仔细地从皮肤到腹膜前间隙逐层解剖腹股沟区。唯有如此，才能正确识别和保护肌肉、筋膜、血管、神经及相关附属结构。他的修补术先打开腹股沟管后壁，在排查股疝后，解剖疝囊至其真正的颈部后予以结扎、离断。然后用三层间断缝合修补法重建腹股沟管后壁，最深层的缝合包含了腹直肌外侧缘、腹内斜肌、腹横肌、腹横筋膜内侧缘。他将这四层结构的复合体对合到腹横筋膜外侧缘和腹股沟韧带。精索放回原位后，缝合腹外斜肌腱膜重建舒适的腹股沟管倾斜度与外环。从1844年起，Bassini在他早期的手术中，坚持将患者从麻醉状态唤醒做躯体绷紧动作，从而确认其修补的可靠性。相较于同时代其他外科医师的糟糕结果，Bassini腹股沟疝修补术的结果令人震惊。对262位患者中的90%完成了为期4年的随访，失败率低，不到3%。最终他在论文《腹股沟疝治疗的手术新方法》中报道了上述结果。有人注意到Bassini并未特意描述打开腹股沟管后壁的重要性，但他忠实的学生Catterina在插图中清楚地显示他老师的确打开了后壁。Catterina还在自己的论文《Bassini术根治腹股沟疝》中描述了该步骤[3]。

Bassini修补术经过修改，变为改良Bassini修补术/北美Bassini修补术，结果也同样引人瞩目。在Andrews的影响下，很多北美外科医师并不认同完全重建腹股沟管后壁的重要性。多数医师只是单纯结扎了疝囊，将弓状下缘拉至腹股沟韧带，因为张力大常需减张切开。改良Bassini修补术的短期和长期结果均不佳，拉拢在一起的组织处于张力之下，无法承受正常躯体运动产生的腹腔内压力，这是手术失败的原因所在。

20世纪初，又诞生了一系列其他缝合技术，将腹内斜肌与腹横肌联合或不联合腹外斜肌内侧缘对合于腹股沟韧带的斜边。Darn技术在英国、欧洲和远东地区比较流行[4]，采用单股或双股尼龙线或丝线连续缝合，形成网状结构桥接腹股沟管。但美国外科医师对此技术意兴阑珊。

加拿大外科医师E. E. Shouldice为Bassini的腹股沟疝修补法注入了新活力[5]。Shouldice在局麻下解剖腹股沟区，包括打开后壁进入腹膜前间隙。与Bassini的间断缝合技术不同，Shouldice用34-G不锈钢线连续缝合重建后壁并修补疝缺损。Shouldice医院开展数千例后，结果喜人。Shoudice疝手术的局麻经验冠绝群伦，并坚持让患者早期活动。他的腹横筋膜双层解剖，与法国的Rives和Stoppa、美国的Nyhus和Condon，以及Henry和Cheatle的早期贡献，共同为腹股沟管后壁修补奠定了基础。

Usher于1958年应用聚乙烯材质的Marlex补片填补组织缺损。他在论文中写道："在腹膜前间隙将补片缝合到缺损边缘，实现了'消减张力'修补。"[6] 当发现聚乙烯材料在高温消毒后不稳定时，聚合物材料就被换成了聚丙烯。由于引入了可复制的合成屏障去封堵疝缺损，所以 Usher 的贡献是革命性的。各种形态和重量的聚丙烯成为各类补片产品的首选材料。补片并没有立刻涌入疝外科市场。最初补片的应用并不频繁，只在复杂疝和多次复发后极具挑战的病例中使用。笔者个人观察了不同年份的 5 次疝会议上的调研结果发现，随着疝外科的进展，补片逐步成为了多数外科医师的装备。1984年应用补片的手术还不到 5%，1987 年时已经达到约 10%，1989 年更是接近 15%。1991 年的大会开始酝酿，1993 年的大会确证补片已经是内镜修补手术的必需材料，且获得了多数医师在开放修补手术中运用的认同。在内镜技术接受程度相对落后的国家，接受开放修补术中补片应用也同样缓慢。

法国的 Rives 使用尼龙补片，而 Stoppa 使用聚酯补片开展腹股沟疝腹膜前修补[7]，即巨大补片加强内脏囊手术（Giant Reinforcement of the Visceral Sac，GPRVS）。同侪认为该术式适用于十分困难的疝，但因为技术复杂，所以最好由具备 GPRVS 手术经验的医师开展。Wantz 将该术式引进美国，主要应用于修补多次复发的双侧腹股沟疝和巨大阴囊疝。

来自加利福尼亚的 Lichtenstein 是应用 Marlex 补片修补疝的最强拥趸和大力提倡者。他早期在局麻下开展组织修补，将联合肌腱对合于腹股沟韧带的斜边。之后他把 Marlex 补片缝合在组织缝合线上进行强化。Lichtenstein 在 Marlex 补片辅助的基础上，强化了组织修补[8]。1984 年大会后，新泽西的

Newman 与 Lichtenstein 在迈阿密的沙滩上会面，并鼓励 Lichtenstein 使用 Marlex 补片开展无张力修补。此外，Newman 还授权 Lichtenstein 命名该术式为"Lichtenstein 无张力腹股沟疝修补术"。Lichtenstein 普及"无张力"概念的贡献为他赢得了荣誉与声望，当今腹股沟疝修补术的各种技术都与之相关，无论是什么手术入路，还是应用什么补片材料。Shouldice 与 Lichtenstein 术式都展示了大多数开放疝修补手术可以在局麻下完成，患者可以立刻行走，并更快恢复正常活动，这是当时的典型术式。

1982 年，Ralph Ger 在纽约用腹腔镜观察了 15 条犬的内环，用 Kocher 钳夹持 Michele 钉夹闭疝囊颈部[9]。Ger 的尝试很有趣，但未引起临床兴趣。1988年 6 月，McKernin 与 Saya 在乔治亚州的玛丽埃塔，以及 Reddick 与 Olson 在田纳西州的纳什维尔，都成功地在腹腔镜下完成了人体胆囊切除术[10]。尽管德国的 Muhe（1987）、法国的 Mouret（1988）和 Dubois（1988）等欧洲医师已经完成了腹腔镜胆囊切除术，但都不像美国外科界那样对新术式感兴趣。他们的工作证实了新术式的革命性，为外科界以及与之配套的工业界打开了探索和发现腹腔镜外科更多可能的道路。

腹腔镜腹股沟疝手术的 3 个基本术式是：腹腔内补片平铺术（intraperitoneal onlay mash，IPOM），经腹腹膜前（transabdominal preperitoneal inguinal hernia repair，TAPP）腹股沟疝修补术和完全腹膜外（transabdominal extraperitoneal，TEP）腹股沟疝修补术。机器人疝修补技术尚在探索中。

上述技术将在本书其他章节进一步讨论。

参考文献

[1] Stoppa R, Wantz GE, Munegato G, Pluchinotta A. Hernia healers. Villacoublay: Arnette; 1998.

[2] Nicolo E, Guanieri A, Guanieri F. Hernia surgery in Italy: how far have we come since Bassini? In: Hernia. 5th ed. Philadelphia: Lippincott Williams and Wilkins; 2001. p. 117–9.

[3] Catterina A. Catterina's operation for the radical cure of inguinal hernia. London: Lewis; 1934.

[4] Lifshutz H. The inguinal darn. Arch Surg. 1986;121:717–8.

[5] Bendavid R. The Shouldice repair. In: Fitzgibbons RJ, Greenburg G, editors. Hernia. 5th ed. Philadelphia: JB Lippincott; 2009. p. 129–38.

[6] Usher F, Fries J, Oschner JL. Clinical studies. Arch Surg. 1959;78:138–45.

[7] Stoppa R, Petit J, Henry X. Unsutured Dacron prosthesis in groin hernias. Int Surg. 1975;60(8):411–2.

[8] Lichtenstein IL. Hernia repair without disability. St. Louis: Ishiyaku Euroamerica; 1987. p. 77–109.

[9] Ger R. The management of certain abdominal hernia by intraabdominal closure of the neck of the sac. Ann R Coll Surg Engl. 1982;64:342–4.

[10] Geis WP. J. Barry McKernan, MD, PhD—a profile. JSLS. 2004;8(4):399–400.

第8章
腹股沟疝修补术的麻醉
Anesthetic Considerations in Inguinal Hernia Repair

Ciara R. Huntington and Vedra A. Augenstein

孙少潇　顾卫东　译

引　言

比较不同麻醉方法对腹股沟疝修补术影响的临床研究可以追溯到20世纪初。Harvey Cushing描述了局部麻醉相对于全身麻醉的优势："避免令人不适甚至产生危险的醚类药物麻醉后的后遗症，可不发生因呕吐或干呕而增加伤口张力，同时排尿障碍也较少发生，因此很少需要留置导尿，术后禁食时间较短……最重要的是，对于全身麻醉有风险的患者，局部麻醉下实施疝修补术更安全[1]。"

一个多世纪后的今天，尽管全身麻醉的风险已较Cushing的年代大大降低，但全身麻醉和局部麻醉仍然是开放和腹腔镜疝修补术的常用麻醉方法。美国每年有超过50万例的腹股沟疝修补术，全球范围内每年有2 000万例[2]，然而疝修补术的最佳麻醉方法依然存在争论。

在本章中，我们将针对手术方法、临床情况、患者特点、费用和远期生活质量，评述腹股沟疝修补术的麻醉选择。

腹股沟疝修补术的麻醉选择

局部麻醉

患者选择

大部分腹股沟疝修补术都能在局部麻醉下完成。在择期手术中的研究显示局部麻醉可能更好，同时发现局部麻醉对于急诊疝修补术似乎同样安全和有效。中国上海一项纳入90例急诊腹股沟疝开放修补术的研究表明，与全身麻醉相比，区域麻醉患者心脏和呼吸系统的并发症较少、ICU停留时间和总住院时间较短、费用较低。该研究的作者认为，可在局部麻醉下安全实施急性嵌顿疝手术（尤其手术医师估计肠切除的可能性较小时）[3]。

择期疝修补术患者伴有心肺及其他重大合并症时，应避免采用全身麻醉，而婴儿、高度焦虑患者、病态肥胖患者或绞窄性疝患者则可从全身麻醉中获益[4]。此外，术中需行肠切除术时，可能要通过腹腔镜或腹中线切口进行腹内探查，此时松弛的腹壁和充分的镇静就变得十分重要。而局部麻醉下手术时，可以要求患者"用力鼓腹"，以检查修补的效果，同时手术医师分离组织时更加小心，因而组织损伤较其他麻醉方式下手术时更小。

麻醉方法的选择受手术方式的影响，如腹腔镜手术通常在全身麻醉下完成。有些患者可能更适合采用腹腔镜手术，尤其是伤口感染风险较高的患者（如控制不良的糖尿病患者、吸烟人群和病态肥胖患者）。此外，开放腹股沟疝修补术失败的患者也适合行腹腔镜手术。Cochrane数据库的回顾性分析发现，与开放修补术相比，腹腔镜手术的伤口感染风险显著降低（OR 0.45，95% CI 0.32 ~ 0.65）[5]。如果手术医师掌握腹腔镜技术，欧洲疝学会（European Hernia Society，EHS）更倾向于推荐采用腹腔镜手术治疗原发性疝，因为这可使患者的康复更快，复发率降低，并且可经同一切口实施双侧疝修补术[4]。

局部麻醉技术：开放性手术

土耳其的一项纳入300例门诊行腹股沟疝修补术的研究中，局部麻醉药的用量为利多卡因102 mg

（平均 100 mg）和布比卡因 48 mg（平均 50 mg）[6]。局部麻醉下的 Lichtenstein 术式已成功用于 10 000 多例患者，并被欧洲疝学会指南所推荐。该方法采用 0.5% 布比卡因和 1% 利多卡因 50 : 50 混合液 40 ~ 60 mg 局部浸润，最大推荐剂量为 1% 利多卡因 300 mg 和 0.5% 布比卡因 175 mg（可因患者体重的不同及是否添加肾上腺素而异）[4, 7]。皮下和皮内分别用 3 ml 和 10 ml 局部麻醉药浸润[7]（图 8.1），分离至腹外斜肌腱膜后，将局部麻醉药注入筋膜下间隙的腹股沟管内，至少需要注入局部麻醉药 6 ~ 8 ml，以阻滞支配腹股沟区的 3 支神经[7]。缓慢注射、注射时与患者交谈、加入碳酸氢钠溶液作为缓冲液可以提高患者对局部麻醉的耐受度[7]。回纳疝内容物时，有时需要在耻骨结节附近和疝囊颈周围或内部注射局部麻醉药[7]（图 8.2）。

局部麻醉可联合静脉应用小剂量丙泊酚和（或）苯二氮䓬类药物，可提高患者对手术的耐受度，且不影响术后恢复时间，也不需要额外的气道保护。小剂量丙泊酚可抑制自主神经系统，具有轻度的抗胆碱能作用，可防止恶心、出汗、心动过速及全身麻醉的宿醉反应[8]；然而，许多疝外科医师在行局部麻醉时往往不需要应用这些辅助药物[7]。

局部麻醉技术：腹腔镜手术

斯塔顿岛大学附属医院 10 例接受 14 次疝手术的病例分析表明，局部麻醉下行腹膜外内镜疝修补术是安全的[9, 10]。与腹膜内腹腔镜术相比，腹膜外内镜修补术不需要进行腹膜内充气，因而患者的耐受度更好。近来也有报道，患者可耐受局部麻醉下行双侧腹膜内腹腔镜疝修补术[11]。

局部麻醉下行腹腔镜疝修补术时，应在切皮前进行切口部位局部麻醉[9]。分离腹膜和扩充膀胱前间隙时，患者一般不会有疼痛感，也无须追加局部麻醉药[9]。回纳直疝内容物时，患者可出现不适，此时可沿着分隔腹横筋膜和腹膜囊的皱襞注射利多卡因来缓减[9]。此外，可在内环口处局部麻醉精索。一项比较局部麻醉（14 例）和全身麻醉（93 例）下行腹膜外内镜手术的研究表明，两组的术后并发症和复发率并没有明显差异；局部麻醉组的手术时间平均延长 29 min，但该组患者对手术的耐受性良好，未发生术中改全身麻醉或中转开放修补术[9]。

全身麻醉

收益与风险

全身麻醉的出现使外科发生了革命性的变化，

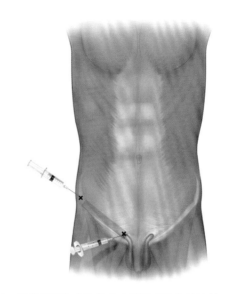

图 8.1 开放腹股沟疝修补术中局部麻醉药的注射。黄色区域为皮下和真皮下注射局部麻醉药的部位。红色 "X" 处为髂前上棘和腹股沟外环——此处附近注射局部麻醉药可有效阻滞支配腹股沟区的 3 支神经

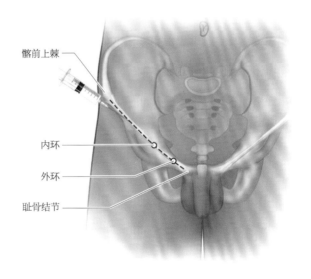

图 8.2 局部麻醉药的注射。沿腹股沟韧带阻滞皮肤和真皮下组织。针尖进出腹股沟管，在深部筋膜下注射局部麻醉药。注射前需小心回抽，避免局部麻醉药误入血管

同时也使现代外科学得以创立[12]。如今，门诊疝手术已常规采用全身麻醉；在美国，83% 的腹股沟疝修补术已在门诊完成[13]。虽然已证实局部麻醉在腹股沟疝修补术中有其优点，但全身麻醉也同样安全有效。在一项随机对照试验中，全身麻醉对认知或运动功能的短期或远期影响与局部麻醉相比无明显差异[14]。虽然甚至老年患者也可在门诊接受疝手术，但有项研究发现，年龄超过 85 岁、心脑血

管疾病和全身麻醉是门诊手术后住院和死亡的独立预测因子[15、16]。全身麻醉可松弛腹部肌肉，并允许采用气腹，为腹腔镜手术创造良好的术野条件。对于年轻女性（因为有股疝的风险）、双侧或复发性疝患者及希望迅速恢复工作或活动的患者，通常推荐采用腹腔镜疝修补术[4、6、17、18]。如果手术医师掌握腹腔镜技术，欧洲疝学会推荐采用腹腔镜手术替代开放手术修补原发性腹股沟疝，并首选腹膜外入路。如前所述，腹腔镜疝修补术对于伤口感染高危患者（如肥胖、糖尿病控制不佳、吸烟和长期使用类固醇的患者）较开放手术可能更有益。目前大多数美国人体重超重，且有34.9%的美国人为肥胖患者，腹腔镜疝修补术降低伤口感染的优点在西方国家肥胖患者日益增多的背景下显得尤为重要。采用Carolinas舒适度量表（经验证的疝生活质量调查量表）[20]的前瞻性病例对照研究显示（n=345），与开放手术相比，腹腔镜手术在老年人群中可能同样安全可行[19]，而且还有助于改善短期预后。

改善全身麻醉后的术后康复

腹股沟疝修补术后尿潴留的发生率在5.9% ~ 38%，它是腹股沟疝修补术后最常见的并发症之一[21]。腹腔镜手术后尿潴留较开放手术更常见（分别为7.9%和1.1%，$P < 0.01$）[22]。临床上，应在尿潴留和其他术后并发症之间进行权衡。与腹腔镜手术相比，开放手术的其他术后并发症（如血肿、感染和慢性疼痛）更高[23]。全身麻醉用药可增加尿潴留的发生率。阿托品和格隆溴铵等常用的抗胆碱能药物可抑制逼尿肌收缩，如果静脉输液超过750 ml，尿潴留的风险可增加2.3倍[21]。为了减少这一常见且麻烦的术后并发症，术前有必要与麻醉医师进行讨论并采取相应的预防措施，如术前让患者排空膀胱、术中限制输液，术后避免使用麻醉拮抗药物等。

区域麻醉 / 脊椎麻醉

大量研究表明，在开放腹股沟疝修补术中，脊椎麻醉并不优于局部麻醉，反而可增加术后尿潴留的风险。然而，在全球范围内脊椎麻醉仍然普遍用于疝修补术。对双侧疝的患者有时会选择脊椎麻醉，但一般不首选或推荐采用全身麻醉。硬膜外麻醉和脊椎麻醉还被尝试用于腹膜外内镜疝修补术。一项针对印度1 289例腹腔镜全腹膜外（laparoscopic total extraperitoneal，TEP）疝修补术的分析表明，脊椎麻醉患者的复发率、转为开

放手术的比例和术后并发症率与全身麻醉患者相似[24]。更多来自美国、印度和中国的研究也提示，脊椎麻醉下行TEP手术是安全可行的[25-27]。尽管有高达5%的患者发生硬膜外穿刺后头痛，但这些研究通过术后口服镇痛药用量统计、视觉模拟评分和Kernofsky表现调查问卷的结果发现，与全身麻醉相比，脊椎麻醉可降低术后疼痛的发生率和改善术后生活质量[24、25、27、28]。尽管在形成推荐意见前仍需要得到更多的研究支持，但对于适合行TEP手术但又无法接受全身麻醉的患者，脊椎麻醉可能是一种合理的选择。

流行病学和当前的趋势

麻醉和手术方式

腹股沟疝修补术的麻醉方法包括局部麻醉、全身麻醉和区域麻醉/脊椎麻醉（表8.1）。世界各地的手术方法和麻醉选择有很大差异。开放腹股沟疝修补术仍然是目前世界上最常用的手术方式。在美国，开放疝修补术的比例占86%，英国为96%，日本为99%[17]。

在西方大多数医学中心大多选择全身麻醉[29]。在丹麦57 505例的择期开放腹股沟疝修补术中，64%为全身麻醉，18%为区域麻醉，另外的18%为局部麻醉[30]。在一项针对英国私立和公立医疗机构的研究中，选择全身麻醉的比例高于局部麻醉（私立医疗机构为52%，公立医疗机构为66%）[18]。然而，在英国[31]、瑞典[32]和美国的某些专科疝中心（如加州大学洛杉矶分校的Lichtenstein疝研究所[7]），开放疝修补术首选局部麻醉。近年来，随着外科医师对腹腔镜技术的掌握，腹腔镜手术的普及程度不断增加。一项针对马萨诸塞州总医院接受腹股沟疝修补术医师人群的研究发现，在治疗自身腹股沟疝时，医师选择腹腔镜手术治疗的比例从1994年的16%增加到了1997年的75%，上升速度明显快于同期研究的非医师人群（从22%上升到42%）。

尽管目前在北美地区腹腔镜修补术仍只占少数，但这一手术方式的比例正逐年增加[6]。在法国和英国，采用腹腔镜手术治疗原发性腹股沟疝的比例小于5%，而在一项针对加拿大外科医师的调查中，15%的医师首选腹腔镜手术治疗原发性腹股沟疝，对于复发性或双侧疝修补术，这一比例上升至30%[6、33]。根据欧洲疝学会指南，腹腔镜腹股沟疝

表 8.1　腹股沟疝修补术的麻醉选择

名　称	优　点	缺　点	禁忌证	适应证
全身麻醉	为腹腔镜手术提供松弛的腹壁	患者无法参与配合	严重心肺疾病	腹腔镜疝修补术
	有助于气道保护	尿潴留发生率较高		
	允许改变手术方式（包括剖腹手术和肠切除术）	气管插管及心肺并发症风险		
		费用高		
局部麻醉	费用低	行腹腔镜手术难度大	重度肥胖	开放疝修补术，排除肠切除可能
	患者接受度高		焦虑	
	远期生活质量高于全身麻醉	如果手术复杂，可能需要改全身麻醉		
	患者可行Valsalva动作配合检查		婴儿	
脊椎麻醉	心肺风险小于全身麻醉	尿潴留发生率较高	出血性疾病	条件有限，无法实施安全的全身麻醉
		脊椎麻醉后头痛	全身抗凝	
		术后早期行走/活动困难	脊柱解剖变异	
		患者满意度低		

修补术的伤口感染和血肿的发生率低于Lichtenstein技术，并且可使患者更早地恢复正常活动和工作。开展腹腔镜腹股沟疝修补术的前提是手术医师有腹腔镜手术的经验。与其他腹腔镜手术相似，大多数腹腔镜腹股沟疝修补需要在全身麻醉下完成。但最近的几项小型研究表明，腹腔镜疝修补术在局部麻醉[9, 10]和脊椎麻醉下也同样安全可行[24, 27, 28]。

当前的指南和建议

大量随机对照试验发现，对于开放性腹股沟疝修补术，局部麻醉较区域麻醉和全身麻醉更有优势[4]。瑞典的多中心临床试验发现，局部麻醉有助于缩短住院时间、减轻术后疼痛和降低尿潴留的发生率[34]。丹麦的一项纳入29 000多例疝修补术的前瞻性研究表明，区域麻醉的术后并发症的（如尿潴留和一般并发症）发生率高于局部麻醉[35]。相对于脊椎麻醉，目前的文献更支持采用局部麻醉。10项随机对照试验的结果显示，相较于脊椎麻醉，局部麻醉下实施疝修补术可明显降低术后疼痛评分、减少尿潴留发生、降低麻醉失败率，并且有助于提高患者满意度[4, 32, 35, 37]。

目前，欧洲疝学会推荐对所有成人原发性、可复性、单侧腹股沟疝患者采用局部麻醉下开放修补术。此外，欧洲疝学会认为区域麻醉不比局部麻醉有更多收益，反而可增加术后尿潴留的风险。在14项随机对照试验中，13项研究显示局部麻醉下开放修补术的患者满意度、出院时间、恢复时间和术后并发症等指标优于区域麻醉和（或）全身麻醉[4]。此外，对于美国麻醉学会（ASA）分级为Ⅲ级或Ⅳ级的患者，推荐首选局部麻醉。相对于全身麻醉，这些患者更适合局部麻醉。

费用

在考虑费用时，患者、研究人员和医护人员需要评估许多因素。手术方法和麻醉方法是费用的主要决定因素，并可被量化比较。患者的偏好、术后恢复情况和重返工作的相关费用也很重要，评估费用时也需要考虑。

一项英国的多中心随机对照试验发现，局部麻醉下腹股沟疝修补术的总费用较低，其原因部分是由于局部麻醉患者住院时间短和手术时间较短[34]。区域麻醉和全身麻醉的住院费用和总费用相对较高，两者之间则无显著性差异[34]。其他比较全身麻醉和局部麻醉的研究也得到了相似的结果，由于全身麻醉的麻醉费用和恢复室费用较高，因此局部麻醉具有费用较低的优势[38]。

Cochrane数据库的回顾性研究表明，与开放手术相比，接受腹腔镜腹股沟疝修补术的患者可更快恢复工作，因而总体费用较低[5]。另一方面，由于腹腔镜手术通常需要在全身麻醉下进行，因此在比较腹腔镜与开放手术的优缺点时，常会提及费用较高的全身麻醉[9]。然而，有超过10%的病例是通过一次腹腔镜手术治疗双侧腹股沟疝的，在进行成本-效益分析时，这可以抵消由全身麻醉增加的费用负担[39]。与其他系统性评价结果类似，欧洲疝学会指南指出，开放手术的住院费用较低，但综合考虑社会经济因素（如能更快恢复工作）后，腹腔镜手术的总体费用低于局部麻醉下的开放手术[4]。

条件受限情况下的麻醉选择

腹股沟疝是一个全球性的问题，给发展中国家造成了较大经济负担。由于腹股沟疝修补术对改善患者的残疾调整生命年有积极的作用，因此是成本-效益分析较好的全球卫生干预措施。然而，由于发展中国家缺乏医疗设备和用品、训练有素的人员、监护和专科设备，因而麻醉方法的选择往往受到限制。全球范围内，19%的手术室甚至没有脉搏血氧仪，还有更多的手术室缺乏麻醉药品和相关设备[43]。在这些情况下，常无法实施全身麻醉，局部麻醉和脊椎麻醉是当地和国际非政府组织医护人员的首选方法[40, 41, 44]。在坦桑尼亚西北部的一项纳入452例腹股沟疝修补术的研究中，69%的疝修补术在脊椎麻醉下完成，只有1%在局部麻醉下完成[44]。在条件受限的情况下，较大的疝、病程长的疝、需行肠切除及急诊修补术的疝给手术和麻醉增加了难度。脊椎麻醉将少量局部麻醉药注入蛛网膜下隙，不需要很多医疗用品或监护设备，是在条件有限的医院中实施腹股沟疝修补术的首选麻醉方式。

患者满意度和远期生活质量

一项纳入1 100多例腹股沟疝修补术的国际性前瞻研究发现，局部麻醉下疝修补术患者的生活质量显著高于全身麻醉的患者[45]。全身麻醉下疝修补术的患者发生术后第一个月疼痛、活动受限和补片异物感的比例比接受局部麻醉的患者高3倍以上，两组患者生活质量指标的差异可持续至术后6个月[45]。切皮和手术前注射局部麻醉药可能会阻止伤害性感受分子的聚积，并可防止其过度升高[7]。最近的多中心研究表明，与区域麻醉或全身麻醉相比，局部麻醉可缩短住院时间并减轻术后急性疼痛。与Cushing的观察结果相似，局部麻醉下疝修补术的患者术后恶心、呕吐和厌食症状较轻[46]。

随着腹腔镜和开放腹股沟疝修补术后感染率和复发率的降低[47]，术后生活质量已成为衡量疝修补术效果的标准。尽管在术前签署知情同意书时，只有14%的患者会被告知有慢性疼痛的风险[48]，但慢性疼痛仍然是目前最常见的并发症。文献报道，腹股沟疝修补术后慢性疼痛的发生率为8%～40%[49-60]。针对瑞典疝登记数据库2456例患者的调查问卷显示，在腹股沟疝修补术后接受长期随访的患者中，有31%的患者受疼痛困扰，其中有6%的患者主诉疼痛妨碍其工作或休闲活动，2%的患者为重度疼痛[52]。许多研究观察了手术方式对腹股沟疝修补术后慢性疼痛的影响，结果表明腹腔镜手术略优于开放手术[47, 50, 61-63]，其他影响因素还包括术中是否找到神经[54, 64-67]、补片的类型和重量[68-71]、麻醉方法[45, 72]和补片的固定方法[73-77]。通过引入疝特异的生活质量指标，Carolinas医学中心疝中心的Heniford等研发了基于术前危险因素的腹股沟疝修补术后疼痛预测公式。该公式已被编成免费的移动应用程序，可供临床日常使用[20, 78]（卡罗来纳州生活质量公式，CeQOL™，北卡罗来纳州夏洛特市，可在线获取），在至少135个国家可下载。尽管在不断地研究，慢性疼痛目前仍影响着患者的术后转归，这可能会促使制定更详细的知情同意书，包括与患者详细讨论手术方式和麻醉方案。

与有些外科医师的观点不同，患者对局部麻醉的接受度很高。在一项局部麻醉下行开放腹股沟疝修补术的大样本病例研究中，99%的患者表示，如果需要再次行疝修补术，他们会选择局部麻醉，而不是其他麻醉方式[79]。即使由住院医师实施手术，选择局部麻醉的患者对术后转归的满意度也很高。在另一项为期10年的研究中，有93%～95%的患者对手术"非常满意"[80]，主治医师实施的手术和住院医师在上级医师指导下实施手术的患者满意度无显著差异。

总　　结

局部麻醉下行腹股沟疝修补术可减轻术后恶心和疼痛，提高术后生活质量评分，降低总费用，患者能很好地耐受。成年患者行择期开放腹股沟疝修补术时可考虑选择局部麻醉。与全身麻醉和区域麻醉相比，局部麻醉下腹股沟疝修补术的术后转归更好，术后慢性疼痛发生率较低，术后生活质量更好，费用也较低。对于原发性疝患者、女性疝患者、双侧疝患者及希望更快恢复工作或活动的患者或者有伤口感染风险的患者，我们推荐采用腹腔镜腹股沟疝修补术。对于腹腔镜疝修补术的患者，全身麻醉仍然是标准的麻醉方法。今后，局部麻醉下腹腔镜疝修补术（尤其是腹膜外内镜修补术）可能是一种有前景的替代方法。随着腹腔镜腹股沟疝修补术数量的不断增加，今后应进一步开展更大规模的研究，比较局部麻醉和全身麻醉对生活质量和费用的影响。

参考文献

[1]Cushing HI. The employment of local anaesthesia in the radical cure of certain cases of hernia, with a note upon the nervous anatomy of the inguinal region. Ann Surg [Internet]. 1900;31(1):1–34. [cited 2016 Apr 23], http://www.pubmedcentral.nih.gov/articlerender.fcgi?artid=1427357&tool=pmcentrez&rendertype=abstract.

[2]Fitzgibbons R, Richards A, Quinn T. Open hernia repair. In: Souba WS, Mitchell P, Fink MP, Jurkovich GJ, Kaiser LR, Pearce WH, et al., editors. ACS surgery: principles and practice. 6th ed. Philadelphia: Decker; 2002. p. 828–49.

[3]Chen T, Zhang Y, Wang H, Ni Q, Yang L, Li Q, et al. Emergency inguinal hernia repair under local anesthesia: a 5-year experience in a teaching hospital. BMC Anesthesiol [Internet]. 2016;16(1):17. doi:10.1186/s12871-016-0185-2. [cited 2016 Apr 23], http://bmcanesthesiol.biomedcentral.com/articles/.

[4]Simons MP, Aufenacker T, Bay-Nielsen M, Bouillot JL, Campanelli G, Conze J, et al. European Hernia Society guidelines on the treatment of inguinal hernia in adult patients. Hernia [Internet]. 2009;13(4):343–403. [cited 2016 Apr 18], http://www.pubmedcentral.nih.gov/articlerender.fcgi?artid=2719730&tool=pmcentrez&rendertype=abstract.

[5]McCormack K, Scott NW, Go PM, Ross S, Grant AM. Laparoscopic techniques versus open techniques for inguinal hernia repair. Cochrane Database Syst Rev [Internet]. 2003;(1):CD001785. [cited 2016 Mar 28], http://www.ncbi.nlm.nih.gov/pubmed/12535413.

[6]Kulacoglu H. Current options in inguinal hernia repair in adult patients. Hippokratia [Internet]. 2011;15(3):223–31. [cited 2016 Apr 23], http://www.pubmedcentral.nih.gov/articlerender.fcgi?artid=3306028&tool=pmcentrez&rendertype=abstract.

[7]Amid PK, Shulman AG, Lichtenstein IL. Local anesthesia for inguinal hernia repair step-by-step procedure. Ann Surg [Internet]. 1994;220(6):735–7. [cited 2016 Apr 23], http://www.pubmedcentral.nih.gov/articlerender.fcgi?artid=1234473&tool=pmcentrez&rendertype=abstract.

[8]Hemelrijck J, Gonzales J, White P. Pharmacology of intravenous anesthetic agents. In: Rogers M, editor. Principles and practice of anesthesiology. St Louis: Mosby Year-Book; 1992. p. 1131–48.

[9]Frezza EE, Ferzli G. Local and general anesthesia in the laparoscopic preperitoneal hernia repair. JSLS [Internet]. 2000;4(3):221–4. [cited 2016 Apr 23], http://www.pubmedcentral.nih.gov/articlerender.fcgi?artid=3113173&tool=pmcentrez&rendertype=abstract.

[10]Ferzli G, Sayad P, Vasisht B. The feasibility of laparoscopic extraperitoneal hernia repair under local anesthesia. Surg Endosc [Internet]. 1999;13(6):588–90. [cited 2016 Apr 23], http://www.ncbi.nlm.nih.gov/pubmed/10347297.

[11]Pendurthi TK, DeMaria EJ, Kellum JM. Laparoscopic bilateral inguinal hernia repair under local anesthesia. Surg Endosc [Internet]. 1995;9(2):197–9. [cited 2016 Apr 23], http://www.ncbi.nlm.nih.gov/pubmed/7597593.

[12]Bett W. William Thomas Green Morton (1819–68). Postgr Med J. 1946;22(252):321–2.

[13]Callesen T. Inguinal hernia repair: anaesthesia, pain and convalescence. Dan Med Bull [Internet]. 2003;50(3):203–18. [cited 2016 Apr 23], http://www.ncbi.nlm.nih.gov/pubmed/13677240.

[14]O'Dwyer PJ, Serpell MG, Millar K, Paterson C, Young D, Hair A, et al. Local or general anesthesia for open hernia repair: a randomized trial. Ann Surg [Internet]. 2003;237(4):574–9. [cited 2016 Apr 23], http://www.pubmedcentral.nih.gov/articlerender.fcgi?artid=1514474&tool=pmcentrez&rendertype=abstract.

[15]Bettelli G. Anaesthesia for the elderly outpatient: preoperative assessment and evaluation, anaesthetic technique and postoperative pain management. Curr Opin Anaesthesiol [Internet]. 2010;23(6):726–31. [cited 2016 Mar 23], http://www.ncbi.nlm.nih.gov/pubmed/20930621.

[16]Fleisher LA, Pasternak LR, Herbert R, Anderson GF. Inpatient hospital admission and death after outpatient surgery in elderly patients: importance of patient and system characteristics and location of care. Arch Surg [Internet]. 2004;139(1):67–72. [cited 2016 Apr 23], http://www.ncbi.nlm.nih.gov/pubmed/14718279.

[17]Kingsnorth A. The management of incisional hernia. Ann R Coll Surg Engl [Internet]. 2006;88(3):252–60. [cited 2016 Apr 23], http://www.pubmedcentral.nih.gov/articlerender.fcgi?artid=1963672&tool=pmcentrez&rendertype=abstract.

[18]Sanjay P, Marioud A, Woodward A. Anaesthetic preference and outcomes for elective inguinal hernia repair: a comparative analysis of public and private hospitals. Hernia [Internet]. 2013;17(6):745–8. [cited 2016 Apr 23], http://www.ncbi.nlm.nih.gov/pubmed/23132638.

[19]Vigneswaran Y, Gitelis M, Lapin B, Denham W, Linn J, Carbray J, et al. Elderly and octogenarian cohort: comparable outcomes with nonelderly cohort after open or laparoscopic inguinal hernia repairs. Surgery [Internet]. 2015;158(4):1137–43; discussion 1143–4. [cited 2016 Apr 28], http://www.ncbi.nlm.nih.gov/pubmed/26299283.

[20]Heniford BT, Walters AL, Lincourt AE, Novitsky YW, Hope WW, Kercher KW. Comparison of generic versus specific quality-of-life scales for mesh hernia repairs. J Am Coll Surg [Internet]. 2008;206(4):638–44. [cited 2014 Oct 23], http://www.ncbi.nlm.nih.gov/pubmed/18387468.

[21]Baldini G, Bagry H, Aprikian A, Carli F. Postoperative urinary retention: anesthetic and perioperative considerations. Anesthesiology [Internet]. 2009;110(5):1139–57. [cited 2016 Mar 20], http://anesthesiology.pubs.asahq.org/article.aspx?articleid=1924171.

[22]Winslow ER, Quasebarth M, Brunt LM. Perioperative outcomes and complications of open vs laparoscopic extraperitoneal inguinal hernia repair in a mature surgical practice. Surg Endosc [Internet]. 2004;18(2):221–7. [cited 2016 Apr 28], http://www.ncbi.nlm.nih.gov/pubmed/14625733.

[23]Surgical options for inguinal hernia: comparative effectiveness review [Internet]. Washington, DC; 2012. [cited 2016 Apr 28], https://effectivehealthcare.ahrq.gov/index.cfm/search-for-guides-reviews-and-reports/?productid=1228&pageaction=displayproduct#6276.

[24]Ismail M, Garg P. Laparoscopic inguinal total extraperitoneal hernia repair under spinal anesthesia without mesh fixation in 1,220 hernia repairs. Hernia [Internet]. 2009;13(2):115–9. [cited 2016

Apr 23], http://www.ncbi.nlm.nih.gov/pubmed/19005613.

[25] Lau H, Wong C, Chu K, Patil NG. Endoscopic totally extraperitoneal inguinal hernioplasty under spinal anesthesia. J Laparoendosc Adv Surg Tech A [Internet]. 2005;15(2):121–4. [cited 2016 Apr 23], http://www.ncbi.nlm.nih.gov/pubmed/15898900.

[26] Chowbey PK, Sood J, Vashistha A, Sharma A, Khullar R, Soni V, et al. Extraperitoneal endoscopic groin hernia repair under epidural anesthesia. Surg Laparosc Endosc Percutan Tech [Internet]. 2003;13(3):185–90. [cited 2016 Apr 23], http://www.ncbi.nlm.nih.gov/pubmed/12819503.

[27] Sinha R, Gurwara AK, Gupta SC. Laparoscopic total extraperitoneal inguinal hernia repair under spinal anesthesia: a study of 480 patients. J Laparoendosc Adv Surg Tech A [Internet]. 2008;18(5):673–7. [cited 2016 Apr 23], http://www.ncbi.nlm.nih.gov/pubmed/18803509.

[28] Molinelli BM, Tagliavia A, Bernstein D. Total extraperitoneal preperitoneal laparoscopic hernia repair using spinal anesthesia. JSLS [Internet]. 2006;10(3):341–4. [cited 2016 Apr 23], http://www.pubmedcentral.nih.gov/articlerender.fcgi?artid=3015689&tool=pmcentrez&rendertype=abstract.

[29] Jenkins JT, O'Dwyer PJ. Inguinal hernias. BMJ [Internet]. 2008;336(7638):269–72. [cited 2016 Apr 23], http://www.pubmedcentral.nih.gov/articlerender.fcgi?artid=2223000&tool=pmcentrez&rendertype=abstract.

[30] Kehlet H, Bay NM. Anaesthetic practice for groin hernia repair—a nation-wide study in Denmark 1998–2003. Acta Anaesthesiol Scand [Internet]. 2005;49(2):143–6. [cited 2016 Apr 23], http://www.ncbi.nlm.nih.gov/pubmed/15715612.

[31] Sanjay P, Woodward A. Inguinal hernia repair: local or general anaesthesia? Ann R Coll Surg Engl [Internet]. 2007;89(5):497–503. [cited 2016 Apr 23], http://www.pubmedcentral.nih.gov/articlerender.fcgi?artid=2048598&tool=pmcentrez&rendertype=abstract.

[32] Nordin P, Zetterström H, Gunnarsson U, Nilsson E. Local, regional, or general anaesthesia in groin hernia repair: multicentre randomised trial. Lancet [Internet]. 2003;362(9387):853–8. [cited 2016 Mar 15], http://www.ncbi.nlm.nih.gov/pubmed/13678971.

[33] DesCôteaux JG, Sutherland F. Inguinal hernia repair: a survey of Canadian practice patterns. Can J Surg [Internet]. 1999;42(2):127–32.[cited2016Apr28],/pmc/articles/PMC3788975/?report=abstract.

[34] Nordin P, Zetterström H, Carlsson P, Nilsson E. Cost-effectiveness analysis of local, regional and general anaesthesia for inguinal hernia repair using data from a randomized clinical trial. Br J Surg [Internet]. 2007;94(4):500–5. [cited 2016 Apr 23], http://www.ncbi.nlm.nih.gov/pubmed/17330241.

[35] Bay-Nielsen M, Kehlet H. Anaesthesia and post-operative morbidity after elective groin hernia repair: a nation-wide study. Acta Anaesthesiol Scand [Internet]. 2008;52(2):169–74. [cited 2016 Apr 23], http://www.ncbi.nlm.nih.gov/pubmed/17999709.

[36] McLemore EC, Harold KL, Efron JE, Laxa BU, Young-Fadok TM, Heppell JP. Parastomal hernia: short-term outcome after laparoscopic and conventional repairs. Surg Innov. 2007;14(3):199–204.

[37] Prakash D, Heskin L, Doherty S, Galvin R. Local anaesthesia versus spinal anaesthesia in inguinal hernia repair: a systematic review and meta-analysis. Surgeon [Internet]. 2016. [cited 2016 Apr 28], http://www.ncbi.nlm.nih.gov/pubmed/26895656.

[38] Behnia R, Hashemi F, Stryker SJ, Ujiki GT, Poticha SM. A comparison of general versus local anesthesia during inguinal herniorrhaphy. Surg Gynecol Obstet [Internet]. 1992;174(4):277–80. [cited 2016 Apr 23], http://www.ncbi.nlm.nih.gov/pubmed/1553605.

[39] Laparoscopic surgery for inguinal hernia repair [Internet]. London, UK; 2004. https://www.nice.org.uk/guidance/ta83/chapter/4-Evidence-and-interpretation#cost-effectiveness.

[40] Shillcutt SD, Clarke MG, Kingsnorth AN. Cost-effectiveness of groin hernia surgery in the Western Region of Ghana. Arch Surg [Internet]. 2010;145(10):954–61. [cited 2016 Mar 23], http://www.ncbi.nlm.nih.gov/pubmed/20956763.

[41] Shillcutt SD, Sanders DL, Teresa Butrón-Vila M, Kingsnorth AN. Cost-effectiveness of inguinal hernia surgery in northwestern Ecuador. World J Surg [Internet]. 2013;37(1):32–41. [cited 2016 Apr 23], http://www.ncbi.nlm.nih.gov/pubmed/23073503.

[42] Grimes C, Henry J, Maraka J. Cost-effectiveness of surgery in low- and middle-income countries: a systematic review. World J Surg [Internet]. 2014. [cited 2016 Apr 23], http://link.springer.com/article/10.1007/s00268-013-2243-y.

[43] Bharati SJ, Chowdhury T, Gupta N, Schaller B, Cappellani RB, Maguire D. Anaesthesia in underdeveloped world: Present scenario and future challenges. Niger Med J [Internet]. 2014;55(1):1–8. [cited 2016 Apr 23], http://www.pubmedcentral.nih.gov/articlerender.fcgi?artid=4071655&tool=pmcentrez&rendertype=abstract.

[44] Mabula JB, Chalya PL. Surgical management of inguinal hernias at Bugando Medical Centre in northwestern Tanzania: our experiences in a resource-limited setting. BMC Res Notes [Internet]. 2012;5:585. [cited 2016 Apr 23], http://www.pubmedcentral.nih.gov/articlerender.fcgi?artid=3526506&tool=pmcentrez&rendertype=abstract.

[45] Huntington CR, Wormer BA, Cox TC, Blair LJ, Lincourt AE, Augenstein VA, et al. Local anesthesia in open inguinal hernia repair improves postoperative quality of life compared to general anesthesia: a prospective international study. Am Surg [Internet]. 2015;81(7):704–9. [cited 2016 Mar 29], http://www.ncbi.nlm.nih.gov/pubmed/26140891.

[46] Nordin P, Hernell H, Unosson M, Gunnarsson U, Nilsson E. Type of anaesthesia and patient acceptance in groin hernia repair: a multicentre randomised trial. Hernia [Internet]. 2004;8(3):220–5. [cited 2016 Apr 23], http://www.ncbi.nlm.nih.gov/pubmed/15235937.

[47] Belyansky I, Tsirline VB, Klima DA, Walters AL, Lincourt AE, Heniford TB. Prospective, comparative study of postoperative quality of life in TEP, TAPP, and modified Lichtenstein repairs. Ann Surg [Internet]. 2011;254(5):709–15. http://dx.doi.org/10.1097/sla.0b013e3182359d07.

[48] Shiwani MH, Gosling J. Variations in the quality of consent for open mesh repair of inguinal hernia. Hernia [Internet]. 2009;13(1):73–6. http://dx.doi.org/10.1007/s10029-008-0431-8.

[49] Alfieri S, Amid PK, Campanelli G, Izard G, Kehlet H, Wijsmuller AR, et al. International guidelines for prevention and management of post-operative chronic pain following inguinal hernia surgery. Hernia [Internet]. 2011;15(3):239–49. http://dx.doi.org/10.1007/s10029-011-0798-9.

[50] Bignell M, Partridge G, Mahon D, Rhodes M. Prospective randomized trial of laparoscopic (transabdominal preperitoneal-TAPP) versus open (mesh) repair for bilateral and recurrent inguinal hernia: incidence of chronic groin pain and impact on quality of life: Results of 10 year follow-up. Hernia [Internet]. 2012;16(6):635–40. http://dx.doi.org/10.1007/s10029-012-0940-3.

[51] Dickinson KJ, Thomas M, Fawole AS, Lyndon PJ, White CM. Predicting chronic post-operative pain following laparoscopic inguinal hernia repair. Hernia [Internet]. 2008;12(6):597–601. http://dx.doi.org/10.1007/s10029-008-0408-7.

[52] Fränneby U, Sandblom G, Nordin P, Nyrén O, Gunnarsson U. Risk factors for long-term pain after hernia surgery. Ann Surg [Internet]. 2006;244(2):212–9. http://dx.doi.org/10.1097/01.sla.0000218081.53940.01.

[53] Loos MJA, Roumen RMH, Scheltinga MRM. Chronic sequelae of common elective groin hernia repair. Hernia [Internet]. 2007;11(2):169–73. http://dx.doi.org/10.1007/s10029-007-0196-5.

[54] Alfieri S, Rotondi F, Di Giorgio A, Fumagalli U, Salzano A, Di Miceli D, et al. Influence of preservation versus division of ilioinguinal, iliohypogastric, and genital nerves during open mesh herniorrhaphy: prospective multicentric study of chronic pain. Ann Surg [Internet]. 2006;243(4):553–8. http://www.pubmedcentral.nih.gov/articlerender.fcgi?artid=1448978&tool=pmcentrez&rendertype=abstract.

[55] Bansal VK, Misra MC, Babu D, Victor J, Kumar S, Sagar R, et al. A prospective, randomized comparison of long-term outcomes: chronic groin pain and quality of life following totally extraperitoneal (TEP) and transabdominal preperitoneal (TAPP) laparoscopic inguinal hernia repair. Surg Endosc [Internet]. 2013;27(7):2373–82. http://www.ncbi.nlm.nih.gov/pubmed/23389072.

[56] Hussain A, El-Hasani S. Chronic pain 5 years after randomized comparison of laparoscopic and Lichtenstein inguinal hernia repair. Br J Surg [Internet]. 2010;97(9):600–8. http://dx.doi.org/10.1002/bjs.7241.

[57] Kalliomäki ML, Meyerson J, Gunnarsson U, Gordh T, Sandblom G. Long-term pain after inguinal hernia repair in a population-based cohort; risk factors and interference with daily activities. Eur J Pain [Internet]. 2008;12(2):214–25. http://dx.doi.org/10.1016/j.ejpain.2007.05.006.

[58] Reddi D, Curran N. Chronic pain after surgery: pathophysiology, risk factors and prevention. Postgrad Med J [Internet]. 2014;90(1062):222–7. quiz 226, http://www.ncbi.nlm.nih.gov/pubmed/24572639.

[59] Van Der Pool AEM, Harlaar JJ, Den Hoed PT, Weidema WF, Van Veen RN. Long-term follow-up evaluation of chronic pain after endoscopic total extraperitoneal repair of primary and recurrent inguinal hernia. Surg Endosc Other Interv Tech [Internet]. 2010;24(7):1707–11. http://dx.doi.org/10.1007/s00464-009-0833-4.

[60] Poobalan AS, Bruce J, King PM, Chambers WA, Krukowski ZH, Smith WCS. Chronic pain and quality of life following open inguinal hernia repair. Br J Surg [Internet]. 2001;88(8):1122–6. http://dx.doi.org/10.1046/j.0007-1323.2001.01828.x.

[61] Dahlstrand U, Sandblom G, Ljungdahl M, Wollert S, Gunnarsson U. TEP under general anesthesia is superior to Lichtenstein under local anesthesia in terms of pain 6 weeks after surgery: Results from a randomized clinical trial. Surg Endosc Other Interv Tech [Internet]. 2013;27(10):3632–8. http://dx.doi.org/10.1007/s00464-013-2936-1.

[62] Gong K, Zhang N, Lu Y, Zhu B, Zhang Z, Du D, et al. Comparison of the open tension-free mesh-plug, transabdominal preperitoneal (TAPP), and totally extraperitoneal (TEP) laparoscopic techniques for primary unilateral inguinal hernia repair: a prospective randomized controlled trial. Surg Endosc Other Interv Tech [Internet]. 2011;25(1):234–9. http://dx.doi.org/10.1007/s00464-010-1165-0.

[63] Myers E, Browne KM, Kavanagh DO, Hurley M. Laparoscopic (TEP) versus Lichtenstein inguinal hernia repair: a comparison of quality-of-life outcomes. World J Surg [Internet]. 2010;34(12):3059–64. http://dx.doi.org/10.1007/s00268-010-0730-y.

[64] Bischoff JM, Aasvang EK, Kehlet H, Werner MU. Does nerve identification during open inguinal herniorrhaphy reduce the risk of nerve damage and persistent pain? Hernia [Internet]. 2012;16(5):573–7. http://dx.doi.org/10.1007/s10029-012-0946-x.

[65] Ferzli GS, Edwards E, Al-Khoury G, Hardin R. Postherniorrhaphy groin pain and how to avoid it. Surg Clin North Am [Internet]. 2008;88(1):203–16. http://dx.doi.org/10.1016/j.suc.2007.10.006.

[66] Wijsmuller AR, Lange JFM, van Geldere D, Simons MP, Kleinrensink GJ, Hop WCJ, et al. Surgical techniques preventing chronic pain after Lichtenstein hernia repair: state-of-the-art vs daily practice in the Netherlands. Hernia [Internet]. 2007;11(2):147–51. http://dx.doi.org/10.1007/s10029-006-0177-0.

[67] Zannoni M, Luzietti E, Viani L, Nisi P, Caramatti C, Sianesi M. Wide resection of inguinal nerves versus simple section to prevent postoperative pain after prosthetic inguinal hernioplasty: our experience. World J Surg [Internet]. 2014;38(5):1037–43. http://dx.doi.org/10.1007/s00268-013-2363-4.

[68] Bittner R, Leibl BJ, Kraft B, Schwarz J. One-year results of a prospective, randomised clinical trial comparing four meshes in laparoscopic inguinal hernia repair (TAPP). Hernia [Internet]. 2011;15(5):503–10. http://dx.doi.org/10.1007/s10029-011-0810-4.

[69] Chui LB, Ng WT, Sze YS, Yuen KS, Wong YT, Kong CK. Prospective, randomized, controlled trial comparing light-weight versus heavyweight mesh in chronic pain incidence after TEP repair of bilateral inguinal hernia. Surg Endosc Other Interv Tech [Internet]. 2010;24(11):2735–8. http://dx.doi.org/10.1007/s00464-010-1036-8.

[70] Sadowski B, Rodriguez J, Symmonds R, Roberts J, Song J, Rajab MH, et al. Comparison of polypropylene versus polyester mesh in the Lichtenstein hernia repair with respect to chronic pain and discomfort. Hernia [Internet]. 2011;15(6):643–54. http://dx.doi.org/10.1007/s10029-011-0841-x.

[71] Zemlyak A, Tsirline VB, Walters AL, Bradley JF, Lincourt AE, Heniford BT. Does the volume of laparoscopic versus open cases affect the outcomes of inguinal hernia repair? J Surg Res [Internet]. 2013;179(2):293. http://linkinghub.elsevier.com/retrieve/pii/S0022480412014965.

[72] Kozol R. A prospective, randomized study of open vs laparoscopic inguinal hernia repair. Arch Surg [Internet]. 1997;132(3):292. doi:10.1001/archsurg.1997.01430270078015. http://archsurg.jamanetwork.com/article.aspx?.

[73] Canonico S, Benevento R, Perna G, Guerniero R, Sciaudone G, Pellino G, et al. Sutureless fixation with fibrin glue of lightweight mesh in open inguinal hernia repair: effect on postoperative pain: a double-blind, randomized trial versus standard heavyweight mesh. Surgery [Internet]. 2013;153(1):126–30. http://dx.doi.org/10.1016/j.surg.2012.06.024.

[74] Lionetti R, Neola B, Dilillo S, Bruzzese D, Ferulano GP. Sutureless hernioplasty with light-weight mesh and Wbrin glue versus Lichtenstein procedure: a comparison of outcomes focusing on chronic postoperative pain. Hernia [Internet]. 2012;16(2):127–31. http://dx.doi.org/10.1007/s10029-011-0869-y.

[75] Lovisetto F, Zonta S, Rota E, Mazzilli M, Bardone M, Bottero L, et al. Use of human fibrin glue (Tissucol) versus staples for mesh fixation in laparoscopic transabdominal preperitoneal hernioplasty: a prospective, randomized study. Ann Surg [Internet]. 2007;245(2):222–31. http://dx.doi.org/10.1097/01.sla.0000245832.59478.c6.

[76] Negro P, Basile F, Brescia A, Buonanno GM, Campanelli G, Canonico S, et al. Open tension-free Lichtenstein repair of inguinal hernia: use of fibrin glue versus sutures for mesh fixation. Hernia [Internet]. 2011;15(1):7–14. http://dx.doi.org/10.1007/s10029-010-0706-8.

[77] Shah NS, Fullwood C, Siriwardena AK, Sheen AJ. Mesh fixation at laparoscopic inguinal hernia repair: a meta-analysis comparing tissue glue and tack fixation. World J Surg [Internet]. 2015;38(10):2558–70. http://dx.doi.org/10.1007/s00268-014-2547-6.

[78] Belyansky I, Tsirline VB, Walters AL, Colavita PD, Zemlyak AY, Lincourt AE, et al. Algorithmic prediction of chronic pain after an inguinal hernia repair. New York: International Hernia Congress; 2012.

[79] Chang FC, Farha GJ. Inguinal herniorrhaphy under local anesthesia. A prospective study of 100 consecutive patients with emphasis of perioperative morbidity and patient acceptance. Arch Surg [Internet]. 1977;112(9):1069–71. [cited 2016 Apr 23]. http://www.ncbi.nlm.nih.gov/pubmed/901173.

[80] Paajanen H, Varjo R. Ten-year audit of Lichtenstein hernioplasty under local anaesthesia performed by surgical residents. BMC Surg [Internet]. 2010;10:24. [cited 2016 Apr 23]. http://www.pubmedcentral.nih.gov/articlerender.fcgi?artid=2921348&tool=pmcentrez&rendertype=abstract.

第9章
Shouldice 疝修补术（2016）

The Shouldice Repair 2016

Robert Bendavid, Andreas Koch, and Vladimir V. Iakovlev

申英末　邹振玉　译

事实不会因被忽视而不存在。

A. Huxley (1894—1963)

引　言

　　这本关于疝手术学的现代教科书收纳了有关单纯组织修补的内容，证实了 William Faulkner 的智慧和远见，他曾说："过去并未死亡，它甚至还没有过去。"在一个具有讽刺的命运转折中，这个所谓的过去，现在正指向了对单纯组织修补重新燃起的信仰。

　　与大自然的进化论一样，过去30年，疝外科界发生了翻天覆地的变化。正如这词所暗示的，进化将选择并保留有益的、适合的和有用的事物，并且抛弃无关的、无意义的或有害的东西。因此，伴随着敬畏之心，出现了人造组织替代材料——补片。Ralph Ger 曾经说过，上帝的组织是最好的，他后悔他最初的举动，也就是作为第一个外科医师在1982年做了腹腔镜疝修补术，当时他没有使用补片[1]！

　　在一个充斥着诸如聚丙烯、膨化聚四氟乙烯（ePTFE）和聚酯等合成材料的世界里，我们终于发现这些人造组织替代品并非完美。一直以来，合成材料一直在吹嘘承诺其能够简化、加速手术并永远消除复发的困扰，然而这些承诺最终并未能完全兑现。有证据表明，由于使用普遍，补片（特别是聚丙烯）是疼痛的常见原因，并且其中10%～12%的疼痛是补片引起的新型慢性疝修补术后疼痛综合征。一种严重的疼痛足以唤起一种新的治疗方法——去除补片，这种方法正在形成，并且被更频繁地报道[2]。

　　最近对组织-补片接触面引起疼痛的机制有了一些阐释。已经发现神经长入补片的织网和孔隙中，经历了微间隔和微挛缩类型的综合征象[3]。非常重要的但又相当保守的是，事实上有更多的神经，成千上万的、肉眼无法看到的毛细神经长入。神经长入可能发生在多达数千个孔隙中，这些孔隙在补片挛缩后将引起微小的嵌顿、水肿、缺氧、酸中毒而导致疼痛。与补片相关的病理还包括炎症、后期挛缩引起的瘢痕形成、变形、补片移位，以及侵蚀邻近神经干及其他组织和内脏，如输精管。虽然并非所有患者都表现出临床症状，但我们仍然无法预判哪些人群会发生这些症状，因而需要避免使用补片！

　　图9.1的病理切片检查显示了被聚丙烯补片侵蚀的输精管和血管周围神经存在神经瘤、瘢痕组织和炎症反应。

　　一种新的"个体化治疗方案"的哲学浪潮正在出现，即只在需要时使用补片，而不是普遍应用于所有疝[4-7]。德国 Aachen 团队经过10年随访得出了优异的结果，即Ⅰ、Ⅱ型斜疝和Ⅰ型直疝的复发率几乎为零。他们也表明，个体危险因素（吸烟、家族史、复发、年龄＞50岁）发挥了重要作用。补片，特别是那些正充斥着市场的由聚丙烯制成的小装置，不应该再被认为是必需的了。我知道没有什么疝是不能通过一张简单的平片，以最小的创伤来处理好的。

　　回到纯组织修复方面，如果手术指征把握得当，手术实施规范，能获得与补片修补一样好的效

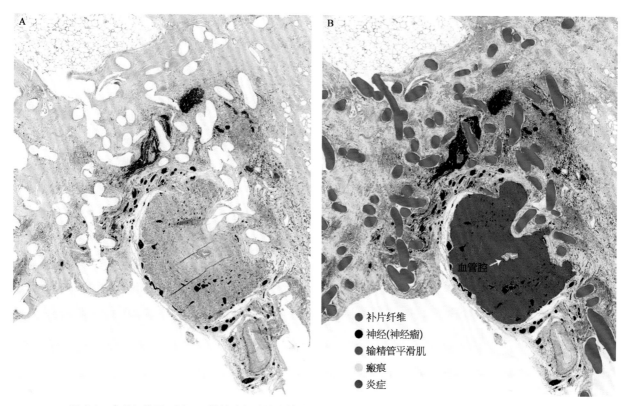

图 9.1　病理切片显示被聚丙烯补片侵蚀的输精管和血管周围神经，存在神经瘤、瘢痕组织和炎症反应

果，并且可以减少极其可怕的慢性疝修补术后疼痛综合征的发生。

然而现状是，纯组织修补技术几乎已经绝迹。美国的患者很难找到可以做 Shouldice 疝修补术或做任何疝修补术而不用补片的外科医师！大学课程可悲地省略了这部分内容，更不用指望补片制造商会教授纯组织修复技术。我们正在做的是欢迎外科医师来到 Shouldice 医院。加拿大疝协会连续两年在其年度会议期间举办了网络实验室，并且肯定会再次举办，庆幸的是这部分内容一直很受欢迎。

历　　史

Shouldice 医院于 1945 年创建于加拿大多伦多。其独到之处是他们只专注于腹外疝手术。尽管 60 年前 Bassini 已经报道了良好的结果，但 Edward Earle Shouldice 医师（1890—1965）很早就意识到了腹股沟疝手术的不良结果。在 20 世纪 30 年代，满腔爱国热情的他发现，在第二次世界大战期间，许多患有疝病的年轻男性会被拒绝在军队服役。他的努力改善了疝病治疗的结果，同时也为他以后决定从事疝外科事业并创办疝外科医院埋下伏笔。

目前位于多伦多市郊桑希尔的 Shouldice 医院每年平均收治 7 000 名患者。Shouldice 医师具有他那个时代的超前意识，他很早就意识到专业化和重复性能够提高外科医师的临床技能。对于个人和组织来说，情况确实如此，工程师兼效率顾问 Frederick Taylor 早在 1911 年就提出了这个观点。哈佛大学的 Wickham Skinner 于 1974 年再次确认了这个观点，他说 "简单和重复培养出能力"。

我们认为，Shouldice 技术成功的 4 个关键要素就是解剖学、控制体重、局部麻醉和早期离床活动。

解剖学

这种最常见的手术并没有得到最简单的解剖学支持，然而事实胜于雄辩！Marcy，Lucas-Championnière，Narath，Lotheissen，McVay，Bassini，Fruchaud 和 Bogros 等名称正被重新发现。Fruchaud，Bogros 和 Bassini 最近已被翻译成英文，正成为外科医师必须熟知的名词。常见的错误是将后壁称为腹股沟管的底部！Fruchaud 早先指出的腹股沟管的底部是耻骨支。解剖术语是在患者处于站立位时描述的。

关于腹股沟区解剖学的定义必须围绕腹横筋膜

来描述。该筋膜是腹腔内、骨盆内筋膜的延伸，它对腹股沟管后壁没有加强作用。它的前面是一薄层的脂肪组织，两者都位于腹股沟管后壁的后面。腹股沟管后壁，顾名思义，是腹内斜肌和腹横肌两者不同程度的组合，以肌肉层和腱膜层的形式向下方的延伸[8]。

另一个常见误区涉及生殖股神经的解剖。后者远比髂腹股沟神经恒定。我始终都能辨别腹股沟管深环的生殖支，而它的股支仍走行在腹膜前间隙。生殖股神经生殖支和股支的分叉部是一个易损的位置，当将网塞置入内环时，将不可避免地激惹和侵蚀这两支。对此，我们有很多案例，大部分是由网塞造成的。

对于Shouldice修补术后张力和疼痛问题，德国亚琛的Schumpelick团队得出的结论是，"没有任何证据表明，Shouldice修补术引起的腹股沟区张力增加可能会导致术后疼痛的加剧"[9]。

对于仍然担心张力的外科医师（Wölffler，Tanner，Berger，Koontz和另外9位学者）已经描述了减张切口的应用[10]。Koontz也证明，施行减张切口后裸露的腹直肌纤维将在一周内重新被一层新长出的腹直肌前鞘覆盖[11]。

控制体重

肥胖是影响外科手术效果的不利因素，这已得到了大量证据证实，尤其是切口疝、腹壁疝和开腹手术后[12]。但超重似乎不是原发性或复发性腹股沟疝的一个有害因素[13-15]。然而，对于腹股沟疝，理想的体重使手术更加简单和方便、局部麻醉药物使用剂量更少、下床活动更早，以及避免诸如肺不张、肺炎、深静脉血栓性静脉炎、手术部位不良事件和感染等并发症。患者的配合是能否成功减重的关键，积极配合的患者其减重效果往往会比预期更加理想。

局部麻醉

尽管Halsted和Cushing是公认的首先报道可卡因可作为局部麻醉剂使用的学者，但Shouldice才在局部麻醉下实施了几乎所有腹股沟手术，从而使该麻醉方式在全球得到了普遍应用[16]。这种麻醉方式的安全性很容易被理解。要知道，50岁以上患者中52.1%有心脏病史（表9.1）。另外，局部麻醉也暗示着这只是一个简单手术，因此一般不会遭到患者反对。

表 9.1　50 岁及以上患者：52.1% 有合并症

心律失常	50%
高血压	20%
充血性心力衰竭治疗	17%
心肌梗死病史	15%
心绞痛病史	15%
抗凝（ASA、华法林、磺吡酮）	12%

目前，盐酸普鲁卡因仍被使用，因为它相当安全，价格便宜，并且不会引起恶性高热。其浓度为1%（200 ml）或2%（100 ml）。该药可能偶尔导致寒战，但可以很容易地通过使用苯二氮䓬类或巴妥类的常规术前镇静方法得到控制。

早期下床活动

手术结束后，患者可坐在手术台上，在别人帮助下站立，然后走到等候的轮椅上被推回病房。在几个小时内，术前镇静效果消失之后，患者就可自行站立行走了。病房只提供术后第一顿饭，此后他就可与其他患者一起去楼下的公共餐厅就餐。

因此，深静脉血栓性静脉炎、肺不张和肺栓塞是罕见的。第二天，在护士带领下，患者就可以跟随音乐进行轻柔的团体锻炼活动。

一 般 原 则

分离腹股沟管后壁

这是重要的一步。切口始于内环内侧，切开腹股沟管后壁前、后叶（即所谓的腹横筋膜，尽管不完全准确），并延伸至耻骨嵴。进入Bogros间隙，这很容易通过湿润的、闪亮的腹膜前脂肪识别。游离腹膜前间隙是为了仔细寻找额外的隐匿疝（股疝、膀胱旁疝、膀胱上疝、低位半月线疝），据我们的统计，这些额外疝的发生率为13%。而错过这些，在将来就会出现"遗漏疝"，腹腔镜医师很容易且喜欢去发现这些疝。进入Bogros间隙后，评估腹股沟管后壁的厚度和质量，然后可以开展Shouldice修补手术。这一步还可以防止后壁的盲目"重叠"，这种盲目"重叠"会衍生所谓的"改良方法"，但实际上只是不合要求的修复，并最终导致极高的复发率。

疝囊

摒弃1887年Bankes主导的疝囊切除术经历了很长时间[17]。E. Ryan和D. Welsh证实，游离疝囊并简单还纳的做法是有效的，不会引起复发，还可以减少术后疼痛[18, 19]。这是一个明智的举措，是有价值的贡献，它消除了不小心损伤滑疝内容物的风险，这种滑疝内容物包括结肠或女性婴儿的输卵管和卵巢。Ryan和Welsh开创性的文章提供了最清晰的处理方法，并解决了以前对滑疝的恐惧。只需简单地游离和还纳疝囊，无需腹膜成形术、腹部反切口甚至打开疝囊等古老技术。

如果没找到疝囊，则必须常规在精索内侧寻找腹膜凸出物。如果确认有腹膜凸出，则向凸出物内注射盐酸普鲁卡因，游离并将其还纳入腹膜前间隙。此举能够解释为何斜疝疝囊缺失，同时避免了遗漏内侧的直疝或其他小疝囊，否则将来可能会复发，或者可能是隐匿疝和疼痛的原因。

筛状筋膜

在腹外斜肌腱膜最下面纤维的下方，可以看到一层薄而透明的筛状筋膜。它是大腿阔筋膜向内侧的延续。从股动脉水平小心翼翼地切开到耻骨嵴，可以很容易地观察到股疝、前股疝或股脂肪垫。可在股疝开口下方横断股环脂肪垫，将残端留在股环内，并缝合固定此脂肪团以维持其网塞效果。

在腹膜前间隙，位于股环的脂肪垫通常伴有Rosenmüller（或Cloquet）淋巴结，不要破坏这个结构，否则会引起日后股疝的形成。

切除提睾肌

Bassini介绍了提睾肌切除术。他唯一的理由是探查内环并对其进行广泛游离，从而不会遗漏任何一个腹股沟斜疝。这种操作已经成为Shouldice疝修补术的惯用方法，将提睾肌标准化地分为两部分：近端部分，用以在内环处像围巾一样缠绕精索，以帮助在精索周围创建新的舒适的内环；将远端部分锚定在耻骨附近以悬吊睾丸，否则会导致睾丸下垂，并且随着时间推移，阴囊本身也会变得下垂，这既不美观也不舒服。当提睾肌被断开后，双重结扎每个残端，在后续的缝合操作中，缝针可缝在两道结扎线之间，不会引起出血。

这种遗漏的腹股沟斜疝占所有来Shouldice医院就诊的复发疝病例的37%[20]。

减张切口

减张切口最早由Wölfler于1892年描述[21]，Tanner和Halsted正确地推广了它。我已经在大于1 500例的病例中使用，没有看到通过腹直肌前鞘切口复发的情况。

这种减张切口也符合组织结构分离技术的原理，而后者广泛地应用于腹壁疝的各种修复技术中，如Ramirez的组织结构分离技术、Albanese技术、腹横肌松解术（TAR）、Clotteau-Premont的pie-crusting技术和Gibson技术。

缝线和不锈钢丝

不锈钢丝作为缝合材料，最早于1941年由Jones[22]提出。Shouldice很早就在日常医疗中运用了不锈钢丝。当丝线经常被排出体外形成慢性感染性窦道时，更加促成了不锈钢丝的使用。不锈钢丝的另一个优点是，即使在感染的情况下也无需拆除修补的缝线。当然，不锈钢丝也有两个缺点：金属线可能扭结且失去拉伸强度而断裂；金属线的尾端（规格32-34）非常尖锐且可能穿透皮肤。即使戴两副手套也无法完全保护术者。一些外科医师更喜欢聚丙烯缝线，结果也很好。在缝合技术和针距方面，根据循证医学证据开始提倡小口短针距缝合，正如EHS指南[23]和Jeekel团队[24]所推荐的，关腹时缝合范围 < 1 cm，针距相隔 < 1 cm。最后，钢丝仍然是最理想的惰性缝合材料。

费用

在所有医疗系统中，医疗保健费用难以控制。当人们认为每个网塞或平片的聚丙烯价值低于2 ~ 3美分时，增加像平板纸或小装置一样的各种不同网片品种，就会变得一发而不可收。当然我们在提倡成本控制的同时首要是保证质量！腹腔镜设备本身并不便宜，然而现在，机器人对于大多数医疗中心来说已更让人望而却步。Shouldice修补手术的耗材费用仅为每位患者30美元，那些耗材包含了所有必要的配件，如面罩、帽子、手套、针头、注射器、药物、手术刀片和缝线等！

手术：技术方面

术前镇静

术前镇静用药不是一成不变的。传统的是术前

90 min口服地西泮（10～20 mg），术前45 min使用盐酸哌替啶（25～100 mg）。茶苯海明（Gravol®）通常用于消除恶心。在后续的改进中引入了吗啡、奥施康定IR（吗啡缓释片）。目前更主张使用短效的对意识影响小的静脉用药，以避免长时间的术后镇静，因为这往往会导致患者步态不稳和偶尔跌倒。

局部麻醉

局部麻醉使用1%～2%盐酸普鲁卡因（Novocain®），它在2～5 min内迅速起效。最大剂量为100 ml（2%）或200 ml（1%）。用1～2 ml的普鲁卡因打起皮丘，然后沿预定切口注入30～50 ml。虽然大多数疝手术的教科书建议手术切口比髂前上棘和耻骨嵴连线高2～3 cm，但我更喜欢沿着这条连线做切口，因为它可以避免伤口边缘过度牵拉引起的疼痛，同时更容易进入耻骨和腹股沟下方及内环区域。

结扎皮下出血点后，切开，显露腹外斜肌腱膜，在其深面可再注射20～30 ml局部麻醉剂并让它充分浸润（图9.2和图9.3）。

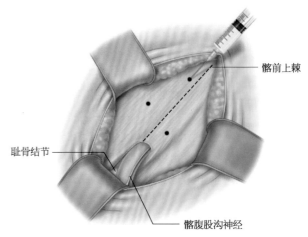

图9.3　将20～30 ml局部麻醉剂注入腹外斜肌腱膜深面，让药物充分浸润

解剖和分离

切开腹外斜肌腱膜，切口从腹股沟外环水平向外延伸至腹股沟内环外侧2～3 cm，将腹外斜肌腱膜分别向两侧游离足够的范围，以显露下方展开的腹股沟管（图9.4）。

在这个阶段，腹外斜肌腱膜的外侧瓣在止血钳的钳夹下被轻轻向前拉紧。从股动脉水平切开薄的

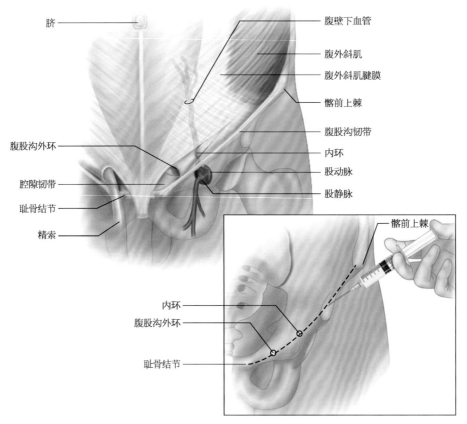

图9.2　在耻骨嵴到髂前上棘的连线上作切口，从耻骨嵴向外侧延伸9～10 cm

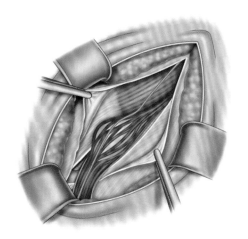

图 9.4 一旦腹外斜肌腱膜被切开，对每个可见的神经都可以单独浸润麻醉

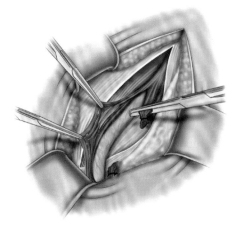

图 9.6 离断包含生殖股神经生殖支的提睾肌束。双重结扎两个残端。内侧端在耻骨附近悬吊睾丸。外侧端与稍后修补的第一轮缝合的最后一针缝线合并，之后再回转进行第二轮缝合。提睾肌残端像围巾一样紧贴环绕精索。这应该是提睾肌的肌纤维，而不是缝线，环绕精索形成新的内环

筛状筋膜至耻骨嵴（图 9.5）。该步骤可以探查可能存在的股血管前疝或股疝及股环脂肪垫（如果存在的话）。

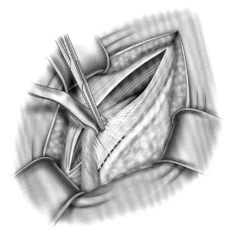

图 9.5 使腹外斜肌腱膜的外侧处于张力状态，沿股动脉向耻骨嵴切开筛状筋膜

接着，在精索中间部分，在前方纵行切开提睾肌纤维，切口从耻骨嵴水平延伸至内环。此时提睾肌会分成两瓣：① 内侧瓣，纤薄，可以完全切除；② 外侧瓣，更丰厚且包含精索血管和生殖股神经的生殖支。用两把血管钳夹后者，在钳子中间切开，用可吸收线双重结扎每个残端。双重结扎使得将来在结扎线中间缝合进针时不会出血（图 9.6）。

现在，解剖结构已经清晰地显示，仔细寻找腹股沟斜疝或直疝。如果是斜疝，疝囊在精索内侧，游离之。疝囊可被还纳入腹膜前间隙，特别是基底较宽的那种，而切除则可能导致一定程度的术后疼痛。

随着腹股沟管后壁的充分显露，任何腹股沟直疝也会清晰可见。

下一步可能是最重要的，因为它将充分展现应被看到的解剖结构。这个视野也是腹腔镜外科医师所要寻找的。

从腹股沟深环的内侧开始，在后壁做一个小切口，允许插入剪刀头并将切口延伸至耻骨嵴，注意不要划伤腹壁下血管。腹股沟管后壁其实由两层薄片组成，前一层较厚，后一层纤薄、透明，并且必须切开以露出下方透亮的腹膜前脂肪，证实已进入腹膜前间隙中的 Bogros 间隙。这个腹股沟管后壁的后层构成了 Read 所指的作为腹股沟第二深环的这一层，他指出这是腹股沟直疝或斜疝发生收缩和嵌顿的部位[25]。切开的腹股沟管后壁内侧部分会显示腹内斜肌和腹横肌的全部厚度。在此处，腹直肌外侧缘也变得清晰可见（图 9.7）。

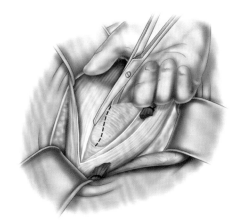

图 9.7 切开腹股沟管后壁

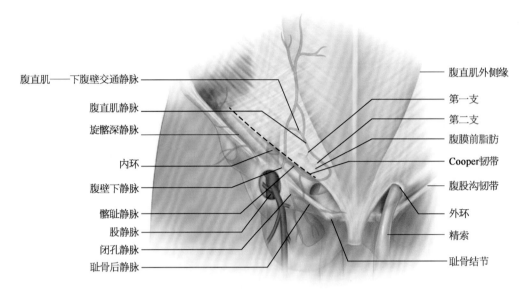

腹直肌——下腹壁交通静脉

腹直肌静脉

旋髂深静脉

内环

腹壁下静脉

髂耻静脉

股静脉

闭孔静脉

耻骨后静脉

腹直肌外侧缘

第一支

第二支

腹膜前脂肪

Cooper韧带

腹股沟韧带

外环

精索

耻骨结节

图9.8 Bogros 间隙内的腹膜前静脉环。切开腹股沟管后壁时需记住的解剖结构（经美国外科医师协会杂志许可转载，Surgery Gynecology & Obstetrics. 1992; 174: 355-358）

从这个便利的角度观察，所有可能的疝都可被识别出来。股疝、膀胱前疝、陷窝韧带疝和低位半月线疝均不会被遗漏。清楚地看到静脉脉管系统是为了避免损伤（图9.8），同时可以评估腹股沟管后壁组织的质量。通过这种解剖，对各种类型的腹股沟疝都可以进行任何有或没有补片的修补手术。腹股沟管后壁的外侧部分通常非常薄，特别是内环附近，被称为髂耻束。对这种复杂解剖结构的清晰描述已被详解，值得熟悉与深究[8]。

在女性，后壁通常相当有弹性。一些外科医师选择不进入腹膜前间隙。在这种情况下，用两指检查股环上方和位于腹股沟韧带下方的股环开口可以确定有无股疝。示指从上方插入内环，此时内环可

能已很宽；或者从内环口稍内侧将腹股沟管后壁切开1 cm，然后深入手指进行上述探查。

重　建

重建腹股沟管后壁

重建的目的是获得坚实的腹股沟管后壁。为此，使用两根不锈钢丝（规格32或34），每条钢丝缝合两轮进行修补。第一轮缝线从耻骨嵴内侧开始。在这里，缝线从外侧穿入髂耻束，然后和非常菲薄的腹横筋膜、腹横肌、腹内斜肌（3层），还有腹直肌的外侧边缘缝合在一起（图9.9）。起针后打结留稍长线尾，以便和第二轮返回的缝线打结。由

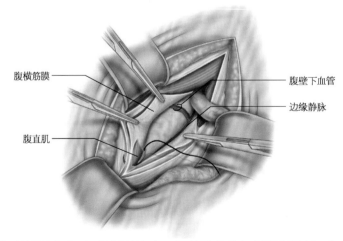

腹横筋膜

腹直肌

腹壁下血管

边缘静脉

图9.9 完整游离后的最终外观。不会遗漏任何疝。此时任何修补方式都可以选择，有或没有补片都可以

于第一轮缝线从外侧进行，将内侧的 3 层与外侧的
髂耻束缝合，是在距离内侧瓣的边缘深面约 1 cm 处
被提起，以此方式向内环方向缝合，到达半路时腹
直肌的外侧缘已远离了此处缝合路径，所以剩下部
分就只是缝合髂耻束和 3 层结构（内侧瓣）的深面，
一直缝合到达内环位置（图 9.10）。

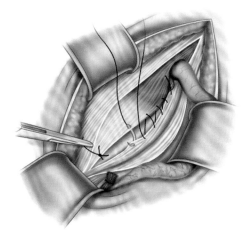

图 9.12　继续第二轮缝合并在耻骨附近打结

结构的内侧边，然后和外侧腹外斜肌腱膜的内边缝
合，平行于第二轮缝合线但更表浅，从而形成人造
的第二条腹股沟韧带（图 9.13 和图 9.14）。

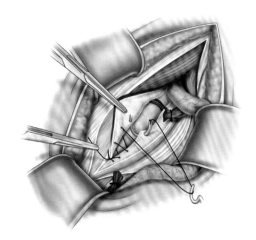

图 9.10　第一轮缝合从内侧开始

在内环处缝合线反转为第二轮缝合，此处需将
提睾肌的外侧残端缝合在 3 层结构（内侧瓣）下方
（图 9.11）。随后向着耻骨嵴方向，将 3 层结构（内
侧瓣）的游离缘与腹股沟韧带缝合。在耻骨嵴附
近，将金属缝线与原来留下的长线尾缝合打结（图
9.12）。

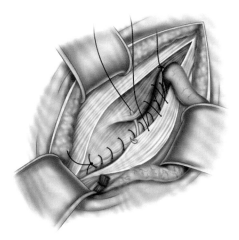

图 9.13　第三轮缝线从内环开始向耻骨行进

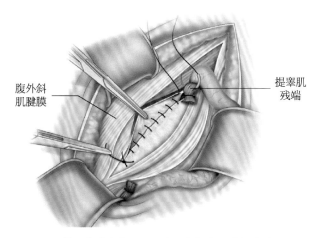

腹外斜肌腱膜　　　　　　　　　　提睾肌残端

图 9.11　第一轮缝合的最后一步，将提睾肌外侧残端（在两
道结扎线之间进针）缝合到 3 层结构（内侧瓣）的下方

现在将使用第二条金属缝线完成第三轮和第四
轮缝合。第三轮缝合从内环开始，穿过内侧瓣 3 层

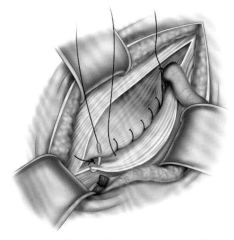

图 9.14　在耻骨嵴处完成第三轮缝合，随后反转朝向内环方
向开始第四轮缝合

在耻骨嵴，缝线将反转形成第四轮缝线，向内环缝合（图9.15）。

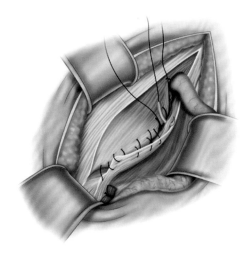

图9.15　在内环处结束第四轮缝合

在开始第四轮缝合时，金属线需缝合腹外斜肌腱膜最低部分（2～3 cm）的边缘，并将其缝合展开在新的腹股沟后壁的内侧部分。此处是容易发生复发的位置！然后，将第四轮缝线向内环口方向行进，将全新的内侧3层结构缝合在腹外斜肌腱膜的内侧缘，犹如再次形成另一条腹股沟韧带。在内环水平缝线的两端打结。

现在将精索复位在正常解剖位置，并且用可吸

收线在精索上方缝合腹外斜肌腱膜（图9.16）。用可吸收线关闭皮下组织，用Michel夹关闭皮肤，其中一半在24 h内取下，另一半在48 h后取下。患者在第三天出院。

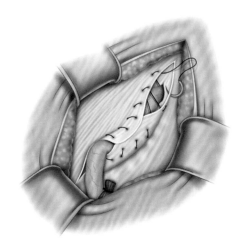

图9.16　在精索上方缝合腹外斜肌腱膜

统计和结果

2013年Shouldice医院完成的疝总数（所有疝）：6 665个。

有143个切口疝，其中43个是医源性戳孔疝（30.3%）（表9.2～表9.4）。

表9.2　所有腹股沟疝

	斜　疝	直　疝	股　疝	腹股沟疝合并股疝	全部	%
男性	3 361	1 984	38	1	5 384	89.45
女性	571	16	48	0	635	10.55

表9.3　男性原发疝和复发疝

	斜　疝	直　疝	股　疝	腹股沟疝合并股疝	全部	%
原发	3 232	1 808	20	0	5 060	94
复发	129	176	18	1	324	6

表9.4　女性原发疝和复发疝

	斜　疝	直　疝	股　疝	腹股沟疝合并股疝	全部	%
原发	206	14	39	0	259	95
复发	3	2	9	0	14	5

结　果

之前不到20年，Shouldice疝修补术仍是疝修补的金标准。当时权威的外科医师报道了补片修补和腹腔镜手术并不能改善术后复发率。10年前，德国Schumpelick教授向美国疝协会发表的声明中指出，补片修补和腹腔镜手术并未降低复发率，这些观点可能已经过时，但事实依旧如此（表9.5）。

表 9.5　原发腹股沟疝 Shouldice 修补术后复发率

作　　　者	病例数	随访率 %	随访年限	复发率 %
Shearburn 和 Myers[26]	550	100	13	0.2
Volpe 和 Galli[27]	415	50	3	0.2
Wantz[28]	2 087	—	5	0.3
Myers 和 Shearburn[29]	953	100	18	0.7
Devlin 等[30]	350	—	6	0.8
Flament[31]	134	—	6	0.9
Wantz[32]	3 454	—	1～20	1.0
Shouldice (Welsh)[33]	2 748	—	35	1.46
Moran 等[34]	121	—	6	2.0
Berliner 等[35]	591	—	2～5	2.7

近来5～10年的最新出版物同样支持着一个事实，即在复发方面，当外科医师能正确理解解剖，规范地完成修补手术时，Shouldice疝修补术仍与补片修补和腹腔镜修补手术的效果一样好[6, 36-39]（表9.6[40]，图9.17和图9.18）。

表 9.6　德国亚琛团队关于腹股沟疝
复发率的 10 年随访结果[40]

	I（%）	II（%）	III（%）
外侧疝（斜疝）	0	0	6.6
内侧疝（直疝）	0	4.6	7.4

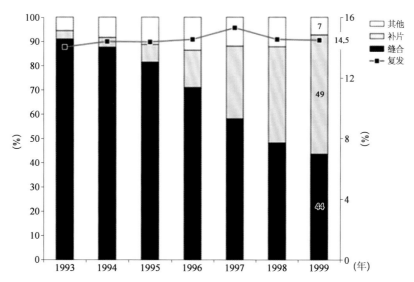

图 9.17　2016 年补片使用量的增长已经达到了更高水平，但复发率仍保持不变，平均为 14.5%（Schumpelick 教授惠赠）

腹股沟疝修补术

Rec. hernias

国家	年份	复发腹股沟疝手术
瑞典	1992	16%
加拿大	1995	11%
荷兰	1996	20%
美国	1996	12%
比利时	1997	13%
日本	1998	11%
瑞士	1998	15%
德国	1999	15%
意大利	2000	19%
丹麦	2000	17%
瑞士	2001	14%
美国	2002	10%
西班牙	2003	22%
瑞典	2003	17%
德国	2004	13%

复发疝
全球复发率
不变(14%)

图 9.18　尽管使用补片和腹腔镜修补术增加，但全球复发率仍保持不变（Schumpelick 教授惠赠）

过去 30 年关于 Shouldice 疝修补术最杰出的回顾性研究和循证医学最优秀的案例将在今年发表，包括了 235 192 例在加拿大安大略省完成的修补术。此项研究依赖于安大略省政府在该省进行的所有手术的登记注册系统。它已经和瑞典、丹麦的疝注册系统具有同样价值，但我们收录的例数比它们的总和还要多，研究时间跨度达 14 年。所以如果从统计学强度来看，这项研究可谓极具说服力[38]！

该研究涵盖了 1993 年 1 月 1 日至 2007 年 12 月 31 日的 235 192 名接受疝手术的患者，其中 65 127 名（27.7%）在 Shouldice 医院接受了手术。未在 Shouldice 医院接受手术的 170 065 名患者，根据每家医院的平均手术量分为 4 个等级（四分位数）。每个四分位数中的患者数量见表 9.7。

表 9.7　手术量等级

四分位等级	平均数	范围	总数	患者
1	61	1 ～ 106	42	427
2	142	107 ～ 185	42	644
3	219	186 ～ 267	42	346
4	341	268 ～ 803	42	648

发现

在安大略省综合医院数据中，比较手术量最少（四分位数 1）和手术量最多（四分位数 4）的患者，复发率分别从 5.21%（95% *CI* 4.94% ～ 5.49%）到 4.79%（95% *CI* 4.54% ～ 5.04%）。与此形成鲜明对比的是，Shouldice 医院的复发率为 1.15%（95% *CI* 1.05% ～ 1.25%）。在 Shouldice 医院接受手术患者的累计复发率较低（*P* < 0.001）。

复发患者的年龄标准化比值在最低手术量的综合医院为 5.21%（95% *CI* 4.94% ～ 5.49%），在最高手术量的综合医院为 4.79%（95% *CI* 4.54% ～ 5.04%）。相反，在 Shouldice 医院接受手术患者的年龄标准化复发风险为 1.15%（95% *CI* 1.05% ～ 1.25%）。无论手术量如何，在 Shouldice 医院接受手术患者的累计复发率明显低于一般医院的患者（*P* < 0.001）[39]。

为了了解 Shouldice 医院的外科医师是否选取了更容易的患者，以达到良好的治疗效果，该研究对 2004—2006 年最初在 Shouldice 医院就诊，随后在其他医院接受手术的 633 名（9.6%）患者进行了查访，其中 20 人复发，复发率为 3.1%。

多年来，Shouldice 医院实际报道的复发率为 0.5% ～ 1.5%，原发性腹股沟疝术后复发率更低。

笔者 2013 年在 Shouldice 医院时还无从知道，最近一年有了一套完整的统计数据，291 位女性手术患者中有 30 位（10.3%）及 5 384 位男性手术患者中有 41 位（0.76%）使用了补片。

安大略省所有医院的趋势（除了 Shouldice 医院）是在所有疝修补术中越来越多地使用补片，鉴于许多问题，如慢性腹股沟痛、睾丸痛和最痛苦的射精障碍，我们认为这种方法在统计学上是没有必要的[41]。不容忽视的事实是，在 Shouldice 医院进行的所有切口疝修补术中，30.3% 是由于之前腹腔镜手术导致的医源性戳孔疝。

关于补片过度使用最大的讽刺事件发生在意大利米兰的 Edoardo Bassini 医院，这里是经典的 Bassini 手术发源地。2004 年 8 月，当地 148 个外科部门报道了对 16 935 名患者使用了补片，这相当于对伦巴第地区 97.4% 的疝病患者使用了补片。换言之，他们正在将 Bassini 医院创院的根本传世经典——Bassini 手术从神坛上抹去[42]。

并 发 症

Shouldice 手术的并发症非常少，这点并不让人惊讶，因为手术在局部麻醉下施行，患者术后可以早期下床活动，而且这所医院的医源性感染几乎为零。可以认为 Shouldice 医院是"干净的"，因为这里不接受可能污染的手术。预期存在感染的患者，无论是肺部、泌尿生殖系统、上呼吸道还是皮肤等，都会自动取消其手术并延迟入院，直至临床感染症状消失。

在一项回顾性研究中评估了睾丸萎缩的发生情况，该研究涉及了 7 年累计 52 例的睾丸萎缩，并由统计学家进行了分析。另外关于复发的问题，连续多次复发确实提高了再次术后复发率，这可以从原始研究中更详细地收集相关数据[43]。表 9.8 的结果是复发的平均值，范围为 0.36% ～ 0.74%，取决于疝的类型和既往修补次数。

2013 年并发症的计算来自当年全部手术：6 669 例腹股沟区疝，患者包括男性和女性。

表 9.8　感染导致疝复发的比较

感　染	复发次数（平均值）	百分比
蜂窝织炎	32	0.48%
血清肿	8	0.12%
血肿	16	0.24%
射精障碍		0.04%
睾丸萎缩		
原发疝	19/51 761	0.04%
复发疝	33/6 673	0.49%

疼 痛

任何手术都会伴随术后几天的疼痛，但会在几天、几周内消失。超过 3 个月的慢性疝修补术后疼痛是一种补片产业导致的相关并发症，这似乎是由于无限制地使用补片，特别是聚丙烯而引起的。Bassini 在他 1889 年出版的著作中并未提及（New operative method for the cure of inguinal hernia. Prosperini, Padova, Italy）。Alfred Iason 在 1941 年的百科全书 *HERNIA*（Blakiston 出版社）中也没有提到嵌顿绞窄以外引起的疼痛。Lloyd Nyhus 的 *HERNIA*（1964 年第一版）中在 Starling 重新发现生殖股神经痛（1989 年第三版）之前也并未提及疼痛。Starling 的综述指出，以前只有 12 例神经瘤患者的报道[44]。Fruchaud（1956）、Ravitch（1969）也没有讨论术后神经痛。Ponka 在他的开创性著作（*Hernias of the Abdominal*，WB Saunders 1980，pp. 601-602）中提到髂腹股沟神经和生殖股神经被瘢痕组织累及而引起疼痛，但这种情况并"不常见"。

Shouldice 医院在 75 年的历史中，在调查了病因、机制或发病率之后，也并没有观察到慢性疼痛。我个人遇见 3 例神经卡压病例，这很容易识别，并在受影响的神经被切除后得到完全缓解。熟练掌握解剖、干干净净地解剖分离、进行纯组织修补、正确辨认每一条神经及他们常见的解剖变异，这些都是避免术后疼痛的关键。

目前关于疼痛的文献比关于疝分类、标准化、病因和治疗（药物和手术）方面的文献增多的速度快。在 24 h、48 h 或 1 周对疼痛评估被作为一种偏倚工具使用，用来推广自己喜欢的手术方法或特定品牌的补片。因此，每种用补片和不用补片的技术都应受到同等的关注，但人们在评价那些经常出自既得利益者手中的出版物时，必须小心谨慎。

射精障碍

该综合征于 1992 年被首次报道[45]。在补片开始引入疝外科手术领域之初，纯组织修补中射精障碍的发生率仅为 1/2 500（0.04%）。然而时至今日其发病率已升至 3.1%，另有 10.9% 患者在性行为过程中伴有腹股沟区和睾丸疼痛[46]。换句话说，当补片被常规使用后，射精障碍的发生率增加了 77.5 倍。所以，如果我们如实向患者说明可能发生射精障碍的情况时，有多少患者愿意承担这种风险呢？很显然，应该不会太多。

补片去除，移出

假体材料的去除正成为手术干预的一种常见类型。那些既得利益受到威胁的人声称，没有证据表明这种"激进"的措施有任何好处。这当然没有。这个世界刚刚意识到，当难以忍受的疼痛成为一个问题时，去除补片似乎才是一个合理的答案[2,45-51]。去除补片的工作已经开始，目前已有几项研究报道，并在三分之二以上的案例中已被证实获得了积极的结果。问题确实存在。过往文献中报道了多种非手术治疗方式，虽然貌似花俏，但收效甚微，这也让许多外科医师十分尴尬[2,52-60]。Klosterhalfen和Klinge报道了最大宗的移植物相关并发症的研究，病例包括复发、疼痛和感染等情况[47]。Kevin Petersen（美国）[61]在2015年4月26日于意大利米兰召开的第一届世界腹壁疝会议上提出了另一个系列研究，仅涉及疼痛和去除补片。Petersen报道了114例连续病例因严重疼痛而去除补片，其中男性67例，女性21例，随访6年（平均23.5个月），随访率76%。手术针对腹股沟疝、切口疝、脐疝。总体效果：18%治愈；47%好转许多；23%略好转；8%没有变化；3%稍差一些；1%效果很差。越来越明显的是，后来的手术是为缓解疼痛而设立的，解决问题变得越发困难。对于那些没有改善的患者来说，必须弄明白引起这种幻觉性疼痛的机制，但是想弄明白这些机制可能还具有相当的挑战性。

文献

外科医师比以往任何时候都更需要阅读，看到和听到的内容应加以审视区分！Barbour警告说，"各种期刊可能正逐渐成为说客口中的科幻小说"[62]。Cochrane评价指出，比较Shouldice疝修补术和补片修补术的研究，质量都很低。但是没有人引用这个重要的观点[63]。事实上，只有50%发表的临床研究在clinicaltrial.gov上注册，因此导致高估了这种方法的优点并低估了其缺点[64]！著名的流行病学家Ioannidis强调，"虚假的发现占了大多数甚至绝大多数的研究发现"[65]。另一方面，Steen讨论了2010年收回的期刊和这些学者们的情况！循证医学与统计数据一样，如果使用不当，可能是一把双刃剑。逻辑与传统的经验不应该过于轻易就被抛弃，即使他们不断受到补片行业的无情攻击[66]。最后，在这个循证医学的时代，不可回避的悖论是，我们比以往任何时候都应该知道得更多，但令人遗憾的是，我们的智慧却悄悄地在衰退。

结　论

经证实，Shouldice疝修补术在胜任者的手中是一种很好的手术。即使有些病例需要补片，但是应该远比目前整个疝外科界的现状要少得多。George Bernard Shaw警告，要小心"时尚"，"他们不过是一场诱发的流行病"！在任何努力中，简单都是一种经典之作，这将是对Hippocrates宗旨的一个很好的修正……"首先不要去伤害它。"

我毫不怀疑，如果今天要设计一枚安全别针，它将至少会有4个零部件，并且每年至少需要维修3次！（译者注：一枚别针本来是很简单的东西，但是当掺杂了不良的动机时，就会被人设计得很复杂。隐喻疝的治疗本来可以是很简单的事，Shouldice手术可解决，但是因为补片行业的参与，事情变得复杂或更加功利了。）

参考文献

[1] LeBlanc K, Ger R. Evolution of laparoscopic hernia repair. In: Bendavid R, editor. Abdominal wall hernias. New York: Springer; 2001. Also Personal communication.
[2] Magnusson N, Gunnarsson U, Nordin P, Smedberg S, Hedberg M, Sandblom G. Reoperation for persistent pain after groin hernia surgery: a population based study. Hernia. 2015;19:45-51.
[3] Bendavid R, Koch A, Morrison J, Petersen K, Grischkan D, Iakovlev V. A mechanism of mesh-related post-herniorrhaphy neuralgia. Hernia. 2016;20(3):357-65. doi:10.1007/s10029-015-1436-8.
[4] Erdas E, Medas F, Gordini S, et al. Tailored anterior tension free repair for the treatment of recurrent inguinal hernia previously repaired by anterior approach. Hernia. 2016;20(3):393-8. doi:10.1007/s10029-016-1475-9.
[5] Schumpelick V. Does every hernia demand a mesh repair? A critical review. Hernia. 2001;5(1):5-8.
[6] Hübner M, Schäfer M, Raiss H, et al. A tailored approach for the treatment of indirect inguinal hernias in adults—an old problem revisited. Langenbecks Arch Surg. 2011;396:187-92.
[7] Koch A, Lorenz R, Meyer F, Weyhe D. Hernia repair at the groin—who undergoes which surgical intervention? Zentralbl Chir. 2013;138:410-7.
[8] Bendavid R, Howard D. The transversalis fascia rediscovered. Surg Clin North Am. 2000;80:25-33.
[9] Peiper CH, Junge K, Füting A, Bassalý P, Conze K, Schumpelick V. Inguinal tensile strength and pain level after Shouldice repair. Hernia. 2001;5:129-34.
[10] Bendavid R. Relaxing incisions. In: Bendavid R, editor. Abdominal wall hernias. New York: Springer; 2001. p. 343-5.
[11] Koontz Amos R. Hernia. New York: Appleton-Century-Crofts;

1963. p. 53–5.

[12] Sugerman HJ. Hernia and obesity. In: Bendavid R, editor. Abdominal wall hernias, management and principles. New York: Springer; 2001. p. 672–4. Chapter 100.

[13] Abrahamson JH, Gofin J, Hopp C, et al. The epidemiology of inguinal hernias: a survey of Western Jerusalem. J Epidemiol Community Health. 1978;32:59–67.

[14] Wantz GE. The Canadian repair: personal observations. World J Surg. 1989;13:516–21.

[15] Thomas ST, Barnes Jr JP. Recurrent inguinal hernia in relation to ideal body weight. Surg Gynecol Obstet. 1990;170:510–2.

[16] Cushing H. The employment of local anaesthesia in the radical cure of certain cases of hernia, with a note upon the nervous anatomy of the inguinal region. Ann Surg. 1900;31:1.

[17] Banks WM. Some statistics on operation for the radical cure of hernia. BMJ. 1887;1:1259.

[18] Ryan EA. An analysis of 313 consecutive cases of indirect sliding inguinal hernias. Surg Gynecol Obstet. 1956;102:45–8.

[19] Welsh DRJ. Repair of indirect sliding hernias. J Abdom Surg. 1969;II(10):204–9.

[20] Obney N, Chan CK. Repair of multiple recurrent inguinal hernias with reference to common causes. Contemp Surg. 1984;25:25–32.

[21] Wölfler A. Zur radikaloperation des freien leistenbruches. Stuttgart: Beitr. Chir. (Festsch. Gewidmer Theodor Billroth); 1892. p. 552.

[22] Jones TE, Newell ET, Brubacher RE. The use of alloy steel wire in the closure of abdominal wounds. Surg Gynecol Obstet. 1948;2:379.

[23] Muysoms FE, Antoniou SA. European Hernia Societies Guidelines on the closure of abdominal wall incisions. Hernia. 2015;19:1–24.

[24] Harlaar J, Deerenberg EB, Dwarkasing RS, Kamperman AM, Jeekel J. Abdominal wall "closure". Hernia. 2015;9 Suppl 2:S3–194. CO18:01.

[25] Read RC. Conceptual problems regarding hernia rings in the groin. Probl Gen Surg. 1995;12(1):27–33.

[26] Shearburn EW, Myers RN. Shouldice repair for inguinal hernias. Surgery. 1969;66:450–9.

[27] Volpe L, Galli T. The Shouldice repair—our experience. Congress in general and gastrointestinal surgery. Milan: Hospital San Carlo Borromeo; 1991.

[28] Wantz G. The Canadian repair of inguinal hernias. In: Nyhus L, Condon R, editors. Hernia III. Philadelphia: JB Lippincott; 1989. p. 236–52.

[29] Myers RN, Shearburn EW. The problem of the recurrent hernia. Surg Clin Am. 1973;53:555–8.

[30] Devlin HB, Gillen PHA, Waxman BP. Short stay surgery for inguinal hernia. Clinical outcome of the Shouldice operation. Lancet. 1977;1:847–9.

[31] Flament JB. Traitement des hernies de l'aine. In: International workshop on abdominal wall hernias, Palermo, Italy. 1991.

[32] Wantz G, Nyhus L, Condon R, editors. Hernia III. Philadelphia: JB Lippincott; 1989. p. 245.

[33] Welsh DRJ, Alexander MAJ. The Shouldice repair. Surg Clin North Am. 1993;73(3):451–69.

[34] Moran RM, Bliek M, Collura M. Double layer of transversalis fascia for repair of inguinal hernia. Surgery. 1968;63:424–9.

[35] Berliner S, Burson L, Kate P. An anterior transversalis fascia repair for adult inguinal hernias. Am J Surg. 1978;135:633–6.

[36] Porrero JL, Hidalgo M, Sanjuanbenito A, Sanchez-Cabezudo C. The Shouldice Herniorrhaphy in the treatment of inguinal hernias. A prospective study of 775 patients. Hernia. 2004;8:60–3.

[37] Arvidsson D, Berndsen FH, Larsson LG, et al. Randomized clinical trial comparing 5 year recurrence rate after laparoscopic versus Shouldice repair of primary inguinal hernia. Br J Surg. 2005;92:1085–91.

[38] Pokorny H, Klingler A, Schmid T, et al. Recurrence and complications after laparoscopic versus open inguinal hernia repair: results of prospective randomized multicenter trial. Hernia. 2008;12:385–9.

[39] Malik A, Bell CM, Stukel TA, Urbach DR. Recurrence of inguinal hernias repaired in a large hernia surgical specialty hospital and general hospitals in Ontario, Canada. Can J Surg. 2016;59(1):19–25.

[40] Junge K, Rosch R, Klinge U, et al. Risk factors related to recurrence in inguinal hernia repair: a retrospective analysis. Hernia. 2006;10:309–15.

[41] Verhagen T, Loos MJA, Scheltinga MRM, Roumen RMH. Surgery for chronic inguinodynia following routine herniorrhaphy: beneficial effects on dysejaculation. Hernia. 2016;20(1):63–8.

[42] Ferrante F, Rusconi A, Galimberti A, Grassi M. Lombardia study group. Hernia repair in Lombardy: preliminary results. Hernia. 2004;8(3):247–51.

[43] Bendavid R, Andrews DF. Incidence and relationship to the type of hernia and to multiple recurrent hernias. Probl Gen Surg. 1995;12(2):225–7.

[44] Harms BA, DeHaas DR, Starling JR. Diagnosis and management of genitofemoral neuralgia. Arch Surg. 1984;119:339.

[45] Bendavid R. "Dysejaculation": an unusual complication of inguinal herniorrhaphy. Post Grad Gen Surg. 1992;4(2):139–41.

[46] Bischoff JM, Linderoth G, Aaswang EK, Werner MU, Kehlet H. Dysejaculation after laparoscopic inguinal herniorrhaphy. Surg Endosc. 2012;26(4):979–83.

[47] Klosterhalfen B, Klinge U. Retrieval study at 623 human mesh explants made of polypropylene-impact of mesh class and indication for mesh removal on tissue reaction. J Biomed Mater Res B Appl Biomater. 2013;101(8):1393–9. doi:1002/jbmb32958.

[48] Aasvang KE, Bay-Nielsen M, Kehlet H. Pain related sexual dysfunction after inguinal herniorrhaphy. Pain. 2006;12:258–63.

[49] Bischoff JM, Linderoth G, Aasvang EK, et al. Dysejaculation after laparoscopic inguinal herniorrhaphy: a nationwide questionnaire study. Surg Endosc. 2012;26:979–83. doi:10.1007/s00464-011-1980-y.

[50] Aasvang E, Kehlet H. Chronic postoperative pain: the case of inguinal herniorrhaphy. Br J Anaesth. 2005;95(1):69–76.

[51] Rönkä K, Vironen J, Kokki H, Liukkonen T, Paajanen H. Role of orchiectomy in severe testicular pain after inguinal hernia surgery: audit of the Finnish Patient Insurance Centre. Hernia. 2015;19(1):53–9. doi:10.1007/s10029-013-1150-3.

[52] Verhagen T, Loos MJA, Scheltinga MRM, Roumen RMH. Surgery for chronic inguinodynia following routine herniorrhaphy: beneficial effects on dysejaculation. Hernia. 2016;20:3–68. doi:10.1000/s10029-015-1410-5.

[53] Narita M, Moryoshi K, Hanada K, et al. Successful treatments for patients with chronic orchialgia following inguinal herniorrhaphy by means of meshoma removal, orchiectomy and triple neurectomy. Int J Surg Case Rep. 2015;16:157–61.

[54] Werner MU. Management of persistent postsurgical inguinal pain. Langenbecks Arch Surg. 2014;399(5):559–69.

[55] Werner MU, Kehlet H. Management of patients with persistent pain following groin hernia repair. Ugeskr Laeger. 2014;176(2A):2274–7. pii: V06130349.

[56] Rosen MJ, Novitsky YW, Cobb WS, Kercher KW, et al. Combined open and laparoscopic approach to chronic pain following open inguinal hernia repair. Hernia. 2006;10(1):20–4.

[57] Campanelli G, Bertocchi V, Cavalli M, et al. Surgical treatment of chronic pain after inguinal hernia repair. Hernia. 2013;17:347–53.

[58] Lange JFM, Kaufmann R, Wijsmuller AR, et al. An international consensus algorithm for management of chronic postoperative inguinal pain. Hernia. 2015;19:33–43.

[59] Schouten N, van Dalen SN, et al. Impairment of sexual activity before and after endoscopic totally extraperitoneal (TEP) hernia repair. Surg Endosc. 2012;26:230–4.

[60] Tojuola B, Layman J, Kartal I, et al. Chronic orchialgia: review and treatment old and new. Indian J Urol. 2016;32(1):21–6.

[61] Petersen K. Result of hernia mesh removal for pain. In: 1st World conference on abdominal wall hernia surgery, Milan, Italy, April 26; 2015. p. 1440–730, 46p.

[62] Barbour V, et al. An unbiased scientific record should be everyone's agenda. PLoS Med. 2009;6(2). doi:10.1371/journal.pmed.1000038. http://wwwncbi.nlm.nih.gov/pmc/articles/PMC2646782. Accessed 19 Oct 2010.

[63] Amato B, Moja L, Panico S, et al. Shouldice technique versus other open techniques for inguinal hernia repair. Cochrane Database Syst Rev. 2012;4:CD001543.

[64] Lehman R, Loder E. Missing clinical trial data. BMJ. 2012;344:d81.

[65] Ioannidis J. Why most published research findings are false. PLoS Med. 2005;2(8):e124. doi:10.1371/journal.pmed.0020124. Accessed 19 Oct 2010.

[66] Steen R. Grant. Retractions in the scientific literature: do authors deliberately commit research fraud? J Med Ethics. 2010. doi:10.1136/jme.2010.038125.

第10章
Lichtenstein 无张力疝修补术

Lichtenstein Tension-Free Hernioplasty

Ian T. MacQueen, David C. Chen, and Parviz K. Amid

黄 磊 译

引 言

腹股沟疝具有一定的发病率和死亡率。早在19世纪，人们就已认识到腹股沟疝的形成与腹壁组织薄弱有关。1887年Eduardo Bassini向意大利外科学会首次介绍了一种可以被成功复制的腹股沟疝修补术式，他提出可以用自身组织来持久修复腹股沟底部，以保持其完整性。直到20世纪80年代，Bassini修补术和其他基于组织的修补技术一直被认为是治疗腹股沟疝的金标准。然而，这些技术是在有张力的情况下拉拢薄弱组织来修补腹股沟底部的，因此，如何降低疝复发率成了一种持久的挑战。

在此期间，曾试图运用假体材料来增加手术修复后的抗张强度，但带来了高感染率和排异率，直到1959年聚丙烯网片的出现，这些难点才得以解决。与之前运用的材料相比，聚丙烯网片的重量轻，能提供更佳的强度和柔韧性。重要的是，聚丙烯是一种生物惰性物质，允许成纤维细胞、胶原纤维、血管和巨噬细胞渗入，但不引起炎症反应和隐匿感染灶。合适假体网片的出现，促使人们对研发一种新的腹股沟疝无张力修补技术产生了浓厚兴趣。

1986年，洛杉矶Lichtenstein疝研究所的Irving Lichtenstein、Alex Schulman和Parviz Amid三位博士详细描述了Lichtenstein无张力疝修补术[1]。虽然他人也描述了类似的无张力技术，但最终Lichtenstein小组的这种包括系统评估和预后跟踪随访在内，对所有类型腹股沟疝基于协议使用合成网片的方法，被广泛采用。Lichtenstein术通过在腹横筋膜和腹外斜肌腱膜之间放置网片来加强整

个腹股沟底部，从而避免了缝线张力所产生的危害（图10.1）。腹内压力的增加（如一些相关的过度用力）会导致组织修复中缝线张力的增加，但在Lichtenstein修补术中并不存在这种情况。因为随着压力的增加和腹外斜肌的收缩，腹外斜肌腱膜会在网片上施加反向压力，所以即使在腹内高压的情况下也能保持极佳的耐受性[2]。因此，Lichtenstein无张力疝修补术既处理了现存的疝，又保护了腹股沟底部不受今后各种机械应力的影响。

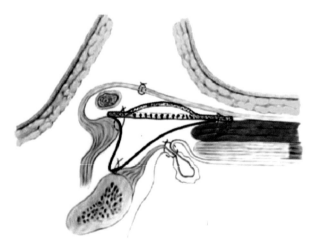

图 10.1 直疝疝囊倒置后网片放置的矢状观。黑色虚线显示的是一种会产生张力的错误放置，黑色实线显示的是股疝修补中网片的位置

术 前 处 理

Lichtenstein-Amid疝诊所对诊治的所有患者都需检查疝的类型及是否存在其他伴随疾病。对于高

龄或有伴随疾病的患者，在选择疝修补术之前，均进行风险分级和医疗优化评估。鼓励戒烟，并优化糖尿病患者的血糖控制。告诫患者术前应避免剃刮腹股沟区或腹部，因为即使微小的创伤，也会增加手术的感染风险。

材　　料

可选择多种假体网片用于无张力疝修补。单丝、大网孔聚丙烯和聚酯类网片提供了最佳的修补作用和抗感染能力。笔者倾向于使用轻量型网片，因为它提供了足够的强度，并且复发率与重量型网片相当，术后不适和疼痛更少[3]。修补网片的标准尺寸应是 7.5 cm×15 cm，能覆盖从内环到直疝三角远端的整个腹股沟底部。内侧角被修剪成圆形，其顶端被裁剪成适合腹股沟韧带和腹直肌鞘之间的角度（图 10.2）。至于股疝，网片的大小和形状均需要改良，即网片侧面需裁剪成一个三角形的延伸，此延伸处网片需固定在 Cooper 韧带上以封盖住股管开口。

手 术 技 巧

体位和准备

手术时患者取仰卧位，从脐上到阴囊底端，用杀菌液进行皮肤消毒，如为腹股沟巨大阴囊疝，阴囊应暴露在术野中。对于清洁的择期手术，围手术期并不需要抗菌药物。

麻醉和镇静

Lichtenstein 疝修补术可以安全舒适地在局麻下进行。对于成人可复性腹股沟疝，首选局麻，因为它安全、有效、成本低，同时没有如恶心、呕吐、尿潴留及血流动力学紊乱等全麻的副作用。如果疝不能回纳，除了局麻外，笔者更喜欢全麻或硬膜外麻醉。作为局部或硬膜外麻醉的辅助，使用短效抗焦虑和引起遗忘的药物（如咪达唑仑、异丙酚），同时给予镇痛药，可以减轻焦虑及减少局麻混合制剂的需要量。

在 Lichtenstein-Amid 疝诊所，我们首选的局麻混合制剂是按 50 ∶ 50 混合的 1% 利多卡因和 0.5% 布比卡因，以及 1/200 000 肾上腺素。通常用 30 ～ 40 ml 混合制剂就可舒适地施行单侧疝修补术。在下述的手术步骤中将描述运用这种混合制剂的局麻技术。

最后，在关闭腹外斜肌腱膜前，将腹股沟管浸泡在 10 ml 局麻混合液中以提高局麻效果的持续性，减少术后即刻产生的不适。

手 术 步 骤

备皮后，标记切口。切口从耻骨结节开始，沿 Langer 线向侧面延伸 5 ～ 6 cm，这一切口的位置和方向，可以良好地暴露从耻骨结节到内环的结构。

然后进行局部麻醉。首先沿切口线用细针在皮下组织内注入约 5 ml 的局麻混合液，这有助于麻醉

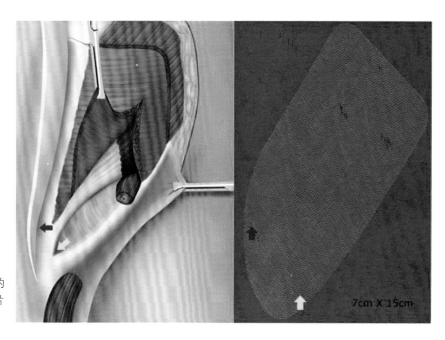

图 10.2　覆盖腹股沟底部的网片的合适形状和定位，箭头所示的是网片边缘应放置处

皮下神经末梢及减少皮内浸润时的疼痛。将细针平行于皮肤表面注射，减少了将局麻药直接注入血管的可能。针尖至皮内即退出一点，以确保始终在真皮层，直到切口线下真皮层浸润了 2 ～ 3 ml 局麻混合液（图 10.3）。切皮前的最后一步是将局麻混合液注射到手术区的皮下深层组织中（图 10.4），针头在每间隔约 2 cm 的点上垂直刺入，边刺入边注射。整个皮下浸润麻醉大约需要 10 ml 局麻混合液。

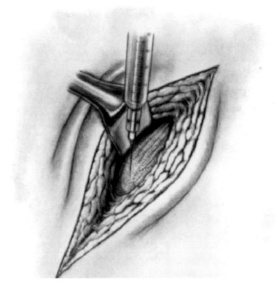

图 10.5　局麻药直接垂直注入腹股沟管

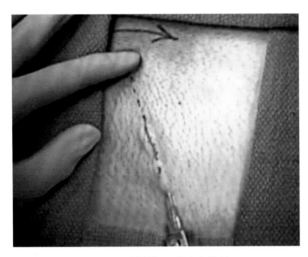

图 10.3　计划切口处皮内注射

接着切开皮肤、皮下组织，将另 10 ml 混合液直接注入至腹股沟管。这一操作是在打开腹股沟管前进行的，在靠切口外侧将针刺穿腹外斜肌腱膜（图 10.5），一半注射至腹股沟管上半部，另一半向下注射至外环。此时，髂腹股沟神经、髂腹下神经和生殖股神经生殖支都被浸泡在腹股沟管内的局麻液中，从而使这些神经获得了良好的麻醉效果。此外，这些注入的液体游离了腹股沟管，使得腹外斜肌腱膜从髂腹股沟神经上抬起，从而保护了神经，

使其在腱膜游离时免受损伤。

从外环开始向上沿腹股沟底部纵轴切开腹外斜肌腱膜，上叶与腹内斜肌分离，下叶与精索结构分离。这些步骤既显露了整个腹股沟底部，也提供了之后网片放置的空间（图 10.6），腹内斜肌腱膜应至少暴露到超过腹股沟底部上缘 3 cm 以上，以确保和网片充分重叠。此时应仔细识别暴露清晰的髂腹股沟神经和髂腹下神经，避免随后操作中的受损。髂腹股沟神经起自髂前上棘内侧，在精索结构上走行，穿出外环。髂腹下神经从腹内斜肌内侧穿出，向下、向内侧走行至联合肌腱处穿出腹股沟管。这些神经存在很多解剖变异，识别是决定保留还是实用性切除的关键。

接着将精索从腹股沟底部和耻骨结节处游离，并继续向下游离，超过耻骨结节约 2 cm。将精索从

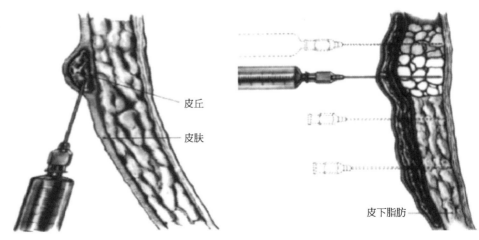

皮丘

皮肤

皮下脂肪

图 10.4　皮内及皮下深层的局麻药注射

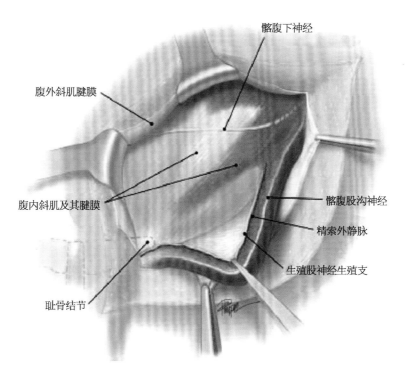

图 10.6　腹股沟区的解剖及相关神经的识别

腹股沟底部和耻骨结节处提起，使用"花生米"进行无损伤分离，可以防止对提睾肌束及精索内容物的损伤。耻骨结节周围组织中局麻药的浸润是必要的。将 Penrose 引流管穿过精索，使得在解剖、网片放置等过程中有任何需要时，能将精索从腹股沟底部提起（图 10.6 ～图 10.10）。此时，很容易发现位于精索下方有一条看似蓝线的精索外静脉，这样就可以识别沿着精索外静脉走行的生殖股神经生殖支。三根主要神经在解剖分离时均应得到保护，如果在手术中发现神经受损或被切断，笔者的做法是，结扎神经末端并将其埋在肌肉内，以避免神经瘤的形成，尽量减少病理性神经痛的发生（称为"实用性神经切除术"）。

近内环处纵向切开覆盖精索的提睾肌，探查是否存在斜疝疝囊。不建议完全切除或横断提睾肌纤维，因为这样会增加精索结构暴露于网片的概率，增加神经损伤和慢性疼痛的风险。如果存在斜疝疝囊，将其从精索结构上剥离下来，直至疝囊颈完全游离（如果此时发现麻醉程度不够，可在疝囊颈周围或疝囊内注射局麻液）。然后将疝囊倒置回纳入腹膜前间隙，不必结扎疝囊，这样操作既不增加复发率，也不增加术后疼痛的风险。如果是一个大的非滑动性阴囊疝，可在腹股沟管中点处横断疝囊，远端旷置。应切开远端疝囊前壁，以防止阴囊积液，但并不需要完全剥离切除，因为这样反而会增加睾丸血管损伤和睾丸萎缩或丧失的风险。

如果是大疝囊直疝，疝囊同样需倒置回纳。这种缺损的关闭不应在有张力的情况下进行，只需拉拢腹横筋膜即可。窄颈直疝可应用可吸收线荷包缝合来关闭；广基直疝可以沿缺损长轴，通过连续重叠缝合拉拢腹横筋膜来关闭。

通过腹股沟底部腹横筋膜做一小切口或直接打开疝囊查看股管（合并存在的股疝可以通过将网片的延伸部分固定到 Cooper 韧带来解决）。

如前所述，将一张 7.5 cm×15 cm 的网片裁剪成肌耻骨孔形状。首先用单股不可吸收线将网片顶点与耻骨结节缝合固定，应避免缝到骨膜，以减少术后疼痛的发生率。网片应超过耻骨结节，重叠 1 ～ 2 cm，如未充分覆盖重叠，日后网片收缩时，就可能导致复发疝。耻骨结节处的第一针缝合后，继续使用同一缝线将网片连续缝合到腹股沟韧带上（图 10.7），缝到内环外侧稍上方为止，因为再缝下去就有可能损伤外侧的股皮神经。

从网片外侧端开始沿网片长轴剪一个豁口，产生两尾，上尾宽度大约是下尾的 2 倍，用血管钳将宽尾在精索下向内向上经过，使精索处于两尾之间（图 10.8）。然后，将宽尾置于窄尾上交叉重叠，并用血管钳夹在适当的地方。

然后，向下拉回精索，向上牵拉腹外斜肌腱膜上叶，暴露腹直肌鞘外侧缘和腹内斜肌腱膜。网片

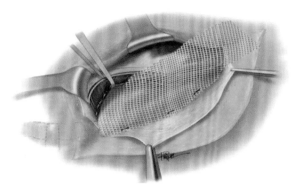

图 10.7 使用不可吸收缝线将网片下缘连续缝合到腹股沟韧带上

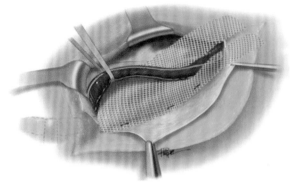

图 10.8 从网片外侧端开始沿网片长轴剪一个豁口，产生两尾，上尾宽度是下尾的 2 倍

上缘固定时，尽可能辨清髂腹下神经的走行。采用可吸收线将网片上缘间断缝合到腹内斜肌附着在联合肌腱上的腱膜部分，以减少对髂腹下神经的损伤，这些缝合应缝到内环内侧稍上方处结束（图10.9）。需要再次识别和避开在这一水平处腱膜下可能走行的髂腹下神经，并且勿将网片直接缝合到腹内斜肌上，因为这可能会缝扎到髂腹下神经的肌内段。避免缝合过紧，也可减少神经损伤的概率。

最后，在之前连续缝合结束处的外侧，将重叠两尾的下缘用不可吸收单股缝线一针缝合到腹股沟韧带上。两尾应被拉得足够紧，从而重新产生一个由网片所形成的内环，以允许精索从中通过（图10.10）。一般原则是，这一重建的内环应允许止血钳顶端通过，而不是宽松得连手指也能通过。

网片尾部外端应至少超过重建的内环5 cm，剪去多余部分，剪圆尾角。然后，将尾部塞入腹外斜肌腱膜下面，用可吸收线缝合腹外斜肌腱膜。应注意，这种缝合关闭腹外斜肌腱膜后所产生的新外环勿太紧，避免压迫精索血管。

用可吸收线间断缝合Scarpa筋膜和皮下组织，然后用可吸收线皮内缝合或钉合皮肤。

术 后 处 理

Lichtenstein无张力疝修补术通常作为门诊手术进行。术后，患者即被鼓励重新开始所有正常的活动，正常的日常活动和提重物是不受限制的。术后早期，因舒适度原因，应限制引起腹内压

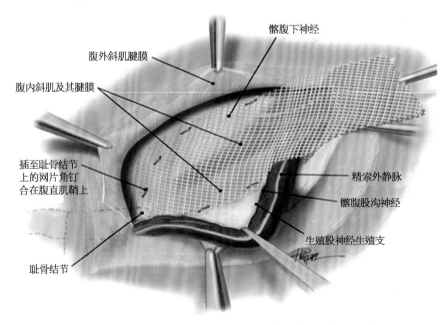

图 10.9 用可吸收缝线将网片上缘与腹内斜肌腱膜间断缝合固定

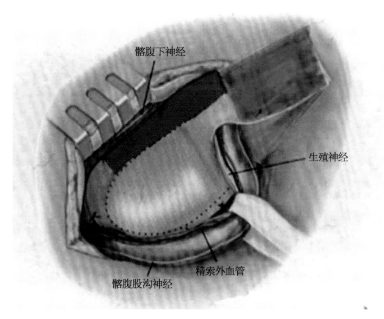

图 10.10　用不可吸收缝线将网片两尾一起缝到腹股沟韧带上，重新产生一个内环

增高的剧烈用力活动。出院时给患者提供口服止痛药。

相关风险和并发症

　　Lichtenstein 腹股沟疝修补术会引起许多并发症，如出血、感染、疝复发、神经损伤或缝扎、慢性疼痛、内脏损伤、血管损伤、精索损伤、睾丸缺血、睾丸萎缩或丧失、血肿、浆膜肿、尿潴留、膀胱损伤、耻骨炎、肠粘连等。总的来说，手术是低风险的，而且每一种并发症都是很罕见的。复发率一直很低，大多数研究显示复发率都低于1%[4-7]。慢性疼痛是一个比较常见的并发症，通常由于神经受损、被缝扎到、被暴露于网片而引起。根据慢性疼痛的定义和统计，大多数报道其发生率为5%～30%[7]，但也有超过50%的报道[8]。采用适当细致的技术，包括三根神经的识别，可使发生率降至1%以下。感染、出血和缺血性睾丸炎是低概率事件[7, 9]。浆膜肿和血肿的发生率显然也很低，并且一些预防措施对其很有效。内脏损伤很罕见，但也有发生，尤其是在滑疝、Richter 疝或嵌顿、绞窄疝的病例中。

　　死亡是腹股沟疝修补术的罕见并发症，主要发生于老年患者、伴随其他严重疾病的患者或需要急诊手术的患者。择期 Lichtenstein 疝修补的死亡率低于0.001%，而急诊修补手术可使死亡率增至0.02%[10]。需要行肠切除的急诊修补手术会进一步增加死亡的风险[7, 10]。

手术改良和演变

　　Lichtenstein 无张力疝修补术从一开始就经历了许多重要的改良，其目的都是为了减少复发、慢性疼痛和一些其他并发症。这些基于确定为对结果至关重要的改良，是由 Parviz Amid 博士在20世纪90年代报道的[2]。

　　现在的手术是从起初描述的手术改良而来，以应对机体不同体位和活动下的腹内压变化。术中患者取仰卧位时，平均腹内压约为8 cm H_2O，直立时，增加到12 cm H_2O，用力或呕吐时，可能高达80 cm H_2O。腹内压增加会导致下腹壁张力增加，引起腹壁结构尤其是腹横筋膜前凸。一个真正的无张力修复，即使存在前凸情况，对网片也必须产生极小的张力。因此，对原始术式进行了改良，即放置后的网片似一穹顶状的帐篷，略微宽松（图10.1），从而使高腹压导致腹壁张力增加时，可最大限度地减少缝线的张力。

　　同样，为应对术后几个月和几年网片的收缩或皱缩，手术也进行了相应的改良。在20世纪90年代末，就已认识到并报道，术后网片各维度的皱缩可达20%，这是导致复发的重要因素[3, 11]。据此，使用的网片被改良成更大，现在的标准是7.5 cm×15 cm，这样才得以充分覆盖耻骨结节和腹股沟底部各边界，使网片即使产生皱缩也保持良好的附着和无张力状态。不合适的或过小的网片可能会导致复发、神经卡压、网片移位、网片瘤或术后慢性疼痛。

最后再次强调，术中要识别和保护髂腹股沟神经、髂腹下神经和生殖股神经生殖支。最初，网片的上下缘都是连续缝合固定的，后来Lichtenstein小组决定运用间断缝合固定网片上缘，以使髂腹下神经受损的风险最小化[9]。此外，如果注意到髂腹下神经邻近网片上缘，则可以在网片上缘剪一个裂缝，以允许神经通过，并尽量减少神经与网片边缘的接触。以前将生殖神经和精索外血管从精索其他结构中解剖分离的做法，也被确定会增加神经损伤的机会，现今已被弃用[9]。

讨　论

疝手术的成功取决于对腹股沟区解剖结构的详细熟知，以及根据不同的临床情况来选择及运用不同疝修补技术的能力。了解每种技术的优点、缺点和适应证是至关重要的。2014年，欧洲疝学会（EHS）发布了最新的成人腹股沟疝治疗指南[12]。根据最新随机对照试验（RCT）数据，采用Lichtenstein无张力疝修补术修补原发性、单侧、有症状的腹股沟疝，得到了最高级别证据（1A）和最高级别推荐（A）的支持，这一技术被认为优于Bassini和Shouldice的组织修复技术[4-7]。

2014 EHS指南更新的第一点是，与如Prolene疝修补装置（PHS）和网塞-平片（PP）等其他基于网片的修补技术相比，Lichtenstein修补技术在功能性和安全性方面有新数据。目前存在许多随访期在1～4年的PHS与Lichtenstein相比较，以及PP与Lichtenstein相比较的随机对照试验及meta分析资料。PP技术被认为可缩短5～10 min手术时间，而其他结果并无显著性差异。比较了PHS和Lichtenstein技术，复发和慢性疼痛的发生无差异，两种技术的并发症发生率亦无差异[12]。PHS涉及进入腹膜前间隙、暴露神经会产生额外风险，而且还破坏了用于修补复发疝或切除前列腺癌的平面。不恰当的放置、网片瘤的形成及网片的移位，使我们更倾向于避免运用这些在腹横筋膜前、后均放置网片来修补疝的三维立体网片。

更新的EHS指南的第二点明确，无论是通过Lichtenstein技术还是腹腔镜技术来修补单侧和双侧原发性腹股沟疝，两者的复发率和慢性疼痛发生率是相同的[12]。重点是这种相同是由有经验的内镜外科医师来完成的，对于腹腔镜技术而言，其学习曲线要长得多。在运用Lichtenstein技术修补原发性腹股沟疝时，非专家和住院医师同样可以取得与专家相媲美的结果，而在内镜修补手术中，专家的表现远比非专家要好得多[13]。虽然Lichtenstein技术和内镜技术的安全性已经得到证实，但内镜手术略增加了血管或腹部器官损伤的风险[14]。没有全身麻醉或气腹所引起的生理应激，这是Lichtenstein修补技术的另一益处。尽管如此，腹腔镜技术仍是治疗双侧疝和腹股沟疝前入路术后复发的首选方法，因为它能减轻这些患者的术后疼痛，减少恢复时间和慢性疼痛的发生率[12]。

最后，最近有证据质疑网片需要缝合固定到腹股沟管底部，其反对使用缝线固定是因为它会导致创伤，可能引起血肿、神经损伤或被缝扎及慢性疼痛。网片固定的替代方法包括纤维蛋白胶、氰基丙烯酸酯胶和自主固定网片。质量最高的研究是一项在Lichtenstein疝修补中应用纤维蛋白胶Tissucol/Tisseel来固定网片的试验（TIMELI），这是一项用来比较纤维蛋白胶固定和传统缝合固定的前瞻性RCT[15]。这项研究发现，应用纤维蛋白胶与术后1个月和6个月时疼痛明显减少有关，并且在1年，诸如麻木、疼痛和腹股沟区不适等慢性症状减少了45%。2015年发布的多中心RCT对氰基丙烯酸酯胶和自主固定网片进行了评估，研究发现与缝合固定相比，就术后疼痛和慢性疼痛而言，氰基丙烯酸酯胶并无明显优势，自主固定网片仅在术后第一天显示其患者具有较轻的疼痛感[16]。虽然它们的复发率与传统缝线固定相当[12, 15, 16]，但从整体上看，这些证据和该固定方法可防止损伤的益处相混淆了。

结　论

Lichtenstein无张力疝修补术已经演变发展了20余年，并产生了极佳的效果。该技术具有成本低、学习快、可在局麻下进行等优点。就复发、术后疼痛、慢性疼痛和其他并发症而言，它与其他修复技术的优势相当，甚或更优于它们。Lichtenstein修补术仍是早期单侧腹股沟疝及那些希望避免全麻风险患者的手术之选。

参考文献

［1］Lichtenstein IL, Shulman AG. Ambulatory outpatient hernia surgery. Including a new concept, introducing tension-free repair. Int Surg. 1986;71(1):1–4.

［2］Amid PK. Lichtenstein tension-free hernioplasty: its inception, evolution, and principles. Hernia. 2004;8(1):1–7.

［3］Amid PK. Classification of biomaterials and their related complications in abdominal wall hernia surgery. Hernia. 1997;1:12–9.

［4］McGillicuddy JE. Prospective randomized comparison of the Shouldice and Lichtenstein hernia repair procedures. Arch Surg. 1998;133:974–8.

［5］Danielsson P, Isacson S, Hansen MV. Randomized study of Lichtenstein compared with Shouldice inguinal hernia repair by surgeons in training. Eur J Surg. 1999;165:49–53.

［6］Nordin P, Bartelmess P, Jansson C, et al. Randomized trial of Lichtenstein versus Shouldice hernia repair general surgical practice. Br J Surg. 2002;89:45–9.

［7］Simons MP, Aufenacker T, Bay-Nielsen M, et al. European Hernia Society guidelines on the treatment of inguinal hernia in adult patients. Hernia. 2009;13(4):343–403.

［8］O'Dwyer PJ, Kingsnorth AN, Molloy RG, et al. Randomized clinical trial assessing impact of a lightweight or heavyweight mesh on chronic pain after inguinal hernia repair. Br J Surg. 2005;92(2):166–70.

［9］Amid PK, Shulman AG, Lichtenstein IL. Critical scrutiny of the open tension-free hernioplasty. Am J Surg. 1993;165:369–71.

[10]Nilsson H, Stylianidis G, Haapamäki M, et al. Mortality after groin hernia surgery. Ann Surg. 2007;245(4):656–60.

[11]Klinge U, Klosterehalfen B, Muller M, et al. Shrinking of polypropylene mesh in vivo: an experimental study in dogs. Eur J Surg. 1998;164:965.

[12]Miserez M, Peeters E, Aufenacker T, et al. Update with level 1 studies of the European Hernia Society guidelines on the treatment of inguinal hernia in adult patients. Hernia. 2014;18(2):151–63.

[13]Eker HH, Langeveld HR, Klitsie PJ, et al. Randomized clinical trial of total extraperitoneal inguinal hernioplasty vs Lichtenstein repair: a long-term follow-up study. Arch Surg. 2012;147(3):256–60.

[14]Amid PK. Groin hernia repair: open techniques. World J Surg. 2005;29(8):1046–51.

[15]Campanelli G, Pascual MH, Hoeferlin A, et al. Randomized, controlled, blinded trial of Tisseel/Tissucol for mesh fixation in patients undergoing Lichtenstein technique for primary inguinal hernia repair: results of the TIMELI trial. Ann Surg. 2012;255(4):650–7.

[16]Rönkä K, Vironen J, Kössi J, et al. Randomized multicenter trial comparing glue fixation, self-gripping mesh, and suture fixation of mesh in Lichtenstein hernia repair (FinnMesh study). Ann Surg. 2015;262(5):714–9; discussion 719–20.

第11章
Gilbert 双层连接装置（PHS）和
其他网片修补术

The Gilbert Bilayer Connected Device (PHS) and Other Mesh Repairs

Jerrold Young, Rafael Azuaje, and Arthur I. Gilbert

陈吉彩　译

疝修补原则：理想的术式

成功进行腹股沟疝修补术的首要原则是将疝内容物完全回纳至腹壁肌腱膜层后方并防止疝复发。这要求肌耻骨孔（myo-pectineal orifice，MPO）被完全覆盖。MPO是1956年Henri Fruchaud在他经典的论著中所提出的，2000年Gilbert形象地将它描述为"腹股沟区的三组三角"[1]（图11.1和图11.2）。Robert Condon写道："腹股沟区域的解剖被各年资的外科医师所误解。"对这一区域解剖的透彻理解对于手术的成功至关重要。因为解剖的复杂性和外科医师技术的多变性，目前已有很多不同的疝修补术被描述，以寻求对患者最理想的治疗。

理想的疝修补术包含许多元素。最重要的是手术结果和患者的满意度。应该是最轻的术后短期和长期疼痛、最低的失能、低风险的其他副作用和并发症，以及极低的复发率。这个手术应该是局麻下的门诊手术，手术时间短，费用低；应该具有学

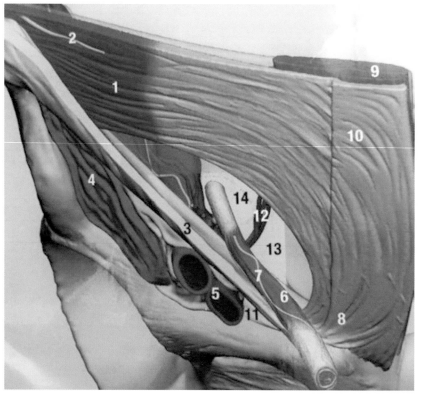

图 11.1　肌耻骨孔前面观。1. 腹横肌；2. 髂腹下神经；3. 腹股沟韧带；4. 髂腰肌；5. 股动脉和股静脉；6. 精索；7. 髂腹股沟神经；8. 耻骨结节；9. 腹直肌；10. 腹直肌前鞘；11. 股管；12. 腹壁下动、静脉；13. Hesselbach 三角（直疝三角）；14. 内环

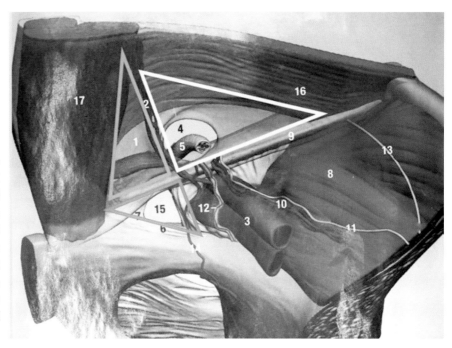

图 11.2   肌耻骨孔后面观。
1. Hesselbach 三角（直疝三角）；2. 腹壁下动、静脉；3. 髂外动静脉；4. 内环；5. 精索；6. Cooper 韧带；7. 陷窝韧带；8. 髂腰肌；9. 腹股沟韧带；10. 精索血管动、静脉；11. 生殖股神经生殖支；12. 输精管；13. 股外侧皮神经；14. 死亡冠；15. 股环；16. 腹横肌；17. 腹直肌

习曲线短，不管是由普通的外科医师操作还是由专家操作，都具有完美重复性的特点。没有哪一个修补术兼具所有这些期望的特点。Bassini、McVay 和 Shouldice 技术在他们运用时能达到很好的预后，但是如果没有像他们那样的精湛技术和对解剖的理解，该技术就很难被复制。为了改善手术预后，发展了开放或腹腔镜网片技术。网片可被放置在肌前或肌肉与腹膜之间，或者如果是双层修补，肌前、肌后均可放置。在外科医师熟悉也更喜欢自己的手术方法的时候，有些技术比其他方法提供了更好的结果，而且外科医师为提高预后对一些新概念、新产品和新技术进行了持续的研究和分析。

生活质量问题：改善预后和患者满意度

近年来，患者对卫生保健服务的满意度越来越受关注。医师和医院对患者的关注也越来越多，特别是预后和满意度调查可能会对报销赔付产生影响。通过提高手术技术和运用修补网片，疝复发率明显降低，更多的关注度转向了生活质量问题，如患者回归日常生活活动的能力。严重的慢性疼痛，有报道称在疝术后患者中高达 6%。躯体、内脏和神经性疼痛，睾丸疼痛，射精障碍和不育，外科医师和患者同样关注这些方面。1996 年 Cunningham 指出，尽管网片被暗指为导致这些不适的一个因素，但是缝合修补后留下的瘢痕同样会引起这个

问题[2]。放置网片可以立即加强修复，通过引发炎症反应，增加瘢痕形成，并由于这层板状瘢痕组织而使修复更牢固。神经、肌肉、精索及腹膜前间隙的所有结构和腹股沟管都可能会接触到网片，这取决于网片放置的位置。这在开放前入路修补术、开放腹膜前修补术和腹腔镜（laparoscope，LAP）修补术中也均如此。当用作肌前修补的网片被放置在腹内斜肌前方时，其内环外侧部分会不可避免地与髂腹股沟（ilioinguinal，II）和髂腹下（iliohypogastric，IH）神经接触。神经可受到一层筋膜的包裹而得到保护，但是网片褶皱可能会导致这些结构产生炎症和瘢痕。这对于腹股沟管中的其他结构，或者开放或腹腔镜手术中腹膜前空间（pre-peritoneal space，PPS）的结构，可能都存在这种影响。

无论使用何种手术方式，引起慢性疼痛的技术原因与手术医师的技能和其对细节的关注度相关。指南列出了一些对所有类型疝修补术都可能产生作用的因素，疝外科医师应该熟悉并遵循指南，以减少慢性腹股沟疼痛的风险[3]。该指南中推荐的一些技术清楚明了。应该通过识别和保护 II、IH 和生殖股神经的生殖支来避免神经损伤。为减少损伤风险，不应该做任何钝性分离或神经牵拉以"使它们让道"或直接使用电灼。如果一条神经模糊不清或处在疝的瘢痕中，或者可能处在修补的位置，那么可以切除之。采用近端结扎后置入肌肉内，要比使

其直接暴露于瘢痕中更好。其他的考量是：限制在精索上解剖，以减少可能导致的精索功能障碍、栓塞及损伤输精管外膜中神经和血管的风险；如果可能，尽可能避免将网片直接放置在对着输精管的位置；使用可吸收缝线和打空心结，并将结打在腹内斜肌中，远离可见神经的位置；近内环横断斜疝疝囊，避免沿着精索远端分离；避免在神经周围或耻骨结节（pubic tubercle，PT）的骨膜上缝合打结。慢性疼痛的风险可能是手术所固有的，许多有效的研究比较了不同技术引起的慢性疼痛并将其用于评价预后。

"定制化"外科：术式的选择

疝外科医师逐渐关注腹股沟疝修补方法的选择，这种选择是根据患者的需要而个体化的，同时还根据外科医师的个人技能和临床经验。尽管单一的一种技术可用于所有不同类型和大小的腹股沟疝，但对于不同患者，手术方法的选择应依据解剖发现、缺损类型、患者需求及使用这项技术的外科医师的专业知识来定。患者有不同的解剖情况，疝的问题也因疝的大小、位置及既往修补史的不同而不一样。一些患者因为年龄、职业、活动、体质、胶原蛋白代谢失调和吸烟等因素而更容易复发。对于一个先天性Ⅰ型斜疝年轻男性患者，如果其腹股沟管后壁完好，就不需要像修补一个Hesselbach三角后壁缺损的复发性Ⅳ型直疝患者那样进行修补。有些技术更易于操作，效果也更好，而有些技术更难操作，效果也更差。外科医师应该有不同手术方式的临床经验，就像其自身的一部分装备一样，能够依据具体情况为患者提供最优的手术技巧。

外科医师的专业知识包括对解剖学和病理生理学的理解、训练和经验、了解当前公认的原则和技术、手术能力及对细节的关注度。大多数疝修补手术是由那些每年可能做不到50例疝修补手术的外科医师来完成的。一种手术的学习曲线越长，则需要更多的经验才能精通。在外科医师的学习阶段，这可能会导致患者对手术结果的满意度低于预期。手术的成功最终将依赖于外科医师的技能——选择正确的手术方法和熟练操作。应该根据手术创立者所描述的技法来操作。虽然可以作出修改，但我们应该意识到，随着专家技术的重大变化，结果可能不如原来手术那么好，如果并发症接踵而至，偏离标准的手术可能会使治疗陷入困境。

缝 合 技 术

Arthur Gilbert医师是Prolene疝装置（Prolene Hernia System，PHS）术式的创立者，在他职业生涯早期就对"疝学科"产生兴趣并投身于此领域。他想要了解那些早期外科医师的工作，即他们最初的缝合技术需要打开腹股沟管后壁，并缝合正确的层面以关闭疝缺损。为此，他访问了Bassini的家乡帕多瓦，详细研究了他的手术步骤，意识到对解剖学理解的重要性，因为这关系到缝合正确的层面并进行成功的修补。对于股疝和较大的腹股沟直疝，大多数外科医师使用McVay技术，这是一种解剖性修补术，需要打开腹股沟管后壁，将腹横肌腱膜弓缝至耻骨梳韧带。1976年，Gilbert访问了多伦多Shouldice诊所，在那里外科医师要观察和协助上百个案例后才被认为有资格自己进行修补术。他们细致的手术技巧给他留下了深刻的印象，这种技术也需要打开腹股沟管和多层的线缝合，但更多的是使用局部麻醉和早期对患者宣传教育。Gilbert了解到，打开腹横筋膜（transversalis fascia，TF）是早期缝合技术一个必不可少的部分，但同样重要的是，它给外科医师提供了一个很好的腹膜前空间的视野。但是，由于缺乏经验及涉及打开腹股沟管后壁，大多数外科医师都不愿意深入，也无法像专家描述的那样去完成手术操作。他们修改简化的手术步骤，无法达到原始技术那般较好的结果。此外，由于将腹横肌腱膜弓和腹内斜肌向下拉至腹股沟韧带会造成张力，患者和外科医师都为与这张力相关的疼痛及长期的失能和高复发率感到沮丧。外科医师和患者都对缝合修补术的结果不满意。他们开始使用网片来加强他们的修补，在缝合修补的顶部，把网片放置在腹股沟管外面作为上层补片。但这仍然造成张力和明显疼痛，而这促成了今天所流行的无张力技术的出现。

网 片 修 补

肌前修补术

在20世纪80年代，Irving Lichtenstein使用20年前Usher所介绍的桥接缺损的概念，普及了一种无张力的肌前网片修补术，这种方法较缝合修补更容易被普通外科医师所操作[4]。尽管其他外科医师使用这种方法不如Lichtenstein术的结果理想，但仍比他们使用的缝合修补效果好。Amid医师指出，如果希望在复发和患者满意度方面达到Lichtenstein术的结果，那么外科医师应该按照所述的具体操作细节来进行手术，不要修改它。由于其易于使用，并且所有外科医师都能获得成功，较其他手术方法，Lichtenstein技术是最流行的疝修补技术。

平片-网塞修补术

Gilber在事业早期，使用一种卷曲的像塞子一样的网塞通过疝缺损处将其放置在腹膜前空间。Rutkow普及了此项技术，他增加一种肌前补片，从而创造了网塞-补片修补术[5]。使用不可吸收缝线确保塞子与腹横筋膜不分离。不幸的是，这个网塞导致患者，尤其是瘦弱的患者出现明显的疼痛，让人倍感烦恼的是，相当多的患者不得不取出网塞。还有相当多的病例因为网塞固定不恰当而向内"迁移"，导致其粘连固定于肠、膀胱，甚至侵蚀这些器官形成瘘管。为解决这个问题，已经有了一些改进，使网塞"更轻"或可吸收，但这些方法还没有被广大外科医师采用。目前仍有一些外科医师掌握这种手术，但总的来说，在过去的20年里，使用网塞的手术数量一直在减少。

腹膜前间隙网片修补

腹壁后面放置网片的概念是基于Pascal原理，腹内压可帮助保持网片的位置。Rives和Stoppa使在腹壁疝中使用腹膜前或肌后空间放置补片的修补术在法国得到推广和流行，Wantz使之在美国推广流行。Nyhus和Condon采用开放肌后修补腹股沟疝的方法也引起了外科医师的兴趣。在亚眠，拜访并和Rene Stoppa一起手术之后，Gilbert进一步确信，放置网片的理想位置是腹膜前间隙，即疝内容和腹壁缺损之间。对于腹股沟疝来说，进入这个空间的入口可以通过缺损或通过在腹股沟管的一个单独的切口。1992年，Gilbert描述了一种无需缝合的"伞状网塞"修复术，他折叠了一张3英寸×5英寸（1英寸=2.54 cm）大小的聚丙烯网片，通过疝缺损将其放置在腹膜前间隙，在腹膜和腹横筋膜之间展开并从后方覆盖缺损。然而，网片并不总是像预期的那样展开，并没有完整覆盖肌耻骨孔，导致原来的疝在不同位置复发。

Robert Kugel设计了一个带有塑料环的层状网片来保持它的形状。在腹股沟管上方做切口，分离肌肉，并用指尖对腹膜前间隙进行盲分，通过从该切口插入补片。他自己的手术结果是很好的，但是对于大多数外科医师来说，学习曲线太长而且结果很难复制。层状网片被瘢痕包裹和"皱缩"，这样在肌耻骨孔区域容易出现疝的复发。

腹腔镜网片修补术

首例腹股沟疝的腹腔镜手术在1982年进行——用夹子简单地进行疝囊结扎。腹腔镜网片修补术是在20世纪90年代进行并逐步得到完善。今天最常见的腹腔镜技术是经腹腹膜前修补术（transabdominal pre-peritoneal，TAPP）和完全腹膜外修补术（totally extra-peritoneal，TEP）。外科医师在学习曲线的初始，面临的最大障碍是无法理解腹腔镜下腹膜前空间的解剖结构（图11.2）。尽管网片放置的位置与之前描述的开放腹膜前手术相同，在同一个空间中，但外科医师必须对该区域腹腔镜视野中的解剖有精确的了解，以避免并发症。对于处理初次手术是开放修补的复发疝及双侧疝，腹腔镜腹股沟疝修补术占有优势。腹腔镜技术可能比开放手术引起的急性疼痛更少，早期恢复得更快。其缺点包含严重的并发症风险，即未探查肠损伤和血管损伤、较长的学习曲线导致最初复发率比开放手术高。同时，需要全麻，增加了费用和手术时间。目前腹腔镜疝修补术还没有像腹腔镜胆囊切除术和其他腹部腹腔镜手术一样被广泛采用。有15%～20%的腹股沟疝修补术是在腹腔镜下进行的。

肌前和肌后联合修补：Prolene 疝装置（PHS）

1997年，在积累超过2万例疝修补的个人经验后，Gilbert被要求设计一个理想的网片产品用于腹股沟疝修补术。他的目标是开发一种易于掌握的技术，学习曲线短，并且能让所有的外科医师都与专家一样达到可重复的结果。该产品必须适用于所有腹股沟疝、使用最少的缝合、立即加强腹股沟区、长期效果良好、很少的并发症，以及最轻的慢性疼痛。他觉得前面的方法是可取的，因为它可以在镇静状态下在局麻下操作。有了这些标准，他设计了Prolene疝装置（Prolene hernia system，PHS）（图11.3）——一种双层连接的聚丙烯网片，有3个组成部分：一个扁平的圆形下片，一个加长的上片（平边椭圆形），以及一个1.5 cm的圆形连接部，在中间连接上、下两片[6]。下片从后面阻挡了3组三角形区域，而上片则加强了内侧和外侧三角形区

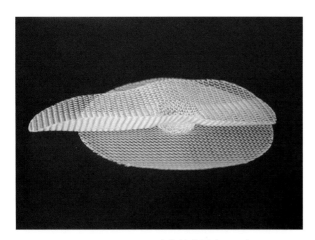

图 11.3　Prelene 疝修补装置（PHS）

域，连接部填塞疝缺损并稳定住两层，因此只需要很少的可吸收缝线来固定。有 3 种尺寸可供选择：中号、大号和加大号。PHS 在纵轴上是对称的，可以在左右两边使用，允许外科医师根据患者的需要裁剪成所需要的形状。

局部麻醉技术

在 20 世纪 70 年代和 80 年代，疝学会首选的麻醉方法是脊椎麻醉或硬膜外麻醉，但是采用这种麻醉方式的患者，需要在麻醉复苏室留观较长时间，并且增加了术后尿潴留的发生率。参观了 Shouldice 诊所后，Gilbert 教授对静脉镇静和局部麻醉更加熟悉。随着门诊手术成为常态，这种方法可以使患者在术后更快地康复和出院。目前，该机构 98% 的腹股沟疝、脐疝和腹壁疝患者，均用门诊手术流程进行管理，静脉镇静使用咪达唑仑和异丙酚麻醉，局部麻醉用 0.25% 布比卡因（Marcaine®）。成功的关键在于和麻醉团队建立良好的团队合作关系。如果可以的话，长效局部麻醉剂布比卡因脂质体（Exparel®）也是一种选择，在关闭手术切口前逐层注射麻醉，但注意不要注入血管或股神经，这可能导致大腿长时间麻木，甚至股四头肌无力持续 2 天。我们的经验是，患者在手术过程中保持清醒，并且在复苏室中对口服镇痛药的需求非常低。而使用布比卡因脂质体，可以在术后 2 ～ 3 天显著降低患者的疼痛评分和止痛药的需要量。

PHS 放置技术

PHS 无张力疝修补术有以下 4 个步骤：

- 第一间隙的准备。
- 腹膜前间隙的游离。
- 下层补片的铺展。
- 上层补片的应用。

第一间隙的准备

第一间隙的准备及上层补片应用，本质上和 Lichtenstein 手术中应用的技术一样。在患者进入手术室前，麻醉医师先用咪达唑仑（Versed®）镇静。术前给予异丙酚（Propofol®）额外镇静后，用 20 ～ 30 ml 含有肾上腺素的布比卡因将手术区域的皮肤和 Scarpa 筋膜逐层浸润麻醉。根据患者的体型，在腹股沟韧带中点上方 1 cm 处向内下至耻骨结节上方，做一个与耻骨结节至髂前上棘连线平行的 4 ～ 7 cm 皮肤切口。避开或离断结扎腹壁浅血管，切开 Scarpa 筋膜。清除腹外斜肌腱膜（external oblique aponeurosis，EOA）上的皮下组织，暴露外环口的精索结构和髂腹股沟神经，仔细保护并尽量不要用力牵拉神经。在腹外斜肌腱膜后方注入 20 ml 局麻药浸润该区域，此时需注意避免多次穿刺或将麻醉药直接注入神经，这可能会导致神经损伤和神经病变。

经外环口沿腹外斜肌腱膜纤维方向将其打开，提起内上叶，将其与下方的腹内斜肌及其腱膜分离，并向内侧暴露腹直肌前鞘。辨认髂腹下和髂腹股沟神经，使其在肌肉表面的筋膜内不受干扰。为了保护神经，尽量不要把它们从腹外斜肌腱膜上分离。如果神经增厚或瘢痕化或干扰手术，可将其离断，近端用 3-0 薇乔线（Vicryl®）结扎，并埋藏于肌肉中。在内环外侧，向着髂峰方向解剖分离 3 ～ 5 cm 第一间隙。提起腹外斜肌腱膜下叶，向陷窝韧带和耻骨结节方向向内仔细解剖分离。对于疝囊较大的患者，先回纳疝内容物可以使精索结构更易于提起。此时，将局麻药沿着腹股沟韧带区域及耻骨结节上方的腹直肌前鞘周围注射麻醉。通常，这次注射后，余下的手术过程基本不再需要镇静。对于有很多瘢痕的复发疝，可以用多普勒超声帮助识别精索内血管及腹壁下血管。在某些情况下，通过麻醉师"减轻"患者的麻醉程度并嘱咐其咳嗽，可以更好地识别疝的缺损部位。

有两种方法可以建立容纳上层网片的拱形区域。最初的方法是像 Shouldice 技术那样纵行切开提睾肌，在直视下见环绕在输精管周围透明的相对无血管的精索内筋膜，用 Penrose 引流条将精索和睾丸血管提起，从而使拱形区域在这些结构和少量精索成分间被敞开，留下外侧含血管的提睾肌及生殖股神经附在腹股沟管底部，这些较少的精索结构不需要像Shouldice技术那样被分离开来，而使之仍附着在腹股沟韧带内侧支撑缘上，位于上层补片中央的后方。这种方法需要沿着输精管做较多的分离，可能导致更多瘢痕，使精索与网片更紧密接触。我们目前更喜欢用另外一种技术来创建这一拱形区域。这种方法是在近耻骨结节处将整个精索结构用1/4 Penrose引流条提起，使之与后壁分开，如果需要，可以离断内侧提睾肌。细致地解剖分离很有必要，这可以使生殖股神经生殖支及外侧提睾肌内的血管所受的创伤最小化。这一将整个精索结构提起的首选方法，使得对精索内筋膜中输精管和睾丸血管的解剖更少。

　　是否存在股疝，主要通过切开大腿根部、腹股沟韧带下方的筛状筋膜来排除。检查Hesselbach三角后壁有无直疝或薄弱。如果有直疝，切开后壁后可以直接识别股疝并将其回纳。为了检查斜疝，我们需要在内环1～2 cm附近切开提睾肌，便于检查有无斜疝或鞘状突未闭，此过程需要注意避开髂腹股沟神经。如果发现斜疝的远端部分在腹股沟管内相对较短，并且不与精索紧密粘连，可将完整的疝囊从精索上游离，直至腹横筋膜水平的真性疝囊颈，在此处结扎横断或翻转。如果斜疝远端超过外环或进入阴囊，则距疝囊颈1～2 cm处横断疝囊，将近端疝囊游离至腹横筋膜水平的疝囊肩部并将其结扎，将远端疝囊留在原位，因此沿着输精管和血管的解剖分离非常少。术中必须意识到滑疝的可能性，避开肠管把疝囊打开可以使解剖和分离更清楚，但是在疝内容物回纳后，必须将疝囊关闭。疝性脂肪瘤可以被结扎、横断或翻转倒置。间质性脂肪伴随精索内血管，应完整保留，剥离会导致术后精索炎症和疼痛，也会引起睾丸静脉回流受阻增加。

直疝：腹膜前间隙的解剖

　　为了更好地放置补片，在置入补片前需要对腹膜前间隙进行解剖。没有细致的解剖，不可能成功创造这个空间，单纯像铁棒一样的置入，结果补片不仅不能完全展开，形成一团或呈塞子状，还会导致腹膜粘连。解剖通常通过疝的缺损进行，这时候是否熟悉解剖结构显得非常重要。腹横筋膜（TF）有两层，前层在腹壁下血管前方，后层则在其后

方。在直疝三角区环形切开两层腹横筋膜，暴露内侧三角的后壁，并用止血钳钳夹并牵拉边缘。当切开腹横筋膜深层，真正黄色的腹膜前脂肪就会显露。为了使补片充分展开，可将腹膜前脂肪和疝囊推回腹腔，并用放射显影的海绵将空间扩大——推移海绵可将腹膜前脂肪与腹横筋膜后层分离。肌耻骨孔（MPO）后方的空间并不平坦，呈锥形。此区域上方、腹横肌的后方及内侧耻骨结节后方的空间相对平坦。肌耻骨孔的下方深至腹股沟韧带，弧形向后穿过髂耻束和内侧耻骨梳韧带（Cooper韧带），股淋巴管、髂动静脉位于该区域中间，精索和睾丸血管位于外侧，这部分解剖沿腹壁下血管后方向外侧进行。如果有斜疝或马鞍疝，需将直疝区域的空间与外侧空间打通。如果没有斜疝缺损，外侧腹膜前仅解剖分离至腹壁下血管后方，用上层补片保护内环外侧的后壁区域，这样可以避免对腹膜前血管和精索的解剖。

PHS 下层补片的准备及放置

　　将PHS上层补片的尾部沿其长轴折"三折"，两端拉起并拢，并用卵圆钳在连接体附近钳夹，使下层补片成"墨西哥玉米薄饼卷"样（图11.4），这使得置入后的补片易于放置和可以在直视下操作。由于腹膜前间隙呈圆锥形，如果下层补片全部置入，补片会随着腹膜前间隙的形状出现一些放射状褶皱。因此，可以裁掉补片的边缘部分，将其修剪成椭圆形，从而使它适合于解剖空间并尽可能有少的折叠（图11.5）。保持上层补片平行于腹股沟韧带方向插入整个装置，直到下层补片的周边都进入腹股沟管后壁后方。

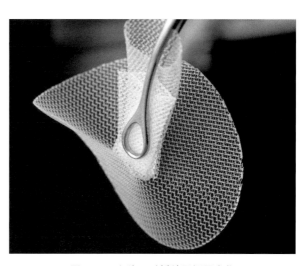

图 11.4　上片三对折并用镊子夹住

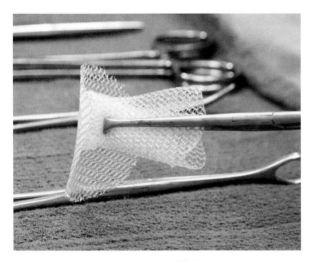

图 11.5　展平补片

直疝

对于直疝，可以经直疝三角腹横筋膜切口垂直插入。轻轻提拉补片上层，下层补片就从中间连接体处向周边展开。补片边缘内侧在耻骨结节后方，上方在腹横筋膜后方，外侧在腹壁下动脉后方，下方覆盖Cooper韧带，该处也覆盖保护了股管（图11.6）。

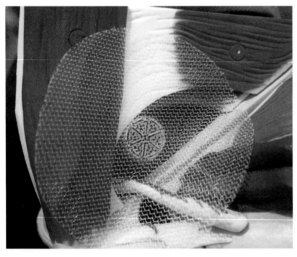

图 11.6　补片覆盖整个肌耻骨孔（MPO）（后面观）

股疝

对于腹股沟疝，下层补片不需要缝合，腹内压将补片压向腹壁并将其保持在原位。如果有股疝，可以用2-0 Prolene缝线将补片固定在Cooper韧带上，这一步如果选择在插入补片前完成，可能会更容易些。紧贴连接体，用可吸收线1～2针8字缝合关闭内侧三角的腹横筋膜切口。如果缝合太紧，连接体会被压缩，上层补片可能难以展平。

小斜疝

对于只有1指宽的小斜疝（Gilbert 1型），在分离第一间隙的同时，就可以完成疝囊的游离。最初，我们选择打开内环口，将装置通过内环置入——这需要沿着精索和精索血管进行解剖。我们目前的方法是在腹壁下血管内侧切开一个小口来放置这个装置，而斜疝区域可以用上层补片来覆盖。然后用可吸收缝线缝合1～2针固定该装置，而不是用不可吸收线沿着腹股沟韧带支撑缘来固定。

大斜疝

对于中等或更大的腹股沟斜疝（Gilbert 2型或3型），不管远端疝囊如何处理，对于位于内环内的疝囊必须仔细地将其从精索及内环入口肌筋膜处的腹横筋膜延续纤维上剥离下来，并在疝缺损处的腹横肌深面将疝囊向四周解剖分离。该区域可能有瘢痕形成，因此在将疝囊从精索结构上分离时，要小心，不要切开疝囊。疝囊的"肩部"必须与腹横筋膜分开，以创造下层补片的放置空间。然后用镊子将疝囊经内环推入，之后外科医师的示指经内环伸入至腹横肌后方邻近镊子处，撤去镊子，示指留在原处，轻轻提起腹横肌，将一块4英寸×4英寸的干海绵置于示指下以扩充腹膜前间隙，这有助于将疝内容物与精索成分分离。经内环游离前间隙，向上方和外侧游离是在腹横肌后方完成的，向下方游离是在疝内容物和精索成分之间完成的，向内侧游离是在腹壁下血管后方完成的。将拉钩放在腹壁下血管后方，或者用组织钳环绕腹壁下血管牵拉，以便向内侧分离，这一分离从Hesselbach三角后壁后方一直延伸至耻骨结节后方，以及再往下至Cooper韧带后方。这一空间用4英寸×4英寸的海绵很容易创建，用示指、镊子或电灼同样也可以创建。将海绵暂时放在此处以支撑建立的空间，在置入补片前取出。对于直、斜疝并存（骑跨疝）的病例，在腹膜前内侧间隙和外侧间隙都建立后，用Penrose引流条将腹壁下血管提起，或结扎、离断该血管，这样两个间隙就相通了。

斜疝

外科医师的示指伸入腹横肌后方的外侧以后，轻轻提起肌肉，将PHS装置顺着手指内侧滑入腹膜前间隙——置入的方向为内上方指向脐底部。下层补片边缘向上外侧放置于腹横肌后方，处于同一平面。向内侧放置于腹壁下血管和耻骨结节后方，补片的下缘指向更后位置，覆盖住股管和Cooper韧带后方组织，这样就把疝内容物与精索结构完全隔开了。通常，修补一个斜疝，除非是较大的Ⅲ型缺损，内环不必绕着连接体收紧，因为内环的倾斜也对下层补片提供额外的保护。下层补片放置的效果可以在上层补片放置之前通过让患者咳嗽或做Valsalva动作（深吸气后屏气，再用力做呼气动作）来证实。术后当患者处于站立时，腹内压会将下层补片压平于腹膜和腹横肌之间。

PHS 上层补片的应用

用海绵钳将上层补片拉到腹内斜肌水平，同时牵拉两端使之展平。其外侧部分暂时置于腹外斜肌后方，其上端边缘向内侧中线方向展平直至末端，将末端固定于耻骨结节并超过 1～2 cm。采用2-0 Vicryl缝线将内侧边缘缝合固定于耻骨结节内侧的腹直肌腱膜上（不要缝到骨膜上）。下方或外侧剪一个足够大的缝隙，以使精索结构无压迫顺畅地通过。可以在下方接近连接柱处剪一"T"形缝隙，缝隙中心与精索成分的中间部分对齐，精索结构穿过缝隙后将缝隙边缘缝合于腹股沟韧带支撑缘上（图11.7）。另一种剪缝隙的方法尤其适用于直疝，在外侧做一个带孔的裂隙容精索通过，尾部用2-0 Vicryl线缝合在一起，展平并超过腹内斜肌外侧2 cm。第一间隙中展平的上层补片的外侧部分被EOA很好地覆盖，因此不需缝合。采用2-0 Vicryl线缝合还可以缝在两个地方：一是将补片的上缘缝到腹内斜肌上，打空心结并避开髂腹下神经；另一个是将补片的下缘缝于腹股沟韧带支撑缘的中间部分。不要用不可吸收线，除非疝很大或是复发疝。放置的下层补片足以防止该区域疝的出现。超出缝合的部分如果发现有折叠就要修剪，折叠通常发生

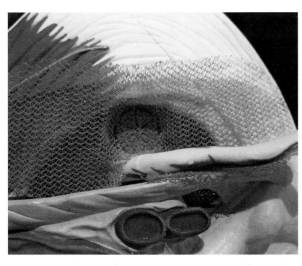

图 11.7　补片覆盖整个肌耻骨孔，上片豁口容精索通过

在外侧或内侧部分的下缘。将精索和髂腹股沟神经放置在上层补片的内侧部分。切口的每一层都要用杆菌肽——多黏菌素（Bacitracin®-Polymyxin®）溶液冲洗。腹外斜肌用3-0 Vicryl线连续缝合关闭，重建外环，因为预见到精索结构可能会出现水肿，所以重建的外环不能太紧。皮下组织用3-0 Vicryl线缝合关闭，皮肤用3-0 Vicryl线进行皮内缝合。之后皮肤用多魔棒（Dermabond®）或一种免缝合胶带（Steristrips®）黏合。

股疝

对术前诊断的股疝需要进一步行超声检查，检查时做Valsalva动作，如果同时还有腹股沟疝，那就行PHS修补术，将补片放置得更靠近内侧一些，可以使股疝成分回纳入直疝区域，使之转化为直疝。将下层补片缝合到股管附近的Cooper韧带上。如果没有腹股沟疝，就在腹股沟韧带下方进行修补。将股疝回纳，从下方将海绵放入股管，修剪中号PHS下层补片后将其从这个孔隙置入。采用2-0 Prolene缝线将连接柱固定于缺损前缘、内侧和后方近Cooper韧带处。不要缝合外侧，因为该处有股静脉。将上层补片剪除。这种方法避免了对有精索结构和神经通过的腹股沟管的解剖。

术后护理指南

一般术后患者可转至门诊留观区，部分未清醒或需要监护的则转入复苏室。大部分患者于术后45分钟至1小时排便后可离院。术后立即给予伤口局部冰敷2天。告知患者术后有轻微到中度的疼痛，有时会合并睾丸疼痛，1～2天后逐渐减轻，在手术后的几周内可能还会有一些灼痛或刺痛。鼓励患者经常走动（如果手术当天没有头晕），在没有感到不舒服的前提下，恢复所有日常活动。术后5～7天给所有患者常规应用抗炎药，必要时给予麻醉性止痛药，如氧可酮和对乙酰氨基酚。告知患者术后几天内切口周围、睾丸及阴囊可能会出现肿胀和瘀斑。切口下的肿胀将形成一条坚硬的伤口愈合脊，持续6～8周。随着愈合，脊会变得更凸出，它开始变窄并升高，然后慢慢变平。如果患者术后第2天没有排便，建议应用氢氧化镁混悬剂通便。异地患者术后第1天需来院复查，然后可以驾车或坐飞机回家。当地患者的复查时间为术后7～14天，查看伤口愈合情况。外科医师需和那些术后1～2周打电话抱怨疼痛的患者进行谈话以

安慰他们，或者让患者来院检查或给予其他的一些建议。

结　　果

（1）复发：从1998年4月到2015年12月，5名外科医师在佛罗里达的疝研究所进行了超过12 000例的PHS术，男性患者占93%，双侧占10%，复发1～6次而再次手术的占15%，股疝占2%。所有尺寸的PHS均被使用，我们偏好使用大号或加大号PHS，中号PHS主要用于股疝及一些女性患者。每年给所有没有医保的患者发函，告知他们可进行免费随访检查，但是只有20%的患者会回电表示手术效果很好，不想花时间再来检查。告知所有的患者，包括有医保的患者，如果他们怀疑复发或被严重的不适所困扰，务必来医院检查。据我们所知，自1998年4月以来，我们的12 000名患者中复发的总人数是18人。就算我们假设有3倍的复发患者没有随访，我们的复发率还是低于0.5%。内侧三角区复发的有7例。3例复发股疝中1例是漏诊，另外2例为II型斜疝术后。8例复发位于内环处——都是在斜疝修补术后。2例为重体力劳动者，其中1例为举重运动员。1个患者因III型巨大疝复发而再次手术，术后并发严重支气管炎，持续了6周，术后4个月再次复发。2次复发后我们推荐他行腹腔镜下修补术。由于PHS易于使用，学习曲线短，普通外科医师经我们训练，实施PHS技术已能取得类似于我们的效果。2004年，在一份由42名经过训练的普通外科医师进行的21 791例PHS修补术的报道中，只有28例复发，失败率为0.0013[7]。

（2）感染：有4例患者因感染需取出补片。其中1例因可疑产气菌感染而立即取出了补片。另1例为淋巴瘤化疗患者，术后第3周并发感染，培养出一种罕见的分枝杆菌。补片移除后，用单股可吸收线进行缝合修补，经过2年的随访，没有疝复发或感染。另一名患者在术后两周感染了MRSA，我们毫不犹豫地取出了补片，并用可吸收线进行了缝合修补，术后开放伤口负压引流，2年内没有疝复发或感染。后续通过多次分泌物鼻拭子培养证实，他是MRSA携带者，但没有临床病史。35名患者需要通过敷料进行浅表伤口引流，其中大部分引流液为浆液性，细菌培养阴性（仅3名患者检出金黄色葡萄球菌），通过每日换药、伤口冲洗和抗生素应用，所有伤口均愈合，均未移除补片。所有涉及感染的修补都没有失败。5名患者需要扩创清除血肿，其中1例在手术室里完成，另4例在诊室完成，均痊愈，无感染。一名患者在第二次复发疝术后，出现了睾丸萎缩。

（3）术后疼痛（慢性疼痛）：主要为术后两天内中度至重度的疼痛。30%的患者治疗术后疼痛只需使用对乙酰氨基酚，其余患者需使用规定的麻醉类止痛剂，2天内平均服用4片。95%的患者在术后两天内没有使用止痛剂。应用布比卡因脂质体注射用混悬液（Exparel®）后，患者术后2～3天的疼痛评分降低，而且对麻醉止痛药的需求减少。对于大多数持续感到不适的患者都给予萘普生镇痛。患有附睾炎伴睾丸疼痛的患者接受了坐浴、萘普生和环丙沙星（Cipro®）的治疗，3～6周内疼痛均减轻。3%的劳动者疼痛持续了3～6个月。90个患者伴发慢性疼痛（术后疼痛超过6个月）。10个患者包括5个劳动者，术后伴发严重的慢性疼痛超过6个月，需要进行疼痛治疗。我们对两个患者进行了神经切除术（3条）和补片取出术，另一个患者在其他医院接受了补片取出术。有几项研究比较了PHS术和其他手术方式（包括Lichtenstein术）后发现，在费用、时间、可重复性和易修复性、低复发率和慢性疼痛方面，PHS术的结果与其他术式相当，甚至更好。Nienhuijs的一项平均随访时间为8年的研究显示，在慢性疼痛、补片感觉和复发方面没有显著差异[8]。2015年Heniford等报道了一项多国多中心的2年期随访研究，比较了Lichtenstein术、网塞-平片修补和PHS术共1 341例手术的结果[9]，发现PHS术的手术时间比Lichtenstein术显著减少，复发、积液、感染的发生率各组无显著差别。在第1个月时，PHS术的疼痛感、补片感觉和活动限制都比Lichtenstein术少。两年中PHS术疼痛和补片感觉的发生率明显比Lichtenstein术少。他们总结得出，PHS术后的第1个月和2年期生活质量显著比Lichtenstein术、网塞-平片修补技术高。

其他网片产品

随着对轻量型补片的关注，一种被称为Ultrapro疝装置（Ultrapro Hernia System®，UHS）的由Ultrapro网片（Ultrapro®）制作而成的双层结构补片问世了。它包含一张柔软的轻量型部分可吸收的上层补片和一张用可吸收成分"硬化"了的下层补片，该硬化材料可于数天内分解。有人报道了成功案例，但是我们发现其僵硬的"下层补片"较 PHS 更难展开。另外，还开发出一些其他产品，如轻量型网塞、部分或完全可吸收网塞，试图减少永久成分，减少瘢痕，还希望减少术后疼痛。其他的如用胶水或免缝合自固定网片，还有可以减少慢性疼痛发生率的轻量型大孔网片，由于强度不足而不能用于高复发风险的巨大疝。初步报道表明，其中的一些产品有充分的使用依据，但需要进一步的基于证据的研究来证明这些概念的有效性。

结　　论

PHS 装置的低失败率是由于其完全覆盖了 MPO。下层补片从后方覆盖了现有的缺损和 MPO，而上层补片增加了保护以防止复发，连接柱稳定了这两层，增加了 PHS 的强度。普通外科医师使用 PHS 后的低复发率可以与专家相媲美，而术后疼痛的发生率也与其他缝合修补和网片技术相当或更低。PHS 术以其高成功率和对所有外科医师都易于掌握的特性，使其仍将是未来几代外科医师必备的一项重要的疝修补技术。

参考文献

[1] Gilbert AI. The lateral triangle of the groin. Hernia. 2000;4:234–7.

[2] Cunningham J. Cooperative hernia sturdy: pain in the postrepair patient. Ann Surg. 1996;224:598–602.

[3] Alfieri S, et al. International guidelines for prevention and management of post-operative chronic pain following inguinal hernia surgery. Hernia. 2011;15:239–49.

[4] Lichtenstein IL, Shulman AG, Amid PK. The tension-free hernioplasty. Am J Surg. 1989;157:188–93.

[5] Rutkow IM, Robbins AW. Tension free herniorrhaphy: a preliminary report on the mesh-plug technique. Surgery. 1993;114:3–8.

[6] Gilbert AI, Graham MF, Voigt WJ. A bilayer patch device for inguinal hernia repair. Hernia. 1999;3:161–6.

[7] Gilbert AI, Young J, Graham MF. Combined anterior and posterior inguinal hernia repair: intermediate recurrence rates with three groups of surgeons. Hernia. 2004;8:203–7.

[8] Nienhuijs SW, Rosman C. Long-term outcome after randomizing prolene hernia system, mesh plug repair, and Lichtenstein for inguinal hernia repair. Hernia. 2015;19:77–81.

[9] Heniford BT. International, prospective comparison of open inguinal hernia repair techniques: two-year quality of life (QOL) and recurrence outcomes in more than 1300 patients. JACS. 2015;221(4):S72.

第12章
腹腔镜 TAPP 修补术
Laparoscopic TAPP Repair

Jacob A. Greenberg

李健文　译

引　言

　　腹股沟疝是世界范围内最常见的外科疾病之一。并非所有疝都需要修补，但绝大多数患者会因日后出现症状而寻求手术干预[1]。仅美国，每年就有近80万例腹股沟疝修补术[2]。有许多技术可用于腹股沟疝修补，各有其自身的优势和面临的挑战。本章中，我们将综述腹腔镜经腹腹膜前（transabdominal preperitoneal，TAPP）腹股沟疝修补术的方法。

历　史

　　TAPP 的起源可以追溯到20世纪90年代初，基于腹膜前入路进行腹股沟修补术的日益盛行。在欧洲，Rives 和 Stoppa 提出了使用补片加强肌耻骨孔的理念[3]。此后10年中，随着腹腔镜技术在普外科的逐步开展和应用，一些早期爱好者开始对腹腔镜治疗腹股沟疝产生了兴趣。在 Arregui 等早期经验的报道中，TAPP 具有良好的疗效[4]。90年代早中期，加拿大和欧洲的 TAPP 初始使用者也公布了相关数据，效果良好[5-8]。

　　Leibl 等对 TAPP（n=48）和 Shouldice 修补术（n=43）进行了对比研究，发现采用 TAPP 手术的患者术后疼痛轻、恢复正常活动时间短。随访16个月，两组患者均未复发；随访6年，TAPP 的复发率为2%（1/48），而 Shouldice 修补术的复发率为5%（2/43）[9]。

　　虽然 TAPP 是目前一种被广为接受的修补技术，但全球范围内应用腹腔镜治疗腹股沟疝的比例仍占少数。Trevisonno 等发现在所有的腹腔镜修补术中，只有8%的腹股沟疝患者和28%的双侧疝患者，而其手术指征是被广泛认可的[10]。腹腔镜腹股沟疝修补术的实施比例不高有多种原因，据调查显示，在不使用腹腔镜修补的外科医师中，70%认为腹腔镜手术获益很小，59%认为尚缺乏手术操作的必要培训[11]。

术前考虑

　　应对所有就诊的患者进行完善的术前评估，包括既往史和体格检查，重点了解是否有腹股沟区或前列腺手术史。检查双侧腹股沟区是否有疝存在。在病史疑似腹股沟疝但体检阴性的患者中，可采用超声检查确认有无隐匿性疝[12]。对于无症状或轻微症状的患者，可建议观察等待，或许随着时间推移患者可逐渐产生症状[13]。对有症状的患者，应建议手术治疗，并详细告知围手术期和术后远期风险，包括出血、感染、复发和疼痛等。

　　尽管普遍认为，对于双侧腹股沟疝，腹腔镜手术与开放手术相比在术后恢复方面具有显著优势，但在单侧腹股沟疝的术式选择上仍存在争议。Neumayer 等认为对于单侧腹股沟疝，腹腔镜手术的复发率显著高于开放手术，并认为开放手术仍应作为标准术式[14]。另几项随机对照试验则显示开放手术和腹腔镜手术具有相似的疗效[15, 16]。欧洲疝学会在其制定的腹股沟疝治疗指南中，推荐对于单侧腹股沟疝，经验丰富的医师可选择内镜修补术，否则应选择 Lichtenstein 无张力开放修补手术[17]。总之，外科医师应选择最熟悉的术式作为常规手术，以达到最佳手术疗效。对于既往有腹膜前间隙修补史、脊柱前路手术、骨盆创伤、膀胱手术或前列腺手术史的患者，因腹膜前间隙受到干扰，应选择开放前入路修补术。

手术技术

患者取仰卧位，双臂贴近身体两侧。对于单侧腹股沟疝的患者，可将对侧手臂贴于身侧，同侧手臂 90° 外展。但如果术中发现对侧隐匿性疝，则会使对侧的修补更困难，因此我们更倾向于将双侧手臂贴近身体两侧。所有患者在进入手术室前应排尿，无需常规放置 Foley 导尿管。有尿潴留或良性前列腺肥大病史的患者，在全身麻醉后即放置 Foley 导尿管进行膀胱减压。双下肢放置持续压迫装置，以预防深静脉血栓形成。由于手术时间相对较短，无需皮下注射肝素。对腹部脐孔局部备皮，不建议常规腹股沟区备皮。然后腹部铺巾。

采用 Hasson 开放技术，通过脐下 1.2 cm 切口，建立气腹。置入 12 mm 的 Hasson 套管，用 0 号 Vicryl 线将其缝于前筋膜固定，手术结束时该缝线可用于关闭筋膜。如果合并脐疝，可在缺损处置入套管，手术结束后用 0 号 PDS 线再进行正规修补。较大的脐部缺损（大于 2 cm），在修补过程中也可用补片进行加强。建立气腹至 15 mmHg，患者取头低脚高（Trendelenburg）位，以获得更好的腹股沟区视野，探查双侧腹股沟区是否有疝。将另两个 5

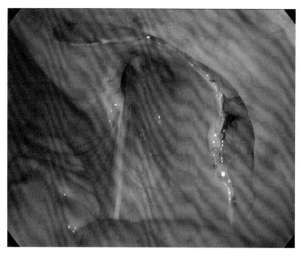

图 12.1　右侧 TAPP 的腹膜切口（经允许引自 Springer Publishing, Inc.）

mm 套管置于双侧锁骨中线平脐水平。在疝同侧的 5 mm 套管中置入 30° 的 5 mm 镜头，在对侧 5 mm 套管和脐部套管中置入器械，可改善手术操作空间。

自脐内侧皱襞沿肌耻骨孔向外行腹膜切口，弧形切开腹膜，外侧可至腰大肌。图 12.1 为腹膜切口的图示。从下腹膜瓣外侧开始，将腹膜与腹膜前脂肪分离，获得充足的操作空间。通过外侧套管，用器械将腹膜向对侧牵拉，通过脐部套管，将腹膜前脂肪与下层腹膜分离。男性患者中，首先显露的重要结构是睾丸血管，通过脐部套管，将该结构与腹膜侧向分离。随着内环口区域的分离，睾丸血管内侧的输精管也被显露（图 12.2），将输精管与腹膜和疝囊分离并推向外侧（图 12.3）。当输精管和睾丸血管与腹膜分离后，可停止斜疝区域的分离而转向内

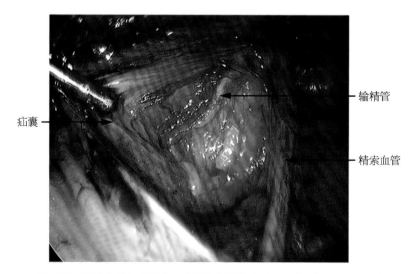

疝囊　　　　　　　　　　　　　　　　　　输精管

　　　　　　　　　　　　　　　　　　　　精索血管

图 12.2　精索血管与疝囊分离（经允许引自 Springer Publishing, Inc.）

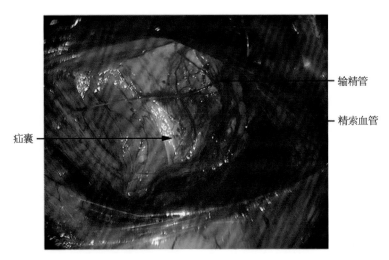

输精管

精索血管

疝囊

图 12.3　输精管与疝囊分离（经允许引自 Springer Publishing，Inc.）

侧区域。女性患者中，子宫圆韧带通常与腹膜致密粘连，分离时易引起腹膜破裂，因此多数情况下更倾向于夹闭和切断子宫圆韧带。

转入直疝区域，在 Retzius 间隙中游离膀胱。利用外侧器械将腹壁下血管内侧的腹膜瓣向下方牵拉，用内侧器械钝性分离腹膜前脂肪，直至暴露腹直肌。用两把器械通过该区域继续向骨盆的骨性结构方向分离。用外侧器械将膀胱推向后方，保持适当位置，用内侧器械将膀胱与骨盆骨性组织分离。该操作可充分游离膀胱并显露两侧的 Cooper 韧带（图 12.4）。

现在可以探查位于肌耻骨孔内的 3 个潜在疝区域了。对于斜疝，用外侧器械钳拉疝囊，用脐部器械将输精管和精索血管与疝囊侧向分离，直至疝囊完全回纳（图 12.5）。对于大阴囊疝，可以横断疝囊，远侧旷置，近端在手术结束缝合腹膜时一并关

闭。精索脂肪瘤未分离回纳是腹腔镜腹股沟疝修补术后复发的常见原因，所以必须评估是否合并精索脂肪瘤的存在。对于直疝，需辨认位于腹壁下血管内侧呈白色反向结构的腹横筋膜，将腹横筋膜推向前方，与腹膜前脂肪层分离，可自然显露 Cooper 韧带和腹壁下血管。最后，在髂血管内侧、髂耻束和 Cooper 韧带之间区域探查股环，所有疝入的腹膜前脂肪都应被分离回纳。探查整个肌耻骨孔，当所有的疝内容物和疝囊都被回纳后，则在腹膜与内侧的膀胱、外侧的腰大肌、精索血管、输精管、髂血管和骨盆骨性结构之间形成壁化，以确保补片下方有足够的覆盖。最后，分离上方的腹膜瓣，减少张力，以利于补片放置后腹膜的关闭。完全分离后的图示见图 12.6。

通过脐部套管置入补片，覆盖整个肌耻骨孔并与周围组织有足够的重叠（图 12.7）。补片有多种类

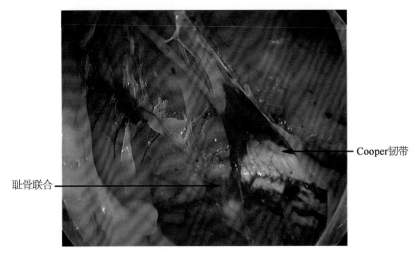

Cooper韧带

耻骨联合

图 12.4　游离膀胱，以显露双侧 Cooper 韧带（经允许引自 Springer Publishing，Inc.）

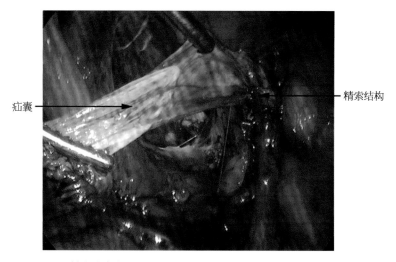

图 12.5　斜疝疝囊完全回纳（经允许引自 Springer Publishing，Inc.）

疝囊

精索结构

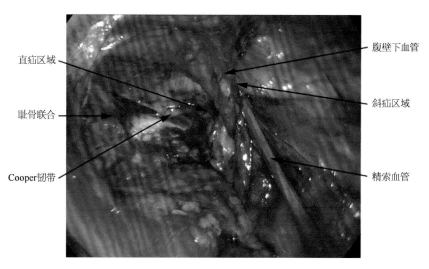

图 12.6　耻骨肌孔的完整分离（经允许引自 Springer Publishing，Inc.）

直疝区域

腹壁下血管

耻骨联合

斜疝区域

Cooper韧带

精索血管

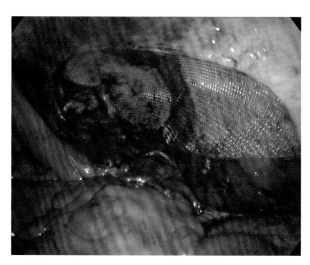

图 12.7　补片放置（经允许引自 Springer Publishing，Inc.）

型，由于放置在腹膜前间隙，因此不需要使用组织隔离补片。固定补片也有很多方法，包括自固定补片、纤维蛋白胶、不吸收或可吸收疝固定装置或不固定。如果决定采用疝钉固定，必须注意在术野的大血管区域或髂耻束外下方股外侧皮神经和生殖股神经区域不能钉合。腹股沟管区域也不能钉合，因为该处的髂腹下神经、髂腹股沟神经和生殖股神经股支都会在腹横筋膜浅面受损。一般而言，疝钉固定的安全区域包括Cooper韧带、内侧腹直肌和髂耻束外上方的腹壁组织。补片放置后应关闭腹膜，以免补片与内脏接触。腹膜关闭有多种方法，包括缝合、疝钉、钛夹。我们更倾向于选择倒刺线由外向内连续缝合（图12.8）。腹膜关闭后，将手术台恢复到正常位置，直视下释放气体，用0号Vicryl线间断缝合脐部筋膜，用4-0 Monocryl线缝合皮下层，

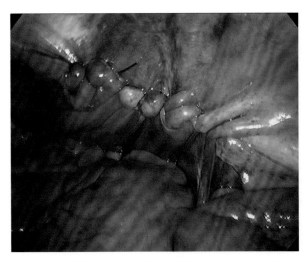

图 12.8　腹膜的缝合关闭（经允许引自 Springer Publishing, Inc.）

并用无菌干敷料覆盖。如插 Foley 导尿管，可拔出，当全麻唤醒后将患者送入恢复室。

TAPP vs. TEP

Muschalla 等最近报道了 TAPP 技术的长期疗效。他们在 2000 年 1 月至 2001 年 1 月，共进行了 952 例 1 208 侧的腹股沟疝修补术，其中 98% 运用的是腹腔镜 TAPP 技术，5 年随访率 85.3%，复发率 0.4%，严重慢性疼痛发生率 0.59%[18]。这些长期结果验证了欧洲疝学会指南中关于对有症状单侧腹股沟疝治疗的建议，指出有最佳证据支持补片修补，只要在该领域有足够丰富的经验，采用开放 Lichtenstein 术或内镜技术都是可行的[17]。尽管有这些建议，但在内镜最佳术式的选择上，即 TAPP 和全腹膜外修补术（TEP）相比，仍有一些争议。

欧洲疝学会对有关 TAPP、TEP 技术和疗效差异的文献进行了回顾总结，发现这两种技术都有各自的特点和优劣，但长期疗效在总体上没有统计学差异，如复发和慢性疼痛。有文献指出，TAPP 的学习曲线可能略短，但未得到强有力的证据支持[19]。

自从这些指南发布以来，另一些 TAPP 和 TEP 的比较研究也陆续发表。Bansal 等对 TAPP 和 TEP 在术后腹股沟区慢性疼痛的远期发生率和生活质量等方面的差异进行了评估[20]。关于疼痛，发现 TAPP 急性疼痛的发生率更高，但两者在慢性疼痛方面无显著性差异。两种术式使患者从围手术期到术后生活质量均有改善，但差异无显著性。此外，两种技术的费用相当[20]。Kockerling 等分析了 17 587 例腹腔镜腹股沟疝修补术的疗效，患者从一项大型前瞻性疝病注册登记系统入组[21]，TAPP 10 887 例（61.9%），TEP 6 700 例（38.1%）。经过单变量和多变量分析发现，手术技术与术中或术后一般并发症的差异无关。TAPP 术后并发症更高，但并未导致两者再手术率的差异。总之，两种技术没有显著性差异[21]。通常情况下，TAPP 和 TEP 的差别在很大程度上是技术性的，不会导致长期疗效的显著差异。掌握这两种技术的外科医师应选择最适合患者的术式。

总　　结

腹腔镜 TAPP 修补术是治疗原发性单侧、双侧和许多复发性腹股沟疝的理想选择。尽管 TAPP 有一定的学习曲线，但一旦达到，具有良好的疗效，复发率和术后慢性疼痛率都很低。外科医师应熟练掌握 TAPP 修补技术并应用于合适的患者。

参考文献

[1] Fitzgibbons Jr RJ, Ramanan B, Arya S, Turner SA, Li X, Gibbs JO, et al. Long-term results of a randomized controlled trial of a nonoperative strategy (watchful waiting) for men with minimally symptomatic inguinal hernias. Ann Surg. 2013;258(3):508–15.

[2] Rutkow IM. Demographic and socioeconomic aspects of hernia repair in the United States in 2003. Surg Clin North Am. 2003;83(5):1045–51. v-vi.

[3] Stoppa RE, Rives JL, Warlaumont CR, Palot JP, Verhaeghe PJ, Delattre JF. The use of Dacron in the repair of hernias of the groin. Surg Clin North Am. 1984;64(2):269–85.

[4] Arregui ME, Davis CJ, Yucel O, Nagan RF. Laparoscopic mesh repair of inguinal hernia using a preperitoneal approach: a preliminary report. Surg Laparosc Endosc. 1992;2(1):53–8.

[5] Bittner R, Leibl B, Kraft K, Daubler P, Schwarz J. Laparoscopic hernioplasty (TAPP)—complications and recurrences in 900 opera-

tions. Zentralblatt fur Chirurgie. 1996;121(4):313–9.

[6] Leibl B, Schwarz J, Daubler P, Kraft K, Bittner R. Endoscopic hernia surgery (TAPP)—gold standard in management of recurrent hernias? Der Chirurg. 1996;67(12):1226–30.

[7] Litwin D, Rossi L, Oleniuk F, Kenney B. Laparoscopic groin hernia repair. Int Surg. 1994;79(4):296–9.

[8] Litwin DE, Pham QN, Oleniuk FH, Kluftinger AM, Rossi L. Laparoscopic groin hernia surgery: the TAPP procedure. Transabdominal preperitoneal hernia repair. Canad J Surg. 1997;40(3):192–8.

[9] Leibl BJ, Daubler P, Schmedt CG, Kraft K, Bittner R. Long-term results of a randomized clinical trial between laparoscopic hernioplasty and shouldice repair. Br J Surg. 2000;87(6):780–3.

[10] Trevisonno M, Kaneva P, Watanabe Y, Fried GM, Feldman LS, Andalib A, et al. Current practices of laparoscopic inguinal hernia

repair: a population-based analysis. Hernia. 2015;19(5):725–33.

[11] Trevisonno M, Kaneva P, Watanabe Y, Fried GM, Feldman LS, Lebedeva E, et al. A survey of general surgeons regarding laparoscopic inguinal hernia repair: practice patterns, barriers, and educational needs. Hernia. 2015;19(5):719–24.

[12] Robinson A, Light D, Kasim A, Nice C. A systematic review and meta-analysis of the role of radiology in the diagnosis of occult inguinal hernia. Surg Endosc. 2013;27(1):11–8.

[13] Fitzgibbons Jr RJ, Giobbie-Hurder A, Gibbs JO, Dunlop DD, Reda DJ, McCarthy Jr M, et al. Watchful waiting vs repair of inguinal hernia in minimally symptomatic men: a randomized clinical trial. JAMA. 2006;295(3):285–92.

[14] Neumayer L, Giobbie-Hurder A, Jonasson O, Fitzgibbons Jr R, Dunlop D, Gibbs J, et al. Open mesh versus laparoscopic mesh repair of inguinal hernia. N Engl J Med. 2004;350(18):1819–27.

[15] Eklund AS, Montgomery AK, Rasmussen IC, Sandbue RP, Bergkvist LA, Rudberg CR. Low recurrence rate after laparoscopic (TEP) and open (Lichtenstein) inguinal hernia repair: a randomized, multicenter trial with 5-year follow-up. Ann Surg. 2009;249(1):33–8.

[16] Westin L, Wollert S, Ljungdahl M, Sandblom G, Gunnarsson U, Dahlstrand U. Less pain 1 year after total extra-peritoneal repair compared with Lichtenstein using local anesthesia: data from a randomized controlled clinical trial. Ann Surg. 2016;263(2):240–3.

[17] Simons MP, Aufenacker T, Bay-Nielsen M, Bouillot JL, Campanelli G, Conze J, et al. European Hernia Society guidelines on the treatment of inguinal hernia in adult patients. Hernia. 2009;13(4):343–403.

[18] Muschalla F, Schwarz J, Bittner R. Effectivity of laparoscopic inguinal hernia repair (TAPP) in daily clinical practice: early and long-term result. Surg Endosc. 2016. doi:10.1007/s00464-016-4843-8

[19] Bittner R, Arregui ME, Bisgaard T, Dudai M, Ferzli GS, Fitzgibbons RJ, et al. Guidelines for laparoscopic (TAPP) and endoscopic (TEP) treatment of inguinal hernia [International Endohernia Society (IEHS)]. Surg Endosc. 2011;25(9):2773–843.

[20] Bansal VK, Misra MC, Babu D, Victor J, Kumar S, Sagar R, et al. A prospective, randomized comparison of long-term outcomes: chronic groin pain and quality of life following totally extraperitoneal (TEP) and transabdominal preperitoneal (TAPP) laparoscopic inguinal hernia repair. Surg Endosc. 2013;27(7):2373–82.

[21] Kockerling F, Bittner R, Jacob DA, Seidelmann L, Keller T, Adolf D, et al. TEP versus TAPP: comparison of the perioperative outcome in 17,587 patients with a primary unilateral inguinal hernia. Surg Endosc. 2015;29(12):3750–60.

第13章
腹腔镜全腹膜外（TEP）腹股沟疝修补术
Laparoscopic Totally Extraperitoneal (TEP) Inguinal Hernia Repair

Mohammed Al Mahroos and Melina Vassiliou

李健文 译

历史与介绍

全腹膜外（totally extraperitoneal，TEP）修补术是一种修补腹股沟疝相对较新的技术，分离和修补都不需要进入腹腔。McKernan和Law于1993年首次报道了TEP修补术[1]，共治疗51例患者，其中11例为复发疝，12例为双侧疝。此后，尤其是随着手术技术的进步和规范化培训，该技术得到了逐步完善和成熟。

TEP修补术的一些支持者认为该技术优于经腹腔入路，因为进入腹腔并在腹腔内操作可能会引起潜在的并发症[2]。与开放疝修补术相比，许多外科医师更倾向于选择腹腔镜手术，尤其是复发疝（开放术后）和双侧疝。因为恢复时间更短，术后发生慢性疼痛相对更少[3-5]。

TEP修补术适用于大多数腹股沟疝患者。但在某些情况下，根据疝的类型、医师的经验及患者的内外科病史，开放修补可能更合适。例如，TEP修补经验有限的外科医师应考虑从原发性腹股沟疝入手，而非复发的或更复杂的疝。

双侧腹股沟疝和开放术后复发疝是被公认的TEP修补术的两大适应证。对于双侧疝，利用同样的戳孔可以进行双侧分离、探查和修补，戳孔和切口相关的并发症率依然很低[3, 5, 6]。受前次手术影响，治疗复发疝更具挑战性。瘢痕形成、补片或存在网塞破坏了手术平面，容易损伤腹膜或其他结构。如果前次修补并未进入腹膜前间隙（如Lichtenstein修补术），复发后采用TEP技术是最佳选择。如果前次修补曾进入腹膜前间隙（如网塞平片修补或开放

腹膜前修补），复发后选择TEP修补可能更具挑战性。对于经验丰富的外科医师而言，TEP修补没有绝对的禁忌证。当然，应根据患者和医师的情况量体裁衣、谨慎选择（Bittner，2015#5）[7-9]。

TEP修补在技术上具有挑战性，据文献报道其学习曲线至少60例或更多[7, 8]。本章中，我们将介绍TEP修补的技术步骤，包括多年来学到的小窍门、潜在并发症及所需的应对措施。

术前计划和患者准备

多项研究，包括一项Cochrane评价和至少4项meta分析，已经阐述了术前预防性使用抗生素的问题[5, 10-16]，这些研究包括开放和非腹腔镜修补术。meta分析表明，在补片修补术中，抗生素应用对于预防手术部位感染是有益的[14]。然而，当采用腹腔镜修补腹股沟疝时，却没有足够的证据支持常规预防性使用抗生素[2, 4, 9]。

TEP修补与静脉血栓形成（venous thromboembolism，VTE）的低风险相关。因此，应根据个体的危险因素进行适当的风险分层，并在适当的时候预防[2, 9, 17]。

膀胱充盈会影响视野并减少有限的操作空间，从而增加手术难度[2, 9]。国际内镜疝学会（International Endohernia Society，IEHS）在2011年发布的指南中，建议患者在腹腔镜疝修补术前排空膀胱，如果预计手术时间长、难度大，可考虑留置导尿管[2]。另一个需要考虑的重要因素是限制术中和术后静脉输液，可降低术后尿潴留（postoperative urinary retention，POUR）的发生率[2, 4, 9]。

全腹膜外疝修补术

设备建议

［套管］

- 一个球囊/空间分离套管（可选）。
- 一个 12 mm 顶端带有球囊的套管，用于放置镜头。
- 两个 5 mm 套管。
- 一个 30° 或 45° 的 10 mm 腹腔镜头。
- 气腹管。
- 至少两把抓钳。我们使用两把 Reddick-Olsen（钝黑）抓钳，该抓钳的钳口短、头钝，是在有限空间内分离操作的理想器械。任何钝头抓钳/分离钳都可使用，但钳口越长，在张开器械时就需要更多空间。一些外科医师使用内镜 Kitners 或腹腔镜"花生米"或海绵球。
- 腹腔镜钛夹（5 mm）。
- 单极能源设备和电缆。
- 合成补片（尺寸各异）。

体位和铺巾

在我们机构中，患者取头低脚高仰卧位，手臂贴近身侧。也可将手术台微转向术者（约 15°）。主刀术者位于疝的对侧，助手位于疝侧（图 13.1）。

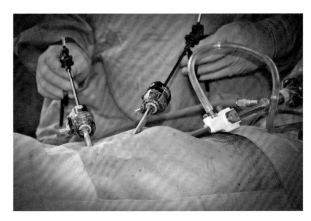

图 13.1　左侧腹股沟疝修补时套管的放置和布局。套管置于中线位，主刀医师位于患者右侧，助手位于左侧

采用标准方法备皮。铺巾时注意，应确保在需要时可转换为开放或腹腔镜经腹手术。

切口和腹膜前入路

进入腹膜前间隙有多种方法。我们更倾向于采用开放技术，因其快速、简便、可重复性，故被广泛应用和多次报道[1, 18-21]。在脐下行一 10 mm 切口，通常略偏离中线，与疝同侧，或者双侧疝时偏向较大的一侧。切开腹直肌前鞘，将腹直肌向两侧牵拉，显露腹直肌后鞘，这样可以安全直接地进入腹膜前间隙。该操作过程中应避免牵拉损伤腹直肌，以免引起出血而影响视野。

Dulucq 等将气腹针直接插入 Reztius 空间，建立 CO_2 气腹，再直接置入套管[3]。该方法可能难以将气腹针插入正确位置，并且初建的操作空间非常有限[5]。同样有报道先建立气腹，然后用布比卡因扩充腹膜前空间，再将套管置入腹膜前间隙[22]。该方法的缺点是存在进入腹腔后损伤肠管和引起戳孔疝等潜在并发症。

［问题解决］

- 不慎切开腹白线
- 通常术中不会引起明显的空间限制。
- 建议在手术开始或结束时缝合关闭。

腹膜前空间的建立

有多种建立腹膜前操作空间的方法。我们首选和最常用的是球囊分离器[23-25]。将成品的球囊分离器沿腹直肌向耻骨联合方向推进，直至分离器顶端感觉触碰到耻骨。确认进入正确的腹膜前间隙后，在直视下充气。随后置入顶端带有球囊的套管，有些"二合一"式的套管整合了这两种套管的功能，若所在机构有此设备，则是合理的选择。Bringman 等的一项随机对照试验显示，与手指钝性分离相比，球囊分离器更容易、安全和简便[25]。与镜推法相比，球囊分离器还可缩短手术时间、降低中转率和并发症[23]。我们强烈推荐该方法，尤其是在学习曲线阶段。这也是 IEHS 指南中推荐的技术[2, 4]。

对于有下腹部手术史的患者，可尝试将球囊缓缓充气，尽可能远离瘢痕组织，以免引起腹膜撕裂或膀胱、肠道损伤[26]。在放置其余套管后，直视下完成分离。关于直接镜推法或钝性分离法也有较多相关报道，且在不同机构中被广泛使用[2]。

［问题解决］

- 广泛性瘢痕
- 球囊应远离瘢痕区域充气，以免损伤膀胱或肠管。
- 腹壁下血管出血
- 发病率为 0.4% ～ 2.75%[20, 21, 26, 27]
- 出血通常来自血管的小分支，可以使用电凝或钛夹止血。

- 如果是血管主干出血，可以结扎。
- 腹壁下血管与腹壁脱离
- 球囊有时会进入腹壁下血管浅层。
- 可能会影响视野，并误导外科医师继续在血管前方而不是在后方分离。
- 需要将血管推回腹壁，在其后方分离。如果操作空间受到血管的干扰，可予以结扎。
- 不慎进入腹腔
- 在切开初始切口或球囊分离的过程中可能引起腹膜撕裂。
- 之前有手术切口，如开放阑尾切除史，或者切口影响腹膜前间隙，会增加腹膜撕裂的可能性。
- 远离前次手术瘢痕部位进行球囊充气，可减少腹膜撕裂的概率。

套管穿刺

TEP术中有两种常见的套管布局。中线位：将10 mm放置镜头的套管置于脐下部位，充气，建立CO_2气腹至12 mmHg。直视下将两个5 mm套管置于腹直肌之间的中线，套管之间保持足够距离，通常为4指宽，使器械能移动自如（图13.1）。中线位的优点是相同的套管可以进行两侧的分离。另一种为由3个套管围成的三角形布局。将10 mm镜头套管置于脐下，然后置入两个5 mm套管，一个位于镜头套管下方的中线，另一个位于疝的同侧，靠近髂前上棘[21]。该三角布局能提供更好的操作角度，有助于巨大疝囊的分离[21, 28]。

腹膜前间隙的解剖和分离

TEP修补需要创建一个空间，允许放置足够大的补片以完整覆盖肌耻骨孔，而补片下缘不会覆盖到腹膜的边缘。从前腹膜的角度来熟悉腹股沟区解剖，对于安全和正确地分离空间和回纳所有疝至关重要。

腹壁下血管是手术开始时首先要辨认的一个重要标志。分离外侧间隙至髂前上棘水平，然后分离内侧间隙的Cooper韧带和耻骨结节并越过中线。如果有直疝，可在手术开始或分离内侧间隙时回纳。Cooper韧带周围通常分布一些血管，容易损伤，分离时应谨慎小心，以免引起不必要的出血。

精索和内环位于腹壁下血管的外侧，斜疝疝囊的分离就是从这里开始的。在外侧的下方，腰大肌筋膜（Bogros间隙）是一个重要标志，补片应覆盖

在其表面，在腹壁下血管的后方，沿着腹膜特征性的白色边界横向分离外侧间隙，可保证筋膜的完整性。不要损伤紧贴在腰大肌上的脂肪层，以保护神经穿支。上方的分离应至髂前上棘水平，下方的腹膜反折线应分离至输精管向内侧转行水平，或有足够的空间以放置合适尺寸的补片即可[2, 9, 22]。如果空间分离不够，不能完全显露肌耻骨孔，补片就容易卷曲，引起皱缩，增加复发或疼痛的风险[22, 29]。

[问题解决]

- 腹膜撕裂
- 发生率为12% ～ 47%[27, 30]。
- 可能导致气体进入腹腔、操作空间缩小而增加手术难度。如果是很小的腹膜破口则影响不大。
- 小的破口不需要修补。可采用钛夹（我们优选自锁Teflon夹）、缝合或圈套器修补破损的腹膜。
- 内侧分离时死亡冠出血
- 死亡冠由髂外或腹壁下动脉和闭孔动脉之间的血管交通支形成。
- 损伤率为1.5% ～ 2%[31-33]。
- 引起严重出血，可导致后腹膜血肿，需要中转开放手术或二次手术[31-33]。

疝囊的剥离

直疝

直疝疝囊从腹壁下血管内侧的缺损凸出，在腹膜前间隙充气或球囊分离过程中通常可以回纳[2]。如果没有完全回纳，使用"双手交替"技术可轻易地回纳疝囊。手术时分离至疝囊与腹横筋膜之间的界面为止，白色的腹横筋膜被牵拉时呈"反转疝囊"的外观[34]。

对于嵌顿性直疝，可在疝缺损前内侧做松弛切口，以避免损伤腹壁下血管和髂血管[35]，也可从体外挤压以帮助疝内容物回纳。

较大的直疝回纳后会留有无效腔，可能引起术后血清肿。外科医师可以尝试通过疝固定器或缝合方法将腹横筋膜固定于Cooper韧带[2, 36]，或将腹横筋膜拉回手术区域后用圈套器结扎等方法来消灭无效腔。

斜疝

斜疝疝囊附着于精索，从腹壁下血管外侧的内环口向外凸出。疝囊需要与精索结构分开。轻轻地将疝囊两侧从精索结构上分离，直至完全从内环口中回纳。外科医师需要辨清精索结构，在分离过程

中予以保护，以减少损伤的概率[2]。

首先在腹壁下血管的外侧显露精索，然后暴露疝囊，可以通过向侧面翻转腹膜与精索的连接处来完成。用左手牵拉疝囊保持张力，右手将精索结构轻轻地与疝囊分离[4, 9, 35]。不推荐使用腹腔镜抓钳来钳夹精索结构、输精管和精索血管，但可钳夹精索的提睾肌纤维。

女性患者的斜疝疝囊往往与子宫圆韧带粘连致密，用钛夹或电凝控制血管后可横断子宫圆韧带。对于很大的疝囊，只要内容物已经回纳、疝囊已与圆韧带结构分离，即可在内环口水平横断。疝囊可以用内镜圈套器结扎。

补片应用

补片类型和尺寸

没有足够的证据显示某种补片在复发方面优于另一种补片。虽然有数据表明轻量型补片不会增加复发率[2, 4, 9]，但在我们机构中仍使用中量型（73 g/m²）自固定补片。补片尺寸应根据患者、疝类型和疝大小裁剪，但至少为 10 cm × 15 cm，以覆盖整个肌耻骨孔[2, 9]。

补片准备

补片在使用前必须封存于无菌包装中，尽量少触碰补片，避免补片与患者皮肤接触。Chowbey 等建议将补片上、下卷至其长度的三分之二，缝两针加以固定，然后置入腹腔后剪断缝线，再展开补片[20]。其他作者[37]则从内、外两侧卷起补片，用缝线固定，置入腹腔后剪断缝线，展开补片。在我们机构中，沿纵轴在补片中央做标记，像卷轴一样卷起补片，然后再向两侧展开。补片放置技术随补片的尺寸和材质而变化。在一个狭小空间放置大的补片更具挑战性，补片的定位非常重要。

补片置入和应用

像卷轴一样卷起补片，通过 10 mm 套管置入腹腔。将先前在补片中央所做的标记与腹壁下血管平行对齐。斜疝以内环口为中心，直疝略偏向内侧。补片对齐后至少有三分之一位于髂耻束下方[2]。将补片向外侧横向展开，然后向内侧展开。对于大直疝，推荐使用更大的补片以确保内侧足够的覆盖（超出中线）。一项随机对照试验显示，补片与正常组织重叠小于 3 cm 可导致疝囊从缺损处膨出，因此推荐至少有 4 cm 的重叠覆盖（更多的重叠可能更好）。

双侧疝修补时，有些术者主张使用一张大补片覆盖两侧缺损，这在技术上更具挑战性，并且还可能延长手术时间[2, 38]。如果使用两张合适大小的补片，应该在中线重叠 2 cm[2]。两项随机对照试验[32, 38]表明，在开放手术中使用一张大补片覆盖双侧肌耻骨孔时，复发率更低，但缺乏有效的数据证明 TEP 修补时也有类似的结果[5]。

补片固定

当腹腔镜用于疝修补时，补片固定就成为一个极具争议的话题。多项研究显示，无论何种类型补片，固定与不固定之间的复发率无明显差异[3, 39]。一项含有 6 个随机对照试验的 meta 分析对腹腔镜疝修补术中补片固定与不固定进行了比较，结果显示后者的手术时间、住院时间缩短，费用降低，但复发率、血清肿、恢复活动时间无差异[40]。此外，新证据表明，使用腹腔镜疝固定器固定补片可能会增加术后急性疼痛和血肿形成的风险。因此，一些术者推荐采用腹腔镜缝合或纤维蛋白胶[41]固定补片。Tolver 等于 2013 年发表的一项随机对照试验显示，在 TAPP 修补中纤维蛋白胶与腹腔镜疝固定器相比，可改善术后急性疼痛的程度[42]。

无论何种器械或方法，都不能在髂耻束下方和 Cooper 韧带外侧进行缝合或钉合，以免损伤该区域的神经及髂血管。如需固定补片，应根据需要在 Cooper 韧带内侧和髂耻束上方的外侧和内侧进行。

修补核查

分离和放置补片后，在手术结束前应核查修补情况。直视下释放腹膜前气体。强烈建议进行下列探查：

- 补片平铺良好并覆盖整个肌耻骨孔。
- 疝囊充分壁化，腹膜反折处不受补片影响。
- 释放气体后补片不会移位。

对侧探查：对于有症状的单侧疝患者，体检时未发现对侧疝，TEP 术中是否探查对侧由我们和患者共同决定。额外的对侧疝修补可能会带来风险，包括手术时间延长和潜在并发症发生增加（出血、血肿、血清肿、复发和慢性疼痛）。益处是修复了对侧潜在的疝缺损，不然其最终也会出现症状，需要再次在相同的切口进行相同的手术。如果决定不探查对侧，则不要干扰对侧腹膜前间隙，便于以后需要时可以再行 TEP 手术。

特别考虑

e-TEP

强化或扩大 TEP 修补（e-TEP）在 2012 年最初

被Daes等描述为一种改良的TEP手术，在这项技术中，e-TEP和传统TEP有两个主要区别：镜头套管位置较高，需切开后鞘弓状线。e-TEP可用于较大的阴囊疝和嵌顿疝、肥胖患者及脐至耻骨联合距离短的患者[43,44]（Kockerling，2012#10631）。

肥胖

由于受腹膜前操作空间和套管活动度的限制，TEP修补应用于肥胖患者具有挑战性，在这种情况下制订术前计划非常重要。对于肥胖患者，更大角度的头低脚高（Trendelenburg）位和轻度的侧卧位可以降低手术难度。e-TEP的支持者也认为该技术可使肥胖患者的疝修补变得更加容易。

复发疝

复发疝对医师具有挑战性，取决于前次手术入路、是否使用过补片以及患者的其他因素。如果瘢痕明显，球囊分离器可能会撕裂腹膜或损伤腹壁下血管、膀胱或该区域的其他器官。

复发疝囊的分离更为困难，精索和血管损伤的风险增大。如果瘢痕致密，需小心、缓慢、钝性分离，偶尔采用锐性分离或电凝电切。应仔细探查股环以免遗漏股疝，这也是疝再复发的常见原因[45]。在这些情况下，有时需中转为TAPP或开放修补。

腹腔镜修补或下腹部手术后复发

下腹部手术术后复发疝病例的修复肯定困难重重，在积累足够的原发疝修补经验之前，不推荐尝试TEP技术[9]。前次手术在操作空间内会产生广泛的纤维组织，如果在腹膜前间隙曾植入补片，则更加明显。对于之前没有开放修补手术史的患者，尝试开放无张力修补术可能更安全、更容易。

球囊通常不能分离出完整的腹膜前间隙，还可能损伤腹壁下血管、腹膜、膀胱或该区域任何其他器官。需要谨慎分离空间，并根据患者的症状决定是否取出补片。

嵌顿和绞窄疝

对嵌顿疝或绞窄疝可尝试TEP修补，但为了判断肠管血供，有时需进腹探查[9]。当需将补片放置于腹膜外间隙时，没有足够证据显示在清洁-污染状态下不能使用，如小肠切除术[9,46,47]。

术后护理

住院时间和康复

绝大多数TEP术在门诊完成。患者术前接受咨询，预期麻醉恢复后可以回家。需要住院的通常是有合并症、全麻后需要监测的患者。

在一些研究中，如Bracale等的meta分析发现，TAPP术患者的住院时间长于TEP术（Bracale，2012#10894）。其他研究未显示有任何显著性差异（Bansal，2013#11034）（Gass，2012#11035）。TEP修补的优点之一是恢复正常活动时间快[2]。

疼痛

根据我们的经验，绝大多数患者的疼痛可用非甾体抗炎药（NSAIDS）控制。少数患者需要麻醉药或其他更有效的药物治疗数日。

Bansal等的一项随机对照试验[48]显示，TEP修补在术后6 h、24 h、1星期和6星期时的疼痛显著轻于TAPP术。Zanghi等的一项前瞻性研究（Zanghi，2011#11036）也显示，TAPP在术后第1、7、30和90天的疼痛明显重于TAPP术。

并发症

主要术中并发症

膀胱损伤：膀胱损伤是TEP修补的罕见并发症，发生率低于0.3%[49]。已知的危险因素为既往膀胱或前列腺手术史。应仔细分离，提高警惕。若发现膀胱损伤，根据医师经验可在内镜下修补，留置导尿管5～7天[2,21]。

术后并发症

（1）尿潴留：TEP术后尿潴留的发生率取决于多种因素。不固定补片，尿潴留的发生率低至1%左右，使用疝钉固定后上升至3%[2,4,50,51]。尿潴留的危险因素包括年龄 > 60岁、良性前列腺增生病史、麻醉时间超过2 h和术中静脉补液过量[4]。为减少术后尿潴留的发生率，外科医师可采用术中限制静脉输液量、不使用疝钉固定、确保全麻前排空膀胱等几项措施。尿潴留时，大多数患者只需插一次导尿管以排空膀胱[2,4,9]。

（2）血清肿和血肿：无论何种修补，血清肿和血肿都是众所周知的并发症。据文献报道，腹腔镜修补术后血清肿的发生率为5%～7%，血肿的发生率约为8%。仔细分离和止血有助于减少术后血肿的发生率[2,52]。尽管缺乏可靠的数据支持，仍建议将术前ASA评分作为降低血肿发生率的一种操作。

可采用多种技术步骤来减少术后血清肿的形成。本章前面已经提到过，血清肿与大斜疝，甚至是中等大小的直疝密切相关。

患者可能会将血清肿或血肿等液体积聚误认为复发和手术失败。详细告知和解释这一并发症非常重要，以避免引起恐惧和不必要的急诊就诊和

（或）不必要的影像学检查[2、53]。

如果术后出现血清肿和（或）血肿，会随时间推移而自行吸收，随访观察就行。有时，血肿可通过套管部位减压，但会引起不适感。在没有明显感染的情况下不需要抽液或引流[2、9、16、52、53]。

（3）慢性疼痛：慢性疼痛对医师和患者来说都非常困扰。与开放手术相比，TEP修补术后多为暂时性疼痛，慢性疼痛的发生率较低[6、54]，这是腹腔镜疝修补术越来越普及的主要原因之一。如果术后疼痛持续3个月以上，需排除其他原因。各种原因排除后，可以做出疝修补术后神经痛的诊断[4、48、55]。

最新的研究中，内镜下使用疝钉固定补片会增加慢性疼痛的发生率（Sajid，2012#11037），但极少情况下需要取出疝钉。欧洲内镜外科医师协会在其共识制订会议后发表了这项建议，内镜医师应争取将术后5年内的慢性疼痛发生率控制在2%以下[9]。

（4）泌尿生殖系统并发症：分离大的斜疝疝囊时，可出现不同的与睾丸和精索相关的潜在并发症，包括输精管或精索血管的直接损伤，引起缺血性睾丸炎、睾丸萎缩、慢性睾丸炎、射精痛、不育或逆行射精等[2、4、9]（Hawn，2006#11046）。

（5）补片感染：TEP术后补片感染非常罕见。McCormack等于2003年发表了一项Cochrane系统评价，2 179例患者中仅1例发生补片感染[53]。补片感染后很少需要取出，应根据补片的材质首先尝试抗生素等药物治疗[2、4、9]，如无效，可考虑取出补片。

（6）复发：包括LEVEL试验（一项TEP术和Lichtenstein术的随机对照试验）在内的多项研究表明，TEP术的复发率与开放修补术相似[16]。平均随访494个月，TEP术的复发率为3%左右，但手术医师如果在学习曲线中复发率可能更高[9、56]。没有证据显示补片固定与否会影响复发率的高低。

总之，专家们一致认为，预防复发的一个关键步骤是建立足够大的空间以展平补片，完整覆盖肌耻骨孔，并在内、外侧有足够的重叠。一项研究发现，TEP术后斜疝的复发更多见，可能与补片向上方移位有关。复发疝可以通过开放修补、TAPP术或TEP术治疗。外科医师应积累足够的经验，再尝试使用腹腔镜技术治疗TEP术后复发疝。

参考文献

[1] McKernan JB, Laws HL. Laparoscopic repair of inguinal hernias using a totally extraperitoneal prosthetic approach. Surg Endosc. 1993;7(1):26–8.

[2] Bittner R, et al. Guidelines for laparoscopic (TAPP) and endoscopic (TEP) treatment of inguinal hernia [International Endohernia Society (IEHS)]. Surg Endosc. 2011;25(9):2773–843.

[3] Dulucq JL, Wintringer P, Mahajna A. Laparoscopic totally extraperitoneal inguinal hernia repair: lessons learned from 3,100 hernia repairs over 15 years. Surg Endosc. 2009;23(3):482–6.

[4] Bittner R, et al. Update of guidelines on laparoscopic (TAPP) and endoscopic (TEP) treatment of inguinal hernia (International Endohernia Society). Surg Endosc. 2015;29(2):289–321.

[5] Bittner R, et al. One-year results of a prospective, randomised clinical trial comparing four meshes in laparoscopic inguinal hernia repair (TAPP). Hernia. 2011;15(5):503–10.

[6] Eklund A, et al. Short-term results of a randomized clinical trial comparing Lichtenstein open repair with totally extraperitoneal laparoscopic inguinal hernia repair. Br J Surg. 2006;93(9):1060–8.

[7] Choi YY, Kim Z, Hur KY. Learning curve for laparoscopic totally extraperitoneal repair of inguinal hernia. Can J Surg. 2012;55(1):33–6.

[8] Park BS, et al. Factors influencing on difficulty with laparoscopic total extraperitoneal repair according to learning period. Ann Surg Treat Res. 2014;87(4):203–8.

[9] Poelman MM, et al. EAES Consensus Development Conference on endoscopic repair of groin hernias. Surg Endosc. 2013;27(10):3505–19.

[10] Kockerling F, et al. Do we need antibiotic prophylaxis in endoscopic inguinal hernia repair? Results of the Herniamed registry. Surg Endosc. 2015;29(12):3741–9.

[11] Mazaki T, et al. Antibiotic prophylaxis for the prevention of surgical site infection after tension-free hernia repair: a Bayesian and frequentist meta-analysis. J Am Coll Surg. 2013;217(5):788–801. e1–4.

[12] Yin Y, et al. Antibiotic prophylaxis in patients undergoing open mesh repair of inguinal hernia: a meta-analysis. Am Surg. 2012;78(3):359–65.

[13] Sanchez-Manuel FJ, Lozano-Garcia J, Seco-Gil JL. Antibiotic prophylaxis for hernia repair. Cochrane Database Syst Rev. 2012;2, CD003769.

[14] Li JF, et al. Meta-analysis of the effectiveness of prophylactic antibiotics in the prevention of postoperative complications after tension-free hernioplasty. Can J Surg. 2012;55(1):27–32.

[15] Schwetling R, Barlehner E. Is there an indication for general perioperative antibiotic prophylaxis in laparoscopic plastic hernia repair with implantation of alloplastic tissue? Zentralbl Chir. 1998;123(2):193–5.

[16] Langeveld HR, et al. Total extraperitoneal inguinal hernia repair compared with Lichtenstein (the LEVEL-Trial): a randomized controlled trial. Ann Surg. 2010;251(5):819–24.

[17] Ulrych J, et al. 28 day post-operative persisted hypercoagulability after surgery for benign diseases: a prospective cohort study. BMC Surg. 2016;16:16.

[18] Garg P, et al. Laparoscopic total extraperitoneal inguinal hernia repair with nonfixation of the mesh for 1,692 hernias. Surg Endosc. 2009;23(6):1241–5.

[19] Ferzli GS, Massad A, Albert P. Extraperitoneal endoscopic inguinal hernia repair. J Laparoendosc Surg. 1992;2(6):281–6.

[20] Chowbey PK, et al. Extraperitoneal endoscopic groin hernia repair under epidural anesthesia. Surg Laparosc Endosc Percutan Tech. 2003;13(3):185–90.

[21] Tamme C, et al. Totally extraperitoneal endoscopic inguinal hernia repair (TEP). Surg Endosc. 2003;17(2):190–5.

[22] Arregui ME, Young SB. Groin hernia repair by laparoscopic techniques: current status and controversies. World J Surg. 2005;29(8):1052–7.

[23] Misra MC, Kumar S, Bansal VK. Total extraperitoneal (TEP) mesh repair of inguinal hernia in the developing world: comparison of

low-cost indigenous balloon dissection versus direct telescopic dissection: a prospective randomized controlled study. Surg Endosc. 2008;22(9):1947–58.

[24] Winslow ER, Quasebarth M, Brunt LM. Perioperative outcomes and complications of open vs laparoscopic extraperitoneal inguinal hernia repair in a mature surgical practice. Surg Endosc. 2004;18(2):221–7.

[25] Bringman S, et al. Is a dissection balloon beneficial in bilateral, totally extraperitoneal, endoscopic hernioplasty? A randomized, prospective, multicenter study. Surg Laparosc Endosc Percutan Tech. 2001;11(5):322–6.

[26] Ramshaw B, et al. Laparoscopic inguinal hernia repair: lessons learned after 1224 consecutive cases. Surg Endosc. 2001;15(1):50–4.

[27] Liem MS, et al. Comparison of conventional anterior surgery and laparoscopic surgery for inguinal-hernia repair. N Engl J Med. 1997;336(22):1541–7.

[28] Miserez M, et al. A standardized resident training program in endoscopic surgery in general and in laparoscopic totally extraperitoneal (TEP) inguinal hernia repair in particular. Surg Laparosc Endosc Percutan Tech. 2009;19(4):e125–9.

[29] Sayad P, et al. Incidence of incipient contralateral hernia during laparoscopic hernia repair. Surg Endosc. 2000;14(6):543–5.

[30] Lau H, et al. Management of peritoneal tear during endoscopic extraperitoneal inguinal hernioplasty. Surg Endosc. 2002;16(10):1474–7.

[31] Ramser M. et al. Incarcerated obturator hernia-laparoscopic repair with intraoperative view of the corona mortis. J Surg Case Rep. 2014;2014(8). doi:10.1093/jscr/rju081.

[32] Moreno-Egea A, et al. Vascular injury by tacks during totally extraperitoneal endoscopic inguinal hernioplasty. Surg Laparosc Endosc Percutan Tech. 2010;20(3):e129–31.

[33] Ates M. et al. Corona mortis: in vivo anatomical knowledge and the risk of injury in totally extraperitoneal inguinal hernia repair. Hernia. 2016–20(5):659–65.

[34] Lal P, et al. Laparoscopic total extraperitoneal (TEP) inguinal hernia repair under epidural anesthesia: a detailed evaluation. Surg Endosc. 2007;21(4):595–601.

[35] Ferzli G, et al. Laparoscopic extraperitoneal approach to acutely incarcerated inguinal hernia. Surg Endosc. 2004;18(2):228–31.

[36] Reddy VM, et al. Laparoscopic repair of direct inguinal hernia: a new technique that reduces the development of postoperative seroma. Hernia. 2007;11(5):393–6.

[37] Shadduck PP, Schwartz LB, Eubanks S. Laparoscopic inguinal herniorrhaphy. In: Nyhus LM, Condon R, editors. Hernia. 5th ed. Philadelphia: Lippincott; 2002.

[38] Champault GG, et al. Inguinal hernia repair: totally preperitoneal laparoscopic approach versus Stoppa operation: randomized trial of 100 cases. Surg Laparosc Endosc. 1997;7(6):445–50.

[39] Kapiris S, et al. Laparoscopic transabdominal preperitoneal hernia repair (TAPP): stapling the mesh is not mandatory. J Laparoendosc Adv Surg Tech A. 2009;19(3):419–22.

[40] Teng YJ, et al. A meta-analysis of randomized controlled trials of fixation versus nonfixation of mesh in laparoscopic total extraperitoneal inguinal hernia repair. Surg Endosc. 2011;25(9):2849–58.

[41] Chan MS, et al. Randomized double-blinded prospective trial of fibrin sealant spray versus mechanical stapling in laparoscopic total extraperitoneal hernioplasty. Ann Surg. 2014;259(3):432–7.

[42] Tolver MA, et al. Randomized clinical trial of fibrin glue versus tacked fixation in laparoscopic groin hernia repair. Surg Endosc. 2013;27(8):2727–33.

[43] Daes J. The enhanced view-totally extraperitoneal technique for repair of inguinal hernia. Surg Endosc. 2012;26(4):1187–9.

[44] Daes J. Endoscopic repair of large inguinoscrotal hernias: management of the distal sac to avoid seroma formation. Hernia. 2014; 18(1):119–22.

[45] Simons MP, et al. European Hernia Society guidelines on the treatment of inguinal hernia in adult patients. Hernia. 2009;13(4):343–403.

[46] Atila K, et al. Prosthetic repair of acutely incarcerated groin hernias: a prospective clinical observational cohort study. Langenbecks Arch Surg. 2010;395(5):563–8.

[47] Leibl BJ, et al. Laparoscopic transperitoneal hernia repair of incarcerated hernias: Is it feasible? Results of a prospective study. Surg Endosc. 2001;15(10):1179–83.

[48] Bansal VK, et al. A prospective, randomized comparison of long-term outcomes: chronic groin pain and quality of life following totally extraperitoneal (TEP) and transabdominal preperitoneal (TAPP) laparoscopic inguinal hernia repair. Surg Endosc. 2013;27(7):2373–82.

[49] Kocot A, Gerharz EW, Riedmiller H. Urological complications of laparoscopic inguinal hernia repair: a case series. Hernia. 2011;15(5):583–6.

[50] Tam KW, Liang HH, Chai CY. Outcomes of staple fixation of mesh versus nonfixation in laparoscopic total extraperitoneal inguinal repair: a meta-analysis of randomized controlled trials. World J Surg. 2010;34(12):3065–74.

[51] Sivasankaran MV, Pham T, Divino CM. Incidence and risk factors for urinary retention following laparoscopic inguinal hernia repair. Am J Surg. 2014;207(2):288–92.

[52] Gong K, et al. Comparison of the open tension-free mesh-plug, transabdominal preperitoneal (TAPP), and totally extraperitoneal (TEP) laparoscopic techniques for primary unilateral inguinal hernia repair: a prospective randomized controlled trial. Surg Endosc. 2011;25(1):234–9.

[53] McCormack K et al. Laparoscopic techniques versus open techniques for inguinal hernia repair. Cochrane Database Syst Rev. 2003;(1):CD001785.

[54] Grant AM, et al. Five-year follow-up of a randomized trial to assess pain and numbness after laparoscopic or open repair of groin hernia. Br J Surg. 2004;91(12):1570–4.

[55] Eklund A, et al. Chronic pain 5 years after randomized comparison of laparoscopic and Lichtenstein inguinal hernia repair. Br J Surg. 2010;97(4):600–8.

[56] Bittner R, Sauerland S, Schmedt CG. Comparison of endoscopic techniques vs Shouldice and other open nonmesh techniques for inguinal hernia repair: a meta-analysis of randomized controlled trials. Surg Endosc. 2005;19(5):605–15.

第14章
新技术：开放腹膜前腹股沟疝修补术

Emerging Technology: Open Approaches to Preperitoneal Inguinal Hernia Repair

Frederik Christiaan Berrevoet

宋致成 译

引　言

19世纪末，腹股沟疝的治疗是使用疝气带压迫通过腹股沟管或股管的凸出物而使其变小。Bassini修补术虽未能将腹横筋膜从腹股沟管底部分离出来，但在19世纪90年代却成为腹股沟疝治疗的标准术式，该技术比腹膜前修补术早了100多年。

1823年，法国解剖学家Bogros报道了通过髂前上棘与耻骨结节中点做长约5 cm的横切口，进入腹膜前间隙，进行腹股沟疝和股疝修补术[1]。

1920年，Cheatle经后入路进入腹股沟区进行腹股沟疝修补，另外他又提出了经腹旁正中途径进入Bogros间隙[2]。但后入路术式一直未被重视。1936年，Henry经后入路治疗了股疝及进行腹膜外手术治疗了由血吸虫病引起的输尿管病变，才使后入路术式被重视起来[3]。

1950年，McEvedy报道通过侧方斜切口打开腹直肌前鞘后，将腹直肌向内牵拉，充分利用腹直肌鞘弓状线以下后鞘缺失的特点，将腹直肌和腹横筋膜分开，经后入路进入腹膜前间隙[4]。

采用腹膜前入路修补腹股沟疝有利于进入腹横筋膜后间隙，可直接到达腹股沟管后方，可以很好地显露疝凸出物及肌耻骨孔（Fruchaud孔）。

腹腔压力将补片贴于腹壁后方并修复腹股沟管后壁。因其压力持续存在，周围结缔组织迅速长入补片网孔内，并与腹壁紧密融合。根据流体静力学原理，腹腔压力可稳定补片，减少因固定补片引起的术后疼痛的发生率。

当我们讨论腹股沟疝开放腹膜前手术及新技术时，其历史背景对于正确理解术式的演变至关重要。

1967年，Jean Rives通过腹膜前间隙进行单侧腹股沟疝修补术[5]，与Bassini修补术相似，其步骤如下：结扎疝囊，横向切开腹横筋膜，使用手指钝性分离腹膜前间隙的上方和耻骨后方；于腹膜前间隙置入10 cm×10 cm涤纶补片，在侧方切开补片以利于精索通过；距离补片下缘3～4 cm处，将补片缝合于Cooper韧带上；将切开的补片在腹横筋膜后方重叠后再次与附近肌肉缝合固定，两次固定都要缝合至腹直肌或侧方腹壁肌肉上；缝合腹横筋膜覆盖补片。

Rene Stoppa首先应用巨大补片加强内脏囊手术（prosthetic reinforcement technique of the visceral sac，GPRVS）修补双侧复杂性腹股沟疝及股疝，后来被用于单侧疝[6]。腹膜前间隙可通过腹中线向外延伸8～9 cm的横切口进入，该切口位于髂前上棘水平以下2～3 cm，应该远高于内环和任何疝开口位置。切开皮肤及皮下组织直至腹直肌鞘，然后，在切口的下方切开腹直肌鞘及腹外斜肌，钝性分离腹直肌并牵拉至外侧，沿着腹直肌的边界切开腹横筋膜使其肌肉松解，随后进入腹膜前间隙，暴露腹壁下动脉，不要结扎。通过三根可吸收合成缝线将补片固定于腹壁切口上方2～3 cm处，内侧缝合线位置接近白线，中间缝合线位于半月线，外侧缝合线需要穿过髂前上棘附近的腹外斜肌。

George Wantz[7]根据进入腹股沟管和腹膜前间隙的途径相同进而改良了单侧GPRVS，其方式与传统经典的疝修补术式完全相同。他认为提睾肌及其血管的分离并不重要。腹膜前间隙的广泛分离很容易通过示指向各个方向完成，然而，腹壁下血管的结扎更有利于解剖的认识和补片的置入，但不是强制性的。该技术的核心是精索腹壁化。正常情况下，输精管和睾丸血管通过腹横筋膜紧贴腹膜。因此，腹膜前间隙被打开时，疝囊随着腹膜回缩进入腹腔。将输精管和睾丸血管从腹膜上分开时，允许精索及其内组成紧贴盆腔壁，精索腹壁化的长度为6～8 cm。然后将补片放置于腹膜前间隙，并使用4或5根缝线将补片固定于腹壁下方。缝线不仅方便准确固定补片上缘，而且还确保将补片下缘插入到正确位置。放置补片下缘可借助卵圆钳夹持补片下缘的两角和中间部分，将补片推入Retzius间隙，侧面延伸至髂窝，补片中间部分需覆盖肌耻骨孔。

补片设备和其他技术的发展

多年来，受腹腔镜腹股沟疝修补术的影响，开放腹膜前修补术也有了较好的发展。由于腹膜前技术的关键点或难点是将补片放置在所创建的腹膜前间隙，因此随着时间的推移，开发了多种补片放置装置，以利于此操作的顺利进行。目前，全世界正在流行的技术都遵循腹股沟区的解剖结构和特定的手术过程，每种技术都使用自己相应的补片。因此，就有了Franz Ugahary描述的Grid-Iron修补、Arthur Gilbert报道的Prolene疝修补装置修补（Prolene hernia system™，PHS）、Robert Kugel推广的Kugel™补片修补、Edouard Pelissier介绍的经腹股沟Polysoft™补片修补、Willem Akkersdijk提出的经腹直肌鞘腹膜前修补以及Augusto Lourenço的Onstep™补片修补，这些术式将在本章描述和讨论。

适应证和禁忌证

适应证：原发性腹股沟疝、股疝和闭孔疝，男女不限。

禁忌证：腹膜前手术史，如前列腺切除伴淋巴结清扫术、膀胱手术、盆腔手术，腹股沟疝手术史涉及进入腹膜前间隙固定补片。上述患者如果手术仅有50%的成功率。

术前准备

患者术前排空膀胱有利于手术时进入腹膜前间隙，同时可促进膀胱壁和腹壁的移动。术前不需要留置导尿管。

麻醉

所有手术均可在局麻或腰麻下进行。腹腔内压力增高或咳嗽有助于展开补片，也可以帮助医师在手术结束时检查补片是否放置在正确位置。在手术过程中，牵扯腹膜可能导致额外张力和疼痛。年轻患者在局麻下手术时会更加焦虑，所以疼痛症状可能更明显。使用0.2%罗哌卡因不混合阿片类药物的腰麻不会导致明显的尿潴留和意外住院时间延迟，应用局麻的效果确切，特别适合日间手术。其他情况下，全麻是较好的选择。

Grid-Iron 烤架式修补术

Franz Ugahary[8]在1998年报道使用侧方斜切口而不是横切口来切开腹直肌鞘。他使用了一种专门设计的补片"avant la letter"来协助完成此手术，即所谓的Vypro II Visor mesh™。此技术的关键点之一是皮肤切口。用髂前上棘和耻骨结节之间的连线来标记腹股沟韧带的体表位置，腹直肌的边缘需要标记，然后从股动脉体表位置开始作垂直于腹股沟韧带的线，该线位于腹股沟韧带上方，表示腹壁下血管的体表走向。皮肤切口起点位于内环上方和侧方1指宽，并向外侧稍倾斜，长3～4 cm。切开皮肤及皮下组织，直至腹外斜肌腱膜，然后沿着腹外斜肌腱膜纤维的方向切开，并使用Grid-Iron方法打开腹壁各层直至腹膜。一旦到达腹膜前间隙，将患者的体位调整为头低脚高位，患侧稍高。应用拭子钝性分离疝囊从而暴露腹膜前间隙。辨别腹壁下血管但不应该将其与腹壁分离。继续分离至腹壁正中位置，识别腹股沟韧带和耻骨，可排除有无直疝存在，检查精索，排除有无精索脂肪瘤和斜疝疝囊。如果存在斜疝疝囊，应该将其从腹股沟管中分离或在内环口处荷包缝合。根据Wantz的描述，精索与疝囊至少分离7 cm，才能充分腹壁化。然后，将10 cm×15 cm补片在长25 cm的镊子上卷起并放入腹膜前间隙，使补片的中心（已标记）位于腹壁下血管的内侧及腹股沟韧带的正上方。然后使用长的牵开器（Langenbeck牵开器）正确定位补片。因为该补片是大网孔平片，所以展开补片是一个相对困难的步骤，必须确保腹膜下缘应在补片之上。

取出牵开器，应用镊子将补片的侧角向补片中心折起，暴露与其相对应的切口侧方的腹横肌，并应用可吸收缝线将两者固定。除了Ugahary本人的数据外，无其他科学数据支持此技术。

双层平片装置修补术式

根据网塞修补、网塞-平片修补及平片修补后的复发情况，分析可能存在的原因如下：① 仅网塞塞入修补，腹股沟管后壁仍未得到加强；② 容纳精索的平片尾端可能太短，或者它们没有重叠，使得暴露的后壁组织在两尾端间凸出；③ 无论是网塞还是平片对股疝均不能有效修补。为此，Arthur Gilbert[9] 与一家医疗公司合作开发了一种带有中间连接部的双层平片装置（Prolene Hernia System™/ Ultrapro Hernia System™）来解决上述问题。其下层（腹膜前）的设计用于保护腹股沟管后壁并覆盖股管。它的目的是扩大覆盖范围：向下低于Cooper韧带，向上高于联合腱，中间到腹直肌后方，外侧远远超过内环。连接部位于腹壁缺陷内，连接平坦展开的上、下层网片。上层平片再次广泛覆盖腹股沟管整个宽度，形成双层网片加固（图14.1）。

从技术上讲，在腹股沟区下方作一个3～4 cm的横切口，然后打开腹外斜肌腱膜，是经典的经腹股沟入路。第一个重要空间是腹外斜肌腱膜下间隙，切开的腹外斜肌腱膜成上下两瓣，下瓣向下分离，清晰地显露腹股沟韧带支撑缘直至耻骨结节，此前部空间最终将容纳装置的上层平片。后部空间（腹膜前间隙）的分离，是通过内环口塞入纱布将附着在后壁的腹膜分离的。对于腹股沟直疝，需打开Hesselbach三角，应用海绵将其腹膜前间隙分

离并将凸出的内容物回纳。后一种方法也可用于修补斜疝。完成分离后，通过后壁可以看到Cooper韧带。若是复合疝，腹壁下血管将腹壁缺损分为两处，在这种情况下，需要使2个缺损转化为1个缺损。

然后将PHS装置置入腹膜前间隙。用手指夹住连接器以保持下层平片固定，将连接上层平片的两片镶嵌叶片抽出，平片就像缰绳一样被固定住并张开，且确保了下层平片的展开位置。该装置被放置于含有脂肪的腹膜前间隙中。与腹腔镜式方法不同，其补片平整放置于腹壁内侧。此技术的目的是将下层平片以连接部为中心最大限度地向周围扩展，连接部位于内环或腹壁缺陷中。接下来，将上层平片放置于腹外斜肌腱膜下间隙。上层平片覆盖在联合腱上，其内侧末端位于耻骨结节上方2 cm处。由于患者的腹腔压力，下层平片将被推向腹壁。单独检验下层平片的放置是否有效，可通过让患者咳嗽或在上层平片缝合前进行Valsalva动作进行评估。建议将上层平片缝合于耻骨结节上、联合腱中部及腹股沟韧带中点。对于大多数斜疝来说，精索将穿过上层平片，需在其中间创建一个狭缝，而对于大多数直疝来说，需在其侧缘创建一个狭缝以利于精索通过。在关闭腹外斜肌腱膜前，可以修剪任何多余的平片。

Kugel 修补术式

与Grid-Iron修补术中的侧方斜切口类似，此术式切口位于内环上方2～3 cm，即Robert Kugel所

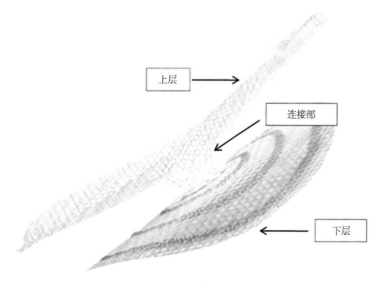

上层

连接部

下层

图 14.1 Ultrapro™ 双层平片

描述的髂前上棘和耻骨结节连线的中点[10]。在上述两点之间画一条假想线，将3～4 cm的切口（平均尺寸）分为1/3的外侧和2/3的内侧。常规切开皮肤及皮下组织，分离至腹外斜肌腱膜，沿着与纤维平行的方向打开一小段腹外斜肌腱膜，钝性分离腹内斜肌，暴露其下的腹横筋膜。

将精索与相邻的腹膜和疝囊仔细分离（腹壁化）。在腹膜前间隙，使用钝性和少量的锐性分离，创建一个椭圆形空间，其大小足可容纳Kugel补片。创建的腹膜前间隙位于上后方的腹膜和下前方的内环、精索结构、股管和Hesselbach三角之间。范围从耻骨结节后面向内延伸到切口外侧约3 cm，大致平行于腹股沟韧带。

专门为此手术设计的Kugel™补片（图14.2）因足够大可完全覆盖各种疝缺损，包括Hesselbach三角和股管等。放置后其纵轴与腹股沟韧带平行，约3/5的补片位于腹股沟韧带水平的上方（前方），约2/5的补片位于腹股沟韧带下方（后方）。两个独立的椭圆形、大小不等的补片（小孔径聚丙烯）在小补片的外边缘附近相互结合，在大补片的外边缘留出1 cm游离的裙带，并在其前层做横向豁口。这种豁口允许在两层网格之间插入不规则组织，方便固定补片。两层补片之间可插入一根手指辅助补片置于腹膜前间隙，指尖应指向耻骨的上方，然后将手指从补片中取出并插入一个可塑性牵开器。另外，需要说明补片放置的位置：内侧缘位于耻骨后方，外侧缘位于腹膜前间隙的外侧，下缘应在腹膜下方及髂血管上方，该边缘必须延伸至腹股沟韧带水平以下（后）。补片位于精索（或圆韧带）和腹膜之间且不包裹精索结构。

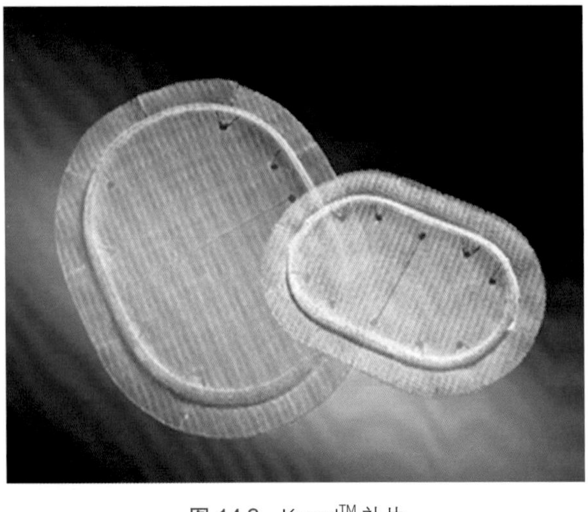

图 14.2 Kugel™ 补片

经腹股沟 Polysoft™ 技术

因传统的前入路疝修复术是最常见的，所以许多外科医师可以很好地掌握。经腹股沟腹膜前修复术（transinguinal preperitoneal，TIPP）通过腹股沟管内环或切开腹横筋膜到达腹股沟区缺损进入腹膜前间隙，也是一种可供选择的术式[11]。此类型的补片因具备记忆环，使修补过程更加方便。与其他技术相比，良好的可视环境下放置具备记忆环的补片更易于在腹膜前间隙中展开。

腹股沟区消毒后，铺无菌手术巾。首先在髂前上棘与耻骨结节之间划线并测其距离，在大多数患者，此线段长10～13 cm。在其中点，与水平线成30°切开皮肤，长度约3 cm，其目的是使切口精确地位于腹股沟内环和腹壁下血管的上方。髂血管始终位于切口的外侧边缘，并作为置入补片时的重要标志。打开腹外斜肌腱膜，暴露腹股沟管，注意不要伤及髂腹股沟神经。与Edouard Pélissier[12]对该技术的初始描述相比，其中一个重要的改良是不进行广泛的解剖来确定疝缺损。没必要切断提睾肌并损伤精索，这只会增加对腹股沟神经的损伤概率。在进入缺损途径方面，腹股沟斜疝和腹股沟直疝略有不同。对于腹股沟斜疝通过扩张内环进入缺损（我们的个人偏好），对于腹股沟直疝则通过缺损直接进入。识别腹壁下血管并将其轻轻地向上牵拉。触诊Cooper韧带和耻骨，确保进入腹膜前间隙并完成分离，可以将纱布置入Retzius空间进行钝性分离，然后回纳疝囊使疝囊减少，尽可能进行精索腹壁化，包括在腹腔内精索与精索血管分离的情况下，仍需给予腹壁化。对于非常肥胖的患者，大补片通过3 cm切口完成修补是非常困难的。我们将补片侧方切开可以避免重建新切口。

此技术的最后一个关键点是在腹膜前间隙获得足够的空间，可置入纱布进行钝性分离。一旦示指很容易到达髂前上棘，说明创建的空间足以放置补片。然后，通过切口内侧置入可延伸的扁平牵开器，以使腹膜、腹膜前脂肪和膀胱的侧面向外被牵开，补片可通过延展的牵开器进行放置。

使用带有记忆功能的补片有助于被快速置入和定位。Polysoft™补片（图14.3）是带有可吸收记忆环的椭圆形聚丙烯补片。有不同型号的补片可供选择，主要有两种尺寸：中等大小（14 cm × 7.5 cm）和大型（16 cm × 9.5 cm）。补片中的横行豁口允许其在髂血管上适当展开。主要缺点是侧面横行豁口

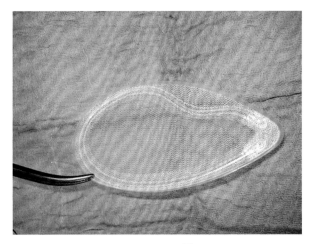

图 14.3 Polysoft™ 补片

处部分记忆环缺损，在某些情况下会限制完整地放置补片，也可能导致疼痛或复发。

另一种具备记忆功能的补片是 Rebound HRD Shield™（图 14.4），它由一个带有不可吸收的镍钛合金框架的聚丙烯补片组成。此补片有连续的记忆环，有利于补片的侧面放置[13]。虽然创建的空间足够大，但重要的是不应在切口内侧置入补片。对于斜疝患者，该补片需要将内环口充分覆盖，医师必须借助两把镊子操纵其边缘才能使补片完美放置。

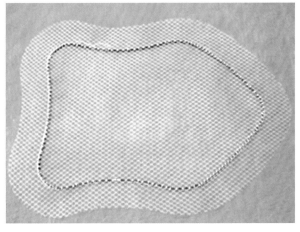

图 14.4 Rebound™ 补片

经腹直肌后腹膜前补片修复（TREPP）

前面提及的 TIPP 术是通过腹股沟途径进入腹膜前间隙，而经腹直肌后腹膜前补片修复（transrectus sheath preperitoneal mesh technique，TREPP）术是对 Akkersdijk 等[14]采用 McEmedy、Wantz 和他人所

报道的相同方法给予的详细描述[14]。首先进入的区域是腹股沟内环，以确保简单及安全的检查和精索的探查。该点被确定为通过内环口平行于中线的线和髂前上棘连线的交叉点。切口长 4～5 cm。因不存在腹直肌后鞘，该点亦位于半圆形的线上。沿平行于腹股沟韧带的方向打开腹外斜肌腱膜，打开腹直肌前鞘，将肌肉的外侧缘与其周围的纤维结构分开。应用小型 Langenbeck 牵开器向内牵拉腹直肌。多数情况下，腹膜前间隙的入口将从腹壁下血管后方进入。手指从髂前上棘轻轻地推到腹壁的肌层后，当手指到达髂骨脊柱侧时，会触及髂腰肌的前缘及髂动脉，然后将髂动脉看作解剖标志进行进一步解剖和腹壁化。

对于此技术的介绍包括：包含不同类型的补片的记忆环被镊子夹持并置入腹膜前间隙外侧，其置入方向指向髂前上棘；用手指将补片固定在腹壁外侧，用镊子夹持补片的内下方，并旋转至 Cooper 韧带和耻骨后面；补片应与 Cooper 韧带及耻骨联合重叠至少 1 cm。放置补片后关闭腹直肌前鞘及腹壁各层。

Onstep 修补

类似于 Gilbert 所描述的双层补片技术，Lourenço 和 Costa[15]描述的 Onstep 修补是利用腹股沟的前后两个平面进行修补。手术技术与上述使用双层补片技术基本相同。

测量并标记一条 4 cm 的水平切口线：切口位置由耻骨联合中点上方和外侧的两条直线来确定。然后示指和中指放置在每条线上，示指的交点标记为切口的内侧缘。如同其他技术中提及的，将无菌纱布沿耻骨方向插入切口并向各个方向分离，钝性分离 Retzius 间隙内置入补片所需要的空间。补片置入前，需在补片尾端记忆环分离处（Onflex™，图 14.5）向前纵行切开一条狭缝，直至记忆环形成圆圈的顶点，注意不要切断记忆环。将补片尾端剪开处放置在精索周围，并向内侧包围精索。然后，使用 3 根缝合线将补片尾端间段缝合固定：一根靠近精索、一根位于补片的尾端及一根位于狭缝的中点，然后取出纱布。这与 Pélissier 描述的 Polysoft™ 补丁技术完全相同。用两个手指夹住补片的内侧端，并将该补片斜向下插入 Retzius 间隙，补片的尾端保持在切口外侧。然后将补片尾端插入先前解剖的腹外斜肌筋膜和其下方组织之间的空间中，以确

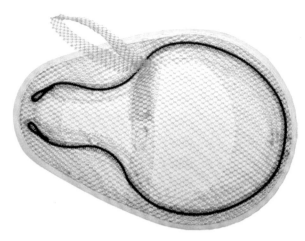

图 14.5 Onflex™ 补片

保补片正确放置。

术后建议

因手术方式不同，术后建议可总结如下：口服镇痛药2天；术后第1天即可下床自由活动；术后第2～4天可恢复正常的日常生活；术后第10～14天可恢复包括工作和体育等正常运动。

文献和思考

虽然术后可出现急性和慢性疼痛，但是在腹膜前间隙中使用补片治疗腹股沟疝和股疝具有以下优点：对腹股沟区神经损伤小；在无血管的腹膜前间隙中放置补片；符合人体生理学特点；不与腹股沟区神经直接接触；很少需要固定或不固定补片；不需要大量材料，以防止组织向补片内生长期间出现局部严重的炎症反应和精索及神经组织纤维化。考虑到补片因素，多种类型的补片使用比仅手术操作更能导致多种并发症。应避免使用双层补片，以减少异物反应。补片的皱缩或变形，可引起患者不停的抱怨及生活质量恶化。虽然应用研发了可吸收材料，但含有记忆功能的补片仍然是争论焦点。

在手术进入腹股沟管到达腹膜前间隙的过程中，存在损伤一根或多根腹股沟神经的风险。如何选择TIPP、Onstep或PHS/UHS双层补片技术修补，可能是一个热点。虽然经腹股沟入路需要分离腹股沟周围组织，可能损伤神经，我们建议在疝囊周围分离且不要横断所有提睾肌，也不要像在Lichtenstein术中那样分离腹股沟管的所有边界。通常手术视野显示不清可增加神经损伤概率，因此远离腹股沟管可能对保护神经有益，所以诸如Grid-

Iron修补和Kugel修补等术式，对于非疝专科医师、研究人员或初学者而言并不容易掌握。

在大多数手术中，小切口经常被应用，也符合微创腹腔镜腹股沟修补术的理念，因此，通过小切口快速进入腹膜前间隙并恰当放置的补片，需具备足够的记忆性能。正如Rives、Stoppa、Wantz和Ugahary等所描述的那样，早期的腹膜前补片修补术中，补片放置相对简单，但有效展开无记忆功能的平片是相当困难的。

补片固定仍然是腹壁缺损补片加强修补术后疼痛的主要原因之一。因此，我们认为腹腔镜腹股沟疝修补术中补片很少需要固定或不需要固定。根据Pascal定律，腹腔内压力及腹壁肌力会将补片固定于适当位置。与Lichtenstein术、网塞修补术和平片修补术相比，不固定最可能降低术后疼痛的发生率。然而，某些流行的腹股沟疝修补术（PHS/UHS，Ugahary和Onstep）仍然使用不可吸收或慢吸收缝线固定补片，这对于具有记忆功能的补片来说是没有必要的。

完全没有必要剪切补片重建内环口。需要强调的是，精索腹壁化至睾丸血管与输精管分叉处水平，这与腹腔镜下腹股沟疝修补术中的观点一致，补片永远不需要剪开。为解决补片外侧缘可能存在的缺点，大多数斜疝可应用大尺寸补片。

文献中没有关于开放腹膜前修补术与其他术式之间的比较，因此不能推荐欧洲疝学会（EHS）最近更新的指南[16]中所提及的优先选择开放腹膜前修补术。大部分数据涉及开放腹膜前修补术和Lichtenstein术之间的比较。2009年，一项包括3个临床试验并纳入符合条件的569例患者的meta分析表明[17]，腹膜前修补术和Lichtenstein术因较低的疝复发率，均被认为是合理的术式。另外某些证据表明，与Lichtenstein术相比，腹膜前修补的术后急性和慢性疼痛出现得较少。然而，作者强调需要更高质量的随机试验进行比较腹膜前腹股沟疝修补术与Lichtenstein术，来评估慢性疼痛的发生率。另一项研究是比较TIPP修补术和Lichtenstein术术后慢性疼痛的发生率，该研究将301例患者随机分组，并将1年后的慢性疼痛作为主要研究指标[18]。其中TIPP术与Lichtenstein术的术后持续性慢性疼痛的发生率分别为3.5%和12.9%（P=0.004），其余的术后并发症在两组未见显著性差异。

6篇通过随机对照试验对PHS™进行meta分析

的已发表文章，比较PHS和Lichtenstein术的术后并发症的发生率，随访12 ～ 48个月[19]，其中最长随访时间为5年[20]，研究表明两组的术后复发或慢性疼痛发生率未见明显差异。

由于前入路和后入路修补术均可留下瘢痕，因此复发的后续修补会更加困难。目前，置入异物的数量明显高于简单的平片。根据最新的EHS指南，这些补片装置的植入并不优于Lichtenstein术[16]。

总之，经前入路TIPP术、PHS及后入路Kugel修补术等与Lichtenstein术的比较，其术后复发率表明开放腹膜前修补术也是一种有效的术式，并且患者出现的疼痛更少、康复更快。

参考文献

[1] Read RC. The preperitoneal approach to the groin and the inferior epigastric vessels. Hernia. 2005;9:79–83.

[2] Cheatle GL. An operation for the radical cure of inguinal and femoral hernia. Br Med J. 1920;2(3107):68–9.

[3] Henry AK. Operation for femoral hernia by a midline extraperitoneal approach. With a preliminary note on the use of this route for reducible inguinal hernia. Lancet. 1936;1:531–3.

[4] McEvedy PG. Femoral hernia. Ann R Coll Surg Engl. 1950;7:484–96.

[5] Rives J. Surgical treatment of the inguinal hernia with Dacron patch. Principles, indications, technique and results. Int J Surg. 1967;47(4):360–1.

[6] Stoppa RE, Rives JL, Warlaumont CR, Palot JP, Verhaeghe PJ, Delattre JF. The use of Dacron in the repair of hernias of the groin. Surg Clin North Am. 1984;64(2):269–85.

[7] Wantz GE. Giant prosthetic reinforcement of the visceral sac. Surg Gynecol Obstet. 1989;169:408–17.

[8] Ugahary F, Simmermacher RKJ. Groin hernia repair via a grid-iron incision: an alternative technique for preperitoneal mesh insertion. Hernia. 1998;2:123–5.

[9] Gilbert AI, Graham MF, Voigt WJ. A bilayer patch device for inguinal hernia repair. Hernia. 1999;3:161–6.

[10] Kugel RD. Minimally invasive, nonlaparoscopic, preperitoneal, and sutureless, inguinal herniorraphy. Am J Surg. 1999;178:298–302.

[11] Berrevoet F, Sommeling C, De Gendt S, Breusegem C, de Hemptinne B. The preperitoneal memory-ring patch for inguinal hernia: a prospective multicentric feasibility study. Hernia. 2009;13(3):243–9.

[12] Pélissier EP, Monek O, Blum D, Ngo P. The Polysoft patch: prospective evaluation of feasibility, postoperative pain and recovery. Hernia. 2007;11(3):229–34.

[13] Berrevoet F, Vanlander A, Bontinck J, Troisi RI. Open preperitoneal mesh repair of inguinal hernias using a mesh with nitinol memory frame. Hernia. 2013;17(3):365–71.

[14] Akkersdijk WL, Andeweg CS, Bökkerink WJ, Lange JF, van Laarhoven CJ, Koning GG. Teaching the transrectus sheath preperiotneal mesh repair: TREPP in 9 steps. Int J Surg. 2016;30:150–4. doi:10.1016/j.ijsu.2016.04.037.

[15] Lourenço A, da Costa RS. The ONSTEP inguinal hernia repair technique: initial clinical experience of 693 patients, in two institutions. Hernia. 2013;17(3):357–64. doi:10.1007/s10029-013-1057-z.

[16] Miserez M, Peeters E, Aufenacker T, Bouillot JL, Campanelli G, Conze J, Fortelny R, Heikkinen T, Jorgensen LN, Kukleta J, Morales-Conde S, Nordin P, Schumpelick V, Smedberg S, Smietanski M, Weber G, Simons MP. Update with level 1 studies of the European Hernia Society guidelines on the treatment of inguinal hernia in adult patients. Hernia. 2014;18(2):151–63. doi:10.1007/s10029-014-1236-6. Review. Erratum in: Hernia. 2014 Jun;18(3):443–4.

[17] Willaert W, De Bacquer D, Rogiers X, Troisi R, Berrevoet F. Open preperitoneal techniques versus Lichtenstein repair for elective Inguinal Hernias. Cochrane Database Syst Rev. 2012;7, CD008034. doi:10.1002/14651858.CD008034.pub2.

[18] Koning GG, Keus F, Koeslag L, Cheung CL, Avçi M, van Laarhoven CJ, Vriens PW. Randomized clinical trial of chronic pain after the transinguinal preperitoneal technique compared with Lichtenstein's method for inguinal hernia repair. Br J Surg. 2012;99(10):1365–73. doi:10.1002/bjs.8862.

[19] Sanjay P, Watt DG, Ogston SA, Alijani A, Windsor JA. Meta-analysis of Prolene Hernia System mesh versus Lichtenstein mesh in open inguinal hernia repair. Surg J R Coll Surg Edinburgh Irel. 2012;10:283–9. doi:10.1016/j.surge.2012.06.001.

[20] Nienhuijs SW, Rosman C. Long-term outcome after randomizing prolene hernia system, mesh plug repair and Lichtenstein for inguinal hernia repair. Hernia. 2015;19:77–81. doi:10.1007/s10029-014-1295-8.

第15章
新技术：SILS 腹股沟疝修补

Emerging Technology: SILS Inguinal Hernia Repair

Hanh Minh Tran and Mai Dieu Tran

吴卫东 译

引 言

自从1988年Gerr开展第一例腹腔镜腹股沟疝修补术后，该技术在一些西方国家日益流行[1]。虽然澳大利亚腹腔镜腹股沟疝修补手术开展得相对缓慢，但也取得了进步，2000年占了总手术比例的9.7%，2004年升至20%，而2014年更达到51%[2]。在新南威尔士和昆士兰甚至超过了56%。至少就占比而言，腹腔镜下修补术已成为腹股沟疝修补的金标准。

近期发表的"成人腹股沟疝处理国际指南"[3]指出腹腔镜腹股沟疝修补术减轻了术后疼痛（无论是早期还是慢性），使患者能更早恢复活动，同时外科医师在腹腔镜腹股沟疝修补术方面已具备较丰富经验，因此应优先于开放前路修补术。这印证了腹腔镜下修补术的广泛普及。而当考量社会成本后，腹腔镜下修补术较开放前路修补术有更好的成本效益[4]。

在减少腹壁创伤和无瘢痕手术的探索中，经自然腔道内镜手术（natural orifice transluminal endoscopic surgery，NOTES）曾经被誉为终极目标[5, 6]。然而由于使用合成补片，实际上该技术已被排除在疝手术中应用[7]。单一切口腹腔镜手术（single incision laparoscopic surgery，SILS）作为NOTES手术的分支，通过应用现有技术如腹腔镜、传统解剖器械反而更成功，在普外科、结直肠外科、减重外科、妇科、泌尿外科广泛应用。甚至在一些专业疝中心[8, 9]，单一切口腹腔镜疝修补术也成为技术选择。

开展任何新术式对术者而言意味着明显的压力，因而希望能够通过本章笔者超过1 500例单一切口疝修补术中获得的经验来帮助读者从传统多孔手术轻松转换到单孔完全腹膜外腹股沟疝修补术（TEP）。

单孔TEP建议的装备如下：

- 单孔装置：Triport+（Olympus，Winter & Ibe GmbH，汉堡，德国）（图15.1）
- S形牵开器 ×2（图15.2）
- 一个钝头金属分离棒（图15.2）
- 一把钝头组织镊（图15.2）
- 一个5 mm金属套管（图15.3）
- 一套直线形手柄下方带电凝接口的"Dolphin"和"Merrylands"抓钳（Precision精准内镜装置，Baulkham Hills，NSW，澳大利亚）（图15.4）
- 30°直径5 mm、长52 cm镜头（Karl Storz，图林根，德国）（图15.5）

方 法

在最初的学习阶段，向患者解释传统多孔TEP和SIL TEP已有的经验并获得患者的知情同意非常重要。交流的内容主要是现有文献中SIL TEP的安全性和潜在获益，以及术中即使转为多孔TEP也绝不会对患者的安全造成危害。在开展SIL TEP之前，应当尽可能多地学习技术，包括阅读这一章节内容和参考文献并求教SILS专家。

患者平卧于可建立Trendelenburg和反向Trendelenburg

体位的手术台上，手臂用手术巾包入侧边。对腹腔镜腹股沟疝修补术的患者无需常规导尿[3]，但如果患者有确切的前列腺疾病史、巨大疝或阴囊疝、复发腹股沟疝或双侧疝、预计手术时间很长、术中膀胱充盈可能引发意外损伤导致手术复杂化时需要导尿。术前排空膀胱，麻醉师审慎输入液体，在没有显著术后尿潴留风险的情况下无需导尿。自脐上 5 cm 到双侧大腿上部备皮，用液态碘溶液彻底清洁脐部。用无菌巾覆盖，显露皮肤，宽度 2 cm，范围从脐上 2 cm 到耻骨联合。在脐周区域浸润注射 20 ml 加入 1 : 200 000 麻黄碱的 0.5% 布比卡因或 0.25% 罗哌卡因。无论需要手术的疝在哪侧，手术医师均站在患者左侧，做一个长度约 1.5 cm 的脐下切口。由于皮肤的弹性，切口通常可以伸展而无需延长切口。

使用 S 形拉钩

联合应用 S 形拉钩钝性分离和电凝，分离皮下层直至显露腹直肌前鞘。对于单侧疝，推荐仅打开同侧腹直肌前鞘以便为将来另一侧疝的腹腔镜下修补术提供便利。绝大多数患者可通过腹直肌前鞘观察到腹直肌，随后作一个 1.5 cm 横切口。如果没看见腹直肌，可能分离到了肌鞘融合部。这意味着分离点应该在最初入口以近或以远 1 cm，否则将进入腹腔。腹直肌鞘下切缘用直钳夹住，用 Metzenbaum

剪向两侧分离腹直肌，在肌后置入 S 形拉钩，该区域为腹直肌后鞘表面。手术者调整浅部拉钩到腹直肌后，再钝性分离约 2 cm 空间，使单孔装置的内部环得以完全置入切口深部。在任何时候牵拉必须轻柔，过度牵拉会导致撕裂和加宽腹直肌鞘切口，增加随后内部环移位的风险。患者随后处于 Trendelenburg 体位，头低 10° ～ 15°，下一步骤是球囊分离或直视下用钝性金属分离棒分离腹膜外间隙。

腹膜外间隙的球囊分离

建议处于 SIL TEP 初期学习阶段，习惯于球囊分离的手术者继续采用同一技术，以免手术过于复杂。将球囊分离器（Covidien，Norwalk，Connecticut，USA）在疝手术区域朝着耻骨联合方向送入腹膜外间隙。助手通过球囊分离器中 10 mm 镜头直视下利用外压使球囊在病灶侧腹股沟充气膨胀（通常泵入空气 25 ～ 30 次）。随后在单孔装置放入前排气移除球囊[8, 10]。

镜下分离腹膜外间隙

当感觉足够胜任 SIL TEP 后（一般完成 25 例），手术者会试图利用单孔装置在直视下分离腹膜外间隙（图 15.1）。此时，将一个钝性金属分离棒像球囊分离器一样朝向耻骨联合送入，以便于解剖（图

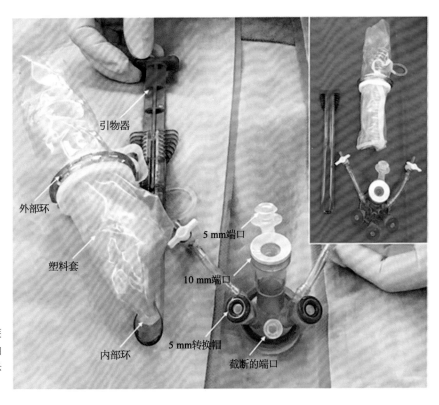

图 15.1　图片展示将内部环装入引物器，截去顶部平台中间的 5 mm 端口并用塞子堵住。小图展示 Triport+ 的组成

引物器

外部环

塑料套

内部环

5 mm 端口

10 mm 端口

5 mm 转换帽

截断的端口

15.2）。下一步涉及 Triport⁺ 如何置入腹膜外间隙。

Triport⁺ 装置准备

此时手术医师为患者做准备工作和定位。装置的准备工作应由助手完成以免影响整个手术时间。Triport⁺ 顶部平台有 3 个 5 mm 端口用于如 SIL 胆囊切除等手术，第三个 5 mm 端口用于抓持和牵拉胆囊。

而 SIL TEP 仅需要 2 个 5 mm 端口置入分离钳。第三个 5 mm 端口限制了分离钳的移动，因此中间的 5 mm 端口被截除并用塞子塞紧（Saesite® injection site, B. Braun Medical Inc. Bethlehem PA, USA）、扎牢以保持密封（图 15.2）。连接 Triport⁺ 内部环的塑料套用导入剂润滑后，将内部环放入引物器（图 15.2）。

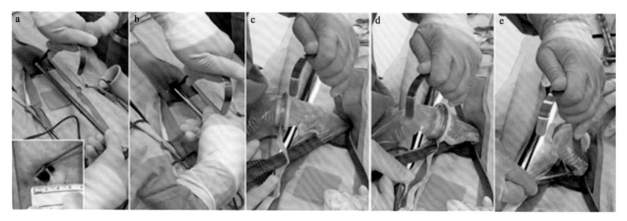

图 15.2 （a）和（b）在腹膜外间隙置入钝性金属分离棒。附图展示脐下 1.5 cm 切口；（c）放引物器进入腹膜外间隙；（d）将内部环放入腹膜外间隙；（e）用镊子将内部环剩余部分送入腹膜外间隙

Triport⁺ 内部环的置入

助手侧向牵拉位于下方的 S 形拉钩，术者向后牵引上方的拉钩，将带着内部环的引物器经切口送入，将内部环置于腹膜外间隙并使其展开。注意不要试图将引物器送入腹膜外间隙，由于引物器的直径相对巨大，会扩大腹直肌前鞘切口，增加以后内部环移位的风险。一旦展开内部环，只要有一半进入腹膜外间隙，剩下的环可以用一把钝头钳夹住送入（图 15.2）。撤除拉钩后可以用示指引导内部环，使它均匀地在腹直肌鞘切口深面就位。随后将外部环紧紧地推挤到皮肤上。助手紧紧地握住外部环，术者用一把 Kocher 钳夹住塑料套顶部，做持续扭转动作到外部环水平，然后用另一把 Kocher 钳夹住塑料套，剪除多余部分（图 15.3）。助手将被 Kocher 钳钳夹的残余塑料套翻入外部环，术者随即将之前准备的顶部平台向下压入外部环。助手一旦松开 Kocher 钳，平台随之紧紧地卡入外部环中（图 15.3）。比起含有外侧锁定环的旧款 Triport™ 装置[10]，Triport⁺ 取消这个设计后可能导致平台在外部环处发生移位，更可能导致塑料套逐渐滑脱，而在外部环下保留更多的残余套会使装置嵌入更困难。一种解决办法是用一根线以足够力量扎紧外部环和塑料套来卡住外部环（图 15.4）。这一步骤在双侧疝修补、困难和手术时间较长的病例中尤其重要。在这些病例中，滑脱和（或）移位的风险很高。此外，顶部平台脱落后又需要一个新的 Triport⁺，显著增加了不必要的手术费用。塑料套的最狭窄处位于腹直肌前鞘水平，再加上塑料套的剪裁和内翻，这意味着直接插入 5 mm 镜头时镜头常会被污染。可以通过在 10 mm 端口接 5 mm 转换帽再插入金属套管（图 5.4）的方法，这样镜头可通过套管直接进入腹膜外间隙而不被污染。在解剖分离过程中，5 mm 金属套管可以退出以减少对术野的影响，以及套管庞大的"头部"对器械的干扰（图 15.4）。每当镜头视野需要清洁时，金属套管可以重新被送入腹膜外间隙。

改良解剖技术：SILS 的"筷子"和"直线"技术

SILS 的一个重要缺陷是所有器械和镜头视野都通过单孔装置，导致三角布局的相对缺失，然而这可以通过改良分离技术克服。"筷子"技术（图 15.5）：分离钳活动的支撑点在腹直肌鞘水平，于是通过向相反方向移动器械，在视野的任何一侧可以达到相对无限制的分离。由于顶部平台的相对活

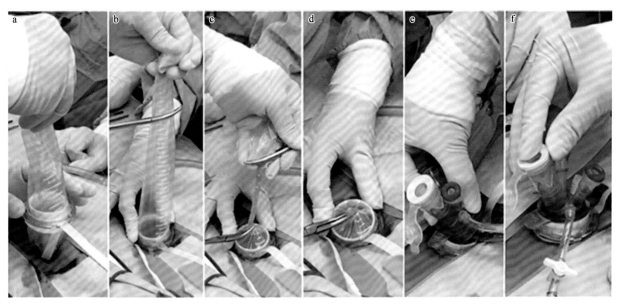

图 15.3　（a）外部环被推挤下去；（b）外部环完全降到底，顶住腹壁，用 Kocher 钳夹住塑料套；（c）塑料套被扭到外部环水平，随后上第二把 Kocher 钳；（d）剪去多余的塑料套；（e）将顶部操作平台卡到内部环上；（f）放置到位的形态

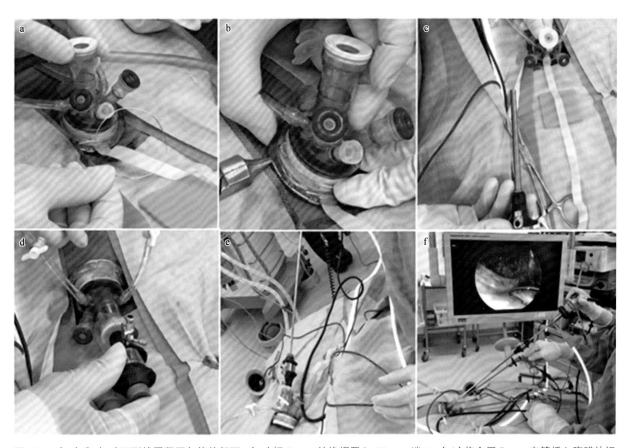

图 15.4　（a）和（b）环形线圈紧固包绕外部环；（c）把 5 mm 转换帽置入 10 mm 端口；（d）将金属 5 mm 套管插入腹膜外间隙；（e）将 5 mm 腹腔镜镜头置入腹膜外间隙；（f）在分离时将 5 mm 金属套管退出（注意操作钳手柄下方的电凝接口）

动，Triport$^+$ 有 180° 的旋转范围，更增加了灵活性。"直线解剖"（图 15.5）：分离钳在同一平面向相反方向移动。这一动作在剥离斜疝疝囊时尤其有意义。在实践中联合运用以上的解剖技术可以有效克服 SILS 带来的三角布局的损失。因此，有经验的腹腔镜术者的学习曲线相对较短。完成 25 例单孔手术

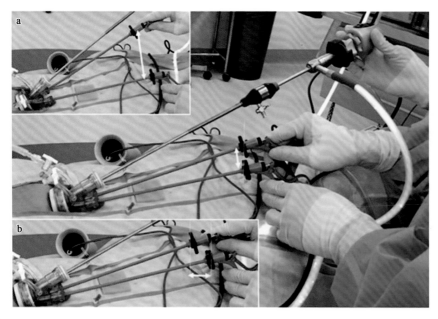

图 15.5 传统的直线形分离钳位于镜头下方，长镜头的侧臂（光源）远离操作钳手柄。（a）"筷子"分离技术：操作器械在镜头两侧分别向相反方向移动，如箭头所示分开，增宽两者距离；（b）"直线"分离技术：操作器械一进一出，分离钳的滚轮如双箭头所示前后分开

后，对于同样可通过单孔或多孔布局完成的手术，可获得近似的手术时间[11]。还有一点就是在解剖分离过程中，助手可能把镜头抬得太高以至于不小心出现在分离钳之间，导致随后的操作几乎不可能进行。此时可通过以下方法补救：助手缓缓把镜头退回到支撑点然后再进入并高于分离钳，或者术者将两个分离钳都退回至支撑点后再将它们低于镜头重新送入间隙[10]。

TEP 修补中的解剖原则

无论单孔还是多孔手术，必须进行标准化解剖分离，以最大限度地减少膀胱、血管、腹腔脏器、神经损伤和腹膜撕裂的意外风险。步骤如下：第一个解剖标志是耻骨联合，随后向外延伸并保持在前腹壁高度，可发现腹壁下血管。继续向外侧解剖，注意保护覆盖腹膜后神经的腹膜外筋膜。随后向下是精索血管和输精管。如果有斜疝疝囊，可以在这个平面拖回。即便没有斜疝疝囊，探查精索有无精索脂肪瘤也是非常关键的。遗留后可导致持续疼痛，实际上这也归入了复发范畴。对于一个巨大的和长期的斜疝疝囊，由于分离钳滚轮间的冲突，施行"直线"技术可能会很困难。这种情况下用一把超长的（50 cm）钝头抓钳代替常规的 Dolphin 抓钳将有助于操作进行。确保充分游离腹膜非常重要，这样放置补片时不会因补片卷曲而导致复发。解剖分离腹膜时可以轻柔地抓持精索血管帮助分离。一般不应直接抓持输精管，因为可能导致术后出现腹股沟区疼痛。无需切除

或套扎斜疝疝囊。有人试图在开始解剖时深入耻骨支平面以下，以彻底去除可能存在的直疝疝囊。此处的危险在于对髂外静脉和（或）输精管的意外损伤。因此，当决定开始回纳直疝疝囊尤其巨大直疝疝囊时，基于上述原因，回纳应该由外侧向中线进行。对于一个大的直疝，最好抓住假疝囊的顶端将其彻底拖回，将假疝囊用不可吸收钉枪固定在耻骨支上（图15.6）。另一种方法：可用 endo-loop 在假疝囊基底套扎。虽然增加了手术的额外成本，但可以缩小直疝假疝囊的无效腔，以减少术后血清肿形成的风险。尽管血清肿会在术后几周内消失。

腹膜外间隙的镜下解剖分离

通过球囊扩张可以完成部分腹膜外分离，但这样也可能掀掉覆盖腹膜后神经的腹膜外筋膜，使神经直接接触补片，增加了神经卡压的风险。镜下分离解剖时首先将分离器械直接送入腹膜外间隙，随后在直视下分离，有机会在直视下凝闭血管，保护腹膜外筋膜。起初利用钝性金属分离杆创建隧道，提供到达耻骨联合的安全通道（图15.2）。在最初的有限空间内实施电凝前，一定要看到分离钳的整个金属部分。同时也必须告诫助手，退回镜头直到能看到分离钳完整的金属部分，以避免重要脏器损伤和（或）血管的损伤。随着解剖分离出更多空间，操作会变得更容易。假如用球囊分离腹膜外间隙，后续的手工分离操作是从尾侧向头侧方向。若镜下分离的话则方向相

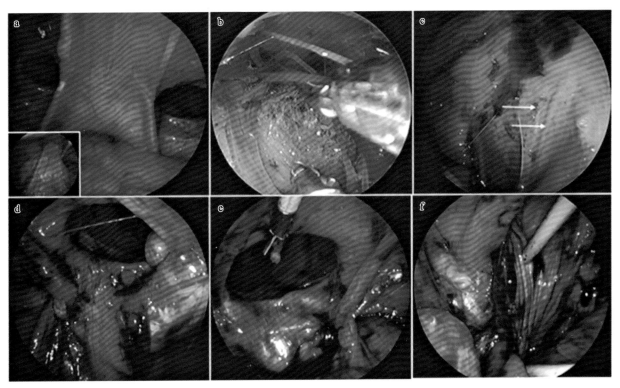

图 15.6 （a）巨大腹股沟直疝腹腔内视角，附图展示右侧疝囊内嵌顿的大网膜，在开始 TEP 游离间隙前先予以回纳；（b）镜下腹膜外解剖；（c）腹膜外筋膜覆盖保护腹膜后神经（未标注的箭头所示）；（d）和（e）左侧和右侧直疝缺损；（f）直疝假疝囊拖回后用不可吸收钉枪钉合在耻骨支上

反，自上而下。可以从高处解剖腹直肌外缘。此方法在半月线区域能够识别和修补偶发的半月线疝（Spigelian hernia），该类疝在超过 10% 的病例中被误认为直疝[12]。其余的腹膜外间隙解剖按上文列举的标准化步骤进行。对单侧腹股沟斜疝，镜下解剖分离超过中线 1 cm 已经足够。然而对于单侧腹股沟直疝，耻骨联合上方解剖对侧空间至少要超过中线 2～3 cm。术者和助手移到对侧，像解剖对侧疝一样操作有助于完成分离。实际上对双侧腹股沟疝而言，术者和助手移到对侧后，由于耻骨上空间已部分解剖分离，因而比起原先的头向尾操作，此时尾向头操作最佳。再次强调在前腹壁操作时要保持在较高的高度，以防意外穿破腹膜。这会导致漏气，增加手术难度。白线从脐到耻骨联合的延伸长度不等，通常需要通过撕扯分离，但有时需要通过腹腔镜剪刀锐性分离。值得注意的是，伸入锋利的剪刀不仅可能引起 Triport+ 的塑料套穿孔，更重要的是会造成腹腔脏器穿孔。因此，当一个解剖分离器械完全在腹膜外间隙时，镜头退回塑料套，这样可以仔细观察腹腔镜剪刀的伸入过程。通常一次把网片放一边比较好，因为随着时间的推移，由于毛细血管渗漏导致视野受限，已被解剖分离的一边会变得更暗。另外，将网片放在最初分离好的一边可使其自然凝结和黏附，从而进一步强化网片固定。意外进入腹腔的风险在双侧疝和复发疝更高。因此对那些 SILS 新人而言，面临这类情况时建议先处理小的或未复发侧疝。

补片的放入

采用的补片尺寸是长度 15 cm，垂直高度 11～15 cm，这取决于患者的体型。网片沿短径卷成一束，以 Dolphin 钳抓持中部，表面涂一些导入剂，便于滑动。取出镜头插入 5 mm 端口，推进直到看到内部环。从 10 mm 端口掀起 5 mm 转换帽，10 mm 端口定位与镜头平行，对着耻骨联合方向，随后稳定并迅速将补片送入腹膜外间隙（图 15.7a）。此时会暂时失去气腹，但取出放置补片的 Dolphin 钳后气腹会重新建立。重新通过 10 mm 端口上的 5 mm 转换帽插入 5 mm 金属套管，随后送入镜头。展开网片并调整到恰当位置。笔者倾向于在中线钉 2 枚钉，另一枚钉钉在髂前上棘内上 1 cm 处（避免损伤股外侧皮神经）。在双侧疝修补中，尤其是腹股沟斜疝，补片在中线重叠 1 cm 就足够了。而双侧

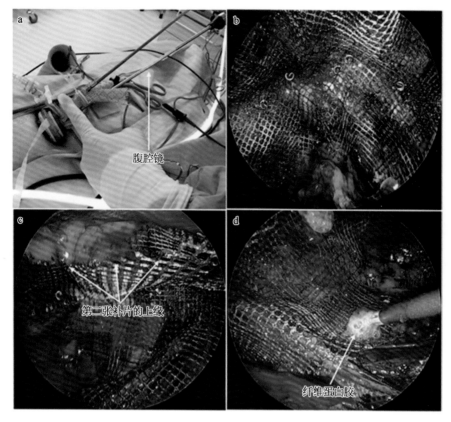

图15.7 （a）通过10 mm端口送入卷好的补片，此时从5 mm端口置入5 mm镜头，获得腹膜外间隙的直视效果；（b）15 cm×15 cm补片中线定位覆盖直疝缺损，并使用不可吸收钉固定在耻骨支上；（c）追加的12 cm×15 cm补片置于左侧，完全覆盖内环；（d）追加的补片置于右侧，在补片下缘喷涂纤维蛋白胶

腹股沟直疝尤其是大直疝，笔者倾向于在中央放置15 cm×15 cm补片，同时覆盖双侧直疝缺损，在中线钉合并直接钉合到耻骨支上（图15.7b）。接着双侧可以用常规方式修补（图15.7c）。对于双侧腹股沟疝、出血影响视野的困难病例，或者没有停止抗血小板治疗的患者，笔者习惯应用纤维蛋白胶。纤维蛋白胶可为补片下缘提供额外的固定（图15.7d），并且有助于减少术后瘀斑。

终止气腹和排气

整个手术过程中，患者处于Trendelenburg体位，现在可以将患者头抬高15°。此刻术者用两把器械，通常是Dolphin钳和钉枪，在注气停止并打开气阀排气时顶住双侧精索。这阶段要求洗手护士用手指按住打开的气门控制气体释放，于是可以看到腹膜渐渐向下压住补片而不会掀起它的下缘。这一关键步骤往往在几秒内完成，因此所有团队成员必须同步，以确保完全成功。如果术者没能在直视下见到腹膜抬起压住补片的同时不掀起补片，那么就必须对腹膜外空间重新注气并重复上述过程，以确保补片定位满意。对于双侧疝而言，这一步有些棘手并需要更多控制。左侧腹膜会因为有乙状结肠而率先下降，随后旋转镜头的侧臂，观察右侧。在

双侧腹股沟疝修补术中，在右侧应用纤维蛋白胶有助于右侧补片的恰当固定，最小化降低补片移位的风险。

关闭脐部切口

撤除单孔装置和器械后，采用慢吸收单丝缝线连续缝合关闭腹直肌前鞘。由于切口小、反复插入器械或过度牵拉，脐部切口边缘总是有损伤，应在不延长切口的情况下修整到健康组织。笔者认为这一步骤在实现切口接近零感染及减少瘢痕高度美观方面至关重要。用单丝可吸收线二层连续缝合关闭皮肤切口。在此阶段收紧皮下缝合线通常会缩小切口，使伤口变得更迷你（图15.8）。伤口用胶带和防水敷料覆盖。

出院建议和随访

在尽责的成年人的监护下，95%以上的病例可在术后当天出院。患者需按要求穿上保护性内裤，服止痛药，并在1周内接受随访观察。依据疼痛阈值，鼓励患者在1～2周内逐步恢复正常活动。另外，需要告诉他们可能会出现阴囊瘀斑，但会在一周内消退。同时提供一个紧急联系电话，以减轻他们的恐惧。

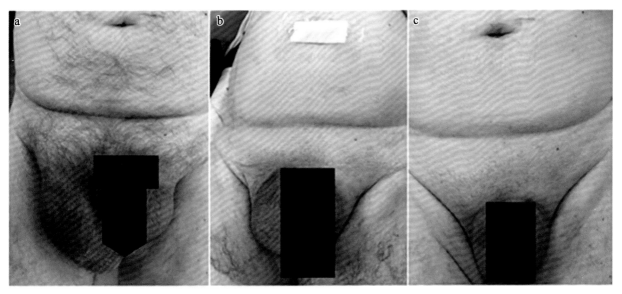

图 15.8　图 15.6 中同一个患者的照片。(a) 双侧腹股沟阴囊疝；(b) SIL TEP 术后即刻表现；(c) 术后 4 周表现，看不出脐下瘢痕

讨　论

像胆囊切除术之类从开放手术到腹腔镜手术的发展中，腹腔镜手术的优势是显而易见的[13]。与此不同，单孔较多孔手术却从未能有如此绝对的优势。然而任何一种渐进式改进，即使很小，但一旦被大量患者接受为一种普通术式时，也会对结果产生重大影响。

循证医学使人确信：精心设计的前瞻性 RCT 研究足以检测结果的微小差异。SIL TEP 目前仅有 3 篇 RCT 研究，每项均为 100 例样本[10, 14, 15]。此外，还有许多其他较小的前瞻性对照研究，其中包括学习曲线结果。尽管存在着这样或那样的缺点，最近一项关于单孔与多孔 TEP 比较的 meta 分析表明前者是安全的[16]。笔者自己的 RCT 研究显示[10]：单孔较多孔手术在术后 1 天和 7 天疼痛方面有显著改善，减少了止痛剂的摄入。手术 1 周后能更早恢复工作或身体活动，有更好的美容效果。更重要的是，单孔与多孔腹股沟疝修补术的手术时间相似。值得注意的是，RCT 研究必须遵循以下原则：需要一名专注于腹腔镜疝手术的医师，实施超过 1 500 例多孔和 300 例单孔修补术，越过学习曲线，其手术病例入组率应该是 100%。此外，研究小组的所有研究参数都应是相同的：同样的补片、固定装置、常规解剖器械及类似的套管装置。唯一的区别是 1 个和 3 个切口。

在寻求外科发展的过程中，任何可提高手术技能的替代手术，只要它的安全性得到保证就都应受

欢迎。最重要的是，SIL TEP 在腹膜外空间的镜下解剖分离方法模拟了经腹腹膜外修补术（TAPP），这是 TAPP 较 TEP 的一个竞争优势。笔者还指出，该技术省略了（昂贵的）球囊分离，实际上使 SIL TEP 具有很高的成本-效益比[17]。这一条常被作为论据用于反对引入新技术的争论中。

采用带有低位内部环和可折叠塑料套等特定设计的单孔装置（如 Triport 系统）的皮肤和筋膜切口基本与多孔修补的脐下切口大小相同。更重要的是，它不会引起对 TEP 而言已非常罕见的戳孔疝发病率的增加。另外，去掉另外两个在多孔修补中必需的尖锐套管会避免由此导致的血管和（或）肠管损伤。还有一个额外优点是，SIL TEP 不仅可以诊断出偶见的半月线疝，还可在同次手术中成功修补[12]。

腹股沟疝相对较高的发病率使普外科医师能相对较快地提高 SILS 的技巧，然后可将该技术应用于更困难的腹壁部位的疝如腹壁疝和造口旁疝[18-20]。单孔较多孔 TEP 更能保证安全性，采用镜下解剖分离使前者具有相对成本优势。这将鼓舞更多的外科医师转向采取 SILS 技术，充当为造福患者而推动医学科学发展的"少壮派"。最后，互联网上的大量免费资讯将使低年资医师和患者决定是否选择 SIL TEP，从而使该项技术成为未来手术的金标准。

到目前为止，我们所谈的内容都是关于 SIL TEP。不管怎样，同样的单孔装置（包括自制款）和改进的解剖分离技术也可用于 SIL TAPP 并同样安

全。然而，由于SILS导致的三角操作关系缺失，难以如常规多孔TAPP般缝合关闭腹膜，这一操作将大大延长手术时间[21]。也有证据表明单一切口腹腔镜手术通过脐孔进入腹腔，与戳孔疝发生率增高有关[22]。此外，目前还没有RCT研究比较单孔和多孔TAPP。因此笔者强烈建议：在将单孔TAPP作为多孔TAPP的可接受替代方案前，必须等待进一步的研究结果。

结 论

本章中，我们详细描述了SIL TEP技术方面的内容，包括要诀和技巧，使任何传统内镜修补领域里有能力、有想法的外科医师都能以最小的努力迅速掌握单孔修补技术。笔者坚信此种转变无论对个人，还是对改善患者预后都大有助益。

参考文献

[1] Ger R, Monroe K, Duvivier R, Mishrick A. Management of indirect inguinal hernias by laparoscopic closure of the next of the sac. Am J Surg. 1990;159(4):370–3.

[2] Tran HM, Tran KH, Zajkowska M, Lam V, Hawthorne WJ. Single-port onlay mesh repair of recurrent inguinal hernias after failed anterior and laparoscopic repairs. JSLS. 2015;19(1), e2014.00212. doi:10.4293/JSLS.2014.00212.

[3] Simons M, et al. International guidelines for the management of adult groin hernias. Hernia. 2017;21(1):1–181.

[4] Coronini-Cronberg S, Appleby J, Thompson J. Application of patient-reported outcome measures (PROMs) data to estimate cost-effectiveness of hernia surgery in England. J R Soc Med. 2013;106(7):278–87.

[5] Kalloo AN. Natural orifice transluminal endoscopic surgery. Gastroenterol Hepatol (NY). 2007;3(3):183–4.

[6] Liu L, Chiu PW, Reddy N, Ho LK, Kitano S, Seo DW, Tajiri H, APNOTES Working Group. Natural orifice translumenal endoscopic surgery (NOTES) for clinical management of intraabdominal diseases. Dig Endosc. 2013;25(6):565–77.

[7] Descloux A, Pohle S, Nocito A, Keerl A. Hybrid NOTES transvaginal intraperitoneal onlay mesh in abdominal wall hernias: an alternative to traditional laparoscopic procedures. Surg Endosc. 2015;29(12):3712–6.

[8] Tran HM. Safety and efficacy of single incision laparoscopic surgery for total extraperitoneal inguinal hernia repair. JSLS. 2011;15(1):47–52.

[9] Kim JH, An CH, Lee YS, Kim HY, Lee JI. Single incision laparoscopic totally extraperitoneal hernioplasty (SIL-TEP): experience of 512 procedures. Hernia. 2015;19(3):417–22.

[10] Tran HM, Tran K, Turingan I, Zajkowska M, Lam V, Hawthorne W. Potential benefits of single-port compared to multiport laparoscopic inguinal herniorraphy: a prospective randomized controlled study. Hernia. 2014;18:731–44.

[11] Sherwinter DA. Transitioning to single-incision laparoscopic inguinal herniorraphy. JSLS. 2010;14(3):353–7.

[12] Tran HM, Tran KH, Zajkowska M, Lam V, Hawthorne W. Single-incision laparoscopic repair of spigelian hernias. JSLS. 2015;19(1), e2015.001644. doi:10.4293/JSLS.2015.001644.

[13] Cushieri A, Dubois F, Mouiel J, Mouret P, Becker H, Buess G, Trede M, Troidl H. The European experience with laparoscopic cholecystectomy. Am J Surg. 1991;161:385–7.

[14] Tsai YC, Ho CH, Tai HC, Chung SD, Chueh SC. Laparoendoscopic single-site versus conventional laparoscopic total extraperitoneal hernia repair: a prospective randomized clinical trial. Surg Endosc. 2013;27(12):4684–92.

[15] Wijerathne S, Agarwal N, Ramzy A, Lomanto D. A prospective randomized controlled trial to compare single-port endo-laparoscopic surgery versus conventional TEP inguinal hernia repair. Surg Endosc. 2014;28(11):3053–8.

[16] Lo CW, Yang SS, Tsai YC, Hsieh CH, Chang SJ. Comparison of laparoendoscopic single-site versus conventional multiple-port laparoscopic herniorrhaphy: a systemic review and meta-analysis. Hernia. 2016;20(1):21–32.

[17] Tran HM, Tran K, Turingan I, Zajkowska M, Lam V, Hawthorne W. Single-incision laparoscopic inguinal herniorraphy with tele-scopic extraperitoneal dissection: technical aspects and potential benefits. Hernia. 2015;19(3):407–16.

[18] Tran HM, Turingan I, Zajkowska M, Tran MD. Single incision laparoscopic ventral hernia repair with suprapubic incision. JSLS. 2013;18(2):316–21.

[19] Tran HM. Demonstrated safety and efficacy of laparoendoscopic single-site surgery for abdominal wall hernias. JSLS. 2012;16(3): 242–9.

[20] Tran HM, Turingan I, Zajkowska M, Tran KH. Single-port laparoscopic parastomal hernia repair with modified Sugarbaker technique. JSLS. 2014;18(1):34–40.

[21] Sinha R, Malhotra V, Sikarwar P. Single incision laparoscopic TAPP with standard laparoscopic instruments and suturing of flaps: a continuing study. J Minim Access Surg. 2015;11(2):134–8.

[22] Antoniou SA, Morales-Conde S, Antoniou GA, Granderath FA, Berrevoet F, Muysoms FE, Bonham Group. Single-incision laparoscopic surgery through the umbilicus is associated with a higher incidence of trocar-site hernia than conventional laparoscopy: a meta-analysis of randomized controlled trials. Hernia. 2016;20(1):1–10.

第16章
新技术：机器人腹股沟疝修补术
Emerging Technology: Robotic Inguinal Hernia Repair

Zachary F. Williams, W. Borden Hooks, and William W. Hope

陈　炜　译

引　言

腹股沟疝修补术是普通外科最常见的手术之一。主要的手术方式包括开放前入路或后入路修补术、原位组织修补术及腹腔镜下修补术等。目前对于腹股沟疝修补的理想术式并未达成共识，因此，外科医师应该熟练掌握多种手术方法，并且能够根据不同的患者选择合适的手术方式。

术后是否复发是腹股沟疝修补术最常用的评价指标，而其他的评价指标，如术后疼痛和生活质量也越来越受到重视。之前提及的几种开放式和腹腔镜腹股沟疝修补术已被证实具有长期疗效、低复发率及其他优点。为了尽可能改善患者预后，外科医师不断地改进腹股沟疝修补术的手术技巧，不仅注重术后复发率，同时还考虑患者的术后生活质量、术后疼痛感，以及该手术方式是否适合大部分人群。

机器人外科手术是外科学发展历史上一个重要的里程碑。尽管其最早被应用于妇科和泌尿外科手术，现在普通外科医师也逐渐采用机器人技术来完成手术。随着机器人手术设备的普及和疝手术的广泛开展，机器人手术技术被越来越多地应用于疝修补术。虽然该技术目前仍被认为是疝外科的新技术，但是一些外科医师已经开始接受并将其应用于日常手术。由于机器人手术技术得到了广泛应用，手术效果也得到了更准确的评估，因此我们才得以更充分、全面地评价机器人技术在腹股沟疝修补术中所扮演的角色。

原　理

机器人腹股沟疝修补术的原理与其他疝修补术相似，并且有一些相同的注意事项。机器人手术的经典优势包括清晰的手术视野、灵活的操作及符合术者的人体力学[1]。另一个潜在的优势是机器人技术可能有助于完成腹腔镜下难以胜任的复杂微创操作，这对于腹腔镜腹股沟疝修补术而言可能是一个重要优势。尽管许多外科医师已经熟练掌握了腹腔镜腹股沟疝修补术，但该技术仍然是一项难以学习的手术，据报道该手术的学习曲线长达250例[2]。即使腹腔镜疝修补术的手术适应证已经扩大到了复发性及双侧腹股沟疝，但是该技术的普及还是比较缓慢。尽管腹腔镜腹股沟疝修补术在部分地区的开展越来越广泛[3]，然而该技术发展的相对缓慢可能和不同地区医师在学习过程中存在教学和技术上的差距有关[4, 5]。如果机器人技术的掌握可以缩短学习曲线、提高腹股沟疝微创手术的应用率，那么它一定是一个可行的技术，评估这项技术在腹股沟疝修补中的作用也是必要的。

机器人腹股沟疝修补技术

机器人腹股沟疝修补技术是基于腹腔镜经腹腹膜前疝修补术（transabdominal preperitoneal, TAPP）的理论依据，并应当较完整地按照这一广泛普及的术式来操作。与TAPP手术相同，机器人手术也必须坚持几个关键原则，以达到与其相似的手术效果。其中包括完整解剖耻骨肌孔和所有发生疝的潜在腔隙（包括解剖腹膜前间隙，分离血管、输精管/精索或子宫圆韧带），放置大网孔补片，确保补片能被放到耻骨下，并妥善固定。

以下描述的手术操作均使用达·芬奇机器人 Si 手术系统。术者可根据自己偏好选择腹腔镜入路的切口，典型的是在脐上或脐下开放式进腹（如 Hasson 或脐部进腹技术[6]）。接着插入 11 ～ 12 mm 穿刺套管，引入 10 mm 30°镜头探查整个腹腔。在确认存在腹股沟疝后，将患者置于头低脚高平卧位，将两个 8 mm 的穿刺套管置于脐上穿刺套管两侧约 10 cm 处（图 16.1）。然后将机器人置于患者侧方（图 16.2），这样可以修复双侧腹股沟疝。新一代达·芬奇机器人 Xi 系统能更容易、更靠下方置入穿刺套管。

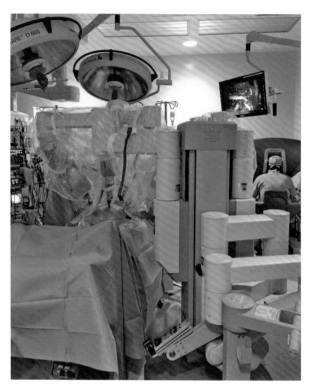

图 16.2　将机器人机械臂系统从患者足侧进入，停靠在患者左侧。操作医师在控制台控制镜头和两个操作臂

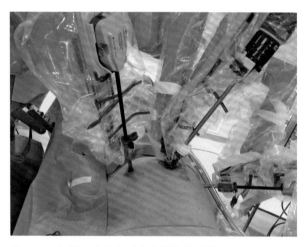

图 16.1　机器人腹沟疝手术穿刺套管的放置与腹腔镜手术（TAPP）类似。将一个 11 mm 的穿刺套管置于脐孔的上方或下方，两个 8 mm 的穿刺套管置于两侧锁骨中线略高于脐水平的位置

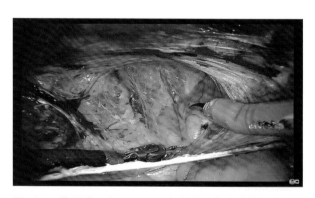

图 16.3　使用剪刀和 Maryland 解剖钳分离腹膜前间隙。解剖步骤与腹腔镜 TAPP 手术相同

使用 30°朝上的镜头、抓钳（Prograsp™ 钳）及带电凝止血功能的剪刀，将腹膜从脐内侧韧带切开至髂前上棘，然后通过钝性分离结合电凝解剖，形成一个腹膜瓣（图 16.3）。分离适当大小的腹膜瓣后，转向盆底解剖，类似于腹腔镜下的 TAPP 手术。这时，将剪刀换成另一个 Prograsp™ 钳或 Maryland 钳，分离效果会更好。在辨认出耻骨和 Cooper 韧带后从中间开始分离，然后向侧方解剖，辨认腹壁下血管，分离疝囊和精索的后外侧，随后钝性解剖将疝囊从精索中分离。有时在处理较大腹股沟疝时，可以横断疝囊，但需要在操作最后关闭腹膜缺损。如果精索上有脂肪瘤存在，则应予以切除或将其留在腹膜后。在分离完成后，输精管、精索血管、髂血管和盆底结构应该是非常清晰的（图 16.4）。

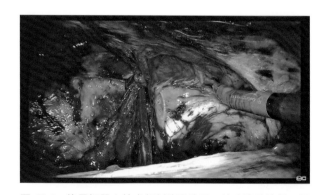

图 16.4　使用机器人技术解剖腹股沟区，缩小腹壁缺损，解剖耻骨肌孔。大范围的解剖可以放置较大的补片，覆盖所有可能发生疝的部位。通过腹膜下解剖将腹膜与血管和输精管剥离也有助于预防复发

随后主要进行补片的放置。腹腔镜或机器人腹股沟疝修补术的一个潜在好处是可以在腹股沟区放置一个大的补片，以覆盖所有可能形成疝的腹壁缺损。一般来说，最小可以放置10 cm×15 cm的补片，而我们通常选择放置12 cm×15 cm的补片（图16.5）。补片的选择一般由术者根据具体情况自行决定，但最常用的是无涂层的聚丙烯补片或聚酯补片。机器人腹股沟疝修补术可使用多种不同类型的补片，有时还可使用一种新型的自固定聚酯补片，因为这种补片并不需要额外固定。但在腹腔镜下放置这种补片可能比较困难，尤其是对于腹腔镜技术的初学者，而由于机器人手术系统的灵活性，使用机器人技术放置这种补片会更容易被掌握，这可能是很多外科医师逐渐开始使用这种补片的原因。与平片补片相比较，放置贴合腹股沟区域形状的预成型聚丙烯补片可能更容易。但是，目前还没有证据证明使用这些新型补片可以明显改善手术效果。

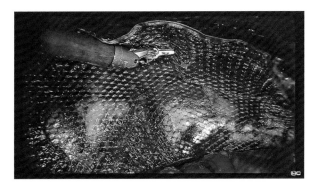

图16.5 用聚丙烯补片广泛覆盖发生疝的腹壁缺陷。补片需覆盖并延伸到耻骨下方并超过正中线

补片的固定方法最终由术者自行决定，不过，对于腹腔镜/机器人腹股沟修补手术的理想固定方法仍然存在争论，常见的方法包括钉子固定、缝合、胶水或不固定。由于机器人腹股沟疝修补术的费用更受关注，术者应该了解本医疗机构各种不同固定方法的价格，尽可能在保证疗效的前提下降低费用。在机器人手术中，为了降低费用并减轻可能存在的术后疼痛，一些采用传统钉子固定方法的外科医师也逐渐接受了缝合固定的方法。此外，很多术者采用缝合固定的方法，是因为相比较腹腔镜下的缝合操作，机器人辅助缝合可获得更确切的效果。补片缝合固定原则与腹腔镜手术相同，如避免固定在疼痛和危险三角，以防止潜在的血管和神经损伤。原则上缝合固定的位置与钉子固定的位置

相同，我们通常用吸收缓慢的缝线分别在耻骨梳/Cooper韧带、腹壁前内侧及外侧三个点进行固定（图16.6和图16.7）。将补片缝合于Cooper韧带有时非常具有挑战性，操作时将镜头从30°向上切换至30°向下可以使操作更加容易。虽然对大多数外科医师而言，使用机器人技术缝合比腹腔镜技术更容易，但仍然需要一个学习的过程，而且这个过程将导致机器人手术比腹腔镜手术花费更多的手术时间。随着机器人手术技术的提高，我们可以采用多种方法来提高缝合效率、缩短手术时间。多次使用短缝线有助于间断缝合，然而，通过机器人臂戳孔来放置和更换缝针常常延长手术时间。在刚开始掌握机器人技术的时候，一些术者会添加一个额外的穿刺套管，以方便放置和更换缝针，而不需要取出机械臂。还有一些外科医师选择在操作机器人之前先通过11 mm套管将需要的补片和缝线放入腹腔，这样就不需要在手术中更换机械臂了。但是，外科医师必须确保这些补片和缝线在整个手术过程中不离开视野，否则寻找这些东西又会延长手术时间。在术者掌握了机器人缝合技术之后，另一个节省时间的方法是减少使用缝线的数量，用长缝线来缝合补片的所有固定点，以减少更换缝线的次数。在固

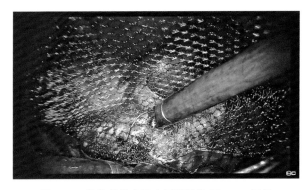

图16.6 将补片缝合固定于耻骨梳/Cooper韧带

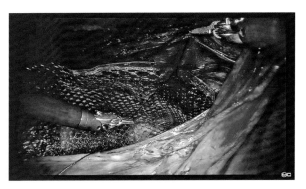

图16.7 将聚丙烯补片的前内侧边缘缝合固定于腹壁上。三个缝合固定点与腹腔镜手术的钉子固定点类似

定补片后，取出剩余的薇乔（Vicryl）缝线和针头，然后关闭腹膜。同样，关闭腹膜的方法也由术者自行决定。但是，选择关闭腹膜方式的原则和固定补片的原则是一致的，由于使用机器人技术使得缝合更容易操作，许多外科医师选择使用缝线来关闭腹膜。虽然使用两端打结的可吸收缝线来关闭腹膜是非常有效可行的，但是一些外科医师还会选用不需打结的新型倒刺缝线（图16.8）。尽管已经广泛使用，但目前还没有实质性的数据能证明这些倒刺缝线有提高关闭腹膜效果的功能。外科医师并不关心这些缝线是否需要在线尾打结或缝合结束后是否需要再回缝数针以确保腹膜关闭，但我们仍需要更多的证据去充分评估。有报道称二次腹腔镜手术中发现使用倒刺缝线后出现腹膜瓣重新开裂的情况，该状况可能会引发肠梗阻。在决定机器人腹股沟疝修补术中使用哪种关闭腹膜方式时，需要考虑到这些及其他与腹膜关闭相关的争论和并发症。随着越来越多的外科医师在机器人手术中选用各种不同的补片和固定方法，我们将获得更多关于如何选择理想补片和固定方法的证据。

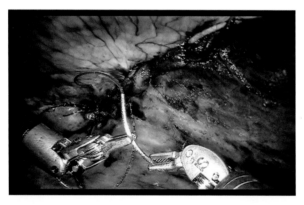

图16.8　用倒刺缝线关闭腹膜。连续缝合腹膜并在末端打结以保证腹膜确切关闭

相 关 研 究

目前有关机器人腹股沟疝修补术的研究很少，机器人腹股沟疝修补术最早是在机器人前列腺切除术的病例报道中被描述的[7-10]。目前还没有腹腔镜TAPP手术与机器人TAPP手术对比研究的文章发表，只有Dominguez等发表的一篇病例分析，报道了78例接受机器人TAPP手术而未同时行前列腺切除术患者的术后疗效[11]。该文章报道了这一手术方式的安全性和可行性：在术后4周的随访中，血

肿发生率为3.9%，血清肿发生率为2.6%，手术部位感染率为1.3%，无死亡病例和复发病例[11]。这些并发症的发生率低于腹腔镜下完全腹膜外腹股沟疝修补术（totally extraperitoneal，TEP）和TAPP术，但仍需要直接进行腹腔镜和机器人手术长期随访结果和手术费用的随机对照研究，从而获得更加确切的结论。

机器人腹股沟疝修补术的争议

关于机器人腹股沟疝修补术的争议一般都与其疗效和费用有关。批评者认为腹腔镜手术（TAPP和TEP）是成熟的且具有良好的远期疗效，机器人腹股沟疝修补术反而增加了手术费用。虽然机器人技术处于起步阶段，成本比较可能还不够精准，然而，如果机器人技术与腹腔镜技术相比增加了手术费用而无可观的获益（即没有附加价值），那么机器人技术将无法生存下去。使用机器人技术时注意控制手术费用应该成为外科医师关注的重点，以下几个方面有助于手术费用的控制：尽量减少手术器械的使用，选用缝线固定补片和关闭腹膜而非使用钉子，还要选用更便宜的补片。但是，费用计算在不同医疗机构中可能存在较大的差别，这点是由很多因素综合决定的，如医院与补片/固定器械厂家的合同等。外科医师应该重点关注如何根据本医疗机构的情况尽量降低手术费用，但是，如前所述，手术费用不应该是机器人手术技术开展的唯一关注点，因为它可以帮助外科医师成功完成其他方法无法实现的复杂微创手术。

除非有高质量的长期随访研究发表，关于机器人腹股沟疝修补术疗效的争论将一直存在。尽管机器人腹股沟疝修补术与腹腔镜TAPP术的手术流程很相似，但可能还存在一些细微的差别，如固定补片的方法和解剖腹膜前间隙。只有通过数据比较才能证明该技术是否有效可行，目前有几项随机对照试验正在积累病例，应该有助于研究机器人腹股沟疝修补术的有效性。

机器人腹股沟疝修补术的预后须与其他手术方式进行比较，以确定是否存在与手术操作相关的预后差异。机器人腹股沟疝修补术的优势之一在于缝合固定补片和关闭腹膜比使用钉子操作更加容易，而且可能减轻术后疼痛。但目前关于补片的固定方法是否会显著影响术后疼痛还没有达成共识，需要进一步的研究。

机器人腹股沟疝修补术的发展方向

机器人腹股沟疝修补术的未来发展方向是多方面的，一些研究人员正在评估如何将这种技术应用于TEP手术。虽然机器人手术在腹股沟疝修补领域的应用仍然存在争议，但我们在回顾性研究如何应用这项技术及该技术可能获得的包括缩短学习曲线、有助于实施微创技术的优点之后，显然应该更进一步研究机器人技术在腹股沟疝修补术中的应用。目前正在进行的随机研究中，包括一项比较机器人腹股沟疝修补术和传统腹腔镜手术的多中心研究。此外，一些近年即将建成的新机器人平台可能会解决目前机器人手术设备存在的缺陷，并降低手术费用。教学方面的投入包括新的机器人培训课程和加大住院医师培训无疑会大幅度地缩短学习曲线，增加普通外科医师对机器人手术技术掌握的熟悉程度。通过这些努力，再加上进一步的临床研究、真实世界的手术数据和患者预后的记录，我们可以更好地评估机器人技术在腹股沟疝修补术中所扮演的角色。

参考文献

[1]Lanfranco AR, Castellanos AE, Desai JP, Meyers WC. Robotic surgery: a current perspective. Ann Surg. 2004; 239(1):14–21. doi: 10.1097/01.sla.0000103020.19595.7d.

[2]Neumayer L, Giobbie-Hurder A, Jonasson O, Fitzgibbons Jr R, Dunlop D, Gibbs J, et al. Open mesh versus laparoscopic mesh repair of inguinal hernia. N Engl J Med. 2004;350(18):1819–27. doi:10.1056/NEJMoa040093.

[3]Zendejas B, Ramirez T, Jones T, Kuchena A, Martinez J, Ali SM, et al. Trends in the utilization of inguinal hernia repair techniques: a population-based study. Am J Surg. 2012;203(3):313–7. doi:10.1016/j.amjsurg.2011.10.005; discussion 7.

[4]Trevisonno M, Kaneva P, Watanabe Y, Fried GM, Feldman LS, Andalib A, et al. Current practices of laparoscopic inguinal hernia repair: a population-based analysis. Hernia. 2015;19(5):725–33. doi:10.1007/s10029-015-1358-5.

[5]Trevisonno M, Kaneva P, Watanabe Y, Fried GM, Feldman LS, Lebedeva E, et al. A survey of general surgeons regarding laparoscopic inguinal hernia repair: practice patterns, barriers, and educational needs. Hernia. 2015;19(5):719–24. doi:10.1007/s10029-014-1287-8.

[6]Carbonell AM, Harold KL, Smith TI, Matthews BD, Sing RF, Kercher KW, et al. Umbilical stalk technique for establishing pneumoperitoneum. J Laparoendosc Adv Surg Tech A. 2002; 12(3):203–6. doi:10.1089/10926420260188119.

[7]Finley DS, Rodriguez Jr E, Ahlering TE. Combined inguinal hernia repair with prosthetic mesh during transperitoneal robot assisted laparoscopic radical prostatectomy: a 4 year experience. J Urol. 2007;178(4 Pt 1):1296–9. doi:10.1016/j.juro.2007.05.154; discussion 9–300.

[8]Joshi AR, Spivak J, Rubach E, Goldberg G, DeNoto G. Concurrent robotic trans-abdominal pre-peritoneal (TAP) herniorrhaphy during robotic-assisted radical prostatectomy. Int J Med Robot. 2010; 6(3):311–4. doi:10.1002/rcs.334.

[9]Lee DK, Montgomery DP, Porter JR. Concurrent transperitoneal repair for incidentally detected inguinal hernias during robotically assisted radical prostatectomy. Urology. 2013;82(6):1320–2. doi: 10.1016/j.urology.2013.08.028.

[10]Ito F, Jarrard D, Gould JC. Transabdominal preperitoneal robotic inguinal hernia repair. J Laparoendosc Adv Surg Tech A. 2008; 18(3):397–9. doi:10.1089/lap.2007.0093.

[11]Escobar Dominguez JE, Ramos MG, Seetharamaiah R, Donkor C, Rabaza J, Gonzalez A. Feasibility of robotic inguinal hernia repair, a single-institution experience. Surg Endosc. 2015. doi:10.1007/s00464-015-4717-5.

第17章
腹股沟疝修补术的预后疗效
Outcomes in Inguinal Hernia Repair

Munyaradzi Chimukangara and Matthew I. Goldblatt

张吉发　译

疝修补术是全世界外科医师最常用的手术方式之一，这也反映了腹股沟疝治疗的发展趋势。过去主要以开放手术为主，现在则更倾向于微创技术——在发达国家更是如此。腹股沟疝修补术最初的重点是减少复发，后来随着Lichtenstein术式的应用，术后复发得到了有效控制，最近又将焦点转移到了其他预后疗效上，比如：减少术后并发症、慢性疼痛、早期恢复正常活动和更好的美容效果等[1]。不断提升术后疗效的意愿，驱动着外科技术的发展。20世纪90年代，腹腔镜的应用引发了微创技术的兴起，最近机器人在腹股沟疝修补术这一领域的应用也在不断被推进。在本章中，我们对应用开放和微创技术施行腹股沟疝修补术的预后疗效，如术后疼痛、生活质量、复发及并发症的发生率进行总结。

包括美国在内的世界上大多数地区一直都将开放腹股沟疝修补术作为首选术式[2]。有术后复发相关数据库资料的两种常见开放术式是Shouldice组织修补术和Lichtenstein无张力修补术。这两种术式在慢性疼痛、并发症和住院时间等方面都大致相当，但在术后复发数据方面，Lichtenstein手术更有优势[3]。即使是疝外科专家完成的开放无网片修补术，它的复发率也波动在4%～10%，而Lichtenstein手术的复发率则降至1%～4%[4-6]。一篇Cochrane综述证实，Shouldice手术比开放网片修补术的复发率高（OR：3.80；CI：1.99～7.26），但比其他无网片修补术的复发率低（OR：0.62；CI：0.45～0.85）[7]。另一方面，Lichtentin手术与开放组织修补术相比，术后复发率更低（OR：0.37；CI：0.26～0.51）[8]。因此，只要网片不被

禁止使用，Lichtentin手术仍然是开放腹股沟疝修补的主要术式[9]。

随着微创技术的应用和发展，它们之间及和Lichtenstein手术之间的术后疗效也被不断地对照研究。主要在发达国家，腹腔镜技术的应用越来越多，预后疗效也让人感到更有前景。在早期，腹腔镜手术相比开放手术，复发率更高，分别是10.1%和4.9%，并且还需要更加昂贵的专业仪器设备[10]。然而，随着腹腔镜科技和手术技能的进步，腹腔镜手术的复发率明显下降，与标准的开放网片修补术相当[5]。另外一个随机临床试验的meta分析表明，与开放手术相比，腹腔镜手术在缩短住院时间、减轻术后疼痛、快速恢复正常活动及美容效果方面更具有优势[11, 12]。还有一项TEP（完全腹膜外疝修补）和TAPP（经腹腔的腹膜前疝修补）共314名患者的长期随机研究表明，两种腹腔镜手术在慢性疼痛、生活质量和恢复工作时间方面有着相似的预后结果[13]。因此，微创技术在腹股沟疝修补术中扮演着重要角色。

术后一定程度的疼痛是经常的和可预见的，然而持续性疼痛就是个问题了。手术部位持续3个月以上的疼痛被定义为慢性疼痛[14]。据文献报道，开放腹股沟疝修补术的术后慢性疼痛发生率为18%，腹腔镜修补术为6%[15]。Sajid等认为慢性疼痛的病因是不清楚的，可能与缝线或网片对腹股沟神经的刺激、网片异物引起炎症反应、神经的牵拉刺激和腹壁顺应性降低等因素有关[16]。2014年更新的欧洲疝学会（EHS）指南中的meta分析资料显示，Lichtenstein手术与TEP手术相比慢性疼痛没有明显

差异[17]。然而一篇收集 17 388 名患者数据的前瞻性回顾性分析表明，Lichtenstein 手术组术后 1 年的用力痛更严重（OR：1.420；CI：1.264 ～ 1.596），发生率为 9.23%，而 TEP 术组为 7.90%，总体发生率为 8.7%[18]。因此，与开放手术相比，腹腔镜手术似乎可以减少术后疼痛的发生率。

减少术后急慢性疼痛及加速恢复正常活动的相关研究正在进行。微创领域的研究者们正在积极验证不同类型的网片和不同的固定方式对疼痛的影响。一项对前瞻性数据库中 227 例 TAPP 术的回顾性分析研究表明，在术后 2 周、4 周时，腹膜瓣缝合组要比使用螺旋钉固定组的疼痛评分更好，而缝合组和 U 形钉固定组之间没有差异[19]。上述研究还表明术后 2 周的活动受限情况，U 形钉固定组（57.9%）比缝合组（21.7%）更严重，但是螺旋钉固定组和 U 形钉固定组的术后疼痛和活动受限情况没有差异，这些对比说明了缝合腹膜瓣方式的预后效果更好。其他研究人员还对 TEP、TAPP 和 Lichtenstein 修补术进行了前瞻性比较，使用 10 颗以上螺旋钉时会让患者术后疼痛的发生率增加一倍，但不会影响复发率[20]。然而，Tam 等随机对照试验的 meta 分析发现，在 TEP 修补术中使用 U 形钉固定和不固定患者的术后疼痛没有明显差异[21]。是网片固定还是标准外科技术，哪种才能更好地减轻术后疼痛，目前的数据尚无定论，有待进一步研究。

一篇引发 2014 年欧洲疝学会（EHS）更新指南的 meta 分析数据显示，Lichtenstein 手术和腹腔镜疝修补术的术后复发率无差异[17]。这一观点也在一篇对 17 388 例前瞻性收集资料的回顾性分析中得到证实，Lichtenstein 手术和 TEP 修补术的 1 年复发率分别为 0.83% 和 0.94%[18]。Mayer 等随访 TAPP 术后一年 112 228 例原发性腹股沟疝患者的资料显示，网片固定和不固定的复发率相似（0.88% vs. 1.1%）[22]。另外，国际内镜疝学会（IEHS）发表的观点认为，在腹腔镜修补小于 3 cm 的腹股沟疝时，固定或不固定网片，复发率是没有差异的[23]。这表明目前有更好的网片选择，固定不是必要的，同时还降低了固定网片带来的潜在成本增加和疼痛发生。

手术并发症会导致非预期的发病率和潜在的死亡率升高。Kockerling 等对 17 388 例（OR：2.152；CI：1.734 ～ 2.672）前瞻性收集数据的回顾性分析发现，Lichtenstein 术后并发症的发生率普遍为 3.2%，比 TEP 术的更高[18]。对比数据显示

TEP 术与 Lichtenstein 手术的术后出血发生率分别为 1.16% 和 2.46%，血清肿为 0.51% 和 1.48%，伤口感染为 0.06% 和 0.26%，伤口愈合障碍为 0.07% 和 0.35%[18]。上述研究只是描述了术中血管、肠道、膀胱损伤并发症的总发生率小于 0.28%，而没有对比其间的差异性。然而术中出血的发生率在 TEP 手术组（0.76%）要高于 Lichtenstein 手术组（0.41%）。在比较 TEP 和 TAPP 的并发症时，由于数据的质量有限，显示总体预后效果是相似的。最近，一项 60 例小样本的前瞻性随机试验未能表现出两者术后 30 天随访效果的差异（尿潴留、血肿、血清肿、伤口感染、疼痛、恢复正常活动和复发）[24]。然而在一项 1 7587 例大样本的前瞻性回顾分析中，Kockerling 等证实了 TAPP 手术总体并发症的发生率（3.97%）要高于 TEP 术的（1.70%）[25]。差异主要产生在 TAPP 组有较高的血清肿发生率（3.06%），而 TEP 手术组仅为 0.51%。在他们的论述中，这种差异可以解释为 TAPP 手术组中腹壁缺损较大和阴囊疝患者数量较多。该研究还表明，与 TAPP 手术组（0.82%）相比，TEP 手术组术后出血率更高（1.18%）。总而言之，腹腔镜手术相对于开放手术而言术后并发症较少，而 TEP 术和 TAPP 术相比是大体相当的。

微创技术的发展不断改变着腹股沟疝修补术的预后疗效，如小肠梗阻和尿潴留。在一项 3 017 例 TAPP 术的系列研究中，Kapiris 等证实了小肠梗阻的发生率可以由使用螺旋钉闭合腹膜瓣的 0.8%，降低到采用缝线缝合法的 0.1%[26]。其他学者也证实了使用螺旋钉闭合的小肠梗阻发生率为 0.2% ～ 0.5%[27]。然而这种并发症在开放腹股沟疝修补术中是极为罕见的，仅在网片移位的个案报道中出现过[28]。纵观各种研究，虽然腹腔镜技术的尿潴留发生率在 0.2% ～ 35%，但是真实的发生率可能在 2% ～ 7%。Ross 等在一项 227 例 TAPP 术前瞻性数据资料的研究中发现，尿潴留的发生率为 4.9%，在螺旋钉或 U 形钉闭合组与缝线缝合腹膜瓣组之间无统计学差异[19]。由 Tam 等进行的随机对照试验的 meta 分析表明，TEP 网片固定组的尿潴留发生率为 3.10%，而不固定组为 1.01%[21]。在一项 471 例患者的前瞻性研究中，Vigneswaran 等发现 65 岁以下患者尿潴留的发生率为 3.3%，而大于 65 岁患者行腹腔镜手术的为 15.7%[29]。另外，开放手术比腹腔镜疝修补术患者的尿潴留总体发生率要低一些。可能由于腹腔镜手术需要全身麻醉，因此被认为是

尿潴留的主要原因。而Finley等通过随访也发现局麻做腹股沟疝修补的患者术后尿潴留的发生率为0.2%，而全身麻醉或脊髓麻醉患者为13%[30]。

最后，机器人腹股沟疝修补是一种新型微创技术。它最初大多是由泌尿科医师在机器人前列腺切除同时行TAPP手术的病案中被报道[31, 32]。虽然已有普通外科医师正在用机器人做TAPP手术，但是因为缺乏相关文献资料，机器人的角色作用仍不明朗。作为完成机器人TAPP手术最多的普通外科医师，Escobar等总结了123例病例[33]，在这个回顾性研究中，手术医师均经过3个微创外科机构的培训，Escobar等认为他们的手术效果可以与腹腔镜手术相媲美。手术的并发症发生率为7.7%（血肿3.9%，血清肿2.6%，手术部位感染1.3%）；尿潴留发生率为1.3%，76.9%患者是当日出院，平均手术时间为104.3 min。由于性质是回顾性研究，所以笔者无法评估术后急性和慢性疼痛，也未能评估疝的复发情况。尽管如此，Escobar等的结论仍然认为机器人TAPP手术和腹腔镜手术一样，与开放手术相

比有更好的总体疗效，并且目前在世界范围内开放手术仍占据主导地位的情况下，机器人手术可以是微创治疗的另一个可选方案。

总的来说，开放腹股沟疝网片修补术仍然是外科治疗腹股沟疝的主要手段。腹腔镜手术在术后疼痛、早期恢复正常活动、生活质量和手术部位损伤等发生率方面有更好的结果，并带来了革命性的进步。在复发数据方面，Lichtenstein、TEP和TAPP手术之间基本一致。因为腹腔镜技术难学，要想获得有意义的结果，术者必须达到学习曲线，这在经验丰富的专科医师那里也已经被证实，TEP和TAPP手术的总体疗效是相似的。虽然机器人TAPP手术似乎是安全的、有效的，并且在技术日益发展的当下也是很有吸引力的[34]，但是与目前的主流技术相比，还需要更多的数据来证实它的地位。因此，国际指南仍建议使用Lichtenstein手术或腹腔镜手术进行腹股沟疝修补[9, 35]。

表17.1对腹股沟疝不同修补类型的预后疗效进行了汇总。

表 17.1 腹股沟疝不同修补类型的预后结果汇总

术后疗效	开放，无网片	开放，有网片	腹腔镜修补术	机器人修补术
复发	4%～10%	1%～4%	< 5%	数据有限
慢性疼痛	6%	6%～18%	6%	数据有限
短期生活质量	—	低于腹腔镜修补	高于开放修补	可能优于开放修补
长期生活质量	—	与腹腔镜修补相当	与开放修补相当	数据有限
术后出血		2.46%	1.16%	数据有限
血清肿		< 5%	< 5%	数据有限
切口感染		0.2%～0.6%	0.06%	与腹腔镜修补相当
切口愈合不良	—	0.35%	0.07%	与腹腔镜修补相当
尿潴留	< 2%	< 2%	2%～7%	数据有限

参考文献

[1] Yang GPC, Tung KLM. A comparative study of single incision versus conventional laparoscopic inguinal hernia repair. Hernia. 2015;19:401–5. doi:10.1007/s10029-014-1246-4.
[2] Saleh F, Okrainec A, D'Souza N, Kwong J, Jackson TD. Safety of laparoscopic and open approaches for repair of the unilateral primary inguinal hernia: an analysis of short-term outcomes. Am J Surg. 2014;208(2):195–201. doi:10.1016/j.amjsurg.2013.10.017.
[3] Bay-Nielsen M, Perkins FM, Kehlet H. Pain and functional impairment 1 year after inguinal herniorrhaphy: a nationwide questionnaire study. Ann Surg. 2001;233:1–7.
[4] Heikkinen T, Bringman S, Ohtonen P, Kunelius P, Haukipuro K, Hulkko A. Five-year outcome of laparoscopic and Lichtenstein hernioplasties. Surg Endosc. 2004;18:518–22.
[5] McCormack K, Scott NW, Go PM, Ross S, Grant AM, EU Hernia Trialists Collaboration. Laparoscopic techniques versus open techniques for inguinal hernia repair. Cochrane Database Syst Rev. 2003;1, CD001785.
[6] Schulman A, Amid P, Lichtenstein I. The safety of mesh repair for

primary inguinal hernias: results of 3,019 operations from five diverse surgical sources. Am Surg. 1992;58:255.

[7] Amato B, Moja L, Panico S, Persico G, Rispoli C, Rocco N, Moschetti I. Shouldice technique versus other open techniques for inguinal hernia repair. Cochrane Database Syst Rev. 2012;4, CD001543. doi:10.1002/14651858.CD001543.pub4.

[8] Scott N, Go PM, Graham P, McCormack K, Ross SJ, Grant AM. Open mesh versus non-mesh for groin hernia repair. Cochrane Database Syst Rev. 2001;3, CD002197.

[9] Simons MP, Aufenacker T, Bay-Nielsen M, Bouillot JL, Campanelli G, Conze J, de Lange D, Fortelny R, Heikkinen T, Kingsnorth A, Kukleta J, Morales-Conde S, Nordin P, Schumpelick V, Smedberg S, Smietanski M, Weber G, Miserez M. European hernia society guidelines on the treatment of inguinal hernia in adult patients. Hernia. 2009;13:343–403.

[10] Neumayer L, Giobbie-Hurder A, Jonasson O, Fitzgibbons Jr R, Dunlop D, Gibbs J, Reda D, Henderson W, Veterans Affairs Cooperative Studies Program 456 Investigators. Open mesh versus laparoscopic mesh repair of inguinal hernia. N Engl J Med. 2004;350(18):1819–27.

[11] Memon MA, Cooper NJ, Memon B, Memon MI, Abrams KR. Metaanalysis of randomized clinical trials comparing open and laparoscopic inguinal hernia repair. Br J Surg. 2003;90:1479–92.

[12] National Institute for Clinical Excellence. Guidance on the use of laparoscopic surgery for inguinal hernia, technological appraisal guidance. 2001;No. 18. NICE, London.

[13] Bansal VK, Misra MC, Babu D, Victor J, Kumar S, Sagar R, Rajeshwari S, Krishna A, Rewari V. A prospective, randomized comparison of long-term outcomes: chronic groin pain and quality of life following totally extraperitoneal (TEP) and transabdominal preperitoneal (TAPP) laparoscopic inguinal hernia repair. Surg Endosc. 2013;27:2373–82. doi:10.1007/s00464-013-2797-7.

[14] Poobalan AS, Bruce J, King PM, Chambers WA, Krukowski ZH, Smith WC. Chronic pain and quality of life following open inguinal hernia repair. Br J Surg. 2001;88(8):1122–6.

[15] Aasvang E, Kehlat H. Chronic postoperative pain: the case of inguinal herniorraphy. Br J Anaesth. 2005;95:69–76.

[16] Sajid MS, Craciunas L, Singh KK, Sains P, Baig MK. Open transinguinal preperitoneal mesh repair of inguinal hernia: a targeted systematic review and meta-analysis of published randomized controlled trials. Gastroenterol Rep. 2013;1:127–37. doi:10.1093/gastro/got002.

[17] Miserez M, Peeters E, Aufenacker T, Bouillot JL, Campanelli G, Conze J, Fortelny R, Heikkinen T, Jorgensen LN, Kukleta J, Morales-Conde S, Nordin P, Schumpelick V, Smedberg S, Smietanski M, Weber G, Simons MP. Update with level 1 studies of the European Hernia Society guidelines on the treatment of inguinal hernia in adult patients. Hernia. 2014;18:151–63.

[18] Kockerling F, Stechemesser B, Hukauf M, Kuthe A, Schug-Pass C. TEP versus Lichtenstein: which technique is better for the repair of primary unilateral inguinal hernias in men? Surg Endosc. 2015. doi:10.1007/s00464-015-4603-1.

[19] Ross SW, Oommen B, Kim M, Walters AL, Augenstein VA, Heniford BT. Tacks, staples, or suture: method of peritoneal closure in laparoscopic transabdominal preperitoneal inguinal hernia repair effects early quality of life. Surg Endosc. 2015;29:1686–93. doi:10.1007/s00464-014-3857-3.

[20] Belyansky I, Tsirline VB, Klima DA, Walters AL, Lincourt AE, Heniford TB. Prospective, comparative study of postoperative quality of life in TEP, TAPP, and modified Lichtenstein repairs. Ann Surg. 2011;254(5):709–14. doi:10.1097/SLA.0b013e3182359d07.

[21] Tam KW, Liang HH, Chai CY. Outcomes of staple fixation of mesh versus nonfixation in laparoscopic total extraperitoneal inguinal

repair: a meta-analysis of randomized controlled trials. World J Surg. 2010;34(12):3065–74. doi:10.1007/s00268-010-0760-5.

[22] Mayer F, Niebuhr H, Lechner M, Dinnewitzer A, Kohler G, Hukauf M, Fortelny RH, Bittner R, Kockerling F. When is mesh fixation in TAPP-repair of primary inguinal hernia repair necessary? The register-based analysis of 11,230 cases. Surg Endosc. 2016. doi:10.1007/s00464-016-4754-8.

[23] Bittner R, Arregui ME, Bisgaard T, Dudai M, Ferzli GS, Fitzgibbons RJ, Fortelny RH, Klinge U, Kockerling F, Kuhry E, Kukleta J, Lomanto D, Misra MC, Montgomery A, Morales-Conde S, Reinpold W, Rosenberg J, Sauerland S, Schug-Pass C, Singh K, Timoney M, Weyhe D, Chowbey P. Guidelines for laparoscopic (TAPP) and endoscopic (TEP) treatment of inguinal Hernia [International Endohernia Society (IEHS)]. Surg Endosc. 2011; 25:2773–843.

[24] Sharma D, Yadav K, Hazrah P, Borgharia S, Lal R, Thomas S. Prospective randomized trial comparing laparoscopic transabdominal preperitoneal (TAPP) and laparoscopic totally extraperitoneal (TEP) approach for bilateral inguinal hernias. Int J Surg. 2015;22:110–7. doi:10.1016/j.ijsu.2015.07.713.

[25] Kockerling F, Bittner R, Jacob DA, Seidelmann L, Keller T, Adolf D, Kraft B, Kuthe A. TEP versus TAPP: comparison of the perioperative outcome in 17,587 patients with a primary unilateral inguinal hernia. Surg Endosc. 2015;29:3750–60. doi:10.1007/s00464-015-4150-9.

[26] Kapiris SA, Brough WA, Royston CM, O'Boyle C, Sedman PC. Laparoscopic transabdominal preperitoneal (TAPP) hernia repair. A 7-year two-center experience in 3017 patients. Surg Endosc. 2001;15(9):972–5. doi:10.1007/s004640080090.

[27] Fitzgerald HL, Orenstein SB, Novitsky YW. Small bowel obstruction owing to displaced spiral tack after laparoscopic TAPP inguinal hernia repair. Surg Laparosc Endosc Percutan Tech. 2010;20(3):e132–5. doi:10.1097/SLE.0b013e3181dfbc05.

[28] Ferrone R, Scarone C, Natalini G. Late complication of open inguinal hernia repair: small bowel obstruction caused by intraperitoneal mesh migration. Hernia. 2003;7:161–2. doi:10.1007/s10029-003-0129-x.

[29] Vigneswaran Y, Gitelis M, Lapin B, Denham W, Linn J, Carbray J, Ujiki M. Elderly and octogenarian cohort: comparable outcomes with nonelderly cohort after open or laparoscopic inguinal hernia repairs. Surgery. 2015;158(4):1137–44. doi:10.1016/j.surg.2015.08.002.

[30] Finley Jr RK, Miller SF, Jones LM. Elimination of urinary retention following inguinal herniorrhaphy. Am Surg. 1991;57:486; discussion 488.

[31] Ito F, Jarrard D, Gould JC. Transabdominal preperitoneal robotic inguinal hernia repair. J Laparoendosc Adv Surg Tech A. 2008; 18:397–9. doi:10.1089/lap.2007.0093.

[32] Lee DK, Montgomery DP, Porter JR. Concurrent transperitoneal repair for incidentally detected inguinal hernias during robotically assisted radical prostatectomy. Urology. 2013;82:1320–2. doi:10.1016/j.urology.2013.08.028.

[33] Escobar Dominguez JE, Gonzalez Ramos M, Seetharamaiah R, Donkor C, Rabaza J, Gonzalez A. Feasibility of robotic inguinal hernia repair, a single-institution experience. Surg Endosc. 2015. doi:10.1007/s00464-015-4717-5.

[34] Escobar Dominguez JE, Gonzalez A, Donkor C. Robotic inguinal hernia repair. J Surg Oncol. 2015; 112:310–4. doi:10.1002/jso.23905.

[35] Rosenberg J, Bisgaard T, Kehlet H, Wara P, Asmussen T, Juul P, Strand L, Andersen FH, Bay-Nielsen M. Danish hernia database recommendations for the management of inguinal and femoral hernia in adults. Dan Med Bull. 2011;58:C4243.

第18章
腹股沟慢性疼痛的预防和评估
Prevention and Evaluation of Chronic Groin Pain

Giampiero Campanelli, Marta Cavalli, Piero Giovanni Bruni, and Andrea Morlacchi

钟明安　译

危 险 因 素

慢性疼痛是腹股沟疝术后一种可怕的并发症。

已经明确以下这些是引起术后持续性疼痛的危险因素：术前活动评估量表（Activity Assessment Scale，AAS）评分高、术前强热刺激引起疼痛[1]、术后早期疼痛（术后1周[2]或1个月[1]）、神经损伤（术后6个月内评估为腹股沟区感觉功能障碍）[1]、开放手术[1, 2]及年轻患者[3, 4]。

患 者 选 择

预防术后慢性疼痛的最佳方式是：诊断要明确、技术选择适宜（不仅指手术入路，还有网片选择和固定方式），以及尽我们最大能力做好手术，这些原则和其他手术是相似的。

隐匿疝患者术前若有不常见的腹股沟区疼痛应特别仔细评估，做一次正规的体检和既往史调查，以便发现导致疼痛的其他病因：背部疾病、髋关节病变、耻骨或肌腱损伤等。

在所有可能引起腹股沟区疼痛的病变中，所谓的耻骨腹股沟区疼痛综合征（pubic inguinal pain syndrome，PIPS）[5]或运动员疝通常会被误诊为腹股沟疝并予以相应处理。特别要强调的是，PIPS不仅出现在运动员人群中，也会发生在正常体力活动的人群中，实际上并非是真正的疝。当我们处理术后慢性疼痛患者时需要牢记这点，疼痛可能是由误诊、误治引起的。

耻骨腹股沟区疼痛通常定位明确，往往集中在耻骨部位，向上放射到腹直肌，向下放射至长收肌。疼痛特征性地由腿部运动激发，诸如踢腿、冲刺和转向，这些症状通常持续一整天，休息时好转，恢复运动后再发。体检提示耻骨嵴上方痛觉敏感，或者在负重仰卧起坐时有局部疼痛（仰卧起坐测试），内环区有按压痛，腹股沟管后壁在咳嗽时可触及小包块，但是摸不到典型腹股沟疝应有的明显肿块。内收肌试验时患者感觉腹股沟区锐痛[6]。

因为上述这些缘故，医师显然不应该仅仅处理腹股沟管后壁，还要考虑松解腹股沟区三根神经，精准地离断部分腹直肌和长收肌，否则术前原有的疼痛问题无法完全解决[6]。

修补方法和入路选择

对比不同的开放网片修补术（PHS、网塞加平片修补术和Lichtenstein修补术），并作长期随访（随访时间6.9～9.2年），结果发现各手术之间术后并发慢性疼痛并无明显差异[7]。

为了减少在腹股沟管的过多分离，减少对腹股沟神经的操作[8]，并减少作为异物的网片与精索及神经之间的相互影响，网片在腹膜前区域的放置位置应充分考虑[9]。腹膜前间隙网片的放置可以采取腹腔镜入路、开放前入路或开放后入路。

一项随机对照试验（RCT）的meta分析对比了原发性单侧腹股沟疝的腹腔镜疝修补术和开放入路疝修补术，发现腹腔镜疝修补术组存在术后慢性疼痛风险明显低于开放手术组；分层分析显示，TAPP术组术后慢性疼痛风险仍然低于开放手术组，但是

TEP 术组与开放手术组之间术后慢性疼痛的发生率并无明显差异[10]。

对术前活动评估得分和热刺激反应量表的数据分析后建议对术后持续性疼痛危险性较高的患者采取腹腔镜 TAPP 手术[1]。

Willaert 等[11]最近在 Cochrane 协作网发表了一篇综述，比较了择期 Lichtenstein 修补术和开放腹膜前网片修补术（Read-Rives 技术[12]、TIPP[11]、Kugel 修补术[13]）的疗效，结果（相对于 Lichtenstein 修补术）提示，TIPP 和 Kugel 修补术后慢性疼痛的发生较少，但是 Read-Rives 修补术后慢性疼痛的发生率略高于 Lichtenstein 修补术。

神经的识别

在择期腹股沟疝修补术中发生神经损伤有几种类型，包括缝线卡压、部分切断、钳夹伤、热灼伤、瘢痕挛缩[14]。

在腹股沟疝修补术中识别并选择性地常规离断或分离腹股沟神经被认为是一种避免术后神经疼痛的有效方法[15]。

有研究报道了术中识别所有三根腹股沟神经的作用[14, 15]，结论是在开放腹股沟疝修补术中识别和保护所有三根神经可以使腹股沟区疼痛减少到 1% 以下，而且术中未被识别及保护的神经越多，术后发生腹股沟区慢性疼痛的概率越大[14]。

鉴于以上这些原因，笔者强烈建议识别和保护所有三根腹股沟神经，尽可能不将神经移除原位置，并且不应剥离神经表面的筋膜，这与国际指南中推荐的一致[16]（图 18.1 ～图 18.4）。

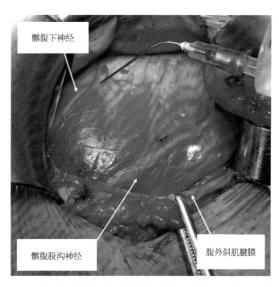

图 18.2　右腹股沟管：识别并浸润髂腹股沟神经和髂腹下神经

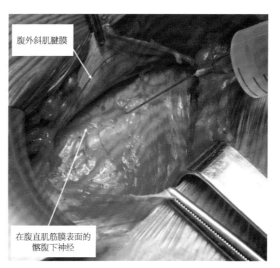

图 18.3　右腹股沟管：识别髂腹下神经的诀窍是在腹直肌筋膜内侧查找

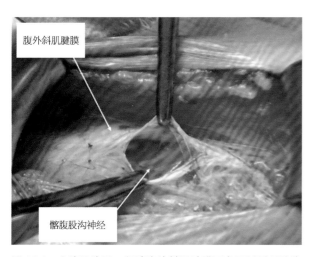

图 18.1　左腹股沟区：紧贴腹外斜肌腱膜下方可以看见髂腹股沟神经

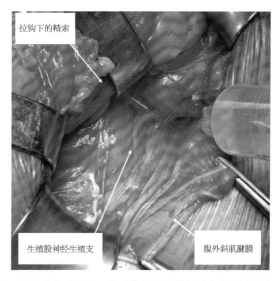

图 18.4　右腹股沟管：沿着腹股沟韧带寻找生殖股神经生殖支，紧贴蓝线

仅切除疑似损伤或明确损伤的神经及明显影响网片修补的神经，应将神经的近侧断端包埋于肌肉里[16]。

在网片放置过程中也要多加注意，避免网片卡压或顶住神经走行的任何部位（网片内侧缘常常会碰触或卡压髂腹股沟神经或髂腹下神经）。如果出现这些情况，可以采取神经切除术，但最好是在网片边缘开一个小窗，这样网片和神经就不会卡在一起了[17]。

选择网片：轻量型网片 vs. 重量型网片

使用合成网片显著减少了疝的复发风险[18]，但研究发现聚丙烯网片可引起慢性炎症反应并持续多年，从而产生潜在不良后果，包括慢性疼痛[19]。

据推测，异物反应刺激瘢痕组织增生的程度与使用合成材料的量有关[20]，这就激发了所谓"轻量型网片"的发展，其目的是减少聚丙烯材料的用量，或扩大网孔，或改变编织结构[21, 22]。

在腹股沟疝开放手术中，几项随机研究实验的meta分析表明，轻量型网片在术后短期并没有明显优势，但慢性疼痛（> 6个月）的发生率低、异物感较轻[23, 24]，不过腹股沟严重慢性疼痛的概率并未减轻[25]。重要的一点是，复发率并没有增加（随访6 ~ 60个月），但需要注意在较大的腹股沟（直）疝中，尤其是若未考虑在某些特殊部位进行固定时，网片移位陷入疝缺损区的潜在风险会有所增加[26-31]。

无论是短期随访还是长期结果，在腹腔镜腹股沟修补术中并无足够证据得出类似研究结论[32]。

选择固定方式

穿透性固定或创伤性材料如缝线、钉枪可引起局部损伤，可能导致神经损伤和慢性疼痛，操作时应特别注意（图18.1）。

一项多中心的RCT[33]表明，纤维蛋白胶在减少慢性疼痛方面有明显效果。根据Sanders[34]最近的系统性回顾分析，12项研究将缝合固定法分别与正丁基-2氰基丙烯酸酯胶固定、自固定网片固定、纤维蛋白胶固定、钉枪固定进行了比较，缝合包括可吸收线和不可吸收线。在这些固定方法中复发率和手术部位感染并无明显差异，没有充分的证据表明纤维蛋白胶固定、网片自固定、正丁基-2氰基丙烯酸酯胶固定比缝线固定更具有优势。

另几项研究[35-43]对比了腹腔镜疝修补术中不同的固定方法（不固定、非创伤性固定、可吸收材料固定、不可吸收材料固定），分析结果受到许多不同因素的严重干扰，这些因素包括评估慢性疼痛的方式及多种独立可变因素（修补类型、疝的类型、网片类型、固定材料的类型、数量和位置）。欧洲指南推荐，使用重量型网片时，应避免在TEP疝修补时使用创伤性固定，除非是大直疝等特殊情况。TAPP腹腔镜修补术若使用非创伤性固定并不会增加1年内的复发率。

临 床 评 估

在对患者进行体检时，很难明确区分是感觉性疼痛还是神经性疼痛，而且诊断的复杂程度会因社会、遗传、患者本身、心理学等因素而增加。

针对这些原因，对患者的评估应包括神经生理学评估、术前特征性评定（伤害性功能、社会心理因素、身体其他部位疼痛），以及有价值的腹股沟疝修补术专用分次问卷。

皮肤划图试验（dermatome mapping Test，DMT）是一项很受推崇的简洁、性价比高的检测技术，用以描述和表达患者呈现的多因素疼痛症状，以合乎逻辑的方式讨论并形成治疗计划，同时也为术后评估和随访提供一种工具，便于记录和交流干预的效果。

明尼苏达多相人格调查表-2(Minnesota multiphasic personality inventory-2，MMPI-2)被用来评估患者的人格特点[44]，心理健康专业人员通常用这种方式评估和诊断精神性疾病。

出现术后慢性疼痛的患者通常接受了各种影像学检查，但是疼痛的病因往往并未明确。超声检查不应作为评估网片植入术后腹股沟区情况的首选影像学检查方式，因为它无法准确辨别网片，尤其是在当网片发生折叠、卷曲或有其他并发症时。在CT图像上正常的网片材料可以和周边组织区分开来，因为材料周边的组织呈现为低密度，形成了一圈窄窄的轮廓。在MR图像中，网片材料在T1系列表现为深色线状条带，比正常筋膜组织稍深，但是在流体敏感序列中很难与周边组织区分开来。动态MR序列特别容易辨认隐匿疝的腹膜或腹膜前脂肪，这在CT检查时可能会被遗漏。

CT和MR检查有利于诊断网片瘤。

MR检查很容易检出神经受压、神经纤维化及神经瘤，受损的神经在T2系列表现为高信号。MR神经显像专门进行非对比磁共振成像，便于对周围神经系统进行高分辨率的评估，但是受限于低信噪比，最好是选用3T磁共振。

另外，腰骶柱和骨盆的MR有助于鉴别疼痛的其他非手术病因。

参考文献

[1] Aasvang EK, Gmaehle E, Hansen JB, Gmaehle B, Forman JL, Schwarz J, Bittner R, Kehlet H. Predictive risk factors for persistent postherniotomy pain. Anesthesiology. 2010;112(4):957–69.

[2] Singh AN, Bansal VK, Misra MC, Kumar S, Rajeshwari S, Kumar A, Sagar R. Testicular functions, chronic groin pain, and quality of life after laparoscopic and open mesh repair of inguinal hernia: a prospective randomized controlled trial. Surg Endosc. 2012;26(5):1304–17.

[3] Kehlet H, Jensen TS, Woolf CJ. Persistent postsurgical pain: Risk factors and prevention. Lancet. 2006;367:1618–25.

[4] Macrae WA. Chronic post-surgical pain: 10 years on. Br J Anaesth. 2008;101:77–86.

[5] Campanelli G. Pubic inguinal pain syndrome: the so-called sports hernia. Hernia. 2010;14(1):1–4.

[6] Cavalli M, Bombini G, Campanelli G. Pubic inguinal pain syndrome: the so-called sports hernia. Surg Technol Int. 2014;24:189–94.

[7] Nienhuijs SW, Rosman C. Long-term outcome after randomizing prolene hernia system, mesh plug repair and Lichtenstein for inguinal hernia repair. Hernia. 2015;19:77–81.

[8] Nienhuijs S, Staal E, Keemers-Gels M, Rosman C, Strobbe L. Pain after open preperitoneal repair versus Lichtenstein repair: a randomized trial. World J Surg. 2007;31:1751–7.

[9] Willaert W, De Bacquer D, Rogiers X, Troisi R, Berrevoet F. Open preperitoneal techniques versus Lichtenstein repair for elective inguinal hernias (Review). Cochrane Database Syst Rev. 2012;11:7.

[10] O'Reilly EA, Burke J, O'Connell PR. A meta-analysis of surgical morbidity and recurrence after laparoscopic and open repair of primary unilateral inguinal hernia. Ann Surg. 2012;255:846–53.

[11] Muldoon RL, Marchant K, Johnson DD, Yoder GG, Read RC, Hauer-Jensen M. Lichtenstein vs anterior preperitoneal prosthetic mesh placement in open inguinal hernia repair: a prospective randomized trial. Hernia. 2004;8:98–103.

[12] Mui WL, Ng CS, Fung TM, Cheung FK, Wong CM, Ma TH, et al. Prophylactic ilioinguinal neurectomy in open inguinal hernia repair: a double-blind randomized controlled trial. Ann Surg. 2006;244:27–33.

[13] Johner A, Faulds J, Wiseman SM. Planned ilioinguinal nerve excision for prevention of chronic pain after inguinal hernia repair: a meta-analysis. Surgery. 2011;150:534–41.

[14] Alfieri S, Rotondi F, Di Giorgio A, Fumagalli U, Salzano A, Di Miceli D, Ridolfini MP, Sgagari A, Doglietto G, Group Groin Pain Trial. Influence of preservation versus division of ilioinguinal, iliohypogastric, and genital nerves during open mesh herniorrhaphy: prospective multicentric study of chronic pain. Ann Surg. 2006;243(4):553–8.

[15] Izard G, Gailleton R, Randrianasolo S, Houry R. Treatment of inguinal hernia by McVay's technique. A propos of 1332 cases. Ann Chir. 1996;50:775–6.

[16] Alfieri S, Amid PK, Campanelli G, Izard G, Kehlet H, Wijsmuller AR, Di Miceli D, Doglietto GB. International guidelines for prevention and management of post-operative chronic pain following inguinal hernia surgery. Hernia. 2011;15:239–49.

[17] Campanelli G, Cavalli M, Morlacchi A, Bruni PG, Pavoni G. Prevention of pain: optimizing the open primary inguinal hernia repair technique. In: SAGES Manual. Groin Pain. New York: Springer; 2016.

[18] Van Veen RN, Wijsmuller AR, Vrijland WW, Hop WC, Lange JF, Jeekel J. Long-term follow-up of a randomized clinical trial of non-mesh versus mesh repair of primary inguinal hernia. Br J Surg. 2007;94:506–10.

[19] Klinge U, Klosterhalfen B, Muller M, Schumpelick V. Foreign body reaction to meshes used for the repair of abdominal wall hernias. Eur J Surg. 1999;165:665–73.

[20] Rutkow IM, Robbins AW. Demographic, classificatory, and socioeconomic aspects of hernia repair in the United States. Surg Clin North Am. 1993;73:413–26.

[21] Greca FH, de Paula JB, Biondo-Simoes ML, da Costa FD, da Silva AP, Time S, Mansur A. The influence of differing pore sizes on the biocompatibility of two polypropylene meshes in the repair of abdominal defects. Experimental study in dogs. Hernia. 2001;5:59–64.

[22] Klosterhallfen B, Klinge U, Hermanns B, Schumpelick V. Pathology of traditional surgical nets for hernia repair after long-term implantation in humans. Chirurg. 2000;71:43–51.

[23] Sajid MS, Leaver C, Baig MK, Sains P. Systematic review and meta-analysis of the use of lightweight vs. heavyweight mesh in open inguinal hernia repair. Br J Surg. 2012;99(1):29–37.

[24] Uzzaman MM, Ratnasingham K, Ashraf N. Meta-analysis of randomized controlled trials comparing lightweight and heavyweight mesh for Lichtenstein inguinal hernia repair. Hernia. 2012; 16:505–18.

[25] Smietanski M, Smietanska IA, Modrzejewski A, Simons MP, Aufenacker TJ. Systematic review and meta-analysis on heavy and lightweight polypropylene mesh in Lichtenstein inguinal hernioplasty. Hernia. 2012;16(5):519–28.

[26] O'Dwyer PJ, Kingsnorth AN, Molloy RG, Small PK, Lammers B, Horeyseck G. Randomized clinical trial assessing impact of a lightweight or heavyweight mesh on chronic pain after inguinal hernia repair. Br J Surg. 2005;92(2):166–70.

[27] Bringman S, Wollert S, Osterberg J, Smedberg S, Granlund H, Heikkinen TJ. 3-year results of a randomized clinical trial of lightweight or standard polypropylene mesh in Lichtenstein repair of primary inguinal hernia. Br J Surg. 2006; 93 (9):1056–9.

[28] Smietanski M. Randomized clinical trial comparing a polypropylene with a poliglecaprone and polypropylene composite mesh for inguinal hernioplasty. Br J Surg. 2008;95(12):1462–8.

[29] Nikkolo C, Murruste M, Vaasna T, Seepter H, Tikk T, Lepner U. 3-year results of randomised clinical trial comparing lightweight mesh with heavyweight mesh for inguinal hernioplasty. Hernia. 2012;16(5):555–9.

[30] Smietanski M, Bury K, Smietanska IA, Owczuk R, Paradowski T. 5-year results of a randomised controlled multi-centre study comparing heavy-weight knitted vs. low-weight, nonwoven polypropylene implants in Lichtenstein hernioplasty. Hernia. 2011;15(5):495–501.

[31] Bury K, Smietanski M. 5-year results of a randomized clinical trial comparing a polypropylene mesh with a poliglecaprone and polypropylene composite mesh for inguinal hernioplasty. Hernia. 2012;16(5):549–53.

[32] Currie A, Andrew H, Tonsi A, Hurley PR, Taribagil S. Lightweight vs. heavyweight mesh in laparoscopic inguinal hernia repair: a meta-analysis. Surg Endosc. 2012;26(8):2126–33.

[33] Campanelli G, Pascual M, Hoeferlin A, Rosenberg J, Champault G, Kingsnorth A, Miserez M. Randomized, controlled, blinded trial of Tisseel/Tissucol for mesh fixation in patients undergoing Lichtenstein technique for primary inguinal hernia repair: results of the TIMELI trial. Ann Surg. 2012;255(4):650–7.

[34] Sanders DL, Waydia S. A systematic review of randomised control trials assessing mesh fixation in open inguinal hernia repair. Hernia. 2014;18:165–76.

[35] Tam KW, Liang HH, Chai CY. Outcomes of staple fixation of mesh vs. nonfixation in laparoscopic total extraperitoneal inguinal repair:

a meta-analysis of randomized controlled trials. World J Surg. 2010;34(12):3065–74.

[36] Teng YJ, Pan SM, Liu YL, Yang KH, Zhang YC, Tian JH, Han JX. A meta-analysis of randomized controlled trials of fixation vs. nonfixation of mesh in laparoscopic total extraperitoneal inguinal hernia repair. Surg Endosc. 2011;25(9):2849–58.

[37] Sajid MS, Ladwa N, Kalra L, Hutson K, Sains P, Baig MK. A meta-analysis examining the use of tacker fixation vs. no-fixation of mesh in laparoscopic inguinal hernia repair. Int J Surg. 2012;10(5):224–31.

[38] Lau H. Fibrin sealant vs. mechanical stapling for mesh fixation during endoscopic extraperitoneal inguinal hernioplasty: a randomized prospective trial. Ann Surg. 2005;242(5):670–5.

[39] Lovisetto F, Zonta S, Rota E, Mazzilli M, Bardone M, Bottero L, Faillace G, Longoni M. Use of human fibrin glue (Tissucol) vs. staples for mesh fixation in laparoscopic transabdominal preperitoneal hernioplasty: a prospective, randomized study. Ann Surg. 2007;245(2):222–31.

[40] Olmi S, Scaini A, Erba L, Guaglio M, Croce E. Quantification of pain in laparoscopic transabdominal preperitoneal (TAPP) inguinal hernioplasty identifies marked differences between prosthesis fixation systems. Surgery. 2007;142(1):40–6.

[41] Boldo E, Armelles A, Perez de Lucia G, Martin F, Aracil JP, Miralles JM, Martinez D, Escrig J. Pain after laparoscopic bilateral hernioplasty: early results of a prospective randomized double-blind study comparing fibrin vs. staples. Surg Endosc. 2008;22(5):1206–9.

[42] Fortelny RH, Petter-Puchner AH, May C, Jaksch W, Benesch T, Khakpour Z, Redl H, Glaser KS. The impact of atraumatic fibrin sealant vs. staple mesh fixation in TAPP hernia repair on chronic pain and quality of life: results of a randomized controlled study. Surg Endosc. 2012;26(1):249–54.

[43] Brugger L, Bloesch M, Ipaktchi R, Kurmann A, Candinas D, Beldi G. Objective hypoesthesia and pain after transabdominal preperitoneal hernioplasty: a prospective, randomized study comparing tissue adhesive vs. spiral tack. Surg Endosc. 2012;26(4):1079–108.

[44] Campanelli G, Bertocchi V, Cavalli M, Bombini G, Biondi A, Tentorio T, Sfeclan C, Canziani M. Surgical treatment of chronic pain after inguinal hernia repair. Hernia. 2013;17:347–53.

第19章
腹股沟疼痛的处理

An Approach to Inguinal Pain

Kevin B. Walker

朱 松 蔡祖金 译

对许多患者来说，疼痛是促使他们就诊的最主要症状之一。对医师而言，疼痛是最难量化和诊断的症状之一。Steadman医学词典把疼痛定义为"和实际或潜在的组织损伤有关的不愉快的感觉，并通过特定的神经纤维传输到大脑，这一过程受多种因素影响"[1]。诊断困难归因于疼痛有许多原因，既有生理的也有心理的。牵涉性疼痛，意思是来自感知位置以外的疼痛。疼痛可分为急性、慢性、伤害性、神经性、内脏性，甚至是心因性。在治疗前，必须搞清楚和患者疼痛症状相关的一系列问题。

治疗任何一位以疼痛为主诉的患者应从问诊开始。疼痛在哪里？疼痛是否游走？疼痛是什么性质的？疼痛的强度如何？疼痛一般在什么时候发生？疼痛是否和一个或一些特定的活动有关？疼痛部位是否曾有外伤史或手术史？这一系列基本问题的答案将是进一步评估患者的基础。

了解并得到这些问题的答案后，然后进行全面的体格检查，以确定是否存在可以解释患者痛苦症状的明显原因。然后结合问诊得到的病史和体格检查得到的体征，来判断可能的原因：肌肉、神经、血管、内脏或心理性因素。

解剖学上，腹股沟区是连接前下腹壁和大腿上部的一个过渡地带。这个区域的上外侧以髂前上棘为界，下内侧以耻骨结节为界。连接这两点的是由腹外斜肌下缘形成的腹股沟韧带，它组成了腹股沟管的前壁。男性的精索和女性的子宫圆韧带穿过腹股沟管。男性好发疝，常常由于在睾丸下降过程中这一区域变得薄弱所致[2]。

医师必须要确定患者是否曾接受导致腹股沟区疼痛症状的手术，因为先前的外科手术很可能改变患者的解剖结构。所以，熟练掌握腹股沟区的解剖结构，对于评估患者出现的腹股沟区疼痛非常重要。

腹股沟区的神经支配也同样重要。支配腹股沟区的4条主要神经是：① 股外侧皮神经，自L2和L3神经根发出，支配大腿外侧皮肤的感觉。② 髂腹下神经，来自L1神经根，支配腹壁下部。③ 髂腹股沟神经，支配大阴唇或阴囊前表面的阴阜和阴茎根部。④ 生殖股神经，分出生殖支和股支。生殖支支配男性的阴囊和女性的阴阜、大阴唇。股支支配大腿前面股三角的皮肤[3]。

当一个患者之前没有手术史或体格检查、没有发现明确的疝时，应该进一步检查以明确诊断。可以行影像学检查如CT扫描来发现可能存在的小型疝或隐匿疝。影像学检查也可以为腹股沟疼痛提供其他解释，如髋关节病变。在上述一些常规检查方法无法发现明显异常时，有必要采用其他影像学检查，比如磁共振（MRI），它可以提供腹部软组织异常的详细数字影像。在由影像、病史、体格检查提供信息的基础上，也许还需要一些其他诊断技术来确定腹股沟区疼痛的病因，如诊断性注射。

如果患者的主诉是持续性的神经性疼痛，如电击样或针刺样疼痛，那么进一步的评估应重点关注能导致腹股沟区疼痛的区域。腰椎的影像学检查可以帮助鉴别诊断。MRI检查很可能被用来确定上腰椎是否存在病理性压迫，从而确定患者疼痛的原因。如果MRI检查发现异常，进行诊断性注射，如经椎间孔硬膜外注射或选择性神经根阻滞，可以提供进一步的诊断信息。如果诊断性注射能够明确病因并定位疼痛的部位，与使用神经抑制剂相比，使用类固醇激素重复注射有望增强疗效。

如果影像学检查、关节内注射或诊断性脊髓注射都没有阳性发现，需考虑之前曾提到的对神经末梢进行评估。利用超声引导下注射短效局麻药（如2%利多卡因）常常能阻滞这些神经。如果能确定是某一特定的神经导致了疼痛，可选择的治疗方法包括手术探查、使用神经抑制剂或神经消融治疗。

由于作出诊断需要花一些时间，所以应该考虑使用药物快速止痛来暂时缓解症状。许多药物已经被证实能有效缓解肌肉、骨骼和神经性疼痛。根据患者症状的可能原因，有多种合适的药物可以选择，包括：① 非甾体抗炎药（NSAID）；② 精神抑制药，包括抗癫痫药（AED）；③ 抗抑郁药；④ 局麻药；⑤ 对乙酰氨基酚；⑥ 阿片类药物。

非甾体抗炎药包括多种药物，它可以起到抑制炎症的作用。这些药物最早应用在17世纪晚期，人们发现特定的树皮和植物的提炼物有退热功效。后来这一复合物被确定为水杨酸，现在已能够人工合成并且衍生出新型复合物。这类药物的作用原理是阻断前列腺素的产生。前列腺素的产生需要环氧化酶（cyclooxygenase，COX），环氧化酶有两个亚型，COX-1和COX-2，通过抑制前列腺素，炎症连锁反应就被阻断。在使用这类抗炎药物时有许多需要关注的问题，包括对凝血反应的影响、胃肠道应激性出血的风险；除了这些，选择性COX-2抑制剂的使用会增加心肌梗死和心脑血管意外的发生率，医师在使用这些药物时必须牢记这些事项[4]。

对乙酰氨基酚常常被归类于非甾体抗炎药，但它其实不是真正的抗炎药。它和阿司匹林有相似的解热镇痛作用，虽然具体的作用机制仍未知，但对乙酰氨基酚已被证实可以抑制中枢性而非外周性前列腺素的产生。对乙酰氨基酚是常用的有效药物，因为它副作用小，并且不会抑制血小板功能，对消化系统的影响也很小，剂量每天超过4 000 mg时才会产生肝脏毒性[4]。

精神抑制药对于神经源性疼痛、电击样疼痛是有效的，这些药物除了能够稳定神经组织的外膜，还能抑制疼痛的产生或延缓神经传导的速度。这类药物按照作用位点来分类。

常用的钙通道调节剂为加巴喷丁和普加巴林。这些药物已被证实对神经性疼痛是有效的，包括带状疱疹性神经痛、糖尿病周围神经病变、复杂性

区域疼痛综合征（complex regional pain syndrome，CRPS），甚至神经节损伤后相关疼痛。通过与左旋钙通道的结合，抗精神病药物能够减少许多神经递质的释放，从而降低对疼痛的感知。神经递质包括谷氨酸盐、去甲肾上腺和P物质。这些药物的主要缺点之一是存在明显的镇静副作用。鉴于此，使用这些药物时要缓慢加量以避免过度镇静，因此达到有效浓度需要一些时间。通常加巴喷丁的起始剂量为300 mg/d，每3～4天增加300 mg，逐步增大至最大剂量3 600 mg/天，分3～4次服用。普加巴林的经典初始剂量是每天75 mg，逐渐增加至每天450～600 mg，分2～3次服用。其他具有相似性能的药物包括钠离子通道调节剂，常用药包括奥卡西平和托吡酯。奥卡西平通常初始剂量为每天150 mg并逐渐加量至每天600 mg，分两次服用。需要特别注意的是奥卡西平能导致低钠血症。托吡酯被用于以上所述的许多疼痛，包括偏头痛。托吡酯的起始剂量为50 mg/天，逐渐增加至200 mg/天，分两次服用[5]。

抗抑郁药也能起到镇痛作用。三环抗抑郁药自20世纪80年代被发现具有镇痛效果而使用至今。除了抑制其他的受体之外，三环抗抑郁药还具有多种作用方式，包括改变神经细胞对5羟色胺的再摄取、去甲肾上腺素激活效应、类阿片样效应、拮抗N-甲基-D-天冬氨酸（NMDA）受体、腺苷的拮抗效应，以及封锁钠离子通道和钙离子通道。除了镇痛作用以外，三环抗抑郁药还具有抗失眠作用。有慢性疼痛的患者常常失眠，所以这是有益处的副作用[6]。需要注意的是，患者在使用三环抗抑郁药时，常常产生耐药性，用药剂量必须逐步增加以达到或维持最佳效果，这将有导致药物过量的潜在风险。目前常常使用的三环抗抑郁药物有阿米替林、丙咪嗪、去甲替林和地昔帕明。

5-羟色胺去甲肾上腺素再吸收抑制剂（SNRI）同样被证明有利于疼痛的治疗。度洛西丁是第一个被用于治疗糖尿病神经疼痛的抗抑郁药，始于21世纪早期。这一类药物已被证实能治疗神经性疼痛，如神经肌痛和带状疱疹导致的神经痛[6]。

近来，人们已经逐渐接受将外用药物作为一种切实可行的治疗方法来治疗许多慢性疼痛综合征。这些外用药物包括抗炎药、三环抗抑郁药、局麻药、NMDA受体拮抗剂及辣椒素。外用药物的优点包括使用方便、器官毒性低、血浆药物浓度低、具有靶向性等。但是患者的皮肤对这些外用药物活性

成分的渗透能力各不相同，导致了治疗效果的差异性也比较大。另外，这些药物的使用也降低了患者的治疗成本，即使存在一些困难，医师在治疗局部疼痛患者时应该考虑到这一类药物[7]。

类罂粟碱被作为标准药物用于疼痛的治疗已经有几个世纪了，但是在过去的20年间，人们发现了阿片类药物的滥用问题。阿片类药物的处方量增长迅速：从1991年大约7 000万到2013年超过2亿[8]。与此同时，因为阿片类药物的毒副作用而导致急诊的不良事件数量也在增长[8]。众所周知，阿片类药物能阻断阿片受体拮抗剂的传导通路，而阿片受体能最大幅度降低对疼痛刺激的感知。阿片类药物在急性疼痛方面，如术后和癌症相关疼痛，表现出积极的效果[9]。众所周知，这类药有诸多副作用，包括呼吸抑制、便秘、恶心、呕吐、瘙痒和谵妄[9]。阿片类药物的临床使用往往依赖于医师的临床判断和经验，而非基于其对药物药理学知识的充分了解[9]。不同的患者能耐受不同的阿片类药物，这说明需要考虑这些药物代谢的个体差异。例如，羟考酮是一种药物前体，它必须被代谢为活性形式的羟吗啡酮和去甲羟考酮[10]。值得注意的是，在手术后或诊断开始时使用阿片类药物是有益的。需要向患者详细告知预期效果和局限性，而且患者

必须具备理解并遵循指导的能力。在向非癌症疼痛患者开具阿片类药物并且准备长期使用之前，必须由医师来着手对药物的风险和受益进行审慎的评估（图19.1）。

对于疼痛患者的药物治疗，联合用药效果更佳。通过不同类别药物的联合能提高治疗效果，除了增强疗效以外，还有望将某一单一药物的副作用最小化，并提高依从性[11]。

在急性或慢性疼痛包括腹股沟区疼痛的治疗中，经常用到注射治疗。如果病因确定在脊髓层面，硬膜外注射可以诊断性地选择性阻滞神经根，或者同时使用类固醇药物治疗。在处理关节问题引起的疼痛时，可以采取关节内注射。

在腹股沟区疼痛鉴别诊断过程中，影像引导下的关节内注射可以提供有价值的诊断信息。如果影像学检查提示为髋关节病变引发的疼痛，可以通过影像引导下同侧髋关节内注射来确认和证实。以前，间断X线透视引导是最常用的，随着超声技术的出现，很多医师避免了受辐射的危险。使用类固醇激素关节内注射能给患者带来更长的缓解期。个别外周末梢神经阻滞可以用来定位疼痛，如果有必要，还可以使用交感神经注射，包括腹下丛和奇神经节。一旦疼痛位置已经定位，可以采用消融

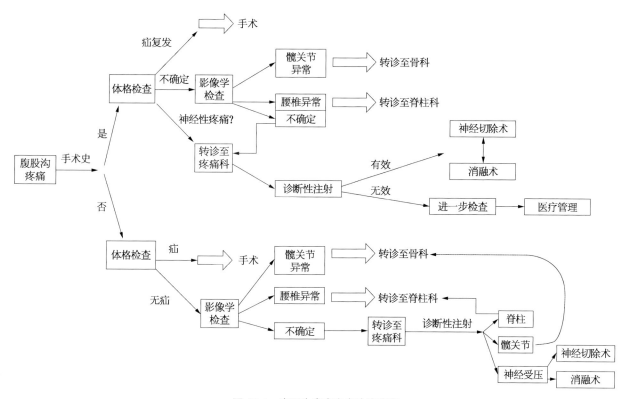

图 19.1　腹股沟疼痛患者诊治流程

治疗。

硬膜外注射或选择性神经根阻滞可以判断疼痛原因是否是脊柱水平的神经根压迫。这个过程通常由一个有经验的疼痛科医师在间断透视引导下完成。医师会考虑使用类固醇药物来增加疗效，而局麻药，如2%利多卡因，只能以诊断为目的[12]。

特定的外周末梢神经阻滞，包括髂腹股沟神经、髂腹下神经、生殖股神经和股外侧皮神经，都应在影像引导下完成。随着近来超声引导技术的完善，大部分这些注射操作都可以通过持续的超声引导来完成。

髂腹股沟神经阻滞可以盲穿或通过间断透视引导。患者取仰卧位，在触诊法或透视引导下确认髂前上棘，并标记髂前上棘内上方2英尺（1英尺＝2.54 cm）的位置，用25G穿刺针在预先标记好的穿刺点进针，必要时可使用局麻药。穿刺针向耻骨联合方向进针，注意进针不要太深或太往下，以避免穿透腹膜。一旦穿透腹外斜肌腱膜，负压抽吸确认未穿入血管后注射10～15 ml局麻药。如果是髂腹股沟神经引起的疼痛，那么疼痛不适的症状应该会立刻缓解[3]。

髂腹下神经阻滞的操作方法和髂腹股沟神经阻滞类似，同样可以盲穿或在透视引导下操作。同样的，先确认髂前上棘位置，然后定位并标记其内下1英尺位置作为穿刺点，用25G穿刺针，向耻骨联合方向倾斜进针。和上述方法类似，穿透腹外斜肌腱膜，负压抽吸后注射10～15 ml局麻药[3]。

在生殖股神经阻滞之前，操作者务必知道生殖股神经一般在腹股沟韧带处分成股支和生殖支。因此操作者在操作过程中一定要明确髂前上棘、腹股沟韧带、耻骨结节及股动脉的位置。阻滞生殖股神经的生殖支时，需确认耻骨结节和腹股沟韧带下部的交汇点，用25G穿刺针，经皮肤进针穿刺进入皮下组织，负压抽吸后注射局麻药10～15 ml。如需阻滞股支，则需明确股动脉位置，选择股动脉外侧某点作为进针点，用25G穿刺针穿刺进入皮下组织，确认没有进入股动脉后局部注射5～10 ml局麻药[3]。

和之前提到的神经阻滞方法一样，股外侧皮神经阻滞也同样很容易操作。患者取仰卧位，标记髂前上棘，在其内下方1英尺处标记穿刺点，用25G穿刺针垂直进针，穿透筋膜，负压抽吸后注射局麻药5～10 ml。在这个过程中，患者的股外侧皮神经分布区域通常会有相应的感觉异常[3]。目前，很

多医师都使用超声引导，因为有即时可视、避免辐射的优点。

化学消融可用于脊髓相关性疼痛、外周神经损伤及许多其他的慢性疼痛综合征。传统的消融治疗通过震动和振荡使组织升温至65～90℃，而使其破坏[13]。消融治疗前必须先确定并定位目标神经，期望的治疗结果是获得至少6个月或更长的持续缓解期。通常消融治疗可在间隔一定时间后重复进行[19]。

如果疼痛症状比较弥散或不能由单一的神经来解释，那么有必要进行交感神经注射。上腹下丛阻滞可以阻滞从L2～L5或L3～L5神经发出的交感神经链，上腹下丛通常支配骨盆内脏器组织。交感神经注射一般用于妇科功能紊乱、术后疼痛、间质性膀胱炎或肿瘤导致持续性疼痛的患者。患者取仰卧位，在间断性透视引导下对第5腰椎下椎板前方实施神经阻滞。在其他方法无法明确腹股沟区疼痛病因时，可选择上腹下神经丛阻滞来诊断。如果神经阻滞有效的话，之后可以追加消融手术，包括射频消融和化学消融[14]。

奇神经节阻滞可以缓解会阴外生殖器和直肠周围疼痛，通常只有疼痛局限于生殖器或其周围时，才可施行奇神经节阻滞。实施阻滞时，患者取俯卧位，在透视引导下穿刺至骶尾韧带。和上腹下丛神经阻滞一样，它也以诊断为目的。如果患者觉得有效，可以加做神经消融手术[14]。

脊髓电刺激治疗是20世纪60年代以来一直采用的治疗方法，自那时起已经取得了许多改进和成果。脊髓电刺激治疗的原理基于Melzck和Wall提出的"门控理论"——"脊髓上的神经'门'可以被大脑发出的信号和身体感知到的信号打开或关闭"[15]。但是，随着对这一领域的深入持续研究，发现了这一疗法的其他作用原理。针对许多动物的研究发现，脊髓背侧神经细胞中GABA和谷氨酸盐浓度的大幅度动态变化能缓解疼痛症状[9]。改变胆碱能系统和乙酰胆碱浓度，甚至激活下行抑制途径，可能对缓解症状起重要作用。所以，如果疼痛确定由脊髓引起，脊髓电刺激治疗可以作为治疗选项。对神经系统其他部位进行电刺激治疗可被认为是对这一疗法的改进。

如果其他治疗方法无效或反复神经阻滞虽然有效但疗效不持久时，可以考虑外周神经区域电刺激治疗。在影像引导下实验性放置经皮刺激器，如果有效的话，可以植入电刺激器以进行长期治疗。通

常这种治疗的耐受性良好，但与治疗结果相关的研究较有限[16]。

随着脊髓刺激及相关技术的进一步发展，目前已经可以对中枢神经系统的不同部位进行刺激。最近的一些研究数据正在对脊神经根刺激进行评估。Levy 和 Deer 做了一项脊神经根背侧神经节刺激和传统神经电刺激疗法的对比研究，结果显示，对于 CRPS 和外周神经烧灼痛患者，脊神经根背侧神经节刺激较传统疗法的疗效更好[17]。研究结果显示相比于传统刺激治疗，脊神经根背侧神经节刺激疗法能更好地将刺激聚焦在疼痛区域[17]。

如果疼痛和肌肉系统有关，物理治疗可能发挥良好的作用。一旦患者完成了由有经验的物理治疗师给出的评估，就可以开始一系列治疗，并就治疗的目的和频率向患者宣教。这些治疗的关键点是有足够的力量和稳定性、坚定的意志，必须坚持练习[18]。这些治疗常常需要几个星期，患者必须有跟随治疗师努力治疗的意愿，并在家完成治疗过程。

当患者想尝试以非传统的方法治疗疼痛时，可以考虑针灸、冥想和认知行为治疗。针灸已被全世界广泛应用了几个世纪。在过去的几十年间，更多西方人士转而使用针灸来缓解疼痛。越来越多的证据表明针灸能有效治疗许多疼痛综合征，包括纤维肌痛、颈、背痛，头痛，甚至术后疼痛。针灸的确切机制尚未明确，但是能在一些患者的中枢或外周神经系统发现变化，大部分的变化被认为位于感知疼痛路径上的一部分。在东方国家，针灸治疗的目的是恢复人体"阴阳"和"气血"平衡[19]。

另一种可选疗法是冥想。Nakata、Sakamoto 和 Kakigi 一直在研究功能性 MRI，试图发现冥想和疼痛感知时的变化。这些科学家提出的假设包括大脑前部扣带回皮质、岛叶、次级躯体感觉皮质甚至丘脑在内的大脑区域发生显著变化。这些研究得到了一些相悖的结果，某些脑段内的神经活动是增强的，但其他患者相同脑区域的神经活动是减弱的。冥想是如何显效的仍是一个谜，但有研究表明训练有素者能通过冥想改善疼痛[20]。

对于任何慢性疼痛的患者，都应考虑心理治疗。慢性疼痛患者往往合并心理疾病如焦虑症和（或）抑郁症。大部分慢性疼痛患者长期失眠，这会对生活质量产生不利影响，并会加剧焦虑、抑郁及其他任何心理疾病。可以采用的一些心理治疗方法包括认知行为治疗、催眠和生物反馈治疗。在许多情况下，这些治疗能给患者带来一些功能性改善，并最终缓解疼痛症状。这些治疗在个体治疗和群体治疗中都有效[21]。

外科：不同专业的外科同行们必须共同关注慢性疼痛综合征，特别是慢性腹股沟疼痛患者的诊治。如果患者具有明显的骨盆，包括髋关节的骨性异常，应该考虑将患者转诊至骨科。如果疼痛来源于脊柱，那么强烈推荐转诊给脊柱专业医师。显然，能够外科治疗的疝应该到外科接受手术治疗。如果患者之前曾接受疝修补手术，并且有诊断性神经阻滞所获得的特定神经所致疼痛的明确证据，应该考虑行神经切断术[22]。

总之，医师在对腹股沟疼痛、疼痛综合征患者诊断时必须打开思维的禁锢，因为医师往往过于狭隘地专注于个人的专业领域，可能会误诊，造成患者最终接受一个不必要的治疗或服用不必要的药物。因此，多学科协作的诊疗方式将有助于避免误诊、误治，从而改善患者的预后。不是所有的治疗方法都是有效的，但是在没有仔细考虑之前，不应排除任何一种治疗方法。外科专家、疼痛科专家、物理和精神治疗师之间的协作将给患者提供最好的结果。

表 19.1 列出了腹股沟疼痛可能的病因。

表 19.1　腹股沟疼痛的病因

肌　肉	腹壁	腹外斜肌	任何轻微的刺激能导致腹股沟疼痛；可能和慢性运动损伤和创伤有关
		腹内斜肌	
		腹横肌	
		腹直肌	
		锥状肌	

（续表）

肌 肉	大腿	缝匠肌	任何轻微的刺激能导致腹股沟疼痛；可能和慢性运动损伤和创伤有关
		耻骨肌	
		长展肌	
		股薄肌	
	其他	运动疝	
神经压迫	腹股沟区	髂腹股沟神经	来源于肌肉组织和瘢痕的压迫；神经压迫来源于外科手术甚至创伤
		髂腹下神经	
		生殖股神经	
		股外侧皮神经	
	腰椎	上腰椎神经根受压	腰椎间盘突出症
牵涉痛	关节	髋关节	髋关节的骨关节炎、手术后关节盂唇损伤或股骨头坏死
		腰椎	通常和椎间关节病有关
		骶髂关节	骶髂关节骨关节炎或手术继发改变
内 脏	腹腔	结肠	这些脏器的炎症或感染可能会引起腹股沟部位的疼痛
		阑尾	
	盆腔	膀胱	
		卵巢	
		子宫	
疝	腹股沟疝	斜疝	腹腔脏器通过腹壁的缺损而凸出
		直疝	
		复合疝	

参考文献

[1] John H. Steadman's concise medical dictionary for the health professions. 3rd ed. Baltimore: Lippincott Williams & Wilkins; 1997.

[2] Hansen J. Netter's clinical anatomy. 3rd ed. Philadelphia: Saunders; 2014. p. 145–216.

[3] Waldman S. Lumbar somatic blocks. In: Raj P, Low L, Erdine S, Staats P, Waldman S, Racz G, et al., editors. Interventional pain management: image-guided procedures. 2nd ed. Philadelphia: Saunders; 2008. p. 291–302.

[4] Birmingham B, Buvanendran A. Nonsteroidal anti-inflammatory drugs, acetaminophen, and COX-2 inhibitors. In: Benzon H, Rathmell J, Wu C, Turk D, Argoff C, Hurley R, editors. Practical management of pain. 5th ed. Philadelphia: Mosby; 2014. p. 553–68.

[5] Hurley R, McGeeney B, Argoff C. Membrane stabilizers for the treatment of pain. In: Benzon H, Rathmell J, Wu C, Turk D, Argoff C, Hurley R, editors. Practical management of pain. 5th ed. Philadelphia: Mosby; 2014. p. 543–52.

[6] Smith H, Argoff C, McCleane G. Antidepressants as analgesics. In: Benzon H, Rathmell J, Wu C, Turk D, Argoff C, Hurley R, editors. Practical management of pain. 5th ed. Philadelphia: Mosby; 2014.

p. 530–42.

[7] Argoff C. Topical analgesics. In: Benzon H, Rathmell J, Wu C, Turk D, Argoff C, Hurley R, editors. Practical management of pain. 5th ed. Philadelphia: Mosby; 2014. p. 575–81.

[8] Volkow N. America's addiction to opioids: heroin and prescription drugs. National Institute of Drug Abuse; 2014. https://www.drugabuse.gov/about-nida/legislative-activities/testimony-to-congress/2016/americas-addiction-to-opioids-heroin-prescription-drug-abuse

[9] Schug S. Opioids. In: McMahon S, Koltzenburg M, Tracey I, Turk D, editors. Wall & Melzaky textbook of pain. 6th ed. Philadelphia: Elsevier Saunders; 2013. p. 429–43.

[10] Stanos S, Tyburski M, Parikh S. Minor and short-acting analgesics, including opioid combination products. In: Benzon H, Rathmell J, Wu C, Turk D, Argoff C, Hurley R, editors. Practical management of pain. 5th ed. Philadelphia: Mosby; 2014. p. 508–29.

[11] Chou R, Gordon D, de Leon-Casasola O, Rosenburg J, Bickler S, Brennan T, et al. Guidelines on the management of postoperative pain. J Pain. 2016;17(2):131–57.

[12] Landers M, Jones R, Rosenthal R, Derby R. Lumbar sympathetic

blocks. In: Raj P, Low L, Erdine S, Staats P, Waldman S, Racz G, et al., editors. Interventional pain management: image-guided procedures. 2nd ed. Philadelphia: Saunders; 2008. p. 322–36.

[13] Manchikanti M, Abdi S, Atluri S, Benyamin R, Boswell M, Buenaventura R, et al. An update of comprehensive evidence-based guidelines for interventional techniques and chronic spinal pain. Part II: guidance and recommendations. Pain Physician. 2013;16:S49–283.

[14] Erdine S, Ozyakin S. Pelvic sympathetic blocks. In: Raj P, Low L, Erdine S, Staats P, Waldman S, Racz G, et al., editors. Interventional pain management: image-guided procedures. 2nd ed. Philadelphia: Saunders; 2008. p. 394–404.

[15] Melzack R, Wall P. Introduction: the challenge of pain in the twenty-first century. The challenge of pain; The medical classic, now with a new introduction. London: Penguin; 2008. p. ix.

[16] Elahi F, Reddy C, Ho D. Ultrasound guided peripheral nerve stimulation implant for management of intractable pain after inguinal herniorrphaphy. Pain Physician. 2015;18:E31–8.

[17] Levy R, Deer T. ACCURATE study: a prospective, randomized, multi-center, controlled clinical trial to assess the safety and efficacy of the spinal modulation Axium™ neurostimulator system in the treatment of chronic pain. Clinical highlights. As presented at the Ground Breaking Clinical Trials session at the 2015 annual meeting of the North American Neuromodulation Society (NANS) meeting, Las Vegas.

[18] Hegedus E, Stern B, Reiman M, Tarara D, Wright A. A suggested model for physical examination and conservative treatment of athletic Pubalgia. Phys Ther Sport. 2013;14:3–16.

[19] Kelly R. Acupuncture for pain. Am Fam Physician. 2009;80(5): 481–4.

[20] Nakata H, Sakamoto K, Kakigi R. Meditation reduces pain-related neural activity in the anterior cingualte cortex, insula, secondary somatosensory cortex and thalamus. Front Psychol. 2014 Dec: 5(article 1489):1–12. http://www.fronteirsin.org

[21] Castelnuovo G, Giusti EM, Manzoni GM, Saviola F, Gatt A, Gabrielli S, et al. Psychological treatments and psychotherapies in the neurorehabilitation of pain: evidences and recommendations from the Italian consensus conference on pain and neurorehabilitation. Front Psychol. 2016 Feb: 7 (article 115):1–17. http://www.fronteirsin.org

[22] Chen D, Hiatt J, Amid P. Operative management of refractory neuropathic inguinodynia by a laparoscopic retroperitoneal approach. JAMA Surg. 2013;148(10):962–7.

第20章
慢性腹股沟疼痛的外科处理
Surgical Management of Chronic Groin Pain

Alexandra M. Moore, Parviz K. Amid, and David C. Chen

朱雷明 译

引　言

腹股沟疝无张力修补技术的广泛应用和合成网片的常规使用极大地降低了腹股沟疝术后的复发率[1]。然而，随着复发问题的改善，腹股沟疝修补术后慢性疼痛正日益成为手术后主要并发症之一，有些研究显示其发生率可高达63%[2,3]。有6%～8%的患者腹股沟疝修补术后的疼痛程度为中度到重度[4]。美国每年施行腹股沟疝修补术的例数约800 000例，保守估计因术后慢性腹股沟疼痛对日常生活产生不良影响的比例在0.5%～0.6%，估计每年有4 000～48 000名患者受到严重腹股沟疼痛的折磨[5-9]。

造成慢性腹股沟疼痛的风险因素与腹股沟疝修补的具体方法无关，在网片时代来临之前腹股沟疝修补术后的腹股沟疼痛就已经存在[6,10,11]。慢性腹股沟痛可以分为损伤性、神经源性、躯体性和内脏源性。造成损伤性疼痛的原因包括组织损伤、网片瘤形成和炎症，表现为整个腹股沟区域持续性深部钝痛。与之相反的是神经源性疼痛，是由于腹股沟区的神经受到直接损伤所致，表现为持续或间歇性疼痛，通常为放射性，而神经感觉症状表现为阴性。在临床实际病例中，损伤性疼痛和神经源性疼痛往往同时存在，使得寻找腹股沟疼痛的准确原因颇为困难。躯体性疼痛表现为局部压痛，以耻骨结节处最显著，通常由于网片缝合固定于骨膜引起[12]。内脏源性疼痛可由肠管的并发症引起，或由于精索因素引起，通常表现为胃肠道不适或性功能障碍。

非手术治疗方法

慢性腹股沟疼痛的非手术治疗方法包括药物、行为治疗和介入治疗。针对组织炎症反应引起的损伤性疼痛采用的药物包括非甾体抗炎药（NSAID）和类固醇激素，但是不适于慢性疼痛的长期治疗。神经源性疼痛的药物治疗包括GABA类似物（加巴喷丁和普瑞巴林）、5-羟色胺与去甲肾上腺素再吸收抑制剂（SNRI）和三环类抗抑郁药物（TCA）[13]。没有有力的证据支持哪种药物更好[14]。阿片类药物和曲马朵可以作为神经源性疼痛的二线治疗药物，不宜长期使用，但是在疼痛急性发作时使用效果显著。目前没有足够的证据支持局麻药物如利多卡因或辣椒素的使用，但是这些药物的不良反应很少，价格低廉。有一项临床试验也支持其临床应用[15,16]。

介入治疗的方法包括神经阻滞、神经损毁术和神经调节。髂腹股沟神经和髂腹下神经的神经阻滞可以是诊断性的或治疗性的，但是其效果究竟如何，证据并不一致[17-19]。髂腹股沟神经和髂腹下神经的阻滞可以采取传统解剖定位或在超声引导下进行。如果神经阻滞在短期内能缓解疼痛而长期效果不佳，则可考虑采用神经损毁术，方法包括冷冻消融术或脉冲射频消融术。冷冻消融术通过Wallerian变性破坏神经，选择性地破坏轴突和髓鞘。射频消融术通过高强度电流使神经组织被轻微加热而神经结构不被破坏。冷冻和射频消融术引起镇痛的确切机制尚不明确，其中临床验证射频消融术有效的证据最多[20-24]。

对于上述方法效果不佳的慢性腹股沟痛患者可以采用神经调节方法。将外周神经区域刺激器、脊髓刺激器和脊神经节刺激器植入后患者会产生局部轻微麻木感。尽管神经调节器产生的神经生理机制还不明确，但是有多项研究证实其可以有效减轻疼痛[25-30]。

手 术 方 法

对于保守治疗无效的患者有必要进行外科手术治疗。一般而言，慢性腹股沟疼痛的手术治疗时机推荐在上一次修补术至少6个月后进行，以利于正常愈合过程中炎症的消退及网片与人体组织的长入融合[5-6]。然而，严格选择合适的病例至关重要，只有因单一的神经解剖原因引起的疼痛或可经手术修复的患者才能从手术治疗中获益[5, 6, 10, 31, 32]。围手术期的评估一定要完善，包括患者的症状描述、仔细阅读前一次手术记录（特别要注意修补方法、网片类型、网片放置的层次、网片的固定方法，并注意对神经的处理方法）、体检、皮肤感觉情况、影像资料和以往治疗的效果[6, 33]。

复发

疝复发可以是腹股沟疝修补术后腹股沟疼痛的原因之一。如果确实是由于疝复发引起的疼痛，再次手术可以缓解疼痛。复发疝的再次手术可以通过开放入路或腹腔镜入路进行。通常推荐采取避免原手术瘢痕区域的手术入路。开放入路修补方法包括组织修补和无张力网片修补。对于同时具有复发疝因素引起的疼痛和神经源性疼痛的患者，推荐采取开放的复发疝修补术，因为术中可以同时进行神经切除术[34]。对于原先进行开放修补术而无神经源性疼痛的复发疝患者，可以采用腹腔镜入路修补以避开原先手术造成的瘢痕区域。

神经源性疼痛

腹股沟疝修补术后神经源性疼痛是由于对神经的直接损伤造成的，包括神经结构的破坏或神经被包埋（由于缝合、网片或其他固定因素）。常见的症状包括向阴囊或股三角区的放射痛、麻木、触痛、痛觉过敏、痛性触觉过敏、感觉过敏或感觉迟钝。神经源性疼痛常常难以与损伤性疼痛（由于组织损伤或炎症引起）鉴别。手术治疗对于损伤性疼痛无效，因此术前仔细的评估非常重要。

理解腹股沟区的神经解剖是采用手术方法治疗神经源性疼痛的前提和关键[5, 6]。特别要重视患者个体间神经解剖的差异[35, 36]。在大多数患者，髂腹股沟神经可见于精索前方，被与腹内斜肌融合的筋膜所覆盖。髂腹下神经位于腹内斜肌和腹外斜肌之间，同样被腹内斜肌融合的筋膜所覆盖，解剖暴露腹内斜肌和腹外斜肌间的平面可以帮助辨认。生殖股神经的生殖支进入内环后，被提睾肌的筋膜覆盖，随精索一起穿过腹股沟管，它与精索外静脉的毗邻关系非常恒定，可以据此识别（图20.1）。

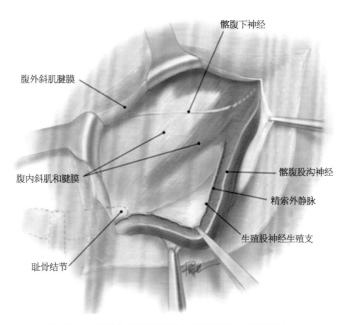

图 20.1 腹股沟管内腹股沟神经的识别（前面观）

基于上述解剖特征，腹股沟疝修补术后的神经损伤存在共同区域。在腹横筋膜的前方，髂腹股沟神经、髂腹下神经的腹股沟段和肌肉内段、生殖股神经的生殖支均位于手术区域内，可能在开放前入路腹股沟疝修补术中受损（组织修补、Lichtenstein修补、双层网片修补、网塞/平片修补、经腹股沟腹膜前修补/TIPP），或者在腹腔镜修补术（全腹膜外修补/TEP或经腹腔腹膜外修补/TAPP）中因网片的固定而受损。在腹横筋膜后方，生殖股神经的主干及其分支的腹膜前段同样有受损的风险，包括开放腹膜前修补术（网塞修补、双侧网片修补、Kugel手术、经腹股沟腹膜前修补/TIPP）和腹腔镜修补术（全腹膜外修补/TEP或经腹腔腹膜外修补/TAPP）。最后，在腹膜后间隙内，生殖股神经的主干在腰大肌前方走行，股外侧皮神经经过髂肌走行，均可在开放腹膜前修补术或腹腔镜修补术中受损[34, 37]。

对于慢性腹股沟神经源性疼痛患者，仅去除网片或固定装置而不处理受损的神经是不够的[6]。对这些病例，同时行神经切除术是最有效的措施。选择性神经切除术对特定的病例有效，主要是损伤原因明确、皮肤疼痛区域与特定神经对应关系清晰的患者[38-40]。然而，腹股沟神经分布支配的个体差异很大，腹股沟神经之间交叉分布的变异性也很大，因此对大多数患者来说，选择性神经切除术的效果并不可靠[6, 35, 36, 40]。

对于慢性腹股沟疼痛，目前三神经切除术是效果最确切的方法，有效率达到85%～97%[6, 32, 34, 36, 37, 41-44]。该手术可以经开放入路或腹腔镜入路进行，包括髂腹股沟神经、髂腹下神经和接近前次手术部位的生殖股神经的切除。

开放前入路三神经切除术是经原手术切口进行的标准手术。术中可以从前次手术区域的头侧和外侧方进入未受瘢痕影响的腹股沟管区域辨识神经，在靠近前次手术修补的地方切除神经。可以在内环和髂前上棘之间、内环的外侧寻找髂腹股沟神经（图20.2）。髂腹下神经可以在腹内斜肌和腹外斜肌腱膜构成的夹层中寻找（图20.3）。手术时应当追踪这两根神经至腹内斜肌靠近前次修补区域的出口。在精索和腹股沟韧带间可以找到生殖股神经的生殖支（图20.4），并一直延续追寻到内环处切断。神经的断端处理很重要，需防止神经断端芽生和暴露的神经鞘瘢痕形成。应结扎被切断的神经以关闭神经鞘，降低神经瘤形成的可能。将神经近端

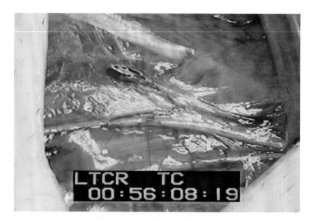

图 20.2　开放神经切除术，辨认髂腹股沟神经

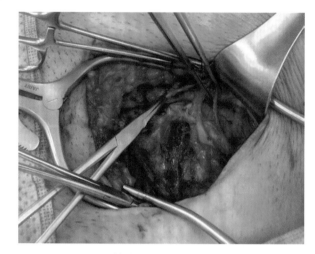

图 20.3　开放神经切除术，辨认髂腹下神经

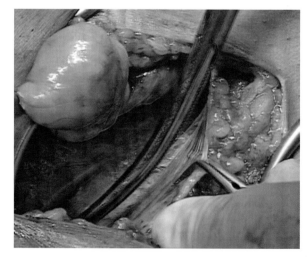

图 20.4　开放神经切除术，辨认生殖股神经的生殖支

断端埋入腹内斜肌，防止受到手术区域瘢痕的影响[6, 32, 34, 36, 37, 42, 43]。如果前次手术是开放的或腹腔镜腹膜前修补术，则需要施行"扩大的三神经切除术"，即通过内环或腹内斜肌打开腹股沟管后壁，暴露腰大肌表面的生殖股神经主干。开放的三

神经切除术的优点有：是一期手术；可同时去除网片瘤；可同时切除生殖股神经主干；如果存在睾丸痛，可以同时行输精管固有层内输精管周围神经分支切除术；可以同时修补复发疝。开放手术主要的缺陷是前次手术瘢痕对再次手术增加了难度，使得辨认神经很困难，增加了手术误伤精索、血管和脏器的风险。

腹腔镜腹膜后间隙三神经切除术可以通过经腹腔途径或全腹膜外途径施行[37, 45, 46]。其技术要点是在腹膜后间隙未受瘢痕影响的区域内腰神经丛中找到髂腹股沟神经干、髂腹下神经干和生殖股神经干并切除。髂腹股沟神经和髂腹下神经位于L1远端的腰方肌表面，生殖股神经位于腰大肌表面（图

20.5和图20.6）。腹腔镜入路的优势是避开了前次手术区域的瘢痕，容易辨认神经根，在腰神经丛中的神经解剖更恒定，可同时找到三根神经，并且一直可以追溯到接近前次手术植入的网片处。腹腔镜三神经切除术特有的缺陷包括术后较大范围的麻木感、传入神经阻滞性感觉过敏的风险增加，以及高平面切断髂腹下神经和髂腹股沟神经造成运动神经缺失、术后下腹部腹壁松弛的潜在风险增加。同时去除网片或切除输精管周围神经纤维虽然也可施行，但是难度极大。

术前与患者沟通告知神经切除术的局限性及可能的并发症非常重要。需沟通的内容包括：术中神经辨识困难，无法同时切除三根神经；即便完全切

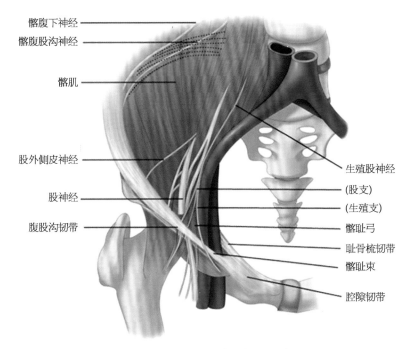

图 20.5　识别腰丛神经（后面观）

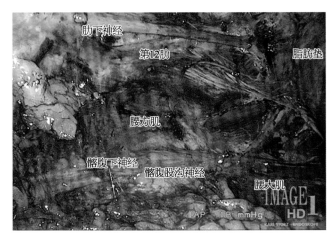
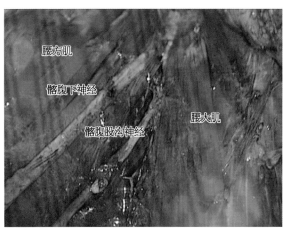

图 20.6　腹腔镜后腹膜三神经切除术中的解剖结构

除神经，术后仍可能存在持续疼痛；神经切除造成的永久性麻木；术后腹壁肌肉松弛；性功能障碍；传入神经阻滞性感觉过敏[6, 34, 36, 37]。需再次强调，术前完善的评估至关重要，因为神经切除术并不能改善损伤性疼痛，满意的手术效果有赖于合适的病例选择。

网片瘤

网片瘤可以引起炎症和组织损伤，造成损伤性疼痛。网片瘤是明确地需要外科治疗的解剖病理异常。与神经源性疼痛典型的间歇性、突发性疼痛不同，网片瘤引起的疼痛表现为持续性。不过，如果网片瘤引起神经包裹、压迫，或者由于直接与网片接触引起神经周围瘢痕形成，则神经源性疼痛可同时伴有损伤性疼痛。影像学检查（B超、CT或MRI）可以帮助诊断网片瘤[47]。网片的去除可以通过开放手术、腹腔镜手术或机器人手术进行（图20.7）。如果同时合并神经源性疼痛，采用开放的、腹腔镜手术或联合手术的同时进行网片瘤切除和神经切除术，对大多数患者都是有效的[6, 37]。

睾丸痛

输精管周围神经是输精管固有层内的自主神

经。瘢痕、神经包裹和炎症与术后睾丸痛有关。睾丸痛需要与阴囊痛鉴别，阴囊痛通常与生殖神经痛有关，而与睾丸痛不同。对于腹股沟痛合并睾丸痛的患者，可同时接受三神经切除和输精管周围神经切除术，睾丸痛可以得到缓解。但是，睾丸痛的情况比较复杂，外科治疗的效果不是很可靠。开放的输精管周围神经切除往往在进行三神经切除术时一并进行。不过，对于腹膜前网片修补术后的患者，经开放入路暴露网片周围神经丛非常困难，可以通过腹腔镜手术或机器人手术进行输精管周围神经切除术（图20.8）。对于采用输精管周围神经切除治疗睾丸痛无效的患者、损伤性睾丸痛患者和（或）睾丸血供受损的患者，可选择睾丸切除术。

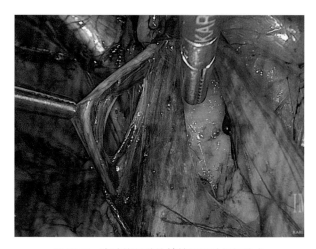

图20.8　腹腔镜近端输精管周围神经切除术

结　论

术后慢性腹股沟疼痛的外科治疗适用于保守治疗无效及有明确解剖学原因亟需外科手术纠正的病例。准确的诊断可以区分神经源性疼痛和损伤性疼痛，为手术治疗提供依据。本章所讨论的需外科治疗的并发症包括复发疝、神经源性疼痛、网片瘤和睾丸痛。通过术前仔细的评估，选择合适的患者，手术可以有效缓解慢性腹股沟疼痛。

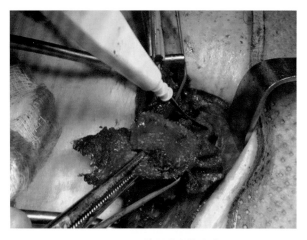

图20.7　开放网片瘤的去除

参考文献

[1] Bittner R, Schwarz J. Inguinal hernia repair: current surgical techniques. Langenbecks Arch Surg. 2012;397(2):271–82.

[2] Hakeem A, Shanmugam V. Inguinodynia following Lichtenstein tension-free hernia repair: a review. World J Gastroenterol. 2011;17(14):1791–6.

[3] Poobalan AS, Bruce J, Smith WC, et al. A review of chronic pain after inguinal herniorrhaphy. Clin J Pain. 2003;19(1):48–54.

[4] Franneby U, Sandblom G, Nordin O, et al. Risk factors for long-term pain after hernia surgery. Ann Surg. 2006;244(2):212–9.

[5] Aasvang E, Kehlet H. Surgical management of chronic pain after inguinal hernia repair. Br J Surg. 2005;92(7):795–801.

[6] Alfieri S, Amid PK, Campanelli G, et al. International guidelines for prevention and management of post-operative chronic pain following inguinal hernia surgery. Hernia. 2011;15(3):239–49.

[7] Aasvang E, Kehlet H. Chronic postoperative pain: the case of inguinal herniorrhaphy. Br J Anaesth. 2005;95(1):69–76.

[8] Kalliomaki ML, Sandblom G, Gunnarsson U, Gordh T. Persistent pain after groin hernia surgery: a qualitative analysis of pain and its consequences for quality of life. Acta Anaesthesiol Scand. 2009; 53(2):236–46.

[9] Parsons B, Schaefer C, Mann R, et al. Economic and humanistic burden of post-trauma and post-surgical neuropathic pain among adults in the United States. J Pain Res. 2013;6:459–69.

[10] Lichtenstein IL, Shulman AG, Amid PK, Montllor MM. Cause and prevention of postherniorrhaphy neuralgia: a proposed protocol for treatment. Am J Surg. 1988;155(6):786–90.

[11] Bay-Nielsen M, Perkins FM, Kehlet H. Pain and functional impairment 1 year after inguinal herniorrhaphy: a nationwide questionnaire study. Ann Surg. 2001;233(1):1–7.

[12] Loos MJ, Roumen RM, Scheltinga MR. Classifying postherniorrhaphy pain syndromes following elective inguinal hernia repair. World J Surg. 2007;31(9):1760–5. discussion 1766-7.

[13] Clarke H, Bonin RP, Orser BA, et al. The prevention of chronic postsurgical pain using gabapentin and pregabalin: a combined systematic review and meta-analysis. Anesth Analg. 2012;115(2):428–42.

[14] Benito-Leon J, Picardo A, Garrido A, Cuberes R. Gabapentin therapy for genitofemoral and ilioinguinal neuralgia. J Neurol. 2001; 248:907–8.

[15] Bischoff JM, Petersen M, Uceyler N, et al. Lidocaine patch (5%) in treatment of persistent inguinal postherniorrhaphy pain: a randomized, double-blind, placebo-controlled. Crossover Trial Anesthesiol. 2013;119(6):1444–52.

[16] Bischoff JM, Ringsted TK, Petersen M, et al. A capsaicin (8%) patch in the treatment of severe persistent inguinal postherniorrhaphy pain: a randomized, double-blind, placebo-controlled trial. PLoS One. 2014;9(10), e109144.

[17] Gofeld M, Christakis M. Sonographically guided ilioinguinal nerve block. J Ultrasound Med. 2006;25(12):1571–5.

[18] Thomassen I, van Suijlekom JA, van de Gaag A, et al. Ultrasound-guided ilioinguinal/iliohypogastric nerve blocks for chronic pain after inguinal hernia repair. Hernia. 2013;17(3):329–32.

[19] Bischoff JM, Koscielniak-Nielsen ZJ, Kehlet H, Werner MU. Ultrasound-guided ilioinguinal/iliohypogastric nerve blocks for persistent inguinal postherniorrhaphy pain: a randomized, double-blind, placebo-controlled, crossover trial. Anesth Analg. 2012;114(6):1323–9.

[20] Rozen D, Ahn J. Pulsed radiofrequency for the treatment of ilioinguinal neuralgia after inguinal herniorrhaphy. Mt Sinai J Med. 2006;73(4):716–8.

[21] Rozen D, Parvez U. Pulsed radiofrequency of lumbar nerve roots for treatment of chronic inguinal herniorraphy pain. Pain Physician. 2006;9(2):153–6.

[22] Cohen SP, Foster A. Pulsed radiofrequency as a treatment for groin pain and orchialgia. Urology. 2003;61(3):645.

[23] Mitra R, Zeighami A, Mackey S. Pulsed radiofrequency for the treatment of chronic ilioinguinal neuropathy. Hernia. 2007;11(4):369–71.

[24] Werner MU, Bischoff JM, Rathmell JP, Kehlet H. Pulsed radiofrequency in the treatment of persistent pain after inguinal herniotomy: a systematic review. Reg Anesth Pain Med. 2012;37(3):340–3.

[25] Yakovlev AE, Al Tamimi M, Barolat G, et al. Spinal cord stimulation as alternative treatment for chronic post-herniorrhaphy pain. Neuromodulation. 2010;13(4):288–90; discussion 291.

[26] Rosendal F, Moir L, de Pennington N, et al. Successful treatment of testicular pain with peripheral nerve stimulation of the cutaneous branch of the ilioinguinal and genital branch of the genitofemoral nerves. Neuromodulation. 2013;16(2):121–4.

[27] Stinson Jr LW, Roderer GT, Cross NE, Davis BE. Peripheral subcutaneous electrostimulation for control of intractable post-operative inguinal pain: a case report series. Neuromodulation. 2001;4(3):99–104.

[28] Alo KM, Yland MJ, Redko V, et al. Lumbar and sacral nerve root stimulation (NRS) in the treatment of chronic pain: a novel anatomic approach and neuro stimulation technique. Neuromodulation. 1999;2(1):23–31.

[29] Elias M. Spinal cord stimulation for post-herniorrhaphy pain. Neuromodulation. 2000;3(3):155–7.

[30] Mironer YE, Monroe TR. Spinal-peripheral neurostimulation (SPN) for bilateral postherniorrhaphy pain: a case report. Neuromodulation. 2013;16(6):603–6.

[31] Kehlet H. Chronic pain after groin hernia repair. Br J Surg. 2008;95(2):135–6.

[32] Amid PK, Hiatt JR. New understanding of the causes and surgical treatment of postherniorrhaphy inguinodynia and orchalgia. J Am Coll Surg. 2007;205(2):381–5.

[33] Amid PK. Radiologic images of meshoma: a new phenomenon causing chronic pain after prosthetic repair of abdominal wall hernias. Arch Surg. 2004;139(12):1297–8.

[34] Amid PK, Chen DC. Surgical treatment of chronic groin and testicular pain after laparoscopic and open preperitoneal inguinal hernia repair. J Am Coll Surg. 2011;213(4):531–6.

[35] Rab M, Ebmer J, Dellon AL. Anatomic variability of the ilioinguinal and genitofemoral nerve: implications for the treatment of groin pain. Plast Reconstr Surg. 2001;108(6):1618–23.

[36] Klaassen Z, Marshall E, Tubbs RS, et al. Anatomy of the ilioinguinal and iliohypogastric nerves with observations of their spinal nerve contributions. Clin Anat. 2011;24(4):454–61.

[37] Chen DC, Hiatt JR, Amid PK. Operative management of refractory neuropathic inguinodynia by a laparoscopic retroperitoneal approach. JAMA Surg. 2013;148(10):962–7.

[38] Zacest AC, Magill ST, Anderson VC, Burchiel KJ. Long-term outcome following ilioinguinal neurectomy for chronic pain. J Neurosurg. 2010;112(4):784–9.

[39] Loos MJ, Scheltinga MR, Roumen RM. Tailored neurectomy for treatment of postherniorrhaphy inguinal neuralgia. Surgery. 2010;147(2):275–81.

[40] Aavsang E, Kehlet H. The effect of mesh removal and selective neurectomy on persistent postherniotomy pain. Ann Surg. 2009;249(2):327–34.

[41] Starling JR, Harms BA. Diagnosis and treatment of genitofemoral and ilioinguinal neuralgia. World J Surg. 1989;13(5):586–91.

[42] Amid PK. A 1-stage surgical treatment for postherniorrhaphy neuropathic pain: triple neurectomy and proximal end implantation without mobilization of the cord. Arch Surg. 2002;137(1):100–4.

[43] Amid PK. Causes, prevention, and surgical treatment of postherniorrhaphy neuropathic inguinodynia: triple neurectomy with proximal end implantation. Hernia. 2004;8(4):343–9.

[44] Lange JF, Kaufmann R, Wijsmuller AR, et al. An international consensus algorithm for management of chronic postoperative inguinal pain. Hernia. 2015;19(1):33–43.

[45] Song JW, Wolf Jr JS, McGillicuddy JE, et al. Laparoscopic triple neurectomy for intractable groin pain: technical report of 3 cases. Neurosurgery. 2011;68(2):339–46; discussion 346.

[46] Keller JE, Stefanidis D, Dolce CJ, et al. Combined open and laparoscopic approach to chronic pain after inguinal hernia repair. Am Surg. 2008;74(8):695–700; discussion 700–1.

[47] Ferzli GS, Edwards ED, Khoury GE. Chronic pain after inguinal herniorrhaphy. J Am Coll Surg. 2007;205(2):333–41.

第21章
运动员腹股沟区疼痛
Groin Pain in Athletes

Aali J. Sheen and Adam Weir

程志俭 译

引　言

流行病学

运动员在进行快速方向变化、急加速或减速和踢腿运动时很容易发生腹股沟区疼痛。腹股沟区疼痛是一种常见的运动损伤。最近有关足球运动的系统性回顾研究表明，足球运动占男性所有运动伤害的4%～19%，损伤频率为0.2～2.1次/1 000小时[1]。腹股沟区疼痛在其他运动中也是常见问题，如冰球和橄榄球，尤其常见于踢球较多的位置[2]。男性的腹股沟区损伤几乎是女性的两倍[1, 2]。

如何定义运动员腹股沟区疼痛

背景

历史上，在描述运动员腹股沟区疼痛的原因时，使用的术语或定义并不一致。多项术语或类似术语的不同定义增加了这个令人困惑领域的复杂性。最近在关于治疗运动员腹股沟区疼痛的一篇综述中，72项研究使用了33个术语[3]。对23名运动员腹股沟区疼痛，治疗专家进行了Delphi问卷调查，报道了两个病例，并请专家描述他们用于诊断的术语。结果发现，23位专家在第一个病例中使用了18个术语，在第二例中使用了22个术语。这显示出术语的使用差异巨大[4]。

为了解决这种混乱问题，最近召开了以下两次共识会议。

英国疝学会：曼彻斯特会议

2012年，该学会在年度学术会议上召开了一次特别会议，邀请来自多学科领域的国内和国际专家讨论运动员腹股沟区疼痛。会议向所有与会专家询问预设的问题，根据他们的回答就该病的病因、外科治疗以及其他可能的治疗模式达成共识。用"腹股沟区毁坏（Inguinal disruption）"作为一种术语来描述该病症的临床表现、影像学发现和治疗方法[5]。这是第一个建立的帮助界定和管理最初被视为"生理"本质而非"病理"的运动员腹股沟区疼痛的共识声明，同时认识到迄今为止还没有真正的科学理论或数据来确定"运动员腹股沟区（the sportsman's groin）"的最佳治疗模式。

关于运动员腹股沟区疼痛术语和定义的多哈共识会议

2014年，24位代表普外科、骨科、运动医学科、运动理疗科和放射科的国际专家，遵循上述Delphi程序在卡塔尔多哈会面。他们就一系列术语和定义达成共识[6]。运动员腹股沟区疼痛是首选的总称。这优于运动性耻骨痛或运动性腹股沟疼痛，因为这些只是描述性的，不能用作或理解为诊断术语。

详细的病史询问和体格检查对于临床分类系统是必不可少的。

运动员腹股沟区疼痛分类系统有3个主要的亚类。

* 腹股沟区疼痛的临床定义：与内收肌相关、髂腰肌相关、腹股沟相关和耻骨相关的腹股沟区疼痛。
* 与髋关节相关的腹股沟区疼痛。

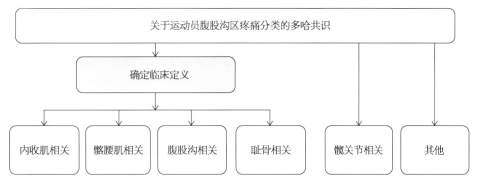

图 21.1　运动员腹股沟区疼痛的其他原因

- 运动员腹股沟区疼痛的其他原因（图21.1）。

腹股沟区疼痛的临床定义

内收肌相关、髂腰肌相关、腹股沟相关和耻骨相关的腹股沟区疼痛。一个运动员可以有多个独立的原因项，在这种情况下可以有多个独立的诊断项。

（1）内收肌相关的腹股沟区疼痛：内收肌压痛和抗内收测试时疼痛；髂腰肌相关的腹股沟区疼痛。

（2）髂腰肌压痛：如果抗髋关节屈曲时和（或）拉伸髋屈肌时出现疼痛，则更可能是髂腰肌相关的腹股沟区疼痛。

（3）腹股沟相关的腹股沟区疼痛：疼痛局限于腹股沟管区和腹股沟管区压痛。没有可触及的腹股沟疝。如果疼痛在腹部肌肉抵抗力测试或 Valsalva 动作/咳嗽/打喷嚏时加剧，则更可能与腹股沟相关。

（4）耻骨相关的腹股沟区疼痛：耻骨联合和邻近骨有局部压痛。特别是引起与耻骨相关的腹股沟区疼痛，没有特别的抵抗力测试，可与触诊联合使用。

以上4个独立原因项的疼痛部位如图21.2所示。

髋关节相关的腹股沟区疼痛

应始终将髋关节疼痛视为腹股沟区疼痛的可能原因。虽然没有特定的测试能够很好地检出因髋关节原因造成的运动员腹股沟区疼痛，但阴性测试有助于排除髋关节原因。

本章后面会介绍有关髋关节的体格检查。

其他导致运动员腹股沟区疼痛的原因

除了明确的临床部位和髋关节之外，还有许多其他可能的原因会导致运动员腹股沟区疼痛，特别是当这些主诉不易被归类为常见临床部位时，临床

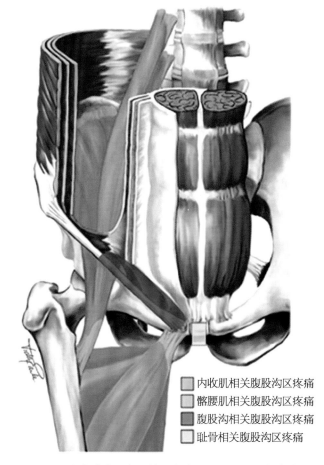

- [■] 内收肌相关腹股沟区疼痛
- [■] 髂腰肌相关腹股沟区疼痛
- [■] 腹股沟相关腹股沟区疼痛
- [□] 耻骨相关腹股沟区疼痛

图 21.2　由多哈声明定义的 4 个独立原因项。同意并引自 BMJ[4]

医师需要高度警惕其他原因的可能性。有许多可能的原因不在本章讨论的范围内，表21.1对这些可能的原因做了总结。主要有与骨科、神经科、风湿科、泌尿科、胃肠科、皮肤科、肿瘤科以及术后相关的原因，但该列表并非详尽无遗，因为许多罕见病症也可能导致腹股沟区疼痛。

涵盖肌肉骨骼系统的辅助检查、详尽的病史、体检或转诊对于确定其他可能的原因至关重要。

表 21.1　运动员腹股沟区疼痛的一些可能原因概述

多哈共识会议期间定义的情况	其他骨骼肌肉系统的原因	不可遗漏的原因
内收肌相关的腹股沟区疼痛 髂腰肌相关的腹股沟区疼痛 腹股沟相关的腹股沟区疼痛 耻骨相关的腹股沟区疼痛 髋关节相关的腹股沟区疼痛	腹股沟疝或股疝 疝修补术后疼痛 神经卡压 　－闭孔神经 　－髂腹股沟神经 　－生殖股神经 　－髂腹下神经 放射痛 　－腰椎 　－骶髂关节 骨突炎或撕脱骨折 　－髂前上棘 　－髂前下棘 　－耻骨	应力性骨折 　－股骨颈 　－耻骨支 　－髋臼 髋关节 　－股骨头骨骺滑脱（青少年） 　－Perthes 病（儿童和青少年） 　－股骨头部缺血坏死 / 一过性骨质疏松症 　－髋关节关节炎（反应性或感染性） 腹股沟淋巴结病 腹内异常 　－前列腺炎 　－尿路感染 　－肾结石 　－阑尾炎 　－憩室炎 妇科疾病 脊柱关节病 　－强直性脊柱炎 肿瘤 　－睾丸肿瘤 　－骨肿瘤 　－前列腺癌 　－泌尿道癌症 　－消化道癌症 　－软组织肿瘤

多哈 vs. 曼彻斯特共识

　　两项声明都就这些强烈提示诊断为腹股沟区疼痛/腹股沟毁坏的临床症状和体征达成一致。多哈和曼彻斯特共识都强调疼痛主要来源于腹股沟管"区域"，因此对于病变部位的结论是一致的。两者都通过临床检查来诊断，重点是腹股沟管的触诊。他们也都认为腹股沟疼痛时应不存在腹股沟疝，否则诊断将是"腹股沟疝"。

　　两者的命名仍然存在差异，且原因不详，但实际上不成问题。因为曼彻斯特共识仅仅描述了腹股沟疼痛并且没有包括腹股沟的其余部分。曼彻斯特共识提供了一个特定的术语，特别是与腹股沟管相关，而多哈共识只是暗示了腹股沟管，没有讨论其潜在的病理[7]。

　　本章重点介绍运动员腹股沟相关的腹股沟区疼痛。

运动员腹股沟相关腹股沟区疼痛的主诉是什么

　　如上所述，为了诊断腹股沟相关的腹股沟区疼

痛需要一个清晰明确的策略。运动员通常感到腹股沟区域疼痛。这种腹股沟区疼痛主要在快速、暴发、意外和动态运动时出现。咳嗽或打喷嚏也会引起疼痛。运动员有时主诉从床上"坐起"或"翻身"时感到疼痛。诸如关节锁定或咔嗒声之类的机械症状，不是腹股沟区疼痛的特征。

　　临床检查是诊断运动员腹股沟区疼痛的基础。在检查中曼彻斯特共识定义了5个主要体征，认为至少出现3个才能诊断为腹股沟相关疼痛，如表21.2所示。需着重指出的是，众所周知，与腹股沟相关的疼痛或运动员腹股沟区疼痛不会出现"真正的"腹股沟疝[5]。因此，如果局部无包块，在诊断为腹股沟区疼痛前需要排除其他病因和疝病初期引起的疼痛[5]。上文列出了多哈共识中使用的定义，依然使用临床检查对运动员腹股沟区疼痛进行分类并排除腹股沟疝。

　　触诊腹股沟区可确认腹股沟管区域压痛且无腹股沟疝（图21.3）。

　　除了检查腹股沟区域外，还应检查腹股沟区域的所有肌腱组织和髋关节，因为多个诊断在一名运动员中是常见的。

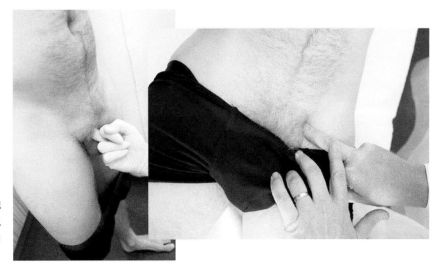

图 21.3　通过在腹壁和阴囊内翻触诊腹股沟管区，以确认是否存在可识别的损伤性疼痛，并排除腹股沟疝的存在

表 21.2　腹股沟相关疼痛的主要体征——至少需满足 5 项中的 3 项

体　　　征
1. 联合腱与耻骨结节交点的固定压痛
2. 腹股沟内环压痛
3. 腹股沟外环压痛和（或）扩张，无明显疝
4. 收缩肌腱起始部疼痛
5. 腹股沟部位疼痛蔓延，通常向会阴、大腿内侧或中线放射

对内收肌和臀部屈肌群进行触诊、伸展和阻力测试是非常重要的。可再辅以强度测试。测血压用的袖带可作为测力计进行强度测试，"挤压"袖带时强度或压力（mmHg）的测量提供了一个有用的基线。髋关节检查对排除髋关节病变是有帮助的，但特异性不高[6]。

运动员腹股沟区疼痛需要进行哪些主要检查

影像学检查的目的是为了确定正确的病因，同时鉴别诊断，排除上述可能的"腹股沟疼痛"。

首先应根据临床表现对任何影像学检查进行解释，如 MRI 上显示的内收肌腱病不一定与患者内收肌相关的疼痛相对应。多项研究发现，运动员经常出现这一成像结果，但与疼痛没有较强的关联性[8-10]。

耻骨联合是内收肌与前腹壁肌和肌腱之间的重要交联，因此，经常运动的人耻骨往往出现变化，通常被描述为耻骨炎。对有疼痛和耻骨骨髓水肿的运动员进行 MRI 检查，显示缺乏炎症浸润、形成新的编织骨，表明这不是一种炎症性疾病[11]。因此，耻骨炎这一术语应避免被使用于 MRI 显示骨髓水肿的运动员。这似乎是一种骨骼应激反应，在病例对照系列研究中发现这种反应与疼痛有一定关系[9]。

在运动员，最好的做法是在 MRI 上观察到骨髓信号模式。在青少年足球运动员中观察到的一种常见的副交感神经性骨质水肿模式，应该被视为偶然发现，但更弥漫性的和严重的耻骨水肿是一种更阳性的发现[5]。这些发现需要结合临床考虑，并且记住对运动员进行的大多数骨骼压力反应都没有症状。

如前所述，只能在临床检查排除了疝的情况下才能诊断腹股沟相关的腹股沟区疼痛。

超声和 MRI 检查可用于评估腹股沟后壁的薄弱，但后壁软弱或膨出的诊断价值尚不确定。曼彻斯特或多哈共识并不需要影像学证据。膨出可以在没有疼痛的情况下出现，一项前瞻性研究发现它不能预测运动员腹股沟区疼痛的发生[10]。

MRI检查可以观察疝囊，并可以在肌肉用力时扫描，但是超声检查更适合评估腹股沟后壁薄弱。

超声检查采用Valsalva方法和强化Valsalva动作，有助于评估腹股沟内环内侧后壁的薄弱，也有助于发现较少见的股疝。

运动员腹股沟区疼痛的治疗策略是什么

积极康复

在给予运动员治疗建议时，应经常评估现有的证据。一项包含72项研究的关于运动员腹股沟区疼痛治疗的系统性回顾指出，只有4项研究是高质量的[3]。有人指出，"没有一项研究专注于详尽描述治疗方案中的保守治疗。"少于10位受试者的研究被排除，这意味着漏掉了一些成功的保守治疗病例[12, 13]。在一项随机对照试验中，包括60名运动员，将双侧TEP腹腔镜网片修补与保守治疗进行了比较[14]。这项研究是高质量的，并且发现接受手术的患者结果更好，但不幸的是，保守治疗没有被详细描述，只被简单地描述为：完全休息、积极理疗、类固醇注射和口服非甾体抗炎药。保守治疗被建议在俱乐部进行，每周3次，连续8周。1年后50%的运动员恢复运动（手术组为97%），这表明保守治疗是可以成功的，这也符合我们的临床经验。

在实践中，我们建议开始积极的基于运动锻炼的治疗方法。该方法通过等长、同心和偏心形式的进展顺序加强腹部肌肉。髋关节内收肌和屈肌的锻炼也应包括在内。还应该进行骨盆稳定和平衡练习。

如果症状变得相当严重并且影响运动，那么运动员需要进行至少8周的康复训练。在此期间，如果这些运动不引起疼痛，还应该采用步行、健身自行车和稍后的慢跑来坚持训练。

一旦锻炼和慢跑不引起疼痛，那么可以逐渐加入运动专项训练。从专项运动训练到参加体育运动也应该循序渐进，直到全面参与。

如果保守运动疗法无效，可考虑手术治疗。

手术干预

对于腹股沟区疼痛患者，常采用手术治疗，有些人认为手术可能是主要的治疗方法。如上所述的随机对照试验发现手术更有效，但是对保守治疗

描述为疗效较差[14]。无论采用开放还是腹腔镜手术，采用网片还是无网片的简单缝合，目前尚无定论。手术医师对病因的看法以及对各种修补术的选择均有分歧[15]。Lichtenstein修补术、开放微创修补术（OMR）、经腹腹膜前（TAPP）和完全腹膜外（TEP）等技术均取得了良好效果，但迄今都尚未对任何两种技术进行比较[14, 16, 17]。

现在越来越倾向于选择微创手术进行修复，尤其是对因为腹股沟后壁和（或）腹股沟管本身薄弱引起的病理变化[18]。然而，OMR似乎仍然在手术治疗"后壁"缺陷方面发挥着作用，因为它促进了无补片修补，并且可以让患者早期恢复体育活动[17]。因此，似乎除了OMR技术，腹股沟区疼痛手术修补的发展方向是模仿腹股沟疝修补术的，开放Lichtenstein修补术被更多的腹腔镜手术替代[17]。因此，目前一项比较两种常用技术（OMR & TEP）的多中心随机对照试验正在进行中（临床试验号NCT01876342），将提供所需的证据（如果有的话），以确定哪种技术的结果更好并能更早地让患者恢复体育运动[18]。在进行任何腹股沟区疼痛的手术前均应进行积极的康复锻炼，以尝试和改善核心肌群的稳定性，因为这可能会延迟甚至不需要手术。然而，一旦进行了手术，就需要制订康复计划以适应所采用的手术类型。微创手术是否应该与开放手术（Gilmore）不同？还存在更多的问题，比如，TEP[14]或TAPP[19]技术在康复方面是否有差异。如果决定采取手术修补，必须权衡潜在并发症的风险，尤其是微创技术中肠道或内脏损伤的风险[20]。但腹股沟疝手术非常安全，总体并发症的发生率较低，并且对运动员有缓解疼痛的吸引力，最终治疗选择会倾向于手术。

许多医师会问：当运动员抱怨疼痛复发时（尤其在手术后）该怎么办？

在大多数腹股沟区疼痛患者中，至少20%～50%的患者有两个病因[21]。如果治疗后腹股沟区疼痛不缓解，则需要重新考虑上述其他可能原因，这包括重新评估其他肌肉及髋关节损伤。之后可以重复成像，优选MRI检查以排除不常见的原因，特别是在症状不典型时。新发现的伤病应予以恰当治疗，但该伤病也可能是后来发生的。

结　论

腹股沟区疼痛在男性运动员中很常见，因为他

们在运动中剧烈地改变方向和踢腿。在没有腹股沟疝的情况下，可通过临床检查来确认腹股沟管区是否存在疼痛。影像学检查只对排除其他病理因素有用。积极康复是第一线的治疗，虽然缺乏很好的数据支持。当保守治疗失败时，建议手术治疗加强腹股沟管。

参考文献

[1] Walden M, Hagglund M, Ekstrand J. The epidemiology of groin injury in senior football: a systematic review of prospective studies. Br J Sports Med. 2015;49(12):792–7.

[2] Orchard JW. Men at higher risk of groin injuries in elite team sports: a systematic review. Br J Sports Med. 2015;49(12): 798–802.

[3] Serner A, van Eijck CH, Beumer BR, Holmich P, Weir A, de Vos R-J. Study quality on groin injury management remains low: a systematic review on treatment of groin pain in athletes [Internet]. Br J Sports Med. 2015;49(12):813. doi:10.1136/bjsports-2014-094256.

[4] Weir A, Holmich P, Schache AG, Delahunt E, de Vos R-J. Terminology and definitions on groin pain in athletes: building agreement using a short Delphi method [Internet]. Br J Sports Med. 2015;49:825–7. doi:10.1136/bjsports-2015-094807.

[5] Sheen AJ, Stephenson BM, Lloyd DM, Robinson P, Fevre D, Paajanen H, et al. "Treatment of the sportsman's groin": British Hernia Society's 2014 position statement based on the Manchester Consensus Conference. Br J Sports Med. 2014;48(14):1079–87.

[6] Weir A, Brukner P, Delahunt E, Ekstrand J, Griffin D, Khan KM, et al. Doha agreement meeting on terminology and definitions in groin pain in athletes. Br J Sports Med. 2015;49(12):768–74.

[7] Sheen AJ, Jamdar S, Bhatti W. Calling for "inguinal disruption" to be the term of choice for disorders of the inguinal ring: connecting Manchester and Doha. Br J Sports Med. 2016;50(7):447.

[8] Branci S, Thorborg K, Nielsen MB, Holmich P. Radiological findings in symphyseal and adductor-related groin pain in athletes: a critical review of the literature [Internet]. Br J Sports Med. 2013;47(10):611–9. doi:10.1136/bjsports-2012-091905.

[9] Branci S, Thorborg K, Bech BH, Boesen M, Nielsen MB, Holmich P. MRI findings in soccer players with long-standing adductor-related groin pain and asymptomatic controls [Internet]. Br J Sports Med. 2014; 49(10): 681–91. doi: 10.1136/bjsports-2014-093710.

[10] Robinson P, Grainger AJ, Hensor EMA, Batt ME, O'Connor PJ. Do MRI and ultrasound of the anterior pelvis correlate with, or predict, young football players' clinical findings? A 4-year prospective study of elite academy soccer players. Br J Sports Med. 2015;49(3): 176–82.

[11] Verrall GM, Henry L, Fazzalari NL, Slavotinek JP, Oakeshott RD. Bone biopsy of the parasymphyseal pubic bone region in athletes with chronic groin injury demonstrates new woven bone formation consistent with a diagnosis of pubic bone stress injury. Am J Sports Med. 2008;36(12):2425–31.

[12] Yuill EA, Pajaczkowski JA, Howitt SD. Conservative care of sports hernias within soccer players: a case series. J Bodyw Mov Ther. 2012;16(4):540–8.

[13] Woodward JS, Parker A, MacDonald RM. Non-surgical treatment of a professional hockey player with the signs and symptoms of sports hernia: a case report. Int J Sports Phys Ther. 2012;7(1):85.

[14] Paajanen H, Brinck T, Hermunen H, Airo I. Laparoscopic surgery for chronic groin pain in athletes is more effective than nonoperative treatment: a randomized clinical trial with magnetic resonance imaging of 60 patients with sportsman's hernia (athletic pubalgia). Surgery. 2011;150(1):99–107.

[15] Kingston JA, Jegatheeswaran S, Macutkiewicz C, Campanelli G, Lloyd DM, Sheen AJ. A European survey on the aetiology, investigation and management of the "sportsman's groin". Hernia. 2014;18(6):803–10.

[16] Mann CD, Sutton CD, Garcea G, Lloyd DM. The inguinal release procedure for groin pain: initial experience in 73 sportsmen/women. Br J Sports Med. 2009;43(8):579–83.

[17] Minnich JM, Hanks JB, Muschaweck U, Brunt LM, Diduch DR. Sports hernia: diagnosis and treatment highlighting a minimal repair surgical technique. Am J Sports Med. 2011;39(6):1341–9.

[18] Paajanen H, Montgomery A, Simon T, Sheen AJ. Systematic review: laparoscopic treatment of long-standing groin pain in athletes. Br J Sports Med. 2015;49(12):814–8.

[19] Genitsaris M. Laparoscopic repair of groin pain in athletes. Am J Sports Med. 2004;32(5):1238–42.

[20] McCormack K, Scott NW, Go PM, Ross S, Grant AM. EU hernia trialists collaboration. Laparoscopic techniques versus open techniques for inguinal hernia repair. Cochrane Database Syst Rev. 2003;(1):CD001785.

[21] Bisciotti GN, Auci A, Di Marzo F, Galli R, Pulici L, Carimati G, et al. Groin pain syndrome: an association of different pathologies and a case presentation. Muscles Ligaments Tendons J. 2015;5(3): 214–22.

第22章
嵌顿性和绞窄性腹股沟疝的治疗
The Treatment of Incarcerated and Strangulated Inguinal Hernias

Kendall R. McEachron and Archana Ramaswamy

董 建 译

引 言

进行腹股沟疝修补术有两点理由：减轻诸如疼痛之类的症状，降低急性嵌顿/绞窄及随之发生的肠缺血性坏死的风险。因此，需要考虑以下主要问题：

- 嵌顿的风险是什么？在本章中，"嵌顿"一词可同时指嵌顿和绞窄的腹股沟疝，除非两者的区别对讨论至关重要。

- 临床表现有何不同？与择期疝修补的手术方法相比，有何不同？

- 急性疾病或发生肠缺血对修补技术、植入材料的使用和复发率有何影响？

发 病 率

近年来，腹股沟疝的自然病程一直受到质疑。第一篇研究腹股沟疝并发症（如嵌顿）发生率的文献，是1981年有关1969—1973年美国哥伦比亚全国卫生调查的回顾性文献[1]，报道了这段时期248例嵌顿性腹股沟疝。发现20岁以上男性腹股沟疝嵌顿的发生率为2.7‰～5.7‰，并随年龄而变化。风险最高的年龄段为60～65岁，男性的发病风险为5.7%，女性为6.7%。Fitzgibbons等于2006年发表了一篇具有里程碑意义的论文，描述了轻微症状腹股沟疝的自然病程[2]。共有720名男性病例，被随机分配到手术修补组或"观察等待"组。在观察等待组中，急性嵌顿的发生率大约是每年1.8‰。该研究对入组患者共随访10年，2013年报道了长

期随访结果，观察到有68%的高交叉率（从观察等待到择期修补）[3]，但急性嵌顿的风险仍然较低，随访期间仅有3名患者（2.4%）发生急性嵌顿。组内没有患者死亡，表明观察等待可能不会产生严重的后果。1989—2008年在明尼苏达州奥姆斯特德县进行的4 026例腹股沟疝修补术的研究[4]，分析比较了那些接受急诊手术和择期修补手术患者的特征。急诊修补手术患者的相关特征，包括高龄、高ASA评分及既往疝修补术史。急诊疝修补术的施行例数大约是每年7.6人次/10万，而择期疝修补术为每年200人次/10万。Abi-Haidar等[5]回顾性分析了2001—2009年在单身退伍军人医院进行的1 034例腹股沟疝修补术。急诊疝修补术的总发生率为6.1%（971例中63例），多因素分析显示增加急诊手术风险的因素为患者年龄、股疝、阴囊疝和复发疝。这和其他的研究均表明，虽然嵌顿性腹股沟疝的风险很低，但普外科医师必须熟悉怎么处理。

股疝比其他腹股沟疝少见。人们普遍认为，这种罕见疝在女性更普遍，并伴有较高的嵌顿发生率。2012年，Romain等[6]发表了49例绞窄性腹股沟疝修补的综述，其中腹股沟疝30例和股疝19例。他们发现，股疝组中女性患者的占比显著偏高，而腹股沟疝组中男性患者的比例显著偏高。证实这些规律的研究，发表于2005年瑞典疝登记的前瞻性数据可能是规模最大的[7]。在10年期间，共有90 640例疝修补术，其中只有6 895（7.6）例是女性患者。然而，在女性股疝组中，择期手术占16.7%，急诊手术占52.6%，相比较，男性分别为

0.7% 和 6.5%。值得注意的是，接受急诊疝修补术的女性，肠切除的发生率显著高于择期修补手术者，分别为 16.6% 和 5.6%。虽然这项研究并没有对导致肠切除的嵌顿疝的类型给予明确分类，但是另一项使用了 2009 年出版的瑞典疝登记数据的研究[8]，专门研究了股疝修补术。在这组数据中，急诊腹股沟疝修补术的肠切除率为 5.4%，而急诊股疝修补术的肠切除率为 22.7%。此外，再次证实了股疝比腹股沟疝更需要急诊手术（35.9% vs. 4.9%），并且行急诊股疝修补术的女性比男性更多（40.6% vs. 28.1%）。这项研究和其他研究强烈支持长期以来认为的观点：急诊股疝修补术的肠切除风险增加[5, 9, 10]。

症　状

普外科医师都知道，不论是否出现嵌顿，最常见的腹股沟疝症状是腹股沟区疼痛[11]，疼痛可以表现为坠胀感觉，也可以是向大腿内侧放射的剧烈疼痛或钝痛。许多嵌顿疝患者常表现为持续性腹痛，无论是腹股沟区放射痛，还是局限性疼痛，都是腹膜刺激征的病理生理学反应。如果疝内容物是肠管，患者可能出现腹泻或便秘等排便习惯改变症状。膀胱刺激征可能导致泌尿系统症状。嵌顿或绞窄的小肠会使者出现恶心、呕吐、腹胀、便秘等肠梗阻症状。不幸的是，有些患者会出现疝内容物缺血坏死和败血症。

诊　断

现病史可提示腹股沟疝的早期症状。出现急性嵌顿时，这些症状常会迅速恶化或加剧。然而，有一小部分患者，在没有疝早期症状的情况下，就可能出现嵌顿时的疼痛和病变。腹股沟疝的诊断常规通过体格检查[11-13]，但是由于体型的原因，某些个体需要影像学检查。当出现嵌顿疝时，患者出现弥漫性腹痛和其他肠梗阻症状，通常需要接受腹部 X 线（图 22.1）和 CT 扫描以排除其他腹腔内病变（图 22.2 ～图 22.4）。影像学检查在显示筋膜缺损方面非常有用，并且可以提供关于疝内容物活力的信息，如小肠是否梗阻、发炎、扩张水肿或穿孔。CT 扫描还可以发现其他异常，如积气、游离气体或游离液体，使其成为腹股沟疝出现急性症状时的首选影像学检查[13]。

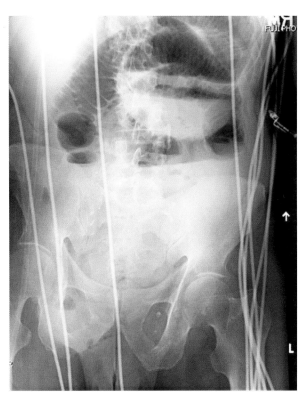

图 22.1　右侧腹股沟疝嵌顿伴小肠梗阻

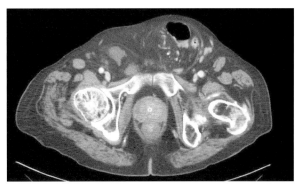

图 22.2　双侧腹股沟疝

修　补

开放式修补

在 Hernandez-Irrizary 等[4] 的回顾性研究中，发现 60% 的急诊腹股沟疝修补术采用了开放非补片技术。使用非补片修补的嵌顿疝的数量明显高于择期腹股沟疝修补术（OR 1.8，P=0.008）。这种急诊腹股沟疝开放非补片修补术的高比例与传统方法是一致的，不鼓励在"污染区域"使用补片。开放修补术提供了一种避免体弱患者使用全身麻醉的选择，并且成为许多外科医师在紧急情况下更喜欢使用的方法。开放修补术已在第 13 章中讨论。组织修补的

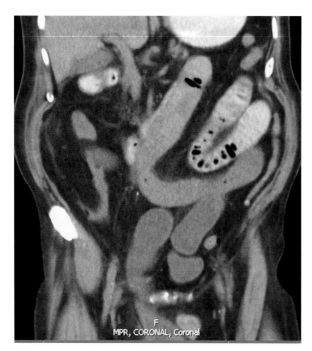

图 22.3　右侧腹股沟疝伴盲肠嵌顿

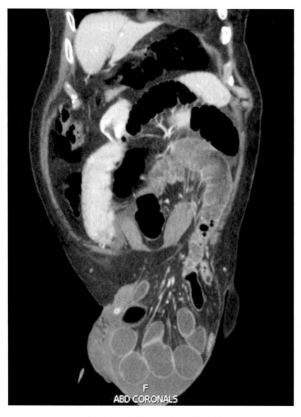

图 22.4　左侧嵌顿性腹股沟疝

高复发率目前已被各文献认可，然而即使在疝内容物坏死的情况下，补片修补术的安全性和腹腔镜技术的应用可能会慢慢地改变传统的手术方式。回顾性研究比较了 15 ～ 30 年前的手术方式与过去 15 年

的手术方式，将有助于精确地描述这种变化。本章的下一部分将介绍一些关于补片修补和腹腔镜修补嵌顿腹股沟疝的数据。

补片修补的地位

理论上由于受污染区域存在增加补片感染的风险，嵌顿疝的急诊补片修补术一直备受关注[14]。最近有一些文献研究一直致力于为外科医师在此种情况下处理患者提供循证医学依据。迄今为止，随机对照试验的样本量较小，缺乏长期随访；然而，数据趋向于支持，即使在需要肠切除的情况下，嵌顿疝补片修补术亦是一种安全可靠的选择。2005年，Papaziogas 等[15] 发表了一项嵌顿性腹股沟疝修补术的前瞻性观察研究，比较了使用聚丙烯补片的无张力修补术和改良 Bassini（Andrews）术。他们收集了 15 年（1990—2004 年）绞窄性腹股沟疝修补术的数据，其中行补片修补术 33 例，行 Bassini 修补术 42 例。修补方法的选择是基于外科医师的偏好，有趣的是，大多数补片修补术是在研究后期进行的。值得注意的是，补片修补组中有 4 例（12.1%）患者接受了肠切除术，而 Bassini 修补术中行肠切除的有 10 例（23.8%）。两组切口感染无显著性差异，也无补片取出的病例。作者的结论是，对于嵌顿疝，可安全地使用补片修补术。另一项前瞻性研究[14] 观察了 95 例急性嵌顿性腹股沟疝或股疝，采用重量型聚丙烯补片，行开放补片修补术，平均随访 47 个月。分两组进行比较：需行肠切除组，无需行肠切除组。肠切除组的手术时间和住院时间增加，但两组的伤口感染率、复发率或死亡率无差异。Bessa 等[16] 最近发表了一项更大宗的关于急性嵌顿性腹股沟疝和股疝修补术的 10 年前瞻性研究，其中包括 234 名患者，平均随访 62.5 个月，比较疝内容物有活力与无活力的病例。发现术后伤口感染率没有显著差异，并且唯一一例发生补片感染的患者，是由于未切除无活力的疝内容物。有一项针对急性腹股沟疝补片修补术的随机对照试验，随访时间平均 22 个月[17]。该试验招募了 54 名患者，被随机分到 Lichtenstein 补片修补组或 Bassini 组织修补组。在这项研究中，剔除了肠缺血或疝内容物坏死需行肠切除的患者。结论是，行无张力补片修补术的患者，手术时间和住院时间显著缩短，复发率明显降低。Hentati 等[18] 对这个课题进行了系统回顾和 meta 分析，结果显示，补片疝修补术的复发率低、切口感染率少。在需要行肠切除的情况下作者无法确定是否应该使用补片。研究表明，对无需行肠切除的嵌顿性腹股沟疝，使用补片很可能是安全的；尽管没有高质量的前瞻性和回顾性随机对照研究，但在需要行肠切除术的急性嵌顿腹股沟疝和股疝的修补手术中，使用聚丙烯补片似乎也是安全的。值得注意的是，上述研究都没有包含肠穿孔或腹膜炎的患者。尽管缺少长期随访结果的资料，在这种情况下，生物补片被认为是一种选择。生物补片被用在择期开放腹股沟疝修补术中，尽管复发和慢性疼痛的情况还不太清楚，但其早期结果是可以接受的[19]。

腹腔镜修补的地位

1993 年 Watson 等[20]在美国报道了第一例急性嵌顿性腹股沟疝腹腔镜修补术，这是一行小肠切除的股疝修补术。自这个病例被报道后的这些年里，对腹腔镜是否是嵌顿疝修补最适合的方法，一直存在争议。Leibl 等[21]报道了一项对 194 例嵌顿腹股沟疝进行 TAPP 修补术的前瞻性研究，与择期 TAPP 修补术比较，死亡率无显著差异。Felix 等[22]也认为，对嵌顿性腹股沟疝行 TAPP 术，腹腔镜手术是最佳选择。这些研究及报道资料都提到了 TAPP 术的实用性，特别是在探查嵌顿肠管有无坏死迹象时更便利，而且如果有必要进行肠切除术也是相对比较简单的。

Ferzli 等[23]报道了 TEP 术治疗急性嵌顿疝的经验，这项研究仅包括 11 个病例，其中 3 例需中转开放手术。随访时间为 9 ～ 69 个月，无一例复发。由于空间有限，疝内容物回纳困难，必要时可以置入一个额外的穿刺套管，松解嵌顿直疝内侧组织；对于嵌顿斜疝，通过结扎腹壁下血管来松解其内侧组织；而对于嵌顿股疝，则可松解髂耻束。必须通过打开疝囊来检查嵌顿疝的内容物，或者可以通过经腹直视下检查和回纳疝内容物，然后关闭腹膜，接着以常规 TEP 方法完成手术。

鉴于支持腹腔镜手术治疗急性嵌顿性腹股沟疝的高质量研究相对缺乏，欧洲内镜外科协会在 2006 年谨慎地提出了共识声明，指出：腹腔镜手术可以用于"谨慎挑选的患者"，由"腹腔镜疝手术经验丰富的外科医师"来实施[24]（ p.20 ）。2009 年，Deeba 等[25]试图将 7 篇文章中现有的数据进行系统性回顾，报道了 328 例使用腹腔镜手术治疗嵌顿性腹股沟疝的经验。其中 6 例中转为开放手术，17 例行肠切除。TAPP 术在 4 篇文章中占主导地位，然而 TEP 术在 3 篇文章中也被认为是最佳方案。从他们的数据中得出以下结论：用腹腔镜行嵌顿性腹股沟疝修补术和肠切除术是可行的。更大规模的研究也开始出现，直接将腹腔镜和传统开放手术进行比较。2012 年，Yang 等[26]发表了前瞻性数据，比较了 57 例腹腔镜和 131 例开放手术治疗急性嵌顿性腹股沟疝的情况。两组平均手术时间相近，剖腹探查率及切口感染率在腹腔镜组中更低（ $P < 0.05$ ）；对于住院时间及疝复发，两组无差异。基本上，还是需要更大规模更多数据的研究来评估腹腔镜技术在急诊疝修补术中的应用。

疝镜检查

Romain 等[6]分析了影响嵌顿性腹股沟疝修补术后并发症的预后因素。统计分析显示，正中切口开放手术是内科或外科并发症的唯一独立预后因素。如果这样的话，探索手术技巧显得非常重要，既要有限制地施行正中切口开放手术，又要在嵌顿疝修补时安全可靠地评估疝内容物。大约有 1% 的嵌顿性腹股沟疝在全麻后会自行回纳[27]，这会让评估先前嵌顿疝内容物的活力变得困难。在这种情况下，怎么去避免漏诊严重病情呢？疝镜检查（一种经腹股沟疝囊的腹腔镜检查）是小儿外科手术中成熟的技术，用于修补一侧先天性腹股沟疝，同时可观察对侧。Sajid 等[28]对应用疝镜检查评估成人腹股沟疝患者肠管的文献进行了系统性回顾分析，发现很少有相关证据支持这项技术在成人中应用（大多是病例报道）。Piccolo 等报道了他们在 2014 年使用疝镜检查的小型病例分析[27]，得出的结论是疝镜检查对于评估肠管，同时避免腹腔镜或剖腹手术是有用的。疝镜检查作为一种评估嵌顿性腹股沟疝内容物的方法，对于哪些患者更有益，还需要更多高质量的证据。

总　　结

腹股沟疝和股疝的风险是较低的，虽然腹股沟疝急性嵌顿的发生率为 5% ～ 6%，但女性占多数的股疝急性嵌顿的发生率是腹股沟疝的 6 倍。诊断主要依靠临床症状，必要时可借助 CT 检查。虽然治疗方法是基于外科医师的经验，但是多项研究提示，在没有合并肠穿孔和腹膜炎的急诊情况下，使用大网孔补片和腹腔镜技术都是可行的。基于现有的数据，我们提出了一套腹股沟嵌顿疝的处理流程，见图 22.5。

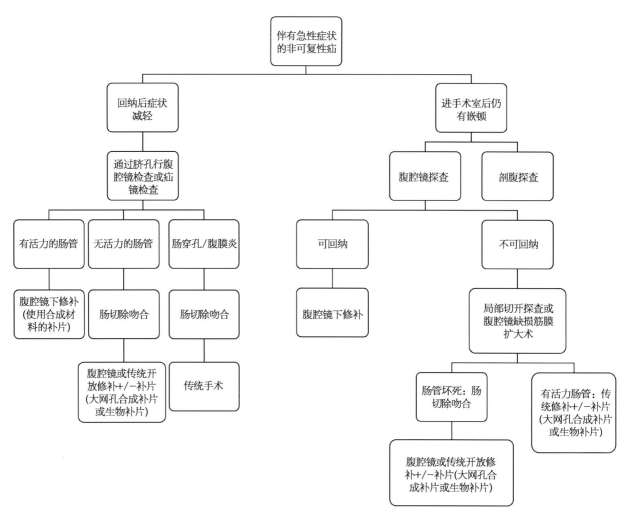

图 22.5 腹股沟嵌顿疝的处理流程

参考文献

[1] Neutra R, Velez A, Ferrada R, Galan R. Risk of incarceration of inguinal hernia in Cali, Colombia. J Chronic Dis. 1981;34:561–4.

[2] Fitzgibbons RJ, et al. Watchful waiting vs. repair of inguinal hernia in minimally symptomatic men. JAMA. 2006;295(3):285–92.

[3] Fitzgibbons Jr RJ, Ramanan B, Arya S, Turner SA, Li X, Gibbs JO, Reda DJ, Investigators of the Original Trial. Long-term results of a randomized controlled trial of a nonoperative strategy (watchful waiting) for men with minimally symptomatic inguinal hernias. Ann Surg. 2013;258(3):508–15.

[4] Hernandez-Irizarry R, Zendejas B, Ramirez T, et al. Trends in emergent inguinal hernia surgery in Olmsted County, MN: a population-based study. Hernia. 2012;16(4):397–403.

[5] Abi-Haidar Y, Sanchez V, Itani KMF. Risk factors and outcomes of acute versus elective groin hernia surgery. J Am Coll Surg. 2011;213(3):363–9.

[6] Romain B, Chemaly R, Meyer N, Brigand C, Steinmetz JP, Rohr S. Prognostic factors of postoperative morbidity and mortality in strangulated groin hernia. Hernia. 2012;16:405–10.

[7] Koch A, Edwards A, Haapaniemi S, Nordin P, Kald A. Prospective evaluation of 6895 groin hernia repairs in women. Br J Surg. 2005;92:1553–8.

[8] Dahlstrand U, Wollert S, Nordin P, Sandblom G, Gunnarsson U. Emergency femoral hernia repair. Ann Surg. 2009; 249 (4): 672–6.

[9] Haapaniemi S, Sandblom G, Nilsson E. Mortality after elective and emergency surgery for inguinal and a femoral hernia. Hernia. 1999;4:205–8.

[10] Kulah B, Kulacoglu IH, Oruc MT, Duzgun AP, Moran M, Ozmen M, Coskun F. Presentation and outcome of incarcerated external hernias in adults. Am J Surg. 2001;181:101–4.

[11] Brunicardi FC, Andersen DK, Billiar TR, Dunn DL, Hunter JG, et al., editors. Schwartz's principles of surgery. 10th ed. New York: McGraw-Hill; 2015.

[12] Ramanan B, Maloley BJ, Fitzgibbons RJ. Inguinal hernia: follow or repair? Adv Surg. 2014;48:1–11.

[13] Fitzgibbons RJ, Greenburg AG, Nyhus LM, Condon RE. Nyhus and Condon's hernia. 5th ed. Philadelphia: Lippincott Williams & Wilkins; 2002.

[14] Atila K, Guler S, Inal A, Sokmen S, Karademir S, Bora S. Prosthetic repair of acutely incarcerated groin hernias: a prospective clinical observational cohort study. Langenbecks Arch Surg. 2010; 395: 563–8.

[15] Papaziogas B, Lazaridis C, Makris J, Koutelidakis J, Patsas A, Grigoriou M, Chatzimavroudis G, Psaralexis K, Atmatzidis K. Tension-free repair versus modified Bassini technique (Andrews technique) for strangulated inguinal hernia: a comparative study. Hernia. 2005;9:156–9.

[16] Besa SS, Abdel-fattah MR, Al-Sayes IA, Korayem IT. Results of prosthetic mesh repair in the emergency management of the acute incarcerated and/or strangulated groin hernias: a 10-year study.

Hernia. 2015;19:909–14.

[17] Elsebae M, Nasr M, Said M. Tension-free repair versus Bassini technique for strangulated inguinal hernia: a controlled randomized study. Int J Surg. 2008;6:302–5.

[18] Hentati H, Dougaz W, Dziri C. Mesh repair versus non-mesh repair for strangulated inguinal hernia: systematic review with meta-analysis. World J Surg. 2014;38(11):2784–90.

[19] Bellows CF, Shadduck P, Helton S, Martindale R, Stouch BC, Fitzgibbons R. Early report of a randomized comparative clinical trial of Strattice™ reconstructive tissue matrix to lightweight synthetic mesh in the repair of inguinal hernias. Hernia. 2014; 18: 221–30.

[20] Watson SD, Saye W, Hollier PA. Combined laparoscopic incarcerated herniorrhaphy and small bowel resection. Surg Laparosc Endosc. 1993;3:106–8.

[21] Leibl BJ, Schmedt GC, Kraft K, Kraft B, Bittner R. Laparoscopic transperitoneal hernia repair of incarcerated hernias: is it feasible? Results of a prospective study. Surg Endosc. 2000;15:1179–83.

[22] Felix EL, Michas CA, Gonzales MH. Laparoscopic hernioplasty: TAPP vs TEP. Surg Endosc. 1995;9:984–9.

[23] Ferzli G, Shapiro K, Chaudry G, Patel S. Laparoscopic extraperitoneal approach to acutely incarcerated inguinal hernia. Surg Endosc. 2004;18:228–31.

[24] Sauerland S, Agresta F, Bergamaschi R, Borzellino G, Budzynski A, Champault G, Fingerhut A, Isla A, Johansson M, Lundorff P, Navez B, Saad S, Neugebauer EAM. Laparoscopy for abdominal emergencies. Surg Endosc. 2006;20:14–29.

[25] Deeba S, Purkayastha S, Paraskevas P, Athanasiou T, Darzi A, Zacharakis E. Laparoscopic approach to incarcerated and strangulated inguinal hernias. JSLS. 2009;13:327–31.

[26] Yang GPC, Chan CTY, Lai ECH, Chan OCY, Tang CN, Li MKW. Laparoscopic versus open repair for strangulated groin hernias: 188 cases over 4 years. Asian J Endosc Surg. 2012;5:131–7.

[27] Piccolo G, Cavallaro A, Lo Menzo E, Zanghi A, Di Vita M, Di Mattia P, Cappellani A. Hernioscopy: a simple application of single-port endoscopic surgery in acute inguinal hernias. Surg Laparosc Endosc Percutan Tech. 2014;24(1):5–9.

[28] Sajid M, Ladwa N, Colucci G, Miles W, Baig M, Sains P. Diagnostic laparoscopy through deep inguinal ring: a literature-based review on the forgotten approach to visualize the abdominal cavity during emergency and elective groin hernia repair. Surg Laparosc Endosc Percutan Tech. 2013;23(3):251–4.

第23章
切口疝流行病学及修补术中补片应用的争议

Introduction and Epidemiology of Incisional Hernias and the Argument for Mesh in Incisional Hernia Repair

Diya I. Alaedeen

杨子昂 译

历 史 简 介

一世纪，罗马医师 Aulus Cornelius Celsus 第一次记录了剖腹手术后的关闭技术，在他的文章 *De Medicina* 中详细描述了关闭腹壁的技术，并将其称为"gastrorrhaphy（缝胃术）"。此外，他还详细描述了患者术前和术后护理的细节[1]。一个世纪后，另一位来自罗马-希腊的杰出医师 Galen of Pergamon 再次详细描述了关闭腹壁大切口的细节，他还首先指出采用旁正中切口进行剖腹手术以防止切口疝发生，并描述了相关技术[2]。

中世纪（A.D. 500—1500），外科医师几乎没有对疝修补术提出任何有用的证据。直到启蒙运动（A.D. 1750—1850）后，尸体解剖不再被禁止，促使了外科医师对疝修补技术的支柱——腹壁精细的解剖进行了研究。基于这些获得的新知识，1836年法国外科医师 Pierre Nicholas Gerdy 率先记录了通过大面积关闭腹壁的方法来进行切口疝的修补。Gerdy 还试图将氨注入疝囊，诱发致密的粘连以避免疝的复发[2]。

19世纪末，随着外科手术领域各方面的进展，包括麻醉和无菌技术的出现，剖腹手术变得更加普遍。但也正如我们今天所知的，伴随着剖腹手术的是医源性切口疝的发生。

患病率和成本

目前，尽管腹腔镜和微创手术已经被广泛使用，但估计美国每年仍有超过200万次的剖腹手术。研究显示，所有剖腹手术的切口疝发病率估计为25%，这样仅美国每年就估计将发生约500 000例切口疝。随着随访时间的延长，再加上修补腹壁疝复发的剖腹手术，保守的估计，发病率可能会更高[3-5]。

2012年，Poulose 等的研究采纳了成人腹壁疝修补术后出院患者的两个数据库：2001—2006年美国卫生保健费用和利用项目的住院患者数据库，以及2006年美国疾病控制中心的门诊手术数据库。结果显示，截至2006年，仅美国年腹壁疝手术量估计有348 000次，这还不包括在军事设施或退伍军人事务部进行手术的患者。此外，该研究特别强调了，仅2006年腹壁疝修补术的总手术费用估计为约32亿美元[6]，如果合并住院总费用和疾病所致的生产力损失，预计腹壁疝修补的经济负担会继续增加。

腹壁切口疝修补治疗的成本惊人，是一个全球性问题。在欧洲，法国最近的数据显示，2011年一个"普通患者"修补"普通切口疝"的总费用估计约为6 451欧元[7]。而在更小的国家，如瑞典的数据显示每个切口疝患者的修补费用约9 000欧元[8]。

这些数据尚未考虑因处理腹壁切口疝术后并发症（如补片感染）所增加的费用。卡罗来纳疝中心最新提供的数据显示，腹壁疝修补术后的患者中，每例因补片感染所致的费用可达6位数。补片感染患者被确诊后一年内的平均住院费用可达44 000美元，另加上63 400美元的额外后续费用，与补片感染相关的费用合计可高达107 000美元[9]。

切口疝的危险因素

任何腹部手术患者，无论哪种切口位置还是切口类型，都会破坏腹壁的完整性，因此都是切口疝的高危人群。可以这样说，无论性别、民族或社会经济背景，经历过腹部手术的患者就是切口疝的危险人群。据报道，腹部中线切口因破坏了腹白线的完整性，其切口疝的发生率最高[10]。

多项研究表明，横行或斜行切口与垂直的中线切口相比，更能预防切口疝的发生。2013年，Bickenbach等对切口类型与切口疝关系的相关文献进行了系统回顾和meta分析后发现，中线切口与横行切口相比会导致更高的切口疝发病率（*RR* 1.77，95% *CI* 1.09 ~ 2.87），而旁正中切口 *RR* 为3.41，95% *CI* 1.02 ~ 11.45[11]。

围手术期的任何伤口问题，如感染、缺血、血清肿形成或伤口裂开，都被归为外科手术部位事件（surgical site occurrence，SSO），将使切口疝的发生风险至少增加3倍[12]。外科手术部位感染（surgical site infection，SSI）也已被证明是剖腹手术后切口疝发生的主要诱因之一[10, 13]。

一些可控的危险因素被证实不仅在切口疝的发生中起主要作用，而且还增加手术后并发症的发生率。吸烟、肥胖、营养不良、糖尿病控制不佳及伤口污染等都被证明是危险因素。

吸烟可降低手术创面的血流量和组织氧分压及减少健康胶原蛋白的沉积，从而使伤口"窒息"[14]。一些临床研究结果显示，吸烟是剖腹手术后伤口感染的一个主要危险因素，并由此增加了切口疝的发病率。如丹麦的一项队列研究的发现，吸烟使经腹中线剖腹手术后发生切口疝的发生率增加了4倍[15]。同一组构建良好的随机对照试验研究发现，术前禁烟30天，不论是否使用尼古丁贴片，均可显著减少吸烟对伤口愈合的不良影响[16]。一个由疝外科医师组成的专家小组强调：在开始进行任何选择性腹壁重建手术之前应戒烟，对拒不服从的患者要坚决制止[17]。吸烟对切口疝术后的恢复有明确的副作用，这困扰着切口疝患者及必须处理这些昂贵且费时并发症的外科医师，突显了该问题的重要性。

肥胖是开放手术后形成切口疝和初次疝修补术后复发公认的危险因素。既往的研究已将其确定为切口疝形成的独立危险因素[18, 19]。肥胖也许是最难纠正的危险因素之一。不通过手术或内镜治疗，大多数肥胖患者无法降低增加的体重，甚至在减重后仍能恢复并保持增加的体重。在一项研究中发现，对于切口疝的发生，肥胖比类固醇药物所致的免疫抑制更危险[20]。

另一方面，营养不良也会导致手术后伤口感染风险的增加，并最终形成疝。美国退伍军人事务部在1997年进行的一项具有里程碑意义的研究显示，在手术结果差和发病率增加的预测指标中，唯一最重要的指标是血清白蛋白水平低于3 g/dl[21]。营养不良的患者除了术后发生并发症和不良后果的风险增加外，早期发生切口疝的可能也增加[22]。尽管事实上术前进行营养支持并未在临床上获得切口疝产生或复发减少的证据，但已被证实可降低术后并发症的发生率和减少住院时间[23]。

充分的围手术期血糖控制可降低SSI的发生率。数据显示，当HbA1c（糖化血红蛋白）低于7%时，SSI率可显著降低[24]。然而，即便严格控制高血糖，糖尿病患者的SSI风险还是比非糖尿病患者高2倍[25]。因此，在围手术期外科医师和初级护理师应通力合作，对所有的手术患者进行严格的血糖控制，尤其是那些出于各种原因需要剖腹探查的患者。

美国卫生系统药剂师协会、美国传染病协会、外科感染学会和美国卫生保健流行病学学会联合制定的指南都推荐在胃肠手术或疝修补的剖腹手术中常规使用预防性抗生素[26]。该指南基于最新获得的临床证据和数据。本书第一章已经指出，伤口污染和感染延迟了剖腹手术后伤口理想愈合所需修复机制的激活。

补片的争议

腹壁疝修补术最初是单独缝合修补的，另一些外科医师记录了使用金属补片。令人沮丧的是，单独缝合修补腹壁疝的复发率高达60%。1944年，一位法国外科医师Acquaviva记录了塑料材料在疝修补术中的首次应用，Francis Usher博士在20世纪50年代后期介绍并有效推动了塑料（聚丙烯）材料在疝修补手术中的应用。聚丙烯材料解决了金属补片所面临的许多问题，如极高的硬度、脆性、移位、腐蚀和毒性。但是塑料材料总体而言远非理想。今天，用于疝修补的三大人工合成材料是聚丙烯、聚酯和膨体聚四氟乙烯（ePTFE）。

正如本书第一章所述，疝是急性创伤后生物组织机械功能衰竭所致的结果。单独缝合修补可致筋膜闭合的张力过大，并随后导致伤口裂开和疝形成。除了呼吸、咳嗽或体力劳动等正常活动所产生的腹内压力之外，腹壁斜肌倾向于将腹壁中线筋膜的修补组织侧向拉开。放置补片的观点是这些张力可以由内置补片的强度来抵消，Lichtenstein博士在1986年第一次提出了补片的"无张力修补"概念[27]。

Usher的成果发表后，塑料补片的使用变得很普遍。随后，有许多报道和研究记录了疝修补技术，其中一些结果有利于单独使用缝合技术，而另一些则倾向于使用补片。1993年，Hesselink等对298例腹壁疝修补术患者进行了回顾性研究，数据显示了腹壁疝修补术的高复发率，特别是在不用补片修补且疝缺损 > 4 cm时[28]。但早期研究的入组病例并没有经很好的控制或随机化，数据的证据强度不足。直到2000年，才有了对腹部中线切口疝患者的第一项随机多中心研究，结果证实补片修补优于缝合修补[29]。

该研究中，Luijendijk等对181名筋膜缺损 < 6 cm的腹壁疝患者分别随机采用缝合修补法或补片修补法，补片修补采用underlay技术。随访3年后，缝合修补法的疝累积复发率是补片修补法的2倍，具有统计学意义（46% vs. 23%）[29]。2004年，对该组患者长达10年的随访结果显示，随访率接近

70%，缝合修补组的10年累计复发率为63%，而补片组的复发率为32%[30]。

尽管采用补片进行无张力修补术在腹壁疝的初次修补中优势明显，但其复发率仍高得难以令人接受。现已明确，补片的放置和固定技术是决定腹壁疝修补结果更关键的因素。1989年，Stoppa和Rives博士介绍了在腹膜前和肌后间隙放置补片的技术，要求补片在所有方向上覆盖正常筋膜至少超出5 cm[31, 32]。将补片放置在筋膜之下的技术应用了Pascal定律，该定律指出对封闭流体施加的任何压力都会在所有方向均匀传播。因此，腹内压力在补片上的传导也是均匀分布的。该方法将复发率降低至3% ～ 5%，使其成为美洲疝协会推荐的开放性腹壁疝修补的理想技术[33]。

目前，在腹壁疝修补术中使用补片已经成为标准，但文献中描述的修补切口疝的技术仍有数十种，甚至数百种。本书随后的章节将讨论当今用于修复这种医源性疾病许多最常用的技术。作为外科医师，我们不仅有责任修补这一具有挑战性的疾病，而且还要把防止其发生放在首要地位。只有通过与各个医疗机构的协作和数据共享，我们才能找到最终治愈的方法，以及最佳的治疗和预防方法。

参考文献

[1] Papavramidou NS, Christopoulou-Aletras H. Treatment of "hernia" in the writings of Celsus (first century AD). World J Surg. 2005;10:1343–7.

[2] Sanders DL, Kingsnorth AN. From ancient to contemporary times: a concise history of incisional hernia repair. Hernia. 2012;16:1–7.

[3] Rutkow IM. Demographic and socioeconomic aspects of hernia repair in the United States in 2003. Surg Clin North Am. 2003;5:1045–51.

[4] Mudge M, Hughes LE. Incisional hernia: a 10 year prospective study of incidence and attitudes. Br J Surg. 1985;72:70–1.

[5] Flum DR, Horvath K, Koepsell T. Have outcomes of incisional hernia repair improved with time? A population-based analysis. Ann Surg. 2003;237:129–35.

[6] Poulose BK, Shelton J, Phillips S, Moore D, Nealon W, Penson D, et al. Epidemiology and cost of ventral hernia repair: making the case for hernia research. Hernia. 2012;16:179–83.

[7] Gillion JF, Sanders D, Miserez M, Muysoms F. The economic burden of incisional ventral hernia repair: a multicentric cost analysis. Hernia. 2016. doi:10.1007/s10029-016-1480-z.

[8] Millbourn D, Wimo A, Israelsson LA. Cost analysis of the use of small stitches when closing midline abdominal incisions. Hernia. 2014;18:775–80.

[9] Frangou, C. New app predicts complications, cost of ventral hernia repair. 2014. http://www.generalsurgerynews.com. Accessed 12 Aug 2014.

[10] Bucknall TE, Cox PJ, Ellis H. Burst abdomen and incisional hernia: a prospective study of 1129 major laparotomies. Br Med J (Clin Res Ed). 1982;284:931–3.

[11] Bickenbach KA, Karanicolas PJ, Ammori JB, Jayaraman S, Winter JM, Fields RC, et al. Up and down or side to side? A systemic

review and meta-analysis examining the impact of incision on outcomes after abdominal surgery. Am J Surg. 2013;206:400–9.

[12] Sanchez VM, Abi-Haidar YE, Itani KM. Mesh infection in ventral incisional hernia repair: incidence, contributing factors, and treatment. Sug Infect (Larchmt). 2011;12:205–10.

[13] Murray BW, Cipher DJ, Pham T, Anthony T. The impact of surgical site infection on the development of incisional hernia and small bowel obstruction in colorectal surgery. Am J Surg. 2011;202:558–60.

[14] Yang GP, Longaker MT. Abstinence from smoking reduces incisional wound infection: a randomized controlled trial. Ann Surg. 2003;238:6–8.

[15] Sørensen LT, Hemmingsen UB, Kirkeby LT, Kallehave F, Jørgensen LN. Smoking is a risk factor for incisional hernia. Arch Surg. 2005;140:119–23.

[16] Sørensen LT, Karlsmark T, Gottrup F. Abstinence from smoking reduces incisional wound infection: a randomized controlled trail. Ann Surg. 2003;238:1–5.

[17] Frangou, C. U.S. panel of surgeons says 'No' to noncompliant hernia patients. 2014. http://www.generalsurgerynews.com. Accessed 12 Aug 2014.

[18] Veljkovic R, Protic M, Gluhovic A, Potic Z, Milosevic Z, Stojadinovic A. Prospective clinical trial of factors predicting the early development of incisional hernia after midline laparotomy. J Am Coll Surg. 2010;210:210–9.

[19] Sauerland S, Korenkov M, Kleinen T, Arndt M, Paul A. Obesity is a risk factor for recurrence after incisional hernia repair. Hernia. 2004;8:42–6.

[20] Sugerman HJ, Kellum Jr JM, Reines HD, DeMaria EJ, Newsome HH, Lowry JW. Greater risk of incisional hernia with morbidly

obese than steroid-dependent patients and low recurrence with pre-fascial polypropylene mesh. Am J Surg. 1996;171:80–4.

[21] Daley J, Khuri SF, Henderson W, Hur K, Gibbs JO, Barbour G, et al. Risk adjustment of the postoperative morbidity rate for the comparative assessment of the quality of surgical care: results of the National Veterans Affairs Surgical Risk Study. J Am Coll Surg. 1997;185:328–40.

[22] Spencer RJ, Hayes KD, Rose S, Zhao Q, Rathouz PJ, Rice LW, et al. Risk factors for early-occurring and late-occurring incisional hernias after primary laparotomy for ovarian cancer. Obstr Gynecol. 2015;125:407–13.

[23] Jie B, Jiang ZM, Nolan MT, Zhu SN, Yu K, Kondrup J. Impact of preoperative nutritional support on clinical outcome in abdominal surgical patients at nutritional risk. Nutrition. 2012;28:1022–7.

[24] Dronge AS, Perkal MF, Kancir S, Concato J, Aslan M, Rosenthal RA. Long-term glycemic control and postoperative infectious complications. Arch Surg. 2006;141:375–80.

[25] Martin ET, Kaye KS, Knott C, Nguyen H, Santarossa M, Evans R, et al. Diabetes and risk of surgical site infection: a systemic review and meta-analysis. Infect Control Hosp Epidemiol. 2015;37:88–99.

[26] American Society of Health-System Pharmacists. Clinical Practice Guidelines for Antimicrobial Prophylaxis in Surgery. 2015. http://ashp.org/surgical-guidelines. Accessed 14 Oct 2015.

[27] Lichtenstein IL, Shulman AG. Ambulatory outpatient hernia surgery. Including a new concept, introducing tension-free repair. Int Surg. 1986;71:1–4.

[28] Hesselink VJ, Luijendijk RW, de Wilt JH, Heide R, Jeekel J. An evaluation of risk factors in incisional hernia recurrence. Surg Gynecol Obstet. 1993;176:228–34.

[29] Luijendijk RW, Hop WC, van del Tol MP, de Lange DC, Braaksma MM, IJzermans JN, et al. A comparison of suture repair with mesh repair for incisional hernia. N Engl J Med. 2000;343:392–8.

[30] Burger JW, Luijendijk RW, Hop WC, Halm JA, Verdaasdonk EG, Jeekel J. Long-term follow-up of a randomized controlled trial of suture versus mesh repair of incisional hernia. Ann Surg. 2004;240:578–85.

[31] Stoppa RE. The treatment of complicated groin and incisional hernias. World J Surg. 1989;13:545–54.

[32] Rives J. Major incisional hernia. In: Chevrel JP, editor. Surgery of the abdominal wall. New York: Springer; 1987. p. 116–44.

[33] Jin J, Rosen MJ. Laparoscopic versus open ventral hernia repair. Surg Clin North Am. 2008;88:1083–100.

第24章
腹 壁 解 剖
Abdominal Wall Anatomy

James G. Bittner IV

顾 岩 译

临 床 解 剖

概述

随着切口疝、腹股沟疝修补技术及复杂腹壁缺损修复重建技术的不断涌现，疝外科医师需要保持对腹壁解剖学知识的全面掌握并及时更新。本章我们将详细介绍腹壁相关的解剖学、生理学知识及导致疝的病理机制。

腹壁的解剖分层

筋膜

腹壁最表层为由表皮和真皮构成的皮肤，覆盖在Camper筋膜上。皮肤及腹壁的血供和神经支配，我们将在下文中详细介绍。位于皮下脂肪层的浅筋膜可分为两层：浅层为含丰富脂肪组织的Camper筋膜，深层为膜样的Scarpa筋膜。在脐平面以上，Camper筋膜与Scarpa筋膜相互融合。在脐平面以下，Camper筋膜是一层增厚的皮下脂肪层，与股外侧浅层筋膜相延续。Camper筋膜还与男性阴囊和女性阴唇的浅筋膜相延续。这一层筋膜在腹壁解剖中并不总是容易被识别。

Scarpa筋膜在脐平面以上和Camper筋膜融合。在脐平面以下，Scarpa筋膜被认为是深层皮下脂肪的膜性层。该筋膜向下与大腿阔筋膜及会阴部的Colles筋膜相延续。尽管不是每次都可靠或可行，但笔者与其他学者一样认为利用快速可吸收缝线拉拢缝合该筋膜将有助于降低关闭皮肤的张力及增加术后美观程度[1]。

深层筋膜包括白线（linea alba）和腹壁肌筋膜。

腹白线由腹直肌前鞘和后鞘融合而成，从剑突延伸到耻骨联合。白线的解剖结构在研究腹壁疝和切口疝病因及修复腹壁缺损时非常重要，例如，在进行后组织结构分离时（将腹直肌后鞘与其覆盖的腹直肌分离）要注意保护白线。

腹直肌前鞘与后鞘在上半部分与在下半部分并不一样，后鞘向下会逐渐变成一条横行的弓状分界线，位于脐平面与耻骨联合中间。弓状线（arcuate line）是腹直肌鞘组成发生改变的标志线。腹直肌前鞘由腹外斜肌腱膜及其肌筋膜构成，其组成部分在弓状线上下不同。在弓状线以上腹直肌前鞘还包含腹内斜肌腱膜及其肌筋膜前层，腹内斜肌筋膜的后层参与腹直肌后鞘组成。但弓状线以下的腹直肌前鞘则完全由腹外斜肌和腹内斜肌的腱膜及肌筋膜构成[1]。

在弓状线以上，腹直肌后鞘主要由腹内斜肌筋膜后层和腹横筋膜构成。腹横筋膜由腹横肌后层筋膜构成，是夹在前方的腹横肌与后方的腹膜之间的一层薄腱膜。在弓状线以下，腹直肌后鞘仅由腹横筋膜构成，该区域非常薄弱，在疝修补时呈一个薄弱区域。半月线是一条沿两侧腹直肌外缘，从上端第9肋向下向耻骨联合延伸的弧线，它不仅是腹直肌鞘外侧缘的标志，还可以帮助定位滋养前侧腹壁肌肉的血管神经束。半月线由腹直肌前、后鞘融合形成，是后组织结构分离术，特别是腹横肌松解术的重要标志。

肌肉

前腹壁的屈曲、伸展、弯腰、扭转等动作需要多种肌肉相互协调共同完成。腹直肌是腹壁前屈和维持行走稳定的主要肌肉。除了具有骨骼肌的功能，腹直肌还具有用力呼气时帮助增加腹内压，参与 Valsalva 动作（Valsalva maneuver）和保护腹腔脏器的功能。该肌肉起自耻骨联合，止于第 5 ~ 7 肋软骨和剑突前侧，其肌纤维被腹直肌前鞘腱划分割成数段，在体格强健者可以清楚显示多个节段的肌腹。

除了重要功能外，腹直肌还在多种疝修补技术及带蒂和游离肌筋膜推进瓣构建中起非常重要的作用。要指出的是，切除或转移腹直肌会对患者预后产生影响，但这部分内容已超出了本章的范围。一侧或大面积双侧腹直肌缺失将影响腹壁功能，特别是躯干的屈曲功能，造成腹直肌分离和腹壁切口疝，影响生活质量。

腹外斜肌是最厚的前腹壁外侧肌，在前屈、旋转和稳定躯干中起重要作用。不同于腹直肌，腹外斜肌起自低位肋弓（第 5 ~ 12 肋）的前侧，向中下部延伸，止于髂嵴。腹外斜肌腱膜不但参与腹直肌前鞘的构成，还在髂嵴和耻骨结节间折返形成腹股沟（Poupart）韧带。

腹内斜肌位于腹外斜肌和腹横肌之间，比腹外斜肌薄，但在腹壁生理和功能中起重要作用。在弓状线水平，腹内斜肌腱膜同时参与腹直肌前鞘和后鞘的构成。腹内斜肌纤维起自髂嵴前部和胸腰筋膜，斜向内上延伸，止于第 9 ~ 12 肋弓后侧并参与联合腱的构成。在前或后组织结构分离时，都应该保持腹内斜肌的完整性，以维持腹壁的稳定。

联合腱由腹内斜肌和腹横肌下侧腱纤维共同组成，附着于耻骨嵴和耻骨肌线（耻骨上支嵴），位于腹股沟浅环后面，构成腹股沟床的内侧部分。联合腱在临床上具有重要意义，它能够加强此处腹壁的先天薄弱区域。

腹横肌位于腹内斜肌深面，起自髂嵴的前侧面、腹股沟韧带的外侧和下 6 个肋软骨，肌束水平延伸，融入腹横筋膜。此外，腹横筋膜还参与白线、腹直肌后鞘和联合腱下内侧部分的构成。腹横肌对于行后组织结构分离，尤其在行腹横肌松解术时具有重要的临床意义。

锥形肌是临床意义最小的腹壁肌肉，是位于腹直肌最下方的一块小三角形肌肉，起自耻骨嵴，止于弓状线下的白线。

神经和血管

神经

腹壁由大量感觉和运动神经支配。充分了解腹壁的神经解剖，对进行腹壁疝修补术、肌筋膜推进瓣构建以及其他组织重建手术都具有重要作用，同时在诊断及有效处理如术后慢性疼痛等疝修补术后并发症时也具有十分重要的意义。对围手术期的局部麻醉镇痛和慢性疼痛综合征的处理都需要熟悉腹壁的神经解剖。

腹壁的神经支配主要来源于肋间神经、肋下神经和胸腰部神经。腹壁感觉神经支配主要来自肋间和肋下神经的前支（T7 ~ L1）。这一部分神经从椎管发出后，行走在腹内斜肌和腹横肌之间。感觉神经支配的皮区主要分为脐平面以上皮肤（T7 ~ T9）、脐周皮肤（T10）、脐平面以下皮肤（T11 ~ L1），以及侧腹壁与侧腰部皮肤（外侧皮支）。

腹壁的运动神经支配主要来自第 7 ~ 12 肋间神经、髂腹股沟神经和髂腹下神经，在腹壁手术中应重点注意这些神经。腹直肌的神经支配主要来自肋间神经腹部分支（T2 ~ T11）的节段支，在腹横肌松解等疝修补手术中可能会被无意破坏或损伤。在腹壁手术靠近这些神经做直切口分离腹横肌和腹横筋膜时要特别注意避免损伤这些肋间神经的节段分支。其他的腹壁肌肉，如腹外斜肌、腹内斜肌和腹横肌由肋间神经与胸腰神经支配。腹外斜肌的运动神经支配来自胸腰神经支，腹内斜肌的运动神经支配来自 T6 ~ T12 肋间神经，腹横肌的运动神经支配来自 T7 ~ T12 肋间神经。腹内斜肌和腹横肌还接受来自髂腹股沟和髂腹下运动神经的支配。

腹股沟区的神经解剖非常重要，因为在腹股沟疝修补术时容易损伤、结扎或切断神经。另外，神经瘤或神经节细胞瘤也可发生，因此了解神经的走行及部位对于正确选择术式与处理具有非常重要意义。在下腹壁或腹股沟区其他部位手术操作时也要考虑到神经解剖，如阑尾切除术、腹腔镜穿刺套管置入及血管外科的相关手术操作。手术医师需要清楚知道髂腹下神经和髂腹股沟神经在开放或腹腔镜腹股沟疝修补术中都有受损的风险。此外，在进行腹腔镜腹股沟疝修补术时可能会损伤股外侧皮神经，特别是利用枪钉在侧腹壁固定补片时容易发生。

血管

在详述临床相关的腹壁血管和淋巴引流之前，我们先要了解腹壁的血供情况，根据腹壁血供可将腹壁分成 3 个区域。I 区起自剑突，向下止于弓状线，两侧止于半环线外缘，这个区域的血供主要来自深部腹壁上动脉和腹壁下动脉，静脉和同名动脉伴行，最后向上回流到奇静脉，向下回流到髂内静脉。Ⅱ区的范围上为弓状线和髂前上棘，向下延伸到耻骨，下外侧达腹股沟韧带，该区域的血供来源于腹壁下动脉的分支、阴部浅动脉和旋股外侧动脉，静脉与同名动脉伴行。Ⅲ区范围包括外侧腹壁，血供来源于肋间动脉、肋下动脉和腰动脉，静脉与同名动脉伴行。

了解上述各个区域及相应血供对腹壁手术十分重要，特别是创伤、疝修补、游离和带蒂皮瓣移植及皮肤和软组织移植等手术均与其密切相关。在设计腹壁切口时必须考虑到以前的切口可能破坏相应区域的血供。研究表明，当患者腹壁由于前次手术已经存在该区域血供受损情况时，再次手术发生外科手术部位事件和供区并发症的风险会增高。

腹壁上、腹壁下动脉是腹壁的主要供血动脉，腹壁上和深部的腹壁下动脉位于腹直肌后方，主要为腹直肌及其表面筋膜、皮下组织和经穿支血管的皮肤供血。必要时，可以通过静脉造影计算机断层扫描技术确定腹壁血管及穿支血管的位置。一般情况下，腹壁上动脉从距离中线约4 cm处斜向下外侧行至距离脐外侧5～6 cm的位置。腹壁下动脉从距离耻骨联合外侧约7 cm处向上内侧行至弓状线平面距离中线约5 cm处。受腹壁上、下动脉双重血供的区域位于腹直肌剑突和脐之间。

腹壁下动脉在距离腹股沟韧带头侧约1 cm处起自髂外动脉，于腹横筋膜后侧向上内行至腹直肌，并在腹直肌外侧缘大约弓状线水平处穿过腹直肌鞘。腹壁下动脉浅支起自髂外动脉，向上行于Camper筋膜和Scarpa筋膜之间。当腹壁下动脉受损或取做带蒂皮瓣血供时，腹壁下动脉浅支可作为腹壁下动脉的替代。腹壁上动脉在第6肋软骨附近起自内乳动脉分叉附近，向下内走行至腹直肌外侧缘并穿过腹直肌后鞘，走行于腹直肌后。最终腹壁上、下动脉分支在腹直肌内剑突和脐之间互相吻合交通。

腰动脉主要为侧腹壁提供血供，位于腹内斜肌和腹横肌之间。此外，肌膈动脉可为侧腹壁的肌肉和软组织提供血供，在取带蒂皮瓣但主要血管如腹壁下动脉无法使用时，可以选择肌膈动脉作为血管蒂。

腹股沟区的解剖分层

筋膜

如同腹壁的筋膜解剖，腹股沟区筋膜由多层来自腹壁肌肉的筋膜层共同构成，腹股沟管的后方为腹横筋膜，前方为腹外斜肌腱膜，上界为腹内斜肌，下界为腹股沟韧带，内界为Cooper韧带，腹股沟管位于腹股沟外环与内环间。

腹股沟外环位于腹壁下血管内侧腹股沟韧带的头侧部位。外环在后入路（腹腔镜下）观察时不容易显露，除非是在腹股沟直疝患者。腹股沟内环位于腹壁下血管外侧，在腹腔镜手术时很容易显露，但在开放腹股沟疝修补术中则不容易显露。

内容物

男性腹股沟管内容物主要包括精索（输精管）、精索血管、生殖股神经的生殖支和髂腹股沟神经。女性主要包括子宫圆韧带、生殖股神经的生殖支和髂腹股沟神经。精索有3层被膜：来自腹横筋膜的精索内筋膜，来自腹内斜肌筋膜的提睾肌筋膜和来自腹外斜肌腱膜的精索外筋膜。

神经血管

生殖股神经的生殖支来自脊髓神经根L1～L2节段，支配提睾肌肌纤维的运动和男性阴囊及女性阴唇的感觉功能。生殖股神经在进入肌耻骨孔前走行于腰大肌的外侧表面[4]。髂腹股沟神经支配大腿中、上部和会阴前部（男性主要为阴囊前部和阴茎根部，女性主要为阴阜和大阴唇）感觉。上述神经在临床上支配着腹股沟与会阴区的运动和感觉功能，笔者认为无论在开放还是腹腔镜腹股沟疝修补术的过程中都应准确辨认并保护这些神经，以预防发生相应神经支配区域感觉过敏或减退，减少术后慢性疼痛。术中准确辨认位于腰方肌前面的髂腹下和髂腹股沟神经将有效减少术后腹股沟区慢性疼痛的发生风险[4]。供给精索的血管包括输精管动脉、睾丸动脉和小的提睾肌动脉分支。精索的静脉回流依靠输精管静脉和蔓状静脉丛。

解剖学区域

Hesselbach三角（图24.1）是腹股沟区一个重要的解剖学区域，其内侧界为腹直肌外侧缘，上外侧界为腹壁下动脉，下界为腹股沟韧带，前壁为腹横筋膜，后壁为腹膜。该区域缺少肌肉，筋膜层薄弱，故容易造成腹股沟直疝。Hesselbach三角及腹股沟韧带正下方就是易发股疝的部位。完全分离Hesselbach三角对腹腔镜疝修补手术中直疝或股疝的评估十分重要。

另外一个腹股沟区的重要解剖区域是所谓的疼痛三角（图24.2）。它的命名是因为在这个区域有重要的神经穿过，在腹腔镜腹膜前疝修补术中经常被提到。疼痛三角的顶点为腹股沟内环，下外侧界

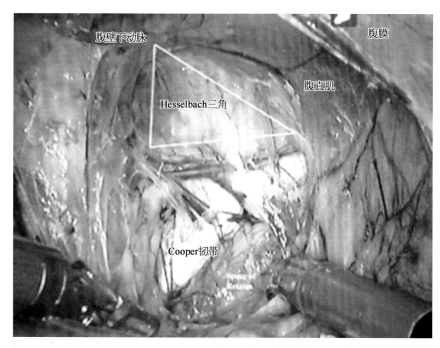

图 24.1　在机器人辅助腹腔镜经腹腹膜前腹股沟疝修补术中，可以很清楚地看到肌耻骨孔内侧面，Hesselbach 三角被标出

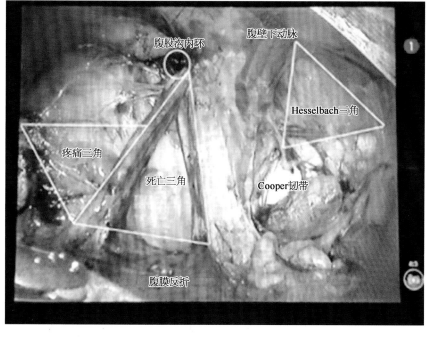

图 24.2　肌耻骨孔中的 Heselbach 三角、疼痛三角和死亡三角被清楚标出，这 3 个区域在微创腹股沟疝修补手术时要注意辨识

为髂耻束，上内侧界为精索血管，外侧界为腹膜反折。这个区域包含的重要解剖结构包括股神经、生殖股神经的股支、股前皮神经和股外侧皮神经。一般情况下，股外侧皮神经分支发出的位置在髂前上棘中点内侧约 2 cm 处[5]，在该区域使用枪钉或穿刺装置固定补片时，要避免损伤神经以免术后疼痛发生。

死亡三角的命名是因为这个区域有重要血管穿过（图24.2）。三角的顶点为腹股沟内环，内侧界为输精管，外侧界为精索血管，后界为后方的腹膜反折[6]。这个区域有髂动脉、髂静脉和生殖股神经的生殖支通过，临床上应避免在该区域不必要的分离或固定，以免重要血管损伤。

腹壁的生理学

概述

腹壁的主要功能在于维持躯干的生理运动及限制腹腔内容物的移动。此外，腹壁还有助于维持腹内的生理压力以协助运动和呼吸。除了限制腹腔内容物外，腹壁还可帮助改变腹腔的容积和形状，这种可扩张性在病态肥胖或怀孕的患者中体现得尤其明显。腹壁的生理功能依赖于它的可扩张性及腹壁结构，如肌肉、筋膜和白线等结构的完整性。腹壁结构的破坏可导致严重的病理状态，腹壁手术的目的就是要在条件允许的情况下尽可能恢复腹壁的完整性及腹壁功能[7]。

正常功能

运动功能

腹壁肌肉的主要功能是保护腹腔内容物和形成腹内压，以协助呼吸等生理功能的完成。除协助呼吸功能外，腹壁肌肉收缩引起的腹内压增高还可促进肠道功能、排尿和分娩。腹壁的运动功能主要是保持躯干和脊柱弯曲，以及在运动时稳定上半身，以进行协调运动和对抗重力。在由于各种原因导致腹直肌缺损或被切除时，腹壁的运动功能会因缺损的范围不同而受到不同程度的损伤。

呼吸功能

腹壁在呼吸运动中起重要作用，因此在腹壁重建中必须考虑该功能的恢复，这对于患者的术后处理具有重要意义。尽管膈肌有助于腹腔内持续正压的维持，但腹壁正常生理的可扩张性或病变状态所导致的腹壁改变可以影响该功能的发挥。

在正常呼吸运动中，腹腔内正压增加是由于腹横肌、腹内斜肌和腹外斜肌的生理性收缩产生的。腹壁肌肉收缩可增加腹内压，推动膈肌向头部移动，促使肺呼出更多气体。在吸气过程中，腹壁同样为胸腔和腹腔压力差的形成提供支持。腹壁参与呼吸运动的比重会因人体位的不同而有所改变。在站立时，胸腔内负压会因为重力和大量腹腔内容物而降低。仰卧时，腹腔内容物在重力作用下朝后而不是朝下移动，因而胸腔和腹腔的压力差会减少，导致呼吸功能下降。在腹壁疝修补后可以通过膀胱压力监测观察到腹内压的升高，同时患者会伴有二氧化碳分压（$PaCO_2$）和氧合指数（PaO_2/FiO_2）的改变。

异常解剖

腹直肌分离

腹直肌分离是两侧腹直肌沿白线的互相分离。腹直肌间距是指两侧腹直肌内缘之间的距离，非孕时一般小于 3 cm，怀孕时这一距离会增加直到产后。腹直肌分离也经常发生在伴有结缔组织疾病的人群中，如腹主动脉瘤、人体免疫缺陷病毒感染和先天性疾病[9, 10]。

腹壁疝

腹壁疝一直是一个世界范围的重要难题，常常发生于腹壁正中的手术切口。其他常见的原发性腹壁疝还包括最常见的脐疝，以及白线疝、腹股沟疝（包括腹股沟直疝、斜疝、股疝）和闭孔疝。半月线疝和腰疝是相对少见的腹壁疝。值得注意的是，真正的半月疝常由于半环线和弓状线结合部位的筋膜先天缺损所致，这个区域是腹壁先天的薄弱点[11]。

腹壁疝或切口疝发生的主要危险因素包括有腹壁切口史、肥胖、烟草依赖、动脉瘤病、营养不良、慢性肾病、胰岛素依赖和恶性肿瘤[12-15]。腹壁疝的临床表现很多，最主要的是腹痛。腹壁疝的并发症主要是嵌顿与绞窄，一旦发生需要外科手术处理。

对于腹壁疝修补有多种手术方式可以选择，包括开放手术和微创手术。手术选择时要综合考虑患者的病情、疝的情况、可供选择的补片、手术医师的经验及一些其他潜在因素。无论选择什么样的手术方式，术前控制危险因素（停止吸烟、减重等）和调整患者身体情况到最佳状态［营养评估、肺部和（或）物理治疗］都非常重要。同样，充分了解腹壁解剖、精细的手术技术、谨慎的分离和正确恢复腹壁各层解剖结构以降低缝合张力，对于达到最佳手术效果具有重要意义。

腹壁疝的解剖是复杂的，常受患者以往曾进行的腹部手术或疝修补手术的影响。腹壁的力学性能破坏主要是因为纤维化、失用性萎缩、肌细胞改变及非正常的肌肉负荷所致。随着时间的延长，腹壁的顺应性也会受到影响，出现腹壁肌肉的侧向回缩及肌肉僵硬[1]。掌握腹壁的解剖学和生理学知识是进行腹壁疝修补手术的前提。

参考文献

[1] Chim H, Evans KK, Salgado CJ, Mardini S. Abdominal wall anatomy and vascular supply. In: Rosen MJ, editor. Atlas of abdominal wall reconstruction. Philadelphia: Saunders; 2012. p. 2–21.

[2] Skandalakis PN, Zoras O, Skandalakis JE, Mirilas P. Transversalis, endoabdominal, endothoracic fascia: who's who? Am Surg. 2006;72:16–8.

[3]Novitsky YW, Elliott HL, Orenstein SB, Rosen M. Transversus abdominis muscle release: a novel approach to posterior component separation during complex abdominal wall reconstruction. Am J Surg. 2012;204:709–16.

[4]Reinpold W, Schroeder AD, Schroeder M, Berger C, Rohr M, Wehrenberg U. Retroperitoneal anatomy of the iliophyogastric, ilioinguinal, genitofemoral, and lateral femoral cutaneous nerve: consequences for prevention and treatment of chronic inguinadynia. Hernia. 2015;19:539–48.

[5]Tomaszewski KA, Popieluszko P, Henry BM, et al. The surgical anatomy of the lateral femoral cutaneous nerve in the inguinal region: a meta-analysis. Hernia. 2016; Epub ahead of print.

[6]Spaw AT, Ennis BW, Spaw LP. Laparoscopic hernia repair: the anatomic basis. J Laparoendosc Surg. 1991;1:269–77.

[7]Tran D, Podwojewski F, Beillas P, et al. Abdominal wall muscle elasticity and abdomen local stiffness on healthy volunteers during various physiologic activities. J Mech Behav Biomed Mater. 2016;60:451–9.

[8]Gaidukov KM, Raibuzhis EN, Hussain A, et al. Effect of intraabdominal pressure on respiratory function in patients undergoing ventral hernia repair. World J Crit Care Med. 2013;2:9–16.

[9]Moesbergen T, Law A, Roake J, Lewis DR. Diastasis recti and abdominal aortic aneurysm. Vascular. 2009;17:325–9.

[10]Blanchard PD. Diastasis recti abdominis in HIV-infected men with lipodystrophy. HIV Med. 2005;6:54–6.

[11]Bittner JG, Edwards MA, Shah MB, MacFadyen BV, Mellinger JD. Mesh-free laparoscopic Spigelian hernia repair. Am Surg. 2008;74:713–20.

[12]Qin C, Souza J, Aggarwal A, Kim JY. Insulin dependence as an independent predictor of perioperative morbidity after ventral hernia repair: a National Surgical Quality Improvement Program analysis of 45,759 patients. Am J Surg. 2016;211:11–7.

[13]Goodenough CJ, Ko TC, Kao LS, et al. Development and validation of a risk stratification score for ventral incisional hernia after abdominal surgery: hernia expectation rates in intraabdominal surgery (the HERNIA Project). J Am Coll Surg. 2015;220:405–13.

[14]Martindale RG, Deveney CW. Preoperative risk reduction: strategies to optimize outcomes. Surg Clin North Am. 2013;93:1041–55.

[15]Henriksen NA, Helgstrand F, Vogt KC, Jorgensen LN, Bisgaard T. Risk factors for incisional hernia repair after aortic reconstructive surgery in a nationwide study. J Vasc Surg. 2013;57:1524–30.

第25章
关腹的重要性与疝的预防
Hernia Prevention and the Importance of Laparotomy Closure

Leonard Frederik Kroese, Johan Frederik Lange, and Johannes Jeekel

华 蕾 译

引 言

切口疝是腹部外科的重要并发症，发病率为10%～23%，而在特定风险群体中，腹中线开放术后的发病率可高达38%[1-8]。全美每年完成400万～500万例腹中线开放手术，预计每年可能有40万～50万例潜在切口疝发生。切口疝可引起疼痛、不适及美容问题，致使生活质量下降[9]。并且，切口疝可引发腹腔内容物嵌顿与绞窄，需急症手术，并伴有相应的发病率与死亡率[10, 11]。全美每年约有34.8万例切口疝被施行了手术，相关手术费用达32亿美元[12]。上述原因使得切口疝的预防变得极其重要。

过去几十年，腹部外科已从腹中线开放手术转向腹腔镜手术或其他微创技术，这种变化导致仍在接受腹中线开放手术的患者成为更高风险的群体。

考虑到切口疝的发病率与修补费用，重点应放在治疗与预防。因此，本章将重点讨论可预防切口疝发生的不同关腹技术及一些其他应考虑的因素。

在讨论不同危险因素后，将简述不同的缝合技术与材料，也会述及预防性放置补片的近期发展情况，最后还将提及一些未来的远景。

危 险 因 素

已确定，发生切口疝的多种危险因素包括患者因素和手术因素。

与患者相关的危险因素

已知的患者因素有肥胖、男性、腹部膨胀、术后呼吸衰竭及曾有伤口感染[13-16]。同样经原开放手术瘢痕进行再次手术也会增加切口疝的风险[17, 18]。吸烟是众所周知的危险因素[19]，除此之外，高龄、糖尿病、恶性肿瘤、营养不良、化疗史、黄疸及糖皮质激素应用，都与较高的切口疝发病率有关[13-15, 17, 20, 21]。进行腹主动脉瘤（abdominal aortic aneurysm，AAA）手术的患者也有易发生切口疝的风险[22, 23]。一般认为，腹主动脉瘤患者的结缔组织伴有胶原蛋白代谢受损，特别是成熟与非成熟胶原蛋白的比例异常[24, 25]。这种受损的胶原蛋白在主动脉膨胀形成腹主动脉瘤中起重要作用，也可认为在开放术后切口疝形成中起关键作用[26, 27]。胶原蛋白的一个重要特征是其1型与3型胶原蛋白的比例。1型胶原蛋白直径较3型大，它起着维持张力强度的作用。3型胶原蛋白为非成熟型，常见于早期愈合的伤口。1型与3型胶原蛋白的比例降低提示结缔组织的机械稳定性下降，伴随伤口愈合受损，从而导致较高的切口疝发生率。

肥胖患者腹内压升高被认为可增加缝线张力，促进切口疝形成。不仅如此，由于脂肪组织的血管减少，它还与伤口愈合的并发症有关。这就导致伤口局部组织缺氧，可损害成熟的胶原蛋白合成，致使结缔组织减弱和整体伤口愈合不良[8, 14]。

手术因素

对于开放手术时采取何种切口类型通常有争议。在数项研究中，通过两个mate分析进行回顾发现[28, 29]，腹中线开放术比横向开放术有更高的切口疝风险。旁正中切口发生切口疝的比例明显降

152

低，因此，建议尽可能使用非正中切口[30]。

缝合张力太高可弱化伤口，损害胶原蛋白合成，并且增加伤口感染与切口疝风险[31-33]。

为了评估个体患者风险，Van Ramshorst 等于 2010 年建立了风险模型[34]，它结合了数种危险因素诸如年龄、性别、肺部疾患、腹水、黄疸、贫血、咳嗽、手术类型及伤口感染等。这个模型对腹部伤口裂开进行风险评分，范围从 0 的低分到大于 60% 的高分。Fischer 等通过建立综合这些危险因素的风险模型确认了这些危险因素的重要性[21]。经过对所有危险因素进行综合评分，他们将患者列为 4 个风险组，术后 3 年切口疝发生的风险率分别为 0.5%（低风险）、2.6%（中等风险）、8.9%（高风险）及 20.6%（极高风险）。

关 腹 方 法

连续或间断缝合

开放手术术后关闭腹壁时，可以使用连续或间断缝合。已发现连续缝合的切口疝发生比例较低[3, 11, 35]，但此结论未被其他研究所证实[36, 37]。除此之外，连续缝合可节省更多时间，因而可能被首选。

缝线长度与伤口长度比例

1976 年首次提出[38]，缝线长度与伤口长度之比（SL/WL）等于缝线长度除以切口长度，反映了所用缝针针眼大小与两个针眼间距之间的关系[39]。图 25.1 显示了不同的 SL/WL。研究已表明 SL/WL ≥ 4 的益处[40-42]。SL/WL < 4 可使切口疝发

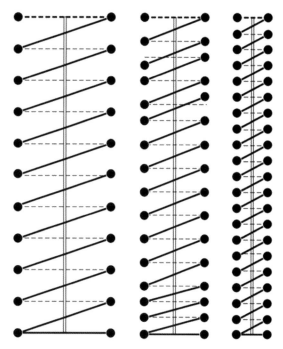

图 25.1　保持缝线长度大于伤口长度的 4 倍，在靠近伤口边缘处缝线针数应该增加

生风险增加 3 倍[39]。由于在这方面的随机对照试验数量有限，在此没有很好的建议[30]。在这些研究中，SL/WL 的局限性在于它通常没有详细描述 SL/WL 是如何确定的。当确定是否含有线结或只明确剩余缝线长度时都会产生误差。

分层关闭或全层关闭

开放手术的关腹可以分层关闭或全层关闭（图 25.2）。有数个研究比较了分层关闭（采用多层筋膜分别缝合）与全层关闭（采用除皮肤外腹壁其他所

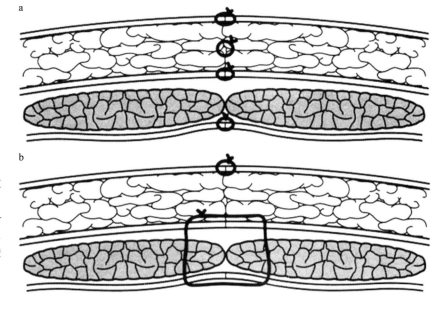

图 25.2　分层关闭 vs. 全层关闭。改编自 DeLancey, J, Hartman, R, *Glob. libr.women's med.*, (ISSN: 1756- 2228) 2008; DOI 10.3843/GLOWN. 10038.（a）分层关闭：分别缝合腹壁各个层次；（b）全层关闭：除皮肤外，腹壁所有层次一并缝合

有层次一并缝合）。针对这方面的meta分析显示采用全层关闭具有良好的效果[43, 44]。

缝线针距大小

就切口疝发病率而言，过去认为采用较宽的组织缝合关闭开放伤口最有效[38, 45]。然而，自2009年起，有新的试验与临床证据表明短小缝合（每间隔5 mm采用宽5 mm缝合）可以加强关腹强度并减少切口疝的发生率[39, 46]。近期的大型多中心随机对照试验（STITCH试验）已证实了此结论[47]。短小缝合可以使术后一年切口疝的发生率从21%下降至13%。图25.1显示缝合大小的区别。

缝合线材料

缝线材料有两种主要变量：持续吸收时间（快速吸收，缓慢吸收，不可吸收）和纤维类型（单丝，多丝）。

已知快速吸收缝线比缓慢或不可吸收缝线更易产生切口疝[3, 11]；因此不建议采用快速吸收缝线。

已知慢吸收与不吸收缝合线引起切口疝的发生率没有区别[11]。但是，采用不吸收缝合线可以增加伤口持续疼痛与缝合口窦道形成[11, 48]。因此建议使用慢吸收缝合线。

单丝缝合线与较低的手术切口感染率有关[49]，但应用于关腹尚未得到明确证明。尽管如此，随着目前所有慢吸收缝合线都是单丝，故关于这方面无需再讨论。

尚未有不同缝线厚度的比较研究。尽管近期对在短小缝合中采用USP 2-0缝合线有所研究[39, 47]，但没有证据证明可以选用此缝合线。

预防性补片加强

众所周知，与原始缝合关腹相比，切口疝修补放置补片可以降低其复发率[50, 51]。放置补片预防切口疝在1995年首次被论述[52]。补片可被放置于不同位置：onlay（前鞘表面）、sublay（后鞘前）或腹膜前（图25.3）。Onlay，即将补片置于腹直肌前鞘表面。sublay，即将补片置于腹直肌后方与后鞘之间。腹膜前，即将补片置于Douglas半环线以下腹直肌后鞘膜后方与腹膜之间。

自1995年以来，数个致力于高危群体的研究已经完成，如施行腹主动脉瘤手术的肥胖患者。总体

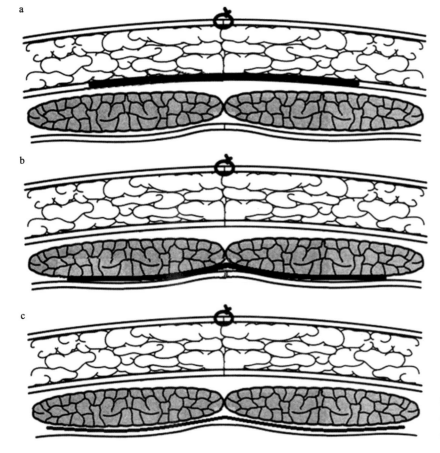

图 25.3　补 片 的 位 置。改 编 自 DeLancey, J, Hartman, R, *Glob.libr. women's med.,* (ISSN: 1756-2228) 2008; DOI 10. 3843/GLOWN. 10038. （a）在（腹直肌）前鞘的表面；（b）在（腹直肌）后鞘的前面；（c）在腹膜前的位置

研究数据显示对这些高危患者预防性放置补片后切口疝的发生率有所下降^[53,54]。尽管意义不大，但似乎在补片组患者中产生血肿的趋势有轻微增加。

近期研究如 Dutch PRIMA 试验，已集中在应用 onlay 和 sublay 技术预防性放置加强性补片以防止腹中线开放手术术后切口疝^[55,56]。短期一个月随访的结果表明，放置加强性补片是一个安全举措，没有增加诸如手术切口感染之类的并发症^[55]。两年后的随访结果表明，放置加强性补片可使切口疝发生率显著下降。相比原始缝合组的 30%，sublay 组切口疝发生率为 18%，onlay 组为 13%，这几组之间的并发症率没有差异。尽管没有显著差异，就切口疝发生率和适用性而言，onlay 技术似乎更适合。

最近发表的比利时 PRIMAAT 研究也集中在对施行腹主动脉瘤手术患者预防性放置加强性补片上。相比缝合组 28% 的发生率，此研究发现术后两年随访的切口疝发生率为零^[57]。这个研究的一个关键特征是所有关腹手术都由专门的腹壁外科医师完成。

基于这些近期的研究推荐，对高危患者应采用 onlay 技术放置加强性补片来预防切口疝的发生。

未 来 方 向

虽然随着腹腔镜外科应用的增加，腹外科开放手术的数量在减少，但腹中线开放手术术后的切口疝仍是主要的并发症。未来我们预计，仍接受腹中线开放手术的患者属于风险较高人群，其中发展为切口疝的风险更高。直到现在，开放手术几乎总是使用针距宽大的缝合技术关腹。最近的资料提供证明，腹中线开放手术应该以 5 mm × 5 mm 的短小缝合技术关腹，这种关腹技术的选择依据患者的风险状况^[21]。新近的研究表明，预防性放置补片显著降低了切口疝的发生率，因此对于高危患者考虑腹中线开放手术关腹时预防性放置补片。

最后，由于切口疝仍然是腹部外科严重的并发症之一，因此可能需要一名专业的腹壁外科医师来完成开放手术的关腹。

参考文献

[1] Bevis PM, Windhaber RA, Lear PA, Poskitt KR, Earnshaw JJ, Mitchell DC. Randomized clinical trial of mesh versus sutured wound closure after open abdominal aortic aneurysm surgery. Br J Surg. 2010;97(10):1497–502.

[2] Bloemen A, van Dooren P, Huizinga BF, Hoofwijk AG. Randomized clinical trial comparing polypropylene or polydioxanone for midline abdominal wall closure. Br J Surg. 2011;98(5):633–9.

[3] Diener MK, Voss S, Jensen K, Buchler MW, Seiler CM. Elective midline laparotomy closure: the INLINE systematic review and meta-analysis. Ann Surg. 2010;251(5):843–56.

[4] Fink C, Baumann P, Wente MN, Knebel P, Bruckner T, Ulrich A, et al. Incisional hernia rate 3 years after midline laparotomy. Br J Surg. 2014;101(2):51–4.

[5] Curro G, Centorrino T, Low V, Sarra G, Navarra G. Long-term outcome with the prophylactic use of polypropylene mesh in morbidly obese patients undergoing biliopancreatic diversion. Obes Surg. 2012;22(2):279–82.

[6] Raffetto JD, Cheung Y, Fisher JB, Cantelmo NL, Watkins MT, Lamorte WW, et al. Incision and abdominal wall hernias in patients with aneurysm or occlusive aortic disease. J Vasc Surg. 2003;37(6):1150–4.

[7] Holland AJ, Castleden WM, Norman PE, Stacey MC. Incisional hernias are more common in aneurysmal arterial disease. Eur J Vasc Endovasc Surg. 1996;12(2):196–200.

[8] Sugerman HJ, Kellum Jr JM, Reines HD, DeMaria EJ, Newsome HH, Lowry JW. Greater risk of incisional hernia with morbidly obese than steroid-dependent patients and low recurrence with pre-fascial polypropylene mesh. Am J Surg. 1996;171(1):80–4.

[9] van Ramshorst GH, Eker HH, Hop WC, Jeekel J, Lange JF. Impact of incisional hernia on health-related quality of life and body image: a prospective cohort study. Am J Surg. 2012;204(2):144–50.

[10] Nieuwenhuizen J, van Ramshorst GH, ten Brinke JG, de Wit T, van der Harst E, Hop WC, et al. The use of mesh in acute hernia: frequency and outcome in 99 cases. Hernia. 2011;15(3):297–300.

[11] van't Riet M, Steyerberg EW, Nellensteyn J, Bonjer HJ, Jeekel J. Meta-analysis of techniques for closure of midline abdominal incisions. Br J Surg. 2002;89(11):1350–6.

[12] Poulose BK, Shelton J, Phillips S, Moore D, Nealon W, Penson D, et al. Epidemiology and cost of ventral hernia repair: making the case for hernia research. Hernia. 2012;16(2):179–83.

[13] Bucknall TE, Cox PJ, Ellis H. Burst abdomen and incisional hernia: a prospective study of 1129 major laparotomies. Br Med J (Clin Res Ed). 1982;284(6320):931–3.

[14] Israelsson LA, Jonsson T. Overweight and healing of midline incisions: the importance of suture technique. Eur J Surg. 1997;163(3):175–80.

[15] Carlson MA. Acute wound failure. Surg Clin North Am. 1997;77(3):607–36.

[16] Pollock AV, Greenall MJ, Evans M. Single-layer mass closure of major laparotomies by continuous suturing. J R Soc Med. 1979;72(12):889–93.

[17] Lamont PM, Ellis H. Incisional hernia in re-opened abdominal incisions: an overlooked risk factor. Br J Surg. 1988;75(4):374–6.

[18] Carlson MA, Ludwig KA, Condon RE. Ventral hernia and other complications of 1,000 midline incisions. South Med J. 1995;88(4):450–3.

[19] Sorensen LT, Hemmingsen UB, Kirkeby LT, Kallehave F, Jorgensen LN. Smoking is a risk factor for incisional hernia. Arch Surg. 2005;140(2):119–23.

[20] Ellis H, Bucknall TE, Cox PJ. Abdominal incisions and their closure. Curr Probl Surg. 1985;22(4):1–51.

[21] Fischer JP, Basta MN, Mirzabeigi MN, Bauder AR, Fox JP, Drebin JA, et al. A risk model and cost analysis of incisional hernia after elective, abdominal surgery based upon 12,373 cases: the case for targeted prophylactic intervention. Ann Surg. 2015;263:1010–7.

[22] Fassiadis N, Roidl M, Hennig M, South LM, Andrews SM. Randomized clinical trial of vertical or transverse laparotomy for abdominal aortic aneurysm repair. Br J Surg. 2005;92(10):1208–11.

[23] Takagi H, Sugimoto M, Kato T, Matsuno Y, Umemoto T. Postoperative incision hernia in patients with abdominal aortic

aneurysm and aortoiliac occlusive disease: a systematic review. Eur J Vasc Endovasc Surg. 2007;33(2):177–81.

[24] Busuttil RW, Abou-Zamzam AM, Machleder HI. Collagenase activity of the human aorta. A comparison of patients with and without abdominal aortic aneurysms. Arch Surg. 1980;115(11):1373–8.

[25] Powell JT, Adamson J, MacSweeney ST, Greenhalgh RM, Humphries SE, Henney AM. Influence of type III collagen genotype on aortic diameter and disease. Br J Surg. 1993;80(10):1246–8.

[26] Klinge U, Si ZY, Zheng H, Schumpelick V, Bhardwaj RS, Klosterhalfen B. Collagen I/III and matrix metalloproteinases (MMP) 1 and 13 in the fascia of patients with incisional hernias. J Invest Surg. 2001;14(1):47–54.

[27] Henriksen NA, Yadete DH, Sorensen LT, Agren MS, Jorgensen LN. Connective tissue alteration in abdominal wall hernia. Br J Surg. 2011;98(2):210–9.

[28] Bickenbach KA, Karanicolas PJ, Ammori JB, Jayaraman S, Winter JM, Fields RC, et al. Up and down or side to side? A systematic review and meta-analysis examining the impact of incision on outcomes after abdominal surgery. Am J Surg. 2013;206(3):400–9.

[29] Brown SR, Goodfellow PB. Transverse verses midline incisions for abdominal surgery. Cochrane Database Syst Rev. 2005;4:CD005199.

[30] Muysoms FE, Antoniou SA, Bury K, Campanelli G, Conze J, Cuccurullo D, et al. European Hernia Society guidelines on the closure of abdominal wall incisions. Hernia. 2015;19(1):1–24.

[31] Mayer AD, Ausobsky JR, Evans M, Pollock AV. Compression suture of the abdominal wall: a controlled trial in 302 major laparotomies. Br J Surg. 1981;68(9):632–4.

[32] Hoer JJ, Junge K, Schachtrupp A, Klinge U, Schumpelick V. Influence of laparotomy closure technique on collagen synthesis in the incisional region. Hernia. 2002;6(3):93–8.

[33] Hoer J, Klinge U, Schachtrupp A, Tons C, Schumpelick V. Influence of suture technique on laparotomy wound healing: an experimental study in the rat. Langenbecks Arch Surg. 2001;386(3):218–23.

[34] van Ramshorst GH, Nieuwenhuizen J, Hop WC, Arends P, Boom J, Jeekel J, et al. Abdominal wound dehiscence in adults: development and validation of a risk model. World J Surg. 2010;34(1):20–7.

[35] Wissing J, van Vroonhoven TJ, Schattenkerk ME, Veen HF, Ponsen RJ, Jeekel J. Fascia closure after midline laparotomy: results of a randomized trial. Br J Surg. 1987;74(8):738–41.

[36] Gupta H, Srivastava A, Menon GR, Agrawal CS, Chumber S, Kumar S. Comparison of interrupted versus continuous closure in abdominal wound repair: a meta-analysis of 23 trials. Asian J Surg. 2008;31(3):104–14.

[37] Seiler CM, Bruckner T, Diener MK, Papyan A, Golcher H, Seidlmayer C, et al. Interrupted or continuous slowly absorbable sutures for closure of primary elective midline abdominal incisions: a multicenter randomized trial (INSECT: ISRCTN24023541). Ann Surg. 2009;249(4):576–82.

[38] Jenkins TP. The burst abdominal wound: a mechanical approach. Br J Surg. 1976;63(11):873–6.

[39] Millbourn D, Cengiz Y, Israelsson LA. Effect of stitch length on wound complications after closure of midline incisions: a randomized controlled trial. Arch Surg. 2009;144(11):1056–9.

[40] Israelsson LA. Bias in clinical trials: the importance of suture technique. Eur J Surg. 1999;165(1):3–7.

[41] Israelsson LA, Jonsson T. Suture length to wound length ratio and healing of midline laparotomy incisions. Br J Surg. 1993;80(10):1284–6.

[42] Israelsson LA, Millbourn D. Closing midline abdominal incisions. Langenbecks Arch Surg. 2012;397(8):1201–7.

[43] Weiland DE, Bay RC, Del Sordi S. Choosing the best abdominal closure by meta-analysis. Am J Surg. 1998;176(6):666–70.

[44] Berretta R, Rolla M, Patrelli TS, Piantelli G, Merisio C, Melpignano M, et al. Randomised prospective study of abdominal wall closure in patients with gynaecological cancer. Aust N Z J Obstet Gynaecol. 2010;50(4):391–6.

[45] DesCoteaux JG, Temple WJ, Huchcroft SA, Frank CB, Shrive NG. Linea alba closure: determination of ideal distance between sutures. J Invest Surg. 1993;6(2):201–9.

[46] Harlaar JJ, van Ramshorst GH, Nieuwenhuizen J, Ten Brinke JG, Hop WC, Kleinrensink GJ, et al. Small stitches with small suture distances increase laparotomy closure strength. Am J Surg. 2009;198(3):392–5.

[47] Deerenberg EB, Harlaar JJ, Steyerberg EW, Lont HE, van Doorn HC, Heisterkamp J, et al. Small bites versus large bites for closure of abdominal midline incisions (STITCH): a double-blind, multicentre, randomised controlled trial. Lancet. 2015;386(10000):1254–60.

[48] Sajid MS, Parampalli U, Baig MK, McFall MR. A systematic review on the effectiveness of slowly-absorbable versus non-absorbable sutures for abdominal fascial closure following laparotomy. Int J Surg. 2011;9(8):615–25.

[49] Israelsson LA, Millbourn D. Prevention of incisional hernias: how to close a midline incision. Surg Clin North Am. 2013;93(5):1027–40.

[50] Burger JW, Luijendijk RW, Hop WC, Halm JA, Verdaasdonk EG, Jeekel J. Long-term follow-up of a randomized controlled trial of suture versus mesh repair of incisional hernia. Ann Surg. 2004;240(4):578–83; discussion 83–5.

[51] Luijendijk RW, Hop WC, van den Tol MP, de Lange DC, Braaksma MM, IJzermans JN, et al. A comparison of suture repair with mesh repair for incisional hernia. N Engl J Med. 2000;343(6):392–8.

[52] Pans A, Desaive C. Use of an absorbable polyglactin mesh for the prevention of incisional hernias. Acta Chir Belg. 1995;95(6):265–8.

[53] Timmermans L, de Goede B, Eker HH, van Kempen BJ, Jeekel J, Lange JF. Meta-analysis of primary mesh augmentation as prophylactic measure to prevent incisional hernia. Dig Surg. 2013;30(4–6):401–9.

[54] Bhangu A, Fitzgerald JE, Singh P, Battersby N, Marriott P, Pinkney T. Systematic review and meta-analysis of prophylactic mesh placement for prevention of incisional hernia following midline laparotomy. Hernia. 2013;17(4):445–55.

[55] Timmermans L, Eker HH, Steyerberg EW, Jairam A, de Jong D, Pierik EG, et al. Short-term results of a randomized controlled trial comparing primary suture with primary glued mesh augmentation to prevent incisional hernia. Ann Surg. 2015;261(2):276–81.

[56] Caro-Tarrago A, Olona Casas C, Jimenez Salido A, Duque Guilera E, Moreno Fernandez F, Vicente GV. Prevention of incisional hernia in midline laparotomy with an onlay mesh: a randomized clinical trial. World J Surg. 2014;38(9):2223–30.

[57] Muysoms FE, Detry O, Vierendeels T, Huyghe M, Miserez M, Ruppert M, et al. Prevention of incisional hernias by prophylactic mesh-augmented reinforcement of midline laparotomies for abdominal aortic aneurysm treatment: a randomized controlled trial. Ann Surg. 2016;263(4):638–45.

第26章
补片在预防切口疝和造口旁疝中的作用

The Use of Prophylactic Mesh in the Prevention of Incisional and
Parastomal Hernia Repair

Paul Tenzel, Daniel Christian, John Patrick Fischer, and William W. Hope

李绍春　朱松明　译

引　言

预防为主，治疗为辅。

——Ben Franklin

开放手术作为外科医师治疗大多数腹部外科疾病的重要手段，其优势在于视野清晰，并且能够触摸相应的器官组织。其中，肠造口术不但是目前治疗一些结直肠和小肠疾病的有效手段，还应用于一些特殊的手术中，比如膀胱癌的回肠代膀胱术等。虽然这些手术方式有效地治疗了原发疾病，延缓了患者的生存期，但是即使在目前手术技术和缝合材料已经取得很大进步的前提下，开放手术本身仍然会给患者带来一定的风险，如发生切口疝和造口旁疝。

进入21世纪以来，切口疝仍然是开放手术术后一个常见的慢性并发症，其发生率为1%～20%[1-4]。即使是腹腔镜手术的切口（>15 mm），也会存在1.5%～5.8%发生切口疝的风险[5, 6]。在美国和欧洲，每年大约有348 000例和400 000例病例因切口疝而接受手术治疗[7]。其中，肥胖（BMI > 25 kg/m²）、切口感染、慢性阻塞性肺疾病、吸烟、切口缝合比<4.0、营养不良、糖尿病、免疫抑制和化疗等都是发生切口疝的危险因素。有文献报道切口类型也与切口疝的发生有关，开放手术发生的风险最高，手辅助腹腔镜手术次之，风险最低的是腹腔镜手术[8]。除此以外，手术时患者的体质同样可以预测疝的发生。减重手术、造口或瘘口关闭、结直肠手术、开放腹主动脉瘤修补术，还有一些急诊手术，都有较高的切口疝发生率[9]。虽然切口疝是一种常见甚至可预测的疾病，但是其仍然给患者带来严重的危害。尽管外科医师的技术不断提高，但切口疝术后复发率仍高达20%～48%[10]。不少患者的切口疝不但成了慢性疾病影响终身，而且给患者以及社会带来很大的经济负担。2006年，美国花在切口疝上的费用是32亿美元，每个切口疝患者的花费在3 875～98 424美元[7-9]。

鉴于切口疝和造口旁疝给患者和社会造成的巨大经济负担，以及修补术后的长期效果不甚理想，因此，有效预防切口疝和造口旁疝的发生越来越成为外科医师在开放手术或肠造口术时关注的重点。

使用预防性补片的证据：最近的文献显示尽管采用慢吸收缝线以4 : 1的比例缝合伤口，但切口疝的发生率仍居高不下。在过去的20年，放置预防性补片来加强切口关闭，越来越引起人们的兴趣。理论上讲，补片可增加愈合切口的生物力学强度。动物实验结果显示，术后6周单纯缝合修补组比预防性放置补片组的腹壁拉伸强度增加43.99～56.96 N（P < 0.05），事实上，这种拉伸强度与完整的白线相比无显著差异[11]。过渡到人体试验后，预防性放置补片的优势也得到了很好的展现。El-Khadrawy等[12]做了一项随机对照试验，对其中20例进行常规缝合，对另外20例常规缝合后预防性加用补片，术后随访20个月。结果显示，应用预防性补片组切口疝的发生率下降了10%（15% vs. 5%，P=0.01）。Timmermans等[13]做的一项meta分析，涉及346个患者，结论是预防性放置补片能够明显减少切口疝的发生（RR 0.25，95%

CI 0.12 ～ 0.52，I^2 0%；$P < 0.001$）。Nachiappan 等[14]也曾对近年发表的9篇临床文章（5个随机对照试验和4个临床对比研究）进行系统分析，大约涉及1 100例患者，其中切口疝减少程度来自随机对照试验的为：*OR*=0.32；95% *CI*=0.12 ～ 0.83；*P*=0.02，来自临床对比研究的为：*OR*=0.11；95% *CI*=0.04 ～ 0.33；*P*=0.001。这些研究都显示了预防性应用补片可大幅降低手术后切口疝的发生风险。欧洲疝学会指南（2015版）建议：在切口疝高风险的患者中，腹壁切口缝合时可以预防性运用补片（待更长期数据）；推荐强度弱[15]。下文将讨论预防性放置补片在不同的高风险患者中的运用。

开放腹主动脉瘤修复术：接受开放手术修复腹主动脉瘤的患者，手术后切口疝形成的概率很高，有文献报道在32% ～ 60%[15, 16]。腹主动脉瘤患者的结缔组织代谢紊乱同样也是切口疝形成的主要原因[15]。因此鉴于此类患者术后容易形成切口疝，所以这种人群也比较适合于放置补片研究来预防切口疝的发生。一些研究显示，进行开放腹主动脉瘤修复手术关闭腹壁中线切口时，采用了预防性放置补片的方法，其切口疝的发生率将显著减少。Rogers 等[17]通过对27个腹主动脉瘤手术患者腹膜前间隙预防性补片放置后随访30个月时发现，只有一例患者发生了切口疝。Muysoms 等[18]进行的一项更大规模的随机对照临床研究，共有120例病例，分为常规缝合组和放置补片组。随访2年后，常规缝合组的切口疝发生率为28%，放置补片组的切口疝发生率为零（$P < 0.000\ 1$）。尽管需要长期的随访数据，但预防性放置补片依然能明显降低开放腹主动脉瘤手术后切口疝的发生。

肥胖患者：如前所述，肥胖是切口疝形成的一个危险因素，肥胖患者的切口疝发生率为25% ～ 50%[19, 20]。从理论上讲，肥胖患者切口疝的发生主要是因为腹内压增高。鉴于肥胖患者常常有其他常见合并症，包括糖尿病，从而导致伤口感染的风险大大增加，这也是导致切口疝发生的可能原因。一些研究已经开始讨论预防性放置补片在病态肥胖患者开放性减重手术中的应用。Strzelcyk 等[21]进行的一项随机临床研究采用开放 Roux-en-Y 胃转流术治疗肥胖症患者，其中常规缝合组38例，补片加强组36例，在6个月的随访期间，传统缝合组有8例患者出现切口疝，而补片加强组则没有发生切口疝（没有数据统计分析报道）。另外一项由 Abo-Ryia 等[20]开展的开放胆胰分流手术的临床研究，有常规缝合组50例，补片在腹直肌后方加强组45例，随访2年后的结果显示，常规缝合组切口疝的发生率为30%，补片加强组切口疝的发生率为4.4%（$P < 0.05$）。

在美国，虽然与腹腔镜手术相比，开放减重手术已经失宠，但病态肥胖患者的比例持续上升，预防性放置补片可能在这些患者中发挥着重要作用。

结直肠手术患者：鉴于结直肠手术后伤口感染率较高，人们对这类手术患者预防性放置补片存在较大疑虑。与采用中线开放的其他手术一样，结直肠手术后切口疝的发生率仍然很高。然而，Garcia-Urena 等[22]的一项研究证实预防性放置补片是有效的，而且几乎没有并发症。这项研究包括了择期和急诊手术。其中对照组54人，补片组53人。尽管两组共有25%的患者失访，但最终结果显示对照组切口疝的发生率为31.5%，而补片组的切口疝发生率为11.3%。此外，两组在切口感染、血肿、补片感染等术后并发症的发生率方面均没有差异。该研究进一步强化了预防性放置补片在高风险患者中预防切口疝的效用，同时也证明了其在受污染患者中使用的可行性。

造 口 旁 疝

概述

各文献报道的造口旁疝发生率差异很大，其原因主要与造口类型及随访时间有关。有文献报道造口旁疝的发生率高达78%，而且大部分造口旁疝发生在手术后2年内[23]。对造口旁疝手术指征的把握大多与患者的症状有关，如疼痛、体积增大、影响美观及造口袋护理的艰难等。大约有76%造口旁疝患者出现上述症状，并且其中有56%的患者需要手术治疗[24]。目前治疗造口旁疝的方法有很多种，但是手术后的高复发率使得患者的满意度大大下降。

基于造口旁疝的发病率较高及修补术后较高的复发率，因此，预防性放置补片应是外科医师进行肠造口术时重点关注的内容。

应用补片预防造口旁疝的证据

Bayer 等在1986年首次报道运用补片预防造口旁疝发生[25]。作者采用回顾性研究的方法，对43例接受肠造口术的患者预防性放置聚丙烯补片，但是随访时间各不相同。一些患者的随访时间可达48

个月，结果显示术后有两例患者出现与补片有关的并发症，一个是针孔肉芽肿，另一个是造口狭窄；无一例发生明显的造口旁疝。此后，许多研究开始尝试运用这种预防性放置补片技术，并且总体上呈现良好趋势。

一项meta分析对3个随机对照临床试验进行研究，传统造口组术后造口旁疝的发生率为54.7%，而补片组造口旁疝的发生率为12.3%，造口旁疝的发生率大大降低[26]。最近一项来自芬兰的随机研究结果显示，补片能明显降低造口旁疝的发生率，但是在通过CT扫描评估时，并没有显示出明显的差异[27]。另一项来自挪威的随机对照试验结果也显示，补片能显著降低造口旁疝的发生，并且每2.5例病例能减少1例造口旁疝[28]。尽管造口旁疝的发生率在各个文献中的报道差异很大，但在一些队列研究中预防性放置补片在预防造口旁疝方面还是取得了一些令人鼓舞的结果。

导致造口旁疝发病率差异的因素可能有以下3个：① 造口术后随访时间不一致。② 造口类型不同。③ 造口旁疝的分类系统不同[29]。在一些队列研究和回顾性研究中，在预防性放置补片与造口旁疝发病率方面，同样会出现相同的问题。一些研究根据体格检查来诊断造口旁疝，另外一些根据临床检查和影像学检查综合诊断造口旁疝[30-33]。因此，需要一个统一的方法来评估造口旁疝。尽管评价系统不一致，但目前的资料显示放置补片对预防造口旁疝是非常有利的。

在评价预防性补片使用的必要性时，必须对比预防性使用补片后的风险和造口旁疝复发的再次手术风险。一项meta分析显示：补片修补造口旁疝的术后并发症是24.9%，大多是一些常见的外科并发症，如肺炎、肠麻痹、尿路感染等[34]。这些并发症并不需要再次手术来解决。meta分析结果还显示：补片的应用没有增加与造口相关的并发症，也

没有报道与补片相关的并发症[26]。

一项包含150例患者的临床随机研究，专门评估补片放置后的并发症[35]。在择期结肠造口术患者的腹膜前间隙、腹直肌后方预防性放置补片，结果显示：放置补片组和没有放置补片组在慢性疼痛、术后感染、造口并发症以及生活质量方面没有显著性差异；并且72例放置补片组患者也没有出现任何与造口有关的并发症。

同切口疝修补一样，造口旁疝修补同样涉及不同补片的选择和技术的应用。目前，没有任何研究清楚地表明某一种类型补片或放置补片的位置具有不可比拟的优越性。虽然目前对于补片在预防造口旁疝中的作用有强烈的证据支持，但具体手术指征的掌握、理想人群的选择、补片的材质类型以及手术方式的选择等都有待进一步的研究。

结　　论

在腹部正中切口关闭时，预防性应用补片相比于常规缝合能显著地降低高风险患者术后切口疝的发生率。目前的研究数据在对比术后并发症后显示，预防性使用补片看似是安全有效的。尽管有充分的证据证实其是有效的，但缺乏基于美国的随机对照试验和运用预防性补片的循证指南是其临床推广的主要障碍。这些挑战的进一步加剧、影响更广泛运用的原因是缺乏合适的预防性放置补片的编码和报销机制，尽管最近的 III 类CPT代码（0437T）将于2016年7月由美国医学协会创建用于加强预防性补片。未来的工作必须侧重于通过精心设计的临床研究来证明预防性放置补片的有效性，创建所需的循证指南，以帮助和指导患者选择，并为外科医师和患者提供临床设计支持的依据。最终，工作都必须集中在预防性补片的编码进步方面，以及在患者的跟踪、应用和结果方面。

参考文献

[1] Cobb WS, Kercher KW, Heniford BT. Laparoscopic repair of incisional hernias. Surg Clin North Am. 2005;85(1):91–103. doi:10.1016/j.suc.2004.09.006, ix.

[2] Mudge M, Hughes LE. Incisional hernia: a 10 year prospective study of incidence and attitudes. Br J Surg. 1985;72(1):70–1.

[3] Osther PJ, Gjode P, Mortensen BB, Mortensen PB, Bartholin J, Gottrup F. Randomized comparison of polyglycolic acid and polyglyconate sutures for abdominal fascial closure after laparotomy in patients with suspected impaired wound healing. Br J Surg. 1995;82(8):1080–2.

[4] Israelsson LA, Jonsson T. Incisional hernia after midline laparotomy: a prospective study. Eur J Surg. 1996;162(2):125–9.

[5] Comajuncosas J, Hermoso J, Gris P, Jimeno J, Orbeal R, Vallverdu H, et al. Risk factors for umbilical trocar site incisional hernia in laparoscopic cholecystectomy: a prospective 3-year follow-up study. Am J Surg. 2014;207(1):1–6. doi:10.1016/j. amjsurg.2013.05.010.

[6] Kossler-Ebs JB, Grummich K, Jensen K, Huttner FJ, Muller-Stich B, Seiler CM et al. Incisional hernia rates after laparoscopic or open abdominal surgery-A systematic review and meta-analysis. World

J Surg. 2016. doi:10.1007/s00268-016-3520-3.

[7]Poulose BK, Shelton J, Phillips S, Moore D, Nealon W, Penson D, et al. Epidemiology and cost of ventral hernia repair: making the case for hernia research. Hernia. 2012;16(2):179–83. doi:10.1007/s10029-011-0879-9.

[8]Goodenough CJ, Ko TC, Kao LS, Nguyen MT, Holihan JL, Alawadi Z, et al. Development and validation of a risk stratification score for ventral incisional hernia after abdominal surgery: hernia expectation rates in intra-abdominal surgery (the HERNIA Project). J Am Coll Surg. 2015;220(4):405–13. doi:10.1016/j.jamcollsurg.2014.12.027.

[9]Fischer JP, Basta MN, Mirzabeigi MN, Bauder AR, Fox JP, Drebin JA, et al. A risk model and cost analysis of incisional hernia after elective, abdominal surgery based upon 12,373 cases: the case for targeted prophylactic intervention. Ann Surg. 2016;263(5):1010–7. doi:10.1097/SLA.0000000000001394.

[10]Holihan JL, Alawadi Z, Martindale RG, Roth JS, Wray CJ, Ko TC, et al. Adverse events after ventral hernia repair: the vicious cycle of complications. J Am Coll Surg. 2015;221(2):478–85. doi:10.1016/j.jamcollsurg.2015.04.026.

[11]Bellon JM, Lopez-Hervas P, Rodriguez M, Garcia-Honduvilla N, Pascual G, Bujan J. Midline abdominal wall closure: a new prophylactic mesh concept. J Am Coll Surg. 2006;203(4):490–7. doi:10.1016/j.jamcollsurg.2006.06.023.

[12]El-Khadrawy OH, Moussa G, Mansour O, Hashish MS. Prophylactic prosthetic reinforcement of midline abdominal incisions in high-risk patients. Hernia. 2009;13(3):267–74. doi:10.1007/s10029-009-0484-3.

[13]Timmermans L, de Goede B, Eker HH, van Kempen BJ, Jeekel J, Lange JF. Meta-analysis of primary mesh augmentation as prophylactic measure to prevent incisional hernia. Dig Surg. 2013;30(4–6):401–9. doi:10.1159/000355956.

[14]Nachiappan S, Markar S, Karthikesalingam A, Ziprin P, Faiz O. Prophylactic mesh placement in high-risk patients undergoing elective laparotomy: a systematic review. World J Surg. 2013;37(8):1861–71. doi:10.1007/s00268-013-2046-1.

[15]Muysoms FE, Antoniou SA, Bury K, Campanelli G, Conze J, Cuccurullo D, et al. European Hernia Society guidelines on the closure of abdominal wall incisions. Hernia. 2015;19(1):1–24. doi:10.1007/s10029-014-1342-5.

[16]O'Hare JL, Ward J, Earnshaw JJ. Late results of mesh wound closure after elective open aortic aneurysm repair. Eur J Vasc Endovasc Surg. 2007;33(4):412–3. doi:10.1016/j.ejvs.2006.11.015.

[17]Rogers M, McCarthy R, Earnshaw JJ. Prevention of incisional hernia after aortic aneurysm repair. Eur J Vasc Endovasc Surg. 2003;26(5):519–22.

[18]Muysoms FE, Detry O, Vierendeels T, Huyghe M, Miserez M, Ruppert M, et al. Prevention of incisional hernias by prophylactic mesh-augmented reinforcement of midline laparotomies for abdominal aortic aneurysm treatment: a randomized controlled trial. Ann Surg. 2016;263(4):638–45. doi:10.1097/SLA.0000000000001369.

[19]Strzelczyk J, Czupryniak L, Loba J, Wasiak J. The use of polypropylene mesh in midline incision closure following gastric by-pass surgery reduces the risk of postoperative hernia. Langenbecks Arch Surg. 2002;387(7–8):294–7. doi:10.1007/s00423-002-0325-7.

[20]Abo-Ryia MH, El-Khadrawy OH, Abd-Allah HS. Prophylactic preperitoneal mesh placement in open bariatric surgery: a guard against incisional hernia development. Obes Surg. 2013;23(10):1571–4. doi:10.1007/s11695-013-0915-1.

[21]Strzelczyk JM, Szymanski D, Nowicki ME, Wilczynski W, Gaszynski T, Czupryniak L. Randomized clinical trial of postoperative hernia prophylaxis in open bariatric surgery. Br J Surg. 2006;93(11):1347–50. doi:10.1002/bjs.5512.

[22]Garcia-Urena MA, Lopez-Monclus J, Hernando LA, Montes DM, de Lersundi AR V, Pavon CC, et al. Randomized controlled trial of the use of a large-pore polypropylene mesh to prevent incisional hernia in colorectal surgery. Ann Surg. 2015;261(5):876–81. doi:10.1097/SLA.0000000000001116.

[23]Aquina CT, Iannuzzi JC, Probst CP, Kelly KN, Noyes K, Fleming FJ, et al. Parastomal hernia: a growing problem with new solutions. Dig Surg. 2014;31(4–5):366–76. doi:10.1159/000369279.

[24]Ripoche J, Basurko C, Fabbro-Perray P, Prudhomme M. Parastomal hernia. A study of the French federation of ostomy patients. J Visc Surg. 2011;148(6):e435–41. doi:10.1016/j.jviscsurg.2011.10.006.

[25]Bayer I, Kyzer S, Chaimoff C. A new approach to primary strengthening of colostomy with Marlex mesh to prevent paracolostomy hernia. Surg Gynecol Obstet. 1986;163(6):579–80.

[26]Wijeyekoon SP, Gurusamy K, El-Gendy K, Chan CL. Prevention of parastomal herniation with biologic/composite prosthetic mesh: a systematic review and meta-analysis of randomized controlled trials. J Am Coll Surg. 2010;211(5):637–45. doi:10.1016/j.jamcollsurg.2010.06.111.

[27]Vierimaa M, Klintrup K, Biancari F, Victorzon M, Carpelan-Holmstrom M, Kossi J, et al. Prospective, randomized study on the use of a prosthetic mesh for prevention of parastomal hernia of permanent colostomy. Dis Colon Rectum. 2015;58(10):943–9. doi:10.1097/DCR.0000000000000443.

[28]Lambrecht JR, Larsen SG, Reiertsen O, Vaktskjold A, Julsrud L, Flatmark K. Prophylactic mesh at end-colostomy construction reduces parastomal hernia rate: a randomized trial. Colorectal Dis. 2015;17(10):O191–7. doi:10.1111/codi.13065.

[29]Carne PW, Robertson GM, Frizelle FA. Parastomal hernia. Br J Surg. 2003;90(7):784–93. doi:10.1002/bjs.4220.

[30]Berger D. Prevention of parastomal hernias by prophylactic use of a specially designed intraperitoneal onlay mesh (Dynamesh IPST). Hernia. 2008;12(3):243–6. doi:10.1007/s10029-007-0318-0.

[31]Vijayasekar C, Marimuthu K, Jadhav V, Mathew G. Parastomal hernia: Is prevention better than cure? Use of preperitoneal polypropylene mesh at the time of stoma formation. Tech Coloproctol. 2008;12(4):309–13. doi:10.1007/s10151-008-0441-7.

[32]Hauters P, Cardin JL, Lepere M, Valverde A, Cossa JP, Auvray S et al. Long-term assessment of parastomal hernia prevention by intra-peritoneal mesh reinforcement according to the modified Sugarbaker technique. Surg Endosc. 2016. doi:10.1007/s00464-016-4891-0.

[33]Gogenur I, Mortensen J, Harvald T, Rosenberg J, Fischer A. Prevention of parastomal hernia by placement of a polypropylene mesh at the primary operation. Dis Colon Rectum. 2006;49(8):1131–5. doi:10.1007/s10350-006-0615-1.

[34]DeAsis FJ, Lapin B, Gitelis ME, Ujiki MB. Current state of laparoscopic parastomal hernia repair: a meta-analysis. World J Gastroenterol. 2015;21(28):8670–7. doi:10.3748/wjg.v21.i28.8670.

[35]Brandsma HT, Hansson BM, Aufenacker TJ, van Geldere D, van Lammeren FM, Mahabier C, et al. Prophylactic mesh placement to prevent parastomal hernia, early results of a prospective multicentre randomized trial. Hernia. 2016;20(4):535–41. doi:10.1007/s10029-015-1427-9.

第27章
腹壁疝修补的术前优化和加速康复方案

Preoperative Optimization and Enhanced Recovery Protocols in
Ventral Hernia Repair

Sean B. Orenstein and Robert G. Martindale

胡星辰 译

引 言

和疝复发一样，围手术期切口并发症极大地影响着患者短期和长期的治疗效果，两者都是腹壁疝修补（ventral hernia repair，VHR）是否成功的重要指标。围手术期手术部位事件（surgical site occurrence，SSO）被定义为感染、血清肿、伤口缺血和裂开。据报道，这些事件大大增加了疝复发的风险[1]。因此，外科医师应该采取一些优化措施来促进伤口愈合、减少感染和加快术后早期康复。在腹壁疝患者中，围手术期最常见的并发症是手术部位感染（surgical site infection，SSI）[2]。本章节简要回顾一些已报道的围手术期优化措施，以减少SSO的发生和缩短住院时间。

肥胖、吸烟、未控制的糖尿病、营养不良和手术部位污染等许多因素均不利于切口愈合，需要在术前得到优化。切口愈合及术后感染倾向的伤口愈合是主要的控制目标，处理不好两者都会增加疝复发率。已经证明，肥胖和吸烟是腹壁疝复发和SSO增加的独立危险因素。术前长期和术中或术后的血糖控制不佳，均可增加浅表和深部组织感染的风险。同样，营养不良患者在切口愈合和免疫功能等方面表现出显著的改变，继而会导致术后SSI发生率和疝复发率的增加。不幸的是，我们的许多患者在疝修补时合并多个危险因素。尽管所有这些因素都会影响手术预后，并且相互协同作用，但这些因素都可以作为单独的对象来进行评估和处理。本章我们旨在描述一些干预措施，并评估其有效性，以最大限度地提高腹壁疝的修补效果。

术前优化

肥胖

也许，对于切口疝的发展及腹壁疝修补术后的复发，肥胖是最大的威胁。随着体重指数（BMI）的增加，疝复发率也增加[3-5]。早在外科医师进行减重手术时，就已经注意到肥胖患者有发生切口疝的倾向[6]。在开放胃旁路手术后，有高达40%的患者发生术后切口疝[7]。事实上，进行微创减重手术的主要原因之一是腹腔镜胃旁路术后切口疝发生率的减少。我们发现：对于BMI≥50的患者，腹壁疝修补术后的复发率和切口并发症的发生率都高得惊人。因此，我们不再对这类高危患者进行择期疝修补术，除非患者出现急性恶化症状（如反复性梗阻、进行性缺血、绞窄）。

不幸的是，引起许多患者肥胖的罪魁祸首是长期营养不良和（或）缺乏足够体力活动，所以减重是一件非常具有挑战性的项目。最初的减重措施包括门诊咨询，为改善饮食习惯和增加体力活动。在最初的评估过程中，患者和外科医师制订一个合理的减重目标（如15～30磅）。如果有饮食顾问，可以为患者提供有价值的信息。在初次咨询的3～6个月后，患者复诊。在这段时间内，如果患者表现出明显的体重减轻，则手术按计划进行。相反，如果患者减重不够或体重增加，则推迟手术，并建议其他的减重方法。

我们经常将患者推荐给减重外科团队，商讨手术减重的可行性［许多肥胖患者没有糖尿病或前驱糖尿病的诊断，检查糖化血红蛋白（HbA1c）可以协助增加减重手术的安全性]。如果为切口疝患者进行减重手术，我们将尝试在不修补疝的情况下进行减重手术，等患者体重减轻后才最终进行疝修补术。如果减重手术是开放式的，且疝正位于中上腹，那就不得不在初次手术中同时进行疝修补，以关闭腹部。当然，此时应进行最简单的疝修补术[如单纯筋膜关闭和（或）网片加强]，更复杂的疝修补手术（如组织结构分离术）留待减重手术后体重减轻了再施行。

吸烟

众所周知，吸烟的有害作用除了减少切口愈合过程中胶原蛋白的沉积外，还包括降低血液和组织中的氧分压[8-10]（这些对手术切口的愈合会产生不利影响，包括部分疝修补的复杂切口）。许多动物和人类的模型已经研究了吸烟的有害生理效应，并比较了吸烟者与不吸烟者的切口并发症的发生率。有学者研究了吸烟对术后切口感染的影响，发现腹壁疝修补术后吸烟患者的切口感染率升高[11-13]。吸烟也是腹部手术后发生切口疝的危险因素[14]。最初的许多研究涉及骨科（肌腱和筋膜愈合）和整形外科手术（皮瓣活力）[15, 16]。一项4 855例接受择期开放胃肠（GI）手术的研究发现，吸烟与术后并发症增加显著相关[14]。腹壁疝修补术通常需要假体植入、组织皮瓣游离和胃肠道手术等综合操作，所以以上这些研究强调了在复杂腹壁重建（abdominal wall reconstruction，AWR）前戒烟的必要性。

由于长期吸烟的不良影响，人们越来越重视戒烟对减少术后并发症的作用。Lindstrom等前瞻性研究了117例患者，包括原发性疝修补术、髋关节或膝关节假体植入术及腹腔镜胆囊切除术。一半患者在手术前4周开始接受戒烟和尼古丁贴剂治疗，手术后再持续4周；而对照组在术前允许吸烟。接受戒烟和尼古丁治疗的实验组术后并发症发生率为21%，而对照组术后并发症的发生率几乎是前者的两倍，高达41%，这项研究清楚地表明了吸烟的害处。然而，这一研究聚焦在总体并发症发生率上，单就切口并发症来说，两组并无显著差异[17]。从这项研究中可以看出另外两个引人关注的发现：① 戒烟4周后并发症的发生率才下降；② 在使用尼古丁贴剂的患者中，SSO发生率明显下降。这项研究也印证了以下另一项里程碑式的研究。该研究将志愿者分为4组：吸烟组、不吸烟组、术前30天戒烟组和使用尼古丁贴剂戒烟组。

对每个志愿者均做4个皮肤全层切开的切口，共计228个切口。非吸烟组SSO发生率为2%，而吸烟组为12%。戒烟组和接受尼古丁贴剂戒烟组的SSO发生率均为2.3%。此项研究表明，戒烟30天可减轻吸烟的有害影响，并且尼古丁贴剂没有削弱戒烟的有利因素[18]。因此，戒烟4周可能是减少吸烟相关并发症的有效时间。还有一个意外有趣的发现：尼古丁贴剂对并发症没有产生不良影响，这暗示香烟中的有害物质另有"他人"而不是尼古丁。在一项随机临床试验中考察了尼古丁贴剂对切口感染的影响，安慰剂患者与尼古丁贴剂患者相比有类似的切口感染率[10]。现在认为低浓度尼古丁可能促进切口愈合[18, 19]。其他的研究也观察到类似的结果，术前3～6周戒烟者术后并发症的发生率少于吸烟者[20-22]。最近的一项meta分析和系统文献很好地回顾了吸烟对术后并发症的影响和戒烟的好处[23]。

由于吸烟与切口并发症的关系被充分证实，所以在我们医院接受择期腹壁切口疝修补术的患者，需要在进行复杂腹壁疝手术前停止一切吸烟活动至少4周[11]。每当患者有需求时，我们允许他使用尼古丁贴剂，因为有相当多的数据表明尼古丁不是香烟中产生切口愈合问题的因素。遗憾的是，在使用贴剂时，我们不能准确地检测患者的尼古丁浓度水平。

糖尿病

虽然血糖控制很重要且贯穿患者治疗的各个阶段，但是术前降低HbA1c对于优化预后至关重要。研究表明，在接受各种外科手术的糖尿病患者中，切口延迟愈合和术后并发症的发生率均增加[24-26]。已证实，在择期手术中，术前30～60天的血糖控制有助于减少围手术期并发症。Dronge等在评估退伍军人管理医院的患者后发现，在HbA1c < 7%的患者中SSI降低，并建议HbA1c < 7%是术前控制的目标[27]。对于没有达到这个目标的患者，我们常规推迟进行择期疝修补术。直到糖尿病得到充分控制，我们才开始制订腹壁疝修补的时间表。术后血糖的控制将在后续术后优化的章节中讨论。

营养与代谢控制

在循证外科和医疗实践的时代，对外科手术患者进行营养治疗的建议得到了文献的支持，包括大量大型观察性研究、40多个随机对照试验以及众多meta分析和系统性回顾。不管术前的营养状态如何，每一个外科手术患者对手术都表现出高度特异的代谢和免疫反应。不理想的疗效显然与营养不良有关[28]，这在美国退伍军人事务部进行的大型术前风险评估研究中已表露无遗。这项前瞻性试验包括了来自44个独立医疗中心超过8.7万名患者，研究者在每个患者身上收集了67个参考指标。这项研究报道了对预后差和发病率增加最有价值的预测指标是血清白蛋白 < 3.0 g/dl[29]。Kudsk等证实了这一观察结果，血清白蛋白虽然不是营养状态的标志物，但对于手术的不良预后却是一个很好的替代指标[30]。然而，无论在术前或术后，并非所有的腹壁疝或腹壁重建患者都会从营养治疗干预中得到同样的益处。术前营养良好且接受相对小手术的患者，以及那些预期住院时间短的患者，从早期营养治疗中获益甚微。另一方面，大多数接受重大腹壁重建且预期住院时间长的患者和ICU患者，都存在中度至重度营养风险，他们将从早期重视营养的干预中明显受益。虽然这些在疝手术中没有被明确，但在许多涉及内脏的外科手术中已经得到证实[31]。对继发于梗阻或感染需急诊或紧急腹壁重建的患者，术前都存在营养不良，对营养的重视将使患者获益更大。若干因素，包括营养支持的时机和途径、营养底物的配方和努力敦促患者下床活动，会影响这些获益。如果患者达到高危标准，最新的数据支持对其术前评估和营养干预[32]。目前提出的几种营养评分系统，只有一种［营养风险评分2002（NRS 2002）］在手术人群中得到验证[33]。

术前代谢方面准备

Gianotti及其同事们在进行了一些具有里程碑意义的研究之后，提出了使用具有特定代谢和免疫活性的营养素对患者进行术前准备的概念[34-36]。这些研究表明，在术前5天，通过加入精氨酸和 ω-3 脂肪酸、二十二碳六烯酸（DHA）和二十碳五烯酸（EPA），有助于降低围手术期并发症。他们报道，在接受前肠手术的患者中（前肠手术包括食管、胃和胰腺手术），主要并发症的发生率可降低约50%。在营养良好和营养不良的患者群体中都注意到了这一益处[36, 37]。以往认为单独纠正营养不良是唯一的重要因素，但现在研究发现即使营养状况良好的患者也会受益，这揭示的是一种观念上的转变[34, 36]。在这些研究中，患者除了日常饮食外，每天消耗750 ml至1 L的代谢调节配方饮食。Gianotti和Braga使用的配方中含有额外的精氨酸、ω-3脂肪酸和核酸，显著减少了感染率、住院时间

和医院相关费用[34-36]。在最近的一项meta分析及含35篇文章的证据的系统性回顾中，Drover等报道认为，在文献中提到的各自的外科领域中，这些含有精氨酸的营养补充剂在降低感染并发症方面产生了明显的益处。该项meta分析也报道了这些补剂的使用可减少住院时间[37]，但其活性成分的确切机制尚未完全阐明。尽管如此，已经证明鱼油有多种机制，包括减轻对应激的代谢反应、改变基因表达以减少促炎症细胞因子的产生、有助于将Th1淋巴细胞群改变为Th2淋巴细胞群以降低炎症反应、增加抗炎脂质化合物"消退素和保护素"的产生并通过迷走传出神经调节肠运动[38-43]。精氨酸在外科手术人群中有许多潜在的益处，包括改善切口愈合、优化淋巴细胞增殖并通过一氧化氮舒张效应增强血流[44, 45]。在这些术前方案中，核糖核酸（RNA）的影响在哺乳动物实验中已经得到了很好的解释[45]。

另一个越来越令人感兴趣的代谢调节领域是术前碳水化合物负荷[46]。这种代谢策略是，在手术前夜的午夜给予等渗碳水化合物溶液，然后在术前3小时，即手术应激之前，使组织糖原负荷达到最大值[47]。在大多数西方国家的外科手术中，对于上午的手术，"常规"是指患者在手术前一晚晚餐后禁食，并在手术前的午夜后至术前不经口进食（禁饮水）。基本上，遵循这个"常规"的话，在手术创伤前糖原储备几乎已经耗尽。Soop等[48]、Fearon等[49]和最近的Awad[50, 51]在几种动物实验和临床研究中已经证明了碳负荷的益处。像大多数大型人类研究一样，碳负荷作为几项术前干预的一部分。实验组接受多模式治疗，除了碳负荷，还包括避免引流、控制围手术期水钠摄入、硬膜外麻醉，以及早期下床活动。所以对碳负荷的直接因果关系和有效性结论必须谨慎[46]。这些有关碳水化合物负荷的研究一致性报道了许多代谢方面的受益，包括显著降低胰岛素抵抗、减少术后氮丧失和更好地保留肌肉功能[48, 49]。

围手术期优化

外科手术部位感染

据报道，切口疝修补术后，SSI高于其他被称为清洁手术的病例。同时还发现，如果疝形成过程中伴有切口感染，那么随后切口疝修补术将比预期的清洁手术病例具有更高的感染发生率[52]。实际上，所有大于4 ~ 6 cm的切口疝都需要植入网片

以达到最佳的持久性修复。一般来说，如果使用永久性合成网片后并发感染，则在不去除网片的情况下对网片进行消毒并最终彻底清除感染是罕见的。合成网片相关的切口感染后，感染清除率在10%～70%，这取决于所涉及的网片类型。对于感染的清除能力，聚四氟乙烯网片仍然是最困难的，几乎不可能清除，其次是多丝聚酯，而大孔聚丙烯最可能清除[53, 54]。清除率不但取决于所使用的网片类型、网片放置的位置和污染程度，还与组织和患者的防御力有关[1, 53]。此外，感染的网片与巨额花费的并发症相关，如长时间的切口换药、肠瘘及复发疝。这些并发症可能相当严重，有较高的发病率甚至病死率。治疗感染网片的并发症相当昂贵[54]。因此，应采取一切合理的措施来预防切口或网片感染。

皮肤准备和细菌去定植方案

在切皮之前进行皮肤消毒的相关数据已经被整理出来。两个主要的试验最近已发表，第一个来自美国弗吉尼亚州一个优秀的印度尼西亚外科团队，Swenson等在一项超过3 200例的前瞻性试验中发现，安尔碘用于皮肤消毒优于氯己定（洗必泰）[55]。但在Swenson发表论文后不久，另一项对800例患者进行意向治疗分析的前瞻性随机临床试验发表了，结论是氯己定优于安尔碘[56]。Swenson回顾并分析了这两项研究的数据，揭示了降低感染的关键是乙醇（酒精）。Duraprep®和Chloraprep®具有相同的外科感染风险，而用不含乙醇的碘消毒最常与感染相关[57]。多年来，使用理发剪而不是剃须刀来修剪毛发，一直是护理人员的标准，因为剃须刀会影响到手术部位[58]。手术野保护贴和皮肤密封胶在腹壁疝修补术中的应用没有得到很好的研究。这些措施的使用结果千变万化，从有益到有害的报道都有。有关手术野保护贴和皮肤密封胶的研究数据非常不一致，所以不建议在腹壁重建或腹壁疝修补术中使用。另外，对于术前淋浴使用消毒肥皂来减少手术部位的感染也是有争议的。与肥皂淋浴相比，使用氯己定或聚维酮碘等抗菌剂淋浴没有获得肯定的益处[59]。大多数这些研究要么效力不足，要么在一个广泛非均质性人群中进行，这使得得到一致性结果几乎不可能。许多早期的研究确实报道了手术时皮肤细菌定植的减少，但没有显示出手术部位感染的一致性下降。极少数较小的研究显示术前氯己定淋浴有利于降低手术部位感染，但这些都是少数结果[60]。这些不一致的文献报道导致了Cochrane分析在2012年得出结论，术前使用抗菌剂淋浴没有显著的益处[59, 61]。

由于Bode等2010年在《新英格兰医学杂志》上发表了一篇里程碑式的论文[62]，使得术前清除鼻腔金黄色葡萄球菌在过去的几年中获得了有效的普及。Kim等紧随其后发表了第二篇论文，支持术前清除葡萄球菌的理念，以减少术后切口感染[63]。在Bode等的研究中，对6 771例患者进行了入院筛查，约1 200例显示金黄色葡萄球菌阳性。然后，前瞻性随机地将携带金黄色葡萄球菌的患者分成两组，治疗组每日两次用莫匹罗星涂鼻孔和每日一次用氯己定淋浴，对照组则使用安慰剂，进行疗效分析。他们报道，治疗组术后金黄色葡萄球菌感染减少了42%。筛检并治疗那些阳性患者的管理流程有点烦琐，需要连贯一致以及患者良好的依从性，但是当按照协议流程完成时可获得明显的成本效益。我们的做法是避免随意进行鼻拭子耐甲氧西林金黄色葡萄球菌（MRSA）筛查。相反，我们在手术前5天鼻内使用莫匹罗星软膏治疗高危患者（如既往MRSA感染者、与MRSA患者同居者、最近6个月内有住院史者、生活在护理院或监狱者和目前正使用广谱抗生素者等）。

围手术期抗菌药物

根据美国卫生系统药师协会（ASHP）、美国传染病学会（IDSA）、外科感染协会（SIS）和美国卫生保健流行病学协会（SEHA）共同制定的指南，腹壁疝修补术的患者应常规预防性使用第一代头孢菌素类抗生素[64]。提前给予抗生素足够时间，以使组织中的药物浓度达到高于可抑制细菌的最小抑菌浓度（minimun inhibitory concentration，MIC），通常在切皮前至少30分钟[65]。考虑到手术所需时间、使用抗生素的半衰期、失血量和使用血液回输装置等，在手术期间应根据需要补充抗生素。术后不给予抗生素，是因为几项高质量的随机试验显示，在皮肤缝合后给予预防性抗生素并没有益处[64, 66-69]。这些结果在各自的外科学科中表现出相似性。现在大多数医院都有术前给药方案，在大规模的调查中，根据公布的指南，有超过90%的给药方案正确掌握了预防性使用抗生素的剂量。但对于体重指数（BMI）＞30的患者，通常给予预防性使用抗生素的剂量不足。最近的一项大型调查显示，只有66% BMI＞30的患者在接受预防剂量时达到足够的血清浓度[70]。根据 ASHP 指南，建议所有体重 120 kg 以下的患者接受 2 g 头孢唑啉，而体重 120 kg 及以上的患者则给予 3 g 头孢唑啉。然后，手术时间每延长 4 小时，追加 1 次剂量。值得注意的是，对于短半衰期抗生素，如氨苄西林舒巴坦、头孢西丁和哌拉西林 - 他唑巴坦，ASHP 建议，术中每 2 小时追加 1 次预防剂量[64]。

对于先前有切口感染病史且已经治愈的患者，后续切口是否有感染风险存在相互矛盾的数据，一些研究显示切口感染率增加[71, 72]，而其他研究却显示并无显著差异[73]。在我院，我们认为先前切口感染是后续切口感染的一个明确危险因素。如果先前感染的培养结果可获取，我们尝试使用合适的预防性抗生素。如果患者既往有腹壁 MRSA 感染史，我们将加用万古霉素来预防。对于这些患者，我们也更喜欢使用生物或生物可吸收补片作为加固假体[4]。这点在既往感染 MRSA 的患者涉及使用合成补片时尤为重要，即使已经长达 10 年没有明显的感染迹象。异物可以产生让生物膜附着的基质，并允许细菌繁殖。一旦发生这种情况，细菌就有足够数量来进行菌群感应。在菌落内，细胞内的信号允许菌落内的一些细菌细胞表型发生改变使得休眠、分裂活跃和浮游等不同状态的细菌互相转化[74]。有几篇论文推测，如果既往有网片感染史，患者就不应该再进行预防性治疗，而是采用经验性全疗程的抗生素治疗[74]。数据显示，使用万古霉素而不是标准的 β - 内酰胺类抗生素，会增加甲氧西林敏感的金黄色葡萄球菌感染切口的风险。所以如果没有明确的适应证，谨慎过度使用万古霉素预防[75]。出于这个原因，除了万古霉素预防 MRSA 感染的高危患者，我们通常还使用头孢唑啉，这也在 ASHP 治疗指南中进行了讨论[64]。

对于那些正遭受切口感染、网片感染或活动性瘘的患者，我们的首要目标是清除所有感染因素和异物。在最后疝修补之前，我们清除所有感染组织，移除所有感染网片、缝线和其他异物，视情况做任何必要的胃肠道切除吻合术。对于许多细菌负荷量很高的病例，我们将分期修补，先使用 Vicryl 或生物网片关腹及负压敷料包扎，然后根据患者情况、营养状况和污染程度，在将来的某个时间点很可能选用生物或生物合成可吸收补片进行后续修补[76]。

术后血糖管理

术后第一个 24 小时似乎对血糖控制尤其重要，

因为高血糖会导致无功能或功能低下的中性粒细胞活跃。已经证明，高糖血症可以使其改变趋化性、伪足形成、吞噬作用和氧化暴发，这会阻碍手术过程中进入切口的细菌被早期杀灭[77]。

一项以心脏病患者为主的大型研究首先证明，术后血糖控制对预防并发症有益[78]。在 21 世纪前十年，精准血糖控制（80 ～ 110 mg/dl）在外科重症监护患者中非常流行。该方法的流行是由一项大型随机对照试验所激发的，该试验表明，当制订严格的血糖控制方案时，病死率显著下降[78]。然而，后来证明情况并非如此，因为低血糖和其并发症的风险超过了精细血糖控制的风险[79]。此外，术后高血糖已被确认是术后 SSI 的一个强力预测因子。在一项 995 名患者的回顾性研究中使用多元回归模型，Ramos 等对术后感染的相关性进行了回顾性分析，结果表明术后高血糖是术后可能感染的强力指标。在这项研究中，血糖从 110 mg/dl 起每增加 40 mg/dl，感染风险就增加 30%[80]。Ata 等研究了 1 561 名接受普通外科或血管外科手术患者的记录后发现，术后血糖 > 140 mg/dl 是 SSI 唯一重要的预测因子[81]。当前围手术期目标血糖控制的最佳水平在 120 ～ 160 mg/dl。

降低风险的各种技术和处理

有报道的其他减少术后感染并发症的措施包括：涂有抗菌素的缝线、切口保护装置、围手术期患者保暖和术中及术后过氧合（hyper-oxygenation）等。虽然早期对使用抗菌缝线的热情度很高，但支持其常规使用的文献却很有限。尽管如此，在过去的几年中，另外有些数据显示，抗菌缝线减少了 SSI。一项针对 15 个随机对照试验的 meta 分析表明，在大多数的这些研究中，使用三氯生包裹的缝线显示了可喜的结果[82]。在一系列乳腺、结直肠或其他肠道、胆胰、心血管及其他手术中使用抗菌缝线，可发现 SSI 减少了[82-87]。目前，对于复杂腹壁疝患者，还没有使用这种缝线的研究报道，而这类患者通常具有较高的切口并发症发生率，其中就包括 SSI。虽然我们还没有在复杂腹壁疝修补中使用抗菌缝线，但它确实是安全的，并且似乎有足够的数据支持采用远期试验来评估抗菌缝线在这些高危人群中的疗效。

术中切口保护装置是为了防止脱水、污染和机械创伤而设计的，它们也被认为可以减少切口感染。目前还没有关于疝手术中切口保护装置使用的数据。到目前为止，关于切口保护装置用于结直肠和其他胃肠道手术，至少有6个随机临床试验已经完成。其中有4项研究报道称，切口保护装置对于降低SSI没有好处，而另外2项研究却显示出了益处。当权衡研究质量和运用等级系统来评估研究时，评审的结果倾向没有益处[88, 89]。

患者保暖可以减少SSI的发生，这一概念在过去10年里获得了极大关注。如今大多数手术室已把患者的保暖作为减少SSI方案的一部分。一些观察性研究报道了体温过低和SSI之间的显著相关性。理论认为，保温有助于保持皮肤更好的灌注，以及皮肤更佳的氧饱和度，这些都将减少SSI的发生[90]。体温过低与免疫功能受不良影响有关，T细胞介导了抗体的产生，并且削弱了嗜中性粒细胞的氧化性和非氧化性杀菌功能[91]。这些观点得到了两项中等规模临床随机对照试验的支持，两项都显示低体温与SSI的增加显著关联。一项使用NSQIP（国家外科质量改进计划）数据库进行的大型病例对照研究似乎没有证实早先的这些发现[92]。

围手术期补充氧合作用（高氧血症）已经得到了很好的研究，但不幸的是，在疝手术中并没有。目前的观念认为嗜中性粒细胞和巨噬细胞的杀菌作用需要有充足的氧合，然而手术切口的氧分压却低于正常组织，所以在降低SSI方面，这一观念使得补充氧合作用成为一个令人关注的假说[93]。在结直肠手术患者中，两个里程碑式的研究表明补充氧合作用对于减少SSI是有益的，这导致产生了多种补充氧合的方案[94, 95]。然而，一项包含1 400名患者的政府资助的大型研究却显示没有益处[96]。最近的一项meta分析赞同在高风险人群中使用补充氧合方案，如结直肠癌手术患者[97]。虽然在腹壁重建中没有直接的研究，但这一人群面临SSI的风险与结直肠手术患者非常相似。

围手术期抗生素的使用通常会导致大约20%的

患者出现抗生素相关性腹泻（antibiotic associated diarrhea，AAD），而AAD和梭状芽孢菌相关性腹泻的主要病因是围手术期抗生素的使用[98, 99]。最近的许多前瞻性试验表明，适当的选择和补充益生菌（在给予适当数量的情况下，活的益生菌对患者是有好处的）是安全的，并且可以显著减少AAD和梭状芽孢菌相关性腹泻[99, 100]。

值得注意的是，在术中和术后还有其他几个可处理的因素能优化患者的预后，使SSO最小化，但已超出了本章的范围。术前进行常规的体育锻炼，这一概念在大手术中迅速受欢迎，即所谓的"预康复"（prehabilitation），既可以减少住院时间，又可以减少与大手术相关的总体并发症的发生率[101]。

结　论

有多种因素影响腹壁疝修补术的预后。对患者的术前优化处理，包括戒烟、血糖控制和营养支持，可在相对较短的时间内（1～5周）完成。然而，肥胖对这一高危人群来说是一种主要的威胁，无论是饮食控制和锻炼，甚至是减重手术，患者都需要花几个月的时间来让体重明显减轻。如果外科医师有足够的时间等待（小或无症状疝），应该等到患者减去足够体重后才进行手术，以获得最佳预后。不幸的是，对于那些有严重症状或肠管危险的腹壁疝，外科医师的等待可能没有益处。患者手术的各个环节应该在可能的情况下进行优化和处理（表27.1）。在大多数情况下，这些术前和围手术期的干预措施已经被证明是安全的，甚至是有成本效益的。围手术期的干预措施，包括预防性抗生素的合理选择和使用时机、使用特殊营养进行代谢准备和（或）碳负荷、选择含乙醇的皮肤消毒剂、术前从鼻孔和皮肤清除定植的金黄色葡萄球菌。这些都是合理的干预措施，能够减少术中及术后并发症的发生率。

表 27.1　腹壁疝修补术围手术期干预

支持干预的可靠数据	有待更多验证的数据
肥胖和体重管理	肠道准备
● 足够的减重，然而却没有达成一致的目标 BMI	
术前戒烟 30 天以上	术中保暖

（续表）

支持干预的可靠数据	有待更多验证的数据
糖尿病治疗和围手术期血糖控制	
● 术前 HbAlc<7.0	过氧合作用
● 术后血糖 120 ～ 160 mg/dl	
营养和代谢控制	
● 术前和术后的营养补充	碳水化合物负荷
● 考虑特殊营养素（精氨酸，ω-3 脂肪酸）	
含乙醇皮肤消毒剂	预康复
抗生素的预防性使用	
● 抗生素的选择：最常用第一代头孢菌素	
● 在高危人群中使用万古霉素	抗菌缝线
● 缝合完成和切口关闭后停止使用抗生素	
● 追加剂量的间隔时间，需考虑到特殊抗生素的半衰期，参考 ASHP 和（或）住院指南	

参考文献

［1］ Sanchez VM, Abi-Haidar YE, Itani KMF. Mesh infection in ventral incisional hernia repair: incidence, contributing factors, and treatment. Surg Infect (Larchmt). 2011;12(3):205–10. doi:10.1089/sur.2011.033.

［2］ Hawn MT, Gray SH, Snyder CW, Graham LA, Finan KR, Vick CC. Predictors of mesh explantation after incisional hernia repair. Am J Surg. 2011;202(1):28–33. doi:10.1016/j.amjsurg.2010.10.011.

［3］ Sauerland S, Korenkov M, Kleinen T, Arndt M, Paul A. Obesity is a risk factor for recurrence after incisional hernia repair. Hernia. 2004;8(1):42–6. doi:10.1007/s10029-003-0161-x.

［4］ Lin HJ, Spoerke N, Deveney C, Martindale R. Reconstruction of complex abdominal wall hernias using acellular human dermal matrix: a single institution experience. Am J Surg. 2009;197(5):599–603. doi:10.1016/j.amjsurg.2008.12.022.

［5］ Desai KA, Razavi SA, Hart AM, Thompson PW, Losken A. The effect of BMI on outcomes following complex abdominal wall reconstructions. Ann Plast Surg. 2016;76 Suppl 4:S295–7. doi:10.1097/SAP.0000000000000673.

［6］ Sugerman HJ, Kellum JM, Reines HD, DeMaria EJ, Newsome HH, Lowry JW. Greater risk of incisional hernia with morbidly obese than steroid-dependent patients and low recurrence with prefascial polypropylene mesh. Am J Surg. 1996;171(1):80–4. doi:10.1016/s0002-9610(99)80078-6.

［7］ Puzziferri N, Austrheim-Smith IT, Wolfe BM, Wilson SE, Nguyen NT. Three-year follow-up of a prospective randomized trial comparing laparoscopic versus open gastric bypass. Ann Surg. 2006;243(2):181–8. doi:10.1097/01.sla.0000197381.01214.76.

［8］ Jensen JA, Goodson WH, Hopf HW, Hunt TK. Cigarette smoking decreases tissue oxygen. Arch Surg. 1991;126(9):1131–4.

［9］ Knuutinen A, Kokkonen N, Risteli J, Vahakangas K, Kallioinen M, Salo T, Sorsa T, Oikarinen A. Smoking affects collagen synthesis and extracellular matrix turnover in human skin. Br J Dermatol. 2002;146(4):588–94. doi:10.1046/j.1365-2133.2002.04694.x.

［10］ Sørensen LT, Toft BG, Rygaard J, Ladelund S, Paddon M, James T, Taylor R, Gottrup F. Effect of smoking, smoking cessation, and nicotine patch on wound dimension, vitamin C, and systemic markers of collagen metabolism. Surgery. 2010;148(5):982–90. doi:10.1016/j.surg.2010.02.005.

［11］ Sorensen LT, Hemmingsen UB, Kirkeby LT, Kallehave F, Jorgensen LN. Smoking is a risk factor for incisional hernia. Arch Surg. 2005;140(2):119–23. doi:10.1001/archsurg.140.2.119.

［12］ Finan KR, Vick CC, Kiefe CI, Neumayer L, Hawn MT. Predictors of wound infection in ventral hernia repair. Am J Surg. 2005;190(5):676–81. doi:10.1016/j.amjsurg.2005.06.041.

［13］ Yang GP, Longaker MT. Abstinence from smoking reduces incisional wound infection. Ann Surg. 2003;238(1):6–8. doi:10.1097/01.sla.0000074966.51219.eb.

［14］ Sorensen LT, Hemmingsen U, Kallehave F, Wille-Jorgensen P, Kjaergaard J, Moller LN, Jorgensen T. Risk factors for tissue and wound complications in gastrointestinal surgery. Ann Surg. 2005;241(4):654–8.

［15］ Chang DW, Reece GP, Wang B, Robb GL, Miller MJ, Evans GRD, Langstein HN, Kroll SS. Effect of smoking on complications in patients undergoing free TRAM flap breast reconstruction. Plast Reconstr Surg. 2000; 105(7): 2374–80. doi: 10.1097/00006534-200006000-00010.

［16］ Mallon WJ, Misamore G, Snead DS, Denton P. The impact of preoperative smoking habits on the results of rotator cuff repair. J Shoulder Elbow Surg. 2004; 13(2): 129–32. doi:10.1016/j.jse.2003.11.002.

［17］ Lindström D, Azodi OS, Wladis A, Tønnesen H, Linder S, Nåsell H, Ponzer S, Adami J. Effects of a perioperative smoking cessation intervention on postoperative complications. Ann Surg. 2008;248(5):739–45. doi:10.1097/sla.0b013e3181889d0d.

［18］ Sorensen LT, Karlsmark T, Gottrup F. Abstinence from smoking reduces incisional wound infection. Ann Surg. 2003;238(1):1–5. doi:10.1097/01.sla.0000074980.39700.31.

［19］ Morimoto N, Takemoto S, Kawazoe T, Suzuki S. Nicotine at a Low concentration promotes wound healing. J Surg Res. 2008;145(2):199–204. doi:10.1016/j.jss.2007.05.031.

［20］ Møller AM, Villebro N, Pedersen T, Tønnesen H. Effect of preoperative smoking intervention on postoperative complications: a randomised clinical trial. Lancet. 2002;359(9301):114–7. doi:10. 1016/s0140-6736(02)07369-5.

[21] Kuri M, Nakagawa M, Tanaka H, Hasuo S, Kishi Y. Determination of the duration of preoperative smoking cessation to improve wound healing after head and neck surgery. Anesthesiology. 2005;102(5):892–6. doi:10.1097/00000542-200505000-00005.

[22] Manchio JV, Litchfield CR, Sati S, Bryan DJ, Weinzweig J, Vernadakis AJ. Duration of smoking cessation and its impact on skin flap survival. Plast Reconstr Surg. 2009;124(4):1105–17. doi:10.1097/prs.0b013e3181b5a360.

[23] Mills E, Eyawo O, Lockhart I, Kelly S, Wu P, Ebbert JO. Smoking cessation reduces postoperative complications: a systematic review and meta-analysis. Am J Med. 2011;124(2):144–154.e148. doi:10.1016/j.amjmed.2010.09.013.

[24] Christman AL, Selvin E, Margolis DJ, Lazarus GS, Garza LA. Hemoglobin A1c predicts healing rate in diabetic wounds. J Invest Dermatol. 2011;131(10):2121–7. doi:10.1038/jid.2011. 176.

[25] Humphers J, Shibuya N, Fluhman BL, Jupiter D. The impact of glycosylated hemoglobin and diabetes mellitus on postoperative wound healing complications and infection following foot and ankle surgery. J Am Podiatr Med Assoc. 2014. doi:10.7547/13-026.1.

[26] Armaghani SJ, Archer KR, Rolfe R, Demaio DN, Devin CJ. Diabetes is related to worse patient-reported outcomes at two years following spine surgery. J Bone Joint Surg Am. 2016; 98 (1):15–22. doi:10.2106/JBJS.O.00297.

[27] Dronge AS, Perkal MF, Kancir S, Concato J, Aslan M, Rosenthal RA. Long-term glycemic control and postoperative infectious complications. Arch Surg. 2006;141(4):375–80. doi:10.1001/archsurg.141.4.375; discussion 380.

[28] Martindale RG, McClave SA, Vanek VW, McCarthy M, Roberts P, Taylor B, Ochoa JB, Napolitano L, Cresci G. Guidelines for the provision and assessment of nutrition support therapy in the adult critically ill patient: Society of Critical Care Medicine and American Society for Parenteral and Enteral Nutrition: executive summary. Crit Care Med. 2009;37(5):1757–61. doi:10.1097/ccm.0b013e3181a40116.

[29] Daley J, Khuri S, Henderson W, Hur K, Gibbs J, Barbour G, Demakis J, Irviniii G, Stremple J, Grover F. Risk adjustment of the postoperative morbidity rate for the comparative assessment of the quality of surgical care: results of the National Veterans Affairs surgical risk study 1. J Am Coll Surg. 1997;185(4):328–40. doi:10.1016/s1072-7515(01)00939-5.

[30] Kudsk K, Tolley E, DeWitt R, Janu P, Blackwell A, Yeary S, King B. Preoperative albumin and surgical site identify surgical risk for major postoperative complications. J Parenter Enteral Nutr. 2003;27(1):1–9. doi:10.1177/014860710302700101.

[31] Munroe C, Frantz D, Martindale RG, McClave SA. The optimal lipid formulation in enteral feeding in critical illness: clinical update and review of the literature. Curr Gastroenterol Rep. 2011;13(4):368–75. doi:10.1007/s11894-011-0203-y.

[32] Jie B, Jiang Z-M, Nolan MT, Zhu S-N, Yu K, Kondrup J. Impact of preoperative nutritional support on clinical outcome in abdominal surgical patients at nutritional risk. Nutrition. 2012; 28(10): 1022–7. doi:10.1016/j.nut.2012.01.017.

[33] Kondrup J, Rasmussen HH, Hamberg O, Stanga Z, Ad Hoc EWG. Nutritional risk screening (NRS 2002): a new method based on an analysis of controlled clinical trials. Clin Nutr. 2003;22(3):321–36.

[34] Braga M, Gianotti L, Nespoli L, Radaelli G, Di Carlo V. Nutritional approach in malnourished surgical patients. Arch Surg. 2002;137(2):174–80. doi:10.1001/archsurg.137.2.174.

[35] Braga M, Gianotti L, Vignali A, Schmid A, Nespoli L, Di Carlo V. Hospital resources consumed for surgical morbidity: effects of preoperative arginine and ω-3 fatty acid supplementation on costs. Nutrition. 2005;21(11–12):1078–86. doi:10.1016/j. nut.2005.05. 003.

[36] Gianotti L, Braga M, Nespoli L, Radaelli G, Beneduce A, Di Carlo V. A randomized controlled trial of preoperative oral supplementation with a specialized diet in patients with gastrointestinal cancer. Gastroenterology. 2002; 122(7):1763–70. doi:10. 1053/gast.2002.33587.

[37] Drover JW, Dhaliwal R, Weitzel L, Wischmeyer PE, Ochoa JB, Heyland DK. Perioperative use of arginine-supplemented diets: a systematic review of the evidence. J Am Coll Surg. 2011;212(3): 385–399.e381. doi:10.1016/j. jamcollsurg.2010.10.016.

[38] Calder PC. Fatty acids and inflammation: the cutting edge between food and pharma. Eur J Pharmacol. 2011; 668: S50–8. doi: 10. 1016/j.ejphar.2011.05.085.

[39] Calder PC. Omega-3 polyunsaturated fatty acids and inflammatory processes: nutrition or pharmacology? Br J Clin Pharmacol. 2012;75(3):645–62. doi:10.1111/j.1365-2125.2012.04374.x.

[40] Calder PC. Mechanisms of action of (n-3) fatty acids. J Nutr. 2012;142(3):592S–9. doi:10.3945/jn.111.155259.

[41] Lee H-N, Surh Y-J. Therapeutic potential of resolvins in the prevention and treatment of inflammatory disorders. Biochem Pharmacol. 2012; 84(10): 1340–50. doi: 10. 1016/j. bcp. 2012. 08. 004.

[42] Pluess T-T, Hayoz D, Berger MM, Tappy L, Revelly J-P, Michaeli B, Carpentier YA, Chioléro RL. Intravenous fish oil blunts the physiological response to endotoxin in healthy subjects. Intensive Care Med. 2007;33(5):789–97. doi:10.1007/s00134-007-0591-5.

[43] Spite M, Norling LV, Summers L, Yang R, Cooper D, Petasis NA, Flower RJ, Perretti M, Serhan CN. Resolvin D2 is a potent regulator of leukocytes and controls microbial sepsis. Nature. 2009;461(7268):1287–91. doi:10.1038/nature08541.

[44] Marik PE, Flemmer M. The immune response to surgery and trauma. J Trauma Acute Care Surg. 2012; 73(4): 801–8. doi: 10. 1097/ta.0b013e318265cf87.

[45] Rudolph FB, Van Buren CT. The metabolic effects of enterally administered ribonucleic acids. Curr Opin Clin Nutr Metab Care. 1998;1(6):527–30. doi:10.1097/00075197-199811000-00009.

[46] Burden S, Todd C, Hill J, Lal S. Pre-operative nutrition support in patients undergoing gastrointestinal surgery. Cochrane Database Syst Rev. 2012;11, CD008879. doi:10.1002/14651858.cd008879.pub2.

[47] Svanfeldt M, Thorell A, Hausel J, Soop M, Nygren J, Ljungqvist O. Effect of "preoperative" oral carbohydrate treatment on insulin action—a randomised cross-over unblinded study in healthy subjects. Clin Nutr. 2005;24(5):815–21. doi:10.1016/j. clnu.2005.05. 002.

[48] Soop M, Nygren J, Myrenfors P, Thorell A, Ljungqvist O. Preoperative oral carbohydrate treatment attenuates immediate postoperative insulin resistance. Am J Physiol Endocrinol Metab.2001; 280(4):E576–83.

[49] Fearon KCH, Ljungqvist O, Von Meyenfeldt M, Revhaug A, Dejong CHC, Lassen K, Nygren J, Hausel J, Soop M, Andersen J, Kehlet H. Enhanced recovery after surgery: a consensus review of clinical care for patients undergoing colonic resection. Clin Nutr. 2005;24(3):466–77. doi:10.1016/j.clnu.2005.02.002.

[50] Awad S, Constantin-Teodosiu D, Constantin D, Rowlands BJ, Fearon KCH, Macdonald IA, Lobo DN. Cellular mechanisms underlying the protective effects of preoperative feeding. Ann Surg. 2010;252(2):247–53. doi:10.1097/sla.0b013e3181e8fbe6.

[51] Awad S, Fearon KCH, Macdonald IA, Lobo DN. A randomized cross-over study of the metabolic and hormonal responses following two preoperative conditioning drinks. Nutrition. 2011;27(9): 938–42. doi:10.1016/j.nut.2010.08.025.

[52] Houck JP, Rypins EB, Sarfeh IJ, Juler GL, Shimoda KJ. Repair of incisional hernia. Surg Gynecol Obstet. 1989;169(5):397–9.

[53] Cevasco M, Itani KMF. Ventral hernia repair with synthetic, composite, and biologic mesh: characteristics, indications, and infection profile. Surg Infect (Larchmt). 2012;13(4): 209–15. doi: 10. 1089/sur.2012.123.

[54] Le D, Deveney CW, Reaven NL, Funk SE, McGaughey KJ, Martindale RG. Mesh choice in ventral hernia repair: so many choices, so little time. Am J Surg. 2013;205(5): 602–7. doi:10. 1016/j.amjsurg.2013.01.026.

[55] Swenson Brian R, Hedrick Traci L, Metzger R, Bonatti H, Pruett Timothy L, Sawyer Robert G. Effects of preoperative skin preparation on postoperative wound infection rates: a prospective study of 3 skin preparation protocols. Infect Control Hosp Epidemiol. 2009;30(10):964–71. doi:10.1086/605926.

[56] Darouiche RO, Wall Jr MJ, Itani KM, Otterson MF, Webb AL, Carrick MM, Miller HJ, Awad SS, Crosby CT, Mosier MC, Alsharif A, Berger DH. Chlorhexidine-alcohol versus povidone-iodine for surgical-site antisepsis. N Engl J Med. 2010;362(1):18–

26. doi:10.1056/NEJMoa0810988.

[57] Swenson BR, Sawyer RG. Importance of alcohol in skin prepara-tion protocols. Infect Control Hosp Epidemiol. 2010;31(09):977. doi:10.1086/655843.

[58] Tanner J, Norrie P, Melen K. Preoperative hair removal to reduce surgical site infection. Cochrane Database Syst Rev. 2011;11, CD004122. doi:10.1002/14651858.cd004122.pub4.

[59] Dumville JC, McFarlane E, Edwards P, Lipp A, Holmes A. Preoperative skin antiseptics for preventing surgical wound infections after clean surgery. Cochrane Database Syst Rev. 2013;3, CD003949. doi:10.1002/14651858.cd003949.pub3.

[60] Edmiston CE, Okoli O, Graham MB, Sinski S, Seabrook GR. Evidence for using chlorhexidine gluconate preoperative cleansing to reduce the risk of surgical site infection. AORN J. 2010;92(5):509–18. doi:10.1016/j.aorn.2010.01.020.

[61] Chlebicki MP, Safdar N, O'Horo JC, Maki DG. Preoperative chlorhexidine shower or bath for prevention of surgical site infec-tion: a meta-analysis. Am J Infect Control. 2013;41(2):167–73. doi:10.1016/j.ajic.2012.02.014.

[62] Bode LGM, Kluytmans JAJW, Wertheim HFL, Bogaers D, Vandenbroucke-Grauls CMJE, Roosendaal R, Troelstra A, Box ATA, Voss A, van der Tweel I, van Belkum A, Verbrugh HA, Vos MC. Preventing surgical-site infections in nasal carriers of staphy-lococcus aureus. N Engl J Med. 2010;362(1):9–17. doi:10.1056/nejmoa0808939.

[63] Kim DH, Spencer M, Davidson SM, Li L, Shaw JD, Gulczynski D, Hunter DJ, Martha JF, Miley GB, Parazin SJ, Dejoie P, Richmond JC. Institutional prescreening for detection and eradi-cation of methicillin-resistant staphylococcus aureus in patients undergoing elective orthopaedic surgery. J Bone Joint Surg Am. 2010;92(9):1820–6. doi:10.2106/JBJS.I.01050.

[64] Bratzler DW, Dellinger EP, Olsen KM, Perl TM, Auwaerter PG, Bolon MK, Fish DN, Napolitano LM, Sawyer RG, Slain D, Steinberg JP, Weinstein RA, American Society of Health-System Pharmacists, Infectious Disease Society of America, Surgical Infection Society, Society for Healthcare Epidemiology of America. Clinical practice guidelines for antimicrobial prophylaxis in surgery. Am J Health Syst Pharm. 2013;70(3):195–283. doi:10.2146/ajhp120568.

[65] Junker T, Mujagic E, Hoffmann H, Rosenthal R, Misteli H, Zwahlen M, Oertli D, Tschudin-Sutter S, Widmer AF, Marti WR, Weber WP. Prevention and control of surgical site infections: review of the Basel Cohort Study. Swiss Med Wkly. 2012; 142:w13616. doi:10.4414/smw.2012.13616.

[66] Berbari EF, Osmon DR, Lahr B, Eckel-Passow JE, Tsaras G, Hanssen AD, Mabry T, Steckelberg J, Thompson R. The mayo prosthetic joint infection risk score: implication for surgical site infection reporting and risk stratification. Infect Control Hosp Epidemiol. 2012;33(08):774–81. doi:10.1086/666641.

[67] Enzler MJ, Berbari E, Osmon DR. Antimicrobial prophylaxis in adults. Mayo Clin Proc. 2011;86(7):686–701. doi:10.4065/mcp.2011.0012.

[68] Fonseca SNS. Implementing 1-dose antibiotic prophylaxis for prevention of surgical site infection. Arch Surg. 2006;141(11):1109. doi:10.1001/archsurg.141.11.1109.

[69] Suehiro T, Hirashita T, Araki S, Matsumata T, Tsutsumi S, Mochiki E, Kato H, Asao T, Kuwano H. Prolonged antibiotic prophylaxis longer than 24 hours does not decrease surgical site infection after elective gastric and colorectal surgery. Hepatogastroenterology. 2008;55(86–87):1636–9.

[70] Hanley MJ, Abernethy DR, Greenblatt DJ. Effect of obesity on the pharmacokinetics of drugs in humans. Clin Pharmacokinet. 2010;49(2):71–87. doi:10.2165/11318100-000000000-00000.

[71] Breuing K, Butler CE, Ferzoco S, Franz M, Hultman CS, Kilbridge JF, Rosen M, Silverman RP, Vargo D. Incisional ventral hernias: review of the literature and recommendations regarding the grad-ing and technique of repair. Surgery. 2010;148(3):544–58. doi:10.1016/j.surg.2010.01.008.

[72] Dunne JR, Malone DL, Tracy JK, Napolitano LM. Abdominal wall hernias: risk factors for infection and resource utilization. J Surg Res. 2003; 111(1): 78–84. doi: 10.1016/s0022-4804(03) 00077-5.

[73] Blatnik JA, Krpata DM, Novitsky YW, Rosen MJ. Does a history of wound infection predict postoperative surgical site infection

after ventral hernia repair? Am J Surg. 2012;203(3):370–4. doi:10.1016/j.amjsurg.2011.12.001.

[74] Kiedrowski MR, Horswill AR. New approaches for treating staph-ylococcal biofilm infections. Ann N Y Acad Sci. 2011;1241(1): 104–21. doi:10.1111/j.1749-6632.2011.06281.x.

[75] Bull AL, Worth LJ, Richards MJ. Impact of vancomycin surgical antibiotic prophylaxis on the development of methicillin-sensitive staphylococcus aureus surgical site infections. Ann Surg. 2012;256(6):1089–92. doi:10.1097/sla.0b013e31825fa398.

[76] Diaz Jr JJ, Conquest AM, Ferzoco SJ, Vargo D, Miller P, Wu YC, Donahue R. Multi-institutional experience using human acellular dermal matrix for ventral hernia repair in a compromised surgical field. Arch Surg. 2009;144(3):209–15. doi:10.1001/archsurg. 2009.12.

[77] Turina M, Fry DE, Polk HC. Acute hyperglycemia and the innate immune system: clinical, cellular, and molecular aspects. Crit Care Med. 2005;33(7):1624–33. doi:10.1097/01.ccm.0000170106. 61978.d8.

[78] Van den Berghe G, Wouters P, Weekers F, Verwaest C, Bruyninckx F, Schetz M, Vlasselaers D, Ferdinande P, Lauwers P, Bouillon R. Intensive insulin therapy in critically Ill patients. N Engl J Med. 2001;345(19):1359–67. doi:10.1056/nejmoa011300.

[79] Investigators N-SS, Finfer S, Liu B, Chittock DR, Norton R, Myburgh JA, McArthur C, Mitchell I, Foster D, Dhingra V, Henderson WR, Ronco JJ, Bellomo R, Cook D, McDonald E, Dodek P, Hebert PC, Heyland DK, Robinson BG. Hypoglycemia and risk of death in critically ill patients. N Engl J Med. 2012;367(12):1108–18. doi:10.1056/NEJMoa1204942.

[80] Ramos M, Khalpey Z, Lipsitz S, Steinberg J, Panizales MT, Zinner M, Rogers SO. Relationship of perioperative hyperglyce-mia and postoperative infections in patients who undergo general and vascular surgery. Trans Meet Am Surg Assoc. 2008;126:228–34. doi:10.1097/sla.0b013e31818990d1.

[81] Ata A, Lee J, Bestle SL, Desemone J, Stain SC. Postoperative hyperglycemia and surgical site infection in general surgery patients. Arch Surg. 2010;145(9):858–64. doi:10.1001/archsurg. 2010.179.

[82] Daoud FC, Edmiston Jr CE, Leaper D. Meta-analysis of preven-tion of surgical site infections following incision closure with triclosan-coated sutures: robustness to new evidence. Surg Infect (Larchmt). 2014;15(3):165–81. doi:10.1089/sur.2013.177.

[83] Galal I, El-Hindawy K. Impact of using triclosan-antibacterial sutures on incidence of surgical site infection. Am J Surg. 2011;202(2):133–8. doi:10.1016/j.amjsurg.2010.06.011.

[84] Justinger C, Slotta JE, Ningel S, Graber S, Kollmar O, Schilling MK. Surgical-site infection after abdominal wall closure with triclosan-impregnated polydioxanone sutures: results of a ran-domized clinical pathway facilitated trial (NCT00998907). Surgery. 2013;154(3):589–95. doi:10.1016/j.surg.2013.04.011.

[85] Thimour-Bergstrom L, Roman-Emanuel C, Schersten H, Friberg O, Gudbjartsson T, Jeppsson A. Triclosan-coated sutures reduce surgical site infection after open vein harvesting in coronary artery bypass grafting patients: a randomized controlled trial. Eur J Cardiothorac Surg. 2013;44(5):931–8. doi:10.1093/ejcts/ezt063.

[86] Okada N, Nakamura T, Ambo Y, Takada M, Nakamura F, Kishida A, Kashimura N. Triclosan-coated abdominal closure sutures reduce the incidence of surgical site infections after pancreatico-duodenectomy. Surg Infect (Larchmt). 2014; 15(3): 305–9. doi: 10.1089/sur.2012.170.

[87] Justinger C, Moussavian MR, Schlueter C, Kopp B, Kollmar O, Schilling MK. Antibiotic coating of abdominal closure sutures and wound infection. Surgery. 2009;145(3):330–4. doi:10.1016/j.surg.2008.11.007.

[88] Horiuchi T, Tanishima H, Tamagawa K, Matsuura I, Nakai H, Shouno Y, Tsubakihara H, Inoue M, Tabuse K. Randomized, con-trolled investigation of the anti-infective properties of the Alexis retractor/protector of incision sites. J Trauma. 2007;62(1):212–5. doi:10.1097/01.ta.0000196704.78785.ae.

[89] Reid K, Pockney P, Draganic B, Smith SR. Barrier wound protec-tion decreases surgical site infection in open elective colorectal surgery: a randomized clinical trial. Dis Colon Rectum. 2010; 53(10):1374–80. doi:10.1007/dcr.0b013e3181ed3f7e.

[90] Flores-Maldonado A, Medina-Escobedo CE, Rı´os-Rodrı´guez

HMG, Fernández-Domı́nguez R. Mild perioperative hypothermia and the risk of wound infection. Arch Med Res. 2001;32(3):227–31. doi:10.1016/s0188-4409(01)00272-7.

[91] Qadan M, Gardner SA, Vitale DS, Lominadze D, Joshua IG, Polk HC. Hypothermia and surgery. Ann Surg. 2009;250(1):134–40. doi:10.1097/sla.0b013e3181ad85f7.

[92] Lehtinen SJ, Onicescu G, Kuhn KM, Cole DJ, Esnaola NF. Normothermia to prevent surgical site infections after gastrointestinal surgery: holy grail or false idol? Ann Surg. 2010;252(4): 696–704. doi:10.1097/SLA.0b013e3181f6c2a9.

[93] Fakhry SM, Montgomery SC. Peri-operative oxygen and the risk of surgical infection. Surg Infect (Larchmt). 2012;13(4):228–33. doi:10.1089/sur.2012.122.

[94] Greif R, Akça O, Horn E-P, Kurz A, Sessler DI. Supplemental perioperative oxygen to reduce the incidence of surgical-wound infection. N Engl J Med. 2000;342(3):161–7. doi:10.1056/nejm200001203420303.

[95] Belda FJ, Aguilera L, Garcia de la Asuncion J, Alberti J, Vicente R, Ferrandiz L, Rodriguez R, Company R, Sessler DI, Aguilar G, Botello SG, Orti R, Spanish Reduccion de la Tasa de Infeccion Quirurgica Group. Supplemental perioperative oxygen and the risk of surgical wound infection: a randomized controlled trial. JAMA. 2005;294(16):2035–42. doi:10.1001/jama.294.16.2035.

[96] Meyhoff CS, Wetterslev J, Jorgensen LN, Henneberg SW, Høgdall C, Lundvall L, Svendsen P-E, Mollerup H, Lunn TH, Simonsen I, Martinsen KR, Pulawska T, Bundgaard L, Bugge L, Hansen EG, Riber C, Gocht-Jensen P, Walker LR, Bendtsen A, Johansson G, Skovgaard N, Heltø K, Poukinski A, Korshin A, Walli A, Bulut M, Carlsson PS, Rodt SA, Lundbech LB, Rask H, Buch N, Perdawid SK, Reza J, Jensen KV, Carlsen CG, Jensen FS, Rasmussen LS, Proxi Trial Group. Effect of high perioperative oxygen fraction on surgical site infection and pulmonary complications after abdominal surgery. JAMA. 2009;302(14):1543. doi:10.1001/jama.2009.1452.

[97] Al-Niaimi A, Safdar N. Supplemental perioperative oxygen for reducing surgical site infection: a meta-analysis. J Eval Clin Pract. 2009;15(2):360–5. doi:10.1111/j.1365-2753.2008.01016.x.

[98] Hempel S, Newberry SJ, Maher AR, Wang Z, Miles JN, Shanman R, Johnsen B, Shekelle PG. Probiotics for the prevention and treatment of antibiotic-associated diarrhea: a systematic review and meta-analysis. JAMA. 2012;307(18):1959–69. doi:10.1001/jama.2012.3507.

[99] Johnston BC, Ma SSY, Goldenberg JZ, Thorlund K, Vandvik PO, Loeb M, Guyatt GH. Probiotics for the prevention of clostridium difficile — associated diarrhea. Ann Intern Med. 2012;157(12):878. doi:10.7326/0003-4819-157-12-201212180-00563.

[100] Goldenberg JZ, Ma SSY, Saxton JD, Martzen MR, Vandvik PO, Thorlund K, Guyatt GH, Johnston BC. Probiotics for the prevention of Clostridium difficile-associated diarrhea in adults and children. Cochrane Database Syst Rev. 2013;5, CD006095. doi:10.1002/14651858.cd006095.pub3.

[101] Valkenet K, van de Port IG, Dronkers JJ, de Vries WR, Lindeman E, Backx FJ. The effects of preoperative exercise therapy on postoperative outcome: a systematic review. Clin Rehabil. 2010;25 (2):99–111. doi:10.1177/0269215510380830.

第28章
腹壁/切口疝修补术手术方法及分期系统

Overview of Operative Approaches and Staging Systems
for Ventral/Incisional Hernia Repairs

David M. Krpata and Michael J. Rosen

王 坚 译

引 言

由于手术方法和患者与疝病的多样性,将修复腹壁疝的理想术式统一为一种,事实上极具挑战,甚至可能是不切实际的。此外,术者的爱好和技术能力可能对接受腹壁疝修补术的患者在术式选择上起很大作用。接受过微创手术培训的外科医师偏向于选择腹腔镜手术,而其他医师则更愿意选择开放手术。更复杂的决策是网片的放置位置,是sublay、onlay、underlay还是桥接?至于是否应该进行组织结构分离仍然存在争议,而且如果计划松弛筋膜,那么术者需要分离更多层的腹壁结构。本文前几章重点介绍腹壁疝修补术的重要概念,如腹壁解剖和术前优化,而后续章节将关注腹壁疝修补术的各种具体技术。本文致力于讨论如何根据患者个人情况及病情特点来选择合适的术式。为了便于理解,我们认为根据疝的种类进行分类讨论非常重要,这样可以使所有外科医师都能够正确地根据腹壁疝分类进行技术方面的讨论。

腹壁疝的分类系统

当某一领域技术标准和操作规范比较缺乏时,那么对分类系统的需求就更加突出。分类系统有很多好处,但最重要的是它们提供了一种共同语言,便于外科医师间进行技术探讨、文献阅读和案例分析。如果在"pubmed.gov"网站内检索"腹壁疝",就能查到超过9 000篇描述性研究的文献。可以想象,如果这9 000篇腹壁疝文献没有一个规范的分类标准,那么这些文献之间的比较就会变得很困难,有时还会使读者感到困惑。更复杂的腹壁疝分类系统有助于医师采用最恰当的预后标准来对手术的风险进行分级。笔者认为,评估腹壁疝手术效果最相关的两个指标是手术部位感染率和疝复发率。正确认识疝外科历史发展过程中,前辈们为制订疝分类系统所作出的努力及各分类系统的优缺点是非常重要的。

早在2000年,疝外科医师们就开始尝试联合讨论腹壁疝修复技术及创建腹壁疝分类系统。Schumpelick和Chevrel分别提出了疝分类系统,根据腹壁缺损的位置、大小及原发和复发等特点进行分类[1,2]。其他分类系统,如由Ammaturo和Bassi提出的分类,增加了腹壁缺损面积与前腹壁表面积的比值,并将其作为一个新的参考变量[3]。Dietz等则提出了一个涉及患者体型、腹壁疝形态及复发危险因素的分类系统[4]。然而这些分类系统对腹壁疝的评估过于完整和细化,以至于比较繁琐而限制了其在临床上的应用,并且这些早期的分类系统主要关注腹壁疝的复发因素。目前使用较为广泛的分类系统是欧洲疝协会[5]、腹壁疝工作组[6]和改良腹壁疝工作组[7]的分类系统。

欧洲疝协会腹壁疝分类系统

虽然欧洲疝协会并非最早对腹壁疝进行分类,但他们首先开始尝试制订一个标准化的腹壁疝分类系统。欧洲疝协会最早在2009年,提出了腹壁疝和切口疝分类系统[5](表28.1),该分类系统分别讨论了原发性腹壁疝和切口疝两种疾病。对于原发性腹壁疝，疝的发生位置和大小是最重要的考量因素。最后，他们制订了一个表格来对疝进行分类，按照发生位置将原发性腹壁疝分为4种类型（分别是上腹壁疝、脐疝、半月线疝和腰疝），以及按照缺损大小分为3种类型（<2 cm、2～4 cm、>4 cm）。欧洲疝协会这样分类的目的在于使该分类系统简单易行。

切口疝和复发性腹壁疝的分类更具挑战性，欧洲疝协会也选择疝的大小和位置作为该分类系统的主要依据。然而，对于疝的大小，应当同时测量疝的长度和宽度，而不是仅仅测量其直径。此外，疝位置的定义也更加严谨，包括5个中间位置（M1：剑突下疝；M2：上腹壁疝；M3：脐疝；M4：脐下疝和M5：耻骨上疝）和4个外侧位置（L1：肋下疝；L2：侧腹壁疝；L3：髂疝和L4：腰疝），外侧和内侧以腹直肌外侧缘为分界线。按照长度分为3类，包括W1（<4 cm）、W2（4～10 cm）和W3（>10 cm）。令人感兴趣的是，欧洲疝协会认为从报道的角度来看，详细记录腹壁缺损的实际长度和宽度而不仅仅是一个范围是很重要的。分类系统的最后一部分是记录疝是否为复发性。不幸的是，由于存在多个变量及对疝大小的多变性缺乏共识，欧洲疝协会并未实现他们的目标，未设计出一个网格样、便于分类、符合潮流的分类系统。尽管如此，它提供了一个合适的工具来分类和记录腹壁疝的特征，以便将来在文献中的描述更加标准化。

表 28.1　欧洲疝协会腹壁切口疝分类系统

欧 洲 疝 协 会			
中　线	剑突下	M1	
	上腹壁	M2	
	脐	M3	
	脐 下	M4	
	耻骨上	M5	
外　侧	肋 下	L1	
	侧腹壁	L2	
	髂	L3	
	腰	L4	
长　度	cm	宽度	cm
宽　度	< 4 cm	W1	
	4～10 cm	W2	
	> 10 cm	W3	
是否为复发性疝?		是	否

摘自 Muysoms F et al. Classification of primary and incisional abdominal wall hernias. Hernia. 2009, 13: 407-414.

关于这一公认的分类系统有一个值得注意的观点，就是使用了一种标准方法来测量多个腹壁缺损。由于协会对腹壁疝大小的测量十分重视，所以在报道中明确地定义了这一点："在存在多个腹壁缺损的情况下，宽度测量应在两端最外侧缺损最外侧缘之间"[5]。同样，长度测量也应从缺损的最头侧上缘量到最尾侧下缘。值得注意的是，欧洲疝协会分类系统将造口旁疝排除在外。事实上，他们在

2014年为造口旁疝提出了一个独立的分类系统[8]。但是在最初的指南中，没有对术区有污染或半污染的病例进行分类，部分学者基于这一因素的重要性，对欧洲疝协会分类系统提出了质疑。

腹壁疝工作组分类系统

2008年，八位普外科医师和整形外科医师联合讨论，就腹壁疝的分级和修补技术提出相关建议，并于

2010年公开发表[6]。虽然这个小组最初目的并不是建立腹壁疝分类系统，而是给腹壁疝修补的决策和技术方法提供指导，但他们提出了一个分类系统，在当前文献中被广泛报道。腹壁疝工作组（Ventral Hernia Working Group，VHWG）分级系统基于手术部位发生不良事件风险程度的高低划分为4个等级（表28.2）。手术部位不良事件包括手术部位感染、血清肿、伤口裂开或肠瘘。1级患者一般健康状况较好，无伤口感染史，术区不良事件发生风险较低。2级患者同时合并多种疾病，术区不良事件发生的风险更高。这些合并症包括吸烟、肥胖、糖尿病、免疫抑制状态和慢性阻塞性肺疾病。3级患者的手术区域存在潜在污染，包括手术部位感染史、附近存在造口或术中损伤胃肠道。3级患者术区不良事件发生的风险很高。然而，不良事件发生风险最高的是4级患者，他们存在活动性感染，如补片感染或伤口化脓开裂。

表 28.2 腹壁疝工作组（VHWG）分类系统

1级	低危	一般健康状况良好
		无伤口感染史
2级	有合并症	吸烟
		肥胖
		糖尿病
		免疫抑制状态
		慢性阻塞性肺疾病
3级	潜在污染	既往有伤口感染史，无其他合并症
		伤口附近存在造口
		术中损伤胃肠道
4级	感染	补片感染
		伤口化脓开裂

经允许引自 Breuing K et al. Incisional ventral hernias: review of the literature and recommendations regarding the grading and technique of repair. Surgery. 2010, 148(3): 544-558.

根据VHWG分级系统，VHWG还对每一级患者的处理提出了建议。当人们阅读这些建议时，应该注意到，VHWG是由一家生物补片公司资助的。VHWG的推荐如下：1级患者，应根据术者偏好和患者情况选择疝修补方法；由于2级患者术后并发症的风险较高，永久的合成补片可增加术后并发症风险，而生物补片对于这些患者可潜在获益；3级患者，不推荐使用合成补片，而采用生物修补材料，因为后者可能拥有更大的优势。4级患者，不推荐使用永久性合成补片，而应该考虑使用生物材料。这些建议在当前的文献中已受到许多挑战，可能已不再适用。

尽管上述有关腹壁疝的描述方法令人关注，但我们必须认识到VHWG未能将腹壁缺损的特征如大小和位置纳入考量，因此感觉VHWG分级系统有些不完整。尽管如此，VHWG分级系统仍是目前文献中被广泛报道的分级系统，可用于腹壁疝的比较。

改良腹壁疝工作组分类系统

VHWG分级系统存在的另一个重要问题是它从未得到验证。Kanters等对299例接受腹壁疝修补术的患者进行了前瞻性研究，试图验证VHWG分级系统[7]。他们的工作得到了3个重要结论。第一，有手术部位感染史的患者被错误归类。事实证明，有伤口感染史的患者其术区不良事件发生的概率与存在合并症的VHWG 2级患者相似。其次，由于术区附近存在瘘道或术中伤及胃肠道而使手术部位可能受到污染，其术区不良事件的发生率也与存在活动性感染（补片感染或伤口化脓开裂）的VHWG 4级患者相似。根据以上两个研究结果，改良VHWG分级系统只包括了3个等级（表28.3）。在改良VHWG

分级系统中1级患者与原VHWG系统相同；2级患者则包括合并症和伤口感染史的患者。3级患者为将VHWG分级系统中的3级和4级患者合并到一起，

事实上改良VHWG分类系统的3级患者包括了疾病控制中心（CDC）所说的伤口2级（半污染）、3级（污染）和4级（严重污染）患者。

表28.3　改良腹壁疝工作组分类系统

分　　级	描　　述	术区不良事件发生率（%）
1级	一般健康状况良好	14
	无伤口感染史	
2级	吸　烟	27
	肥　胖	
	慢性阻塞性肺疾病	
	糖尿病	
	伤口感染史	
3级	半污染	46
	污　染	
	严重污染	

改良VHWG分类系统的第三个重要发现是它为每个等级患者提供了手术部位发生不良事件的风险概率。术者获知这些重要信息后，可根据腹壁疝的分级就手术部位发生不良事件风险概率与患者进行广泛的讨论。在改良VHWG分级系统中，1级患者手术部位发生不良事件的风险概率为14%，2级患者为27%，3级患者为46%。改良VHGW分级系统提供了原来VHWG分级系统所忽略的信息并经过了实践验证，然而，它主要的局限性在于其仍以VHWG分级系统为基础。所以与VHWG分级系统相同，改良VHWG分级系统也未考虑腹壁缺损的特征包括大小和位置。此外，上述分级系统还未将一个非常重要的结果作为评估项目纳入考量，那就是腹壁疝的术后复发情况。

腹壁疝分期系统

从事腹壁疝修复术的外科医师拥有一个共同的语言沟通体系是极其重要的。肿瘤分期的出现使得医师可以遵循统一标准研究每一种癌症。这种分期标准改善了治疗结果和统一了手术方法，并且建立了医师之间的沟通体系，以便加强多学科合作。也许最重要的一点是，分期系统为患者提供了一种简

洁直观的沟通体系，使他们能够更好地理解自己的治疗选择和疾病预后。疝与癌症有着不同的疾病进程，但其对医疗保健系统的影响仍然不可小觑，因为它是最常见的手术之一，而分期系统有助于帮助术者选择合适的腹壁疝手术方法并改善患者的预后。

腹壁疝分期系统最早由Petro等于2015年提出[9]。它强调了欧洲腹壁疝协会分类系统的特点，并包含了VHWG系统的各个方面，以疝的大小和手术野的污染程度为基础而建立。有意思的是，腹壁疝分期系统最初并非只包括这两个主要因素，在建立了包含患者健康状况、腹壁疝特征及伤口污染等多个影响因素的复杂模型之后，他们发现腹壁疝的宽度和伤口污染程度对腹壁疝的分期最有意义。但应当认识到，尽管其他变量未纳入腹壁疝分期系统，并不意味着它对术区不良事件发生率和术后复发率没有影响。例如，虽然糖尿病未被列入分期系统的指标，但它仍对腹壁疝的预后有重要影响，只是这种影响并未显著到可作为全球腹壁疝分期系统的一部分。腹壁疝分期系统也将术区不良事件和术后复发作为预后的评估项目，以此来克服以前分类系统所存在的缺陷。

腹壁疝分期系统包括3个等级（表28.4）。Ⅰ期

腹壁疝为疝宽度 < 10 cm，同时属于清洁伤口。该期患者一般很少发生术区不良事件和术后复发，两者的发生率均为 10%。Ⅱ 期包括疝宽度为 10 ～ 20 cm、清洁伤口的腹壁疝或疝宽度 < 10 cm、污染伤口的腹壁疝。在本分期系统中，所谓的污染伤口涵盖了所有非清洁伤口，包括疾病控制中心（CDC）所描述的 2、3 和 4 级伤口。Ⅱ 期患者有中等程度的术区不良事件发生率（20%）和术后复发率（15%）。最后，Ⅲ 期包括疝宽度 > 20 cm、清洁伤口的腹壁疝或任何疝宽度 > 10 cm、污染伤口的腹壁疝。该期患者的术区不良事件发生率和术后复发率均较高，分别为 42% 和 26%。该分期系统简便有效，并且可在术前预测患者最终的预后，以便医师与患者进行沟通讨论，并尽可能优化医师的手术操作。

表 28.4　腹壁疝分期系统

分期	风险	说　　明
Ⅰ 期	低	宽度 < 10 cm，清洁伤口
Ⅱ 期	中	宽度 10 ～ 20 cm，清洁伤口
		宽度 < 10 cm，污染伤口
Ⅲ 期	高	宽度 > 10 cm，污染伤口
		任何宽度 > 20 cm

基于腹壁疝分期的手术方法选择

对于疝修补术而言，最大的挑战并不是手术本身，而是如何选择对患者最合适的手术方法。"根据每个患者的临床实际，制订最适合其本人的手术方法"这一理念越来越得到关注。但是，目前获得的临床数据有限，不足以帮助术者在所有状况下都能作出正确的决定。要决定选择何种手术方式，一般会考虑术者和患者的个人偏好、患者个人情况和腹壁疝的临床特点。部分学者认为，目前对手术决策影响最大的是术者的偏好和其对不同手术技术的熟悉程度。应用分期系统来决定手术方式时，不应该忽视外科医师的临床经验，而应该将其作为总方针来指导手术决策。在接下来的章节中，将讨论多种手术技术，包括腹腔镜技术、各种腹壁层次分离方法，甚至机器人技术。

对于 Ⅰ 期腹壁疝，可以选择的修复方式最为多样。一般认为，对 Ⅰ 期腹壁疝应该缝合中央缺损的

筋膜并且使用合成材料补片进行加固。不建议使用补片的特殊情况包括原发性脐疝直径 < 2 cm、患者为生育年龄且有怀孕计划，或者患者不愿意使用补片。生物或可吸收合成补片不应用于 Ⅰ 期腹壁疝的修补。腹壁疝分期系统的应用，使人们产生了对合成补片的担忧，对于腹壁疝分期系统 Ⅱ 期患者，由于各种合并症的存在使其手术部位不良事件的发生率增加，因此医师很担心补片感染的发生。对于那些术区发生不良事件的高风险 Ⅰ 期患者，推荐使用大孔径、轻质、单纤维的合成补片，并将其放置在腹直肌后（sublay）。这种方法选用了抗菌性最强的合成网片[10]，并且网片与组织贴合紧密，使之能够远离肠道，同时位于筋膜下而不受来自浅表手术伤口感染的影响。对于没有肥胖、吸烟及合并症的 Ⅰ 期患者，也可使用一种开放的前置（onlay）修补技术。此方法与组织结构分离技术相结合，可以关闭较大的腹壁缺损。然而，对于伤口并发症发生率高的患者，应限制这种方法的使用，以降低与皮瓣制作相关的伤口并发症的发生率。对于这类患者，我们推荐采用肌后修补联合组织结构分离技术的手术方法。

Ⅰ 期患者也可采用微创腹壁疝修复技术，包括腹腔镜技术和机器人技术，遵循缺损关闭和补片加固的手术原则。我们通常对腹壁缺损最大宽度 < 6 cm、条件许可或不需要修复过多瘢痕组织的患者选择微创手术。之前已详细描述微创手术修复腹壁缺损的方法，包括"鞋带（shoelace）"技术，也就是腹腔镜或机器人辅助多个 8 字缝合或连续缝合。应用微创技术时，应当使补片超过缺损边缘至少 4 ～ 5 cm。虽然我们建议 Ⅰ 期患者若行腹腔镜手术时，腹壁缺损应当关闭，但这一措施在文献中仍存在争议。决定采用开放还是微创方式进行手术，部分程度上还受到术者个人偏好的影响。笔者认为所有需要修补腹壁缺损的疝手术首选方法应为开放手术，并肌后间隙放置补片。这种术式可以减少重度肥胖患者的手术创伤，而且对腹壁功能的损害最小，只需消除肠道嵌顿的风险而不需要进行功能性修复。

Ⅱ 期腹壁疝较 Ⅰ 期腹壁疝缺损的直径更大，而且可能存在污染，因此具有较高的术区不良事件发生率和术后复发率。在决定具体的修补方式时应考虑多种因素。这类患者最好选择开放手术而非微创手术，是基于以下两个原因。首先，带有防粘连层的组织隔离补片不能放置在污染区域。因此，原本

一些缺损直径 < 10 cm的腹壁疝,由于补片选择的原因,不再适于腹腔镜手术。需要注意的是,并不是合成材料补片不能用于污染区域,而是其表面的防粘连层为细菌定植提供了合适的环境,因此更容易发生补片感染。其次,较大的腹壁缺损(> 10 cm)可能需要更大范围的组织结构分离,以实现两侧腹直肌对拢缝合和腹白线重建。近期也有使用微创技术进行组织结构分离的报道,如腹腔镜或机器人辅助腹横肌分离关闭缺损。然而,这些报道很少用于直径 > 10 cm的腹壁疝,而且缺乏术后远期随访的结果。因此,除非术者有熟练的腹壁重建技术和微创手术技巧,对于这类患者目前还是应该首选开放手术。

Ⅰ期和Ⅱ期腹壁疝修复手术之间的一个显著差异是关于补片的选择。Ⅰ期患者选择合成补片即可,而Ⅱ期患者由于有不同的临床状况,其中术区污染的情况包括了伤口分类的2级、3级和4级,因此选择适当的补片很重要,应当考虑具有良好防污染性能的补片。这类补片包括大孔径、轻质、单纤维合成补片、生物补片,以及可吸收生物补片或可吸收合成补片。合成补片相比生物或可吸收补片最大的优势在于其持久性。然而,该补片一旦发生感染,可能需要再次手术,将部分甚至全部补片移除。相反,如果生物补片被细菌感染,则补片会被细菌胶原酶分解,从而避免了脓毒症的发生。从技术角度来看,当补片放置在肌后,修复效果一般较好。然而,可吸收的合成补片会在6 ～ 18个月后分解,因此其对于腹壁疝修复效果的长期持续性仍存在疑问。

对于Ⅱ期腹壁疝,其治疗方法以腹壁缺损大小和是否存在伤口污染为基础来进行决策。对于腹壁缺损直径 < 10 cm但存在污染的患者,应当首先去除感染源,然后关闭腹壁缺损,允许其有较高的疝复发率。这类腹壁疝可以在将来术区清洁后,再择期修复。如果仅仅关闭腹壁缺损而不修复,安全性无法保证,担心内脏脱出或伤口裂开,那么可以先进行初期修复,同时可能需要进行组织结构分离,并使用大孔径合成补片、可吸收合成补片或生物补片。目前,没有随机对照试验结果能指导污染情况下应首选使用上述何种补片。对于10 ～ 20 cm的清洁腹壁缺损,进行肌筋膜松弛术可能是最合适的选择。对于直径 < 15 cm的腹壁缺损,一般采用腹直肌肌后Stoppa术就足以修复。如果存在较大的缺损,必要时可采用组织结构分离技术来进行修复。

Ⅲ期腹壁疝存在非常复杂的外科问题,如污染的大型缺损(> 10 cm),或者虽然是清洁伤口但缺损更大(> 20 cm),导致术区不良事件发生率可达40%,术后复发率约为25%。对于这类腹壁疝的术式选择应当进行细致评估。首先,确定这类患者的手术风险非常必要。对于腹壁缺损直径 > 20 cm且存在多种合并症的患者,修补手术可能使患者面临更高的并发症发生率和病死率。向这类患者告知手术风险,使其完全理解并接受不手术可能只是生活质量仅受到一定限制的事实。直径 > 20 cm的腹壁疝很少出现嵌顿或绞窄,对这类患者进行修补手术的主要目的是改善生活质量。

其次,对于这类腹壁疝应首选开放手术入路。无论微创手术的技巧如何,伴或不伴术区污染的巨大腹壁疝的最好手术方式始终是开放手术。这类患者在大多数情况下都需要不同程度地去除多余、变薄的皮肤,通常需要组织结构分离技术,才能更好地关闭腹壁缺损。需注意的是,对于巨大腹壁疝,腹壁缺损的关闭并不一定能够实现。针对这种情况,可以用合成补片进行桥接修补来治疗伤口清洁的巨大腹壁疝。对这类患者,推荐使用质量较大的重量型合成补片,之后用重量型补片覆盖软组织,这样可以降低血管栓塞和局部缺血的风险。如果重量型补片无法很好地覆盖软组织,可用背阔肌或大腿前外侧游离皮瓣作为替代,不推荐使用生物补片或可吸收合成补片进行桥接修复。

鉴于此类患者的腹壁缺损较大,通常需要进行组织结构分离。尽管Ramirez[11]所报道的传统的前入路组织结构分离技术,与后入路组织结构分离联合腹横肌分离具有相似的肌筋膜分离效果[12],但笔者更偏向于选择后入路组织结构分离技术,主要基于以下3个原因。首先,它不需要大皮瓣,避免了干扰腹壁软组织血供,最终可降低患者伤口并发症的风险。其次,后入路手术可以在肌层后方和腹膜前分离出一个间隙以便将补片放置在腹膜外,使得补片能远离肠管,而且其两侧均有富含血管的组织,可保证更好的综合疗效。最后,后入路组织分离提供了一个更大的空间,这种术式可以做到用补片覆盖两侧腰大肌之间的整个腹膜外组织。但是并非所有的腹壁疝都需要采用这么大的补片覆盖,然而,对于巨大腹壁疝而言,这种方法可以较好地保证修补手术效果的持久性。正如其他章节所述,后入路组织结构分离有较高的技术要求,无丰富操作经验的术者不应在这类大型腹壁疝患者中尝试。

Ⅲ期腹壁疝的补片可有两种选择。一般来说，对于清洁伤口的大面积腹壁疝，选用重量型合成材料补片有利于降低术后复发率。然而，对于污染伤口的大面积腹壁疝，应尽量避免使用上述补片，因为其性能不适合于污染区域。因此，对于手术野污染的患者，应选用轻质、大孔径、单纤维的合成补片、可吸收合成补片或生物补片。应当指出的是，不管是合成材料、可吸收材料还是生物材料，在污染区域使用任何上述补片都超出了说明书规定的使用范围。综上所述，在一个污染的区域进行修补手术，各种补片都有优缺点，还需要通过更进一步的研究来确定，在该种情况下究竟何种补片才是最佳的选择。

结　　果

决定腹壁疝修补的手术方式必须统一外科医师和患者对于手术结果是否满意的认识。不幸的是，目前对于手术结果的判断方式是二元化的，即复发和未复发。在大型腹壁疝修补术后出现小的、无症状的复发真的意味着手术失败吗？外科医师和患者可能有不同的答案。因此，外科医师不能仅仅了解术区不良事件和术后复发的发生率，相反，需要共同努力来收集各期患者的临床资料，不仅记录术区不良事件和术后复发的发生率，还要关注患者术前和术后的生活质量，以确保为患者提供最佳的手术方式。

幸运的是，美国疝协会的美国疝协会质量协作组织（AHSCQ.org）和欧洲疝协会为外科医师们提供了注册服务，通过风险调整的方式追踪手术效果，从而实现关怀患者的最大化。这类注册管理机构将有助于改善腹壁疝的分类和分期，以便于外科医师优化和制订手术方案，为患者提供更好的服务。

总　　结

腹壁疝修补术是目前最常见的手术之一，随着手术的复杂性越来越高，具有挑战性的案例和临床状况也并不少见。目前通用的分类系统，如欧洲疝协会、腹壁疝工作组和改良腹壁疝工作组都具有非常重要的地位，因为他们建立了一个具有共同沟通的体系，以便于外科医师之间相互交流，从而提高腹壁疝的修补技术和方法。腹壁疝分期系统在上述所有分类系统中最为实用，它将患者的实际情况和腹壁疝特征都纳入考量，不仅提供了通俗易懂的沟通体系，还给出了手术预期结果，有助于医患之间对手术预期结果展开讨论。这个分期系统也可以帮助外科医师决策手术方式，包括手术技术和补片的选择。

参考文献

[1] Schumpelick V. Narbenhernie. In: Schumpelick V, editor. Hernien. Stuttgart: Thieme; 2000. p. 266–9.

[2] Chevrel J, Rath A. Classification of incisional hernias of the abdominal wall. Hernia. 2000;4:7–11.

[3] Ammaturo C, Bassi G. The ratio between anterior abdominal wall surface/wall defect surface: a new parameter to classify abdominal incisional hernias. Hernia. 2005;9(4):316–21.

[4] Dietz UA, et al. An alternative classification of incisional hernias enlisting morphology, body type and risk factors in the assessment of prognosis and tailoring of surgical technique. J Plast Reconstr Aesthet Surg. 2007;60(4):383–8.

[5] Muysoms F, et al. Classification of primary and incisional abdominal wall hernias. Hernia. 2009;13:407–14.

[6] Breuing K, et al. Incisional ventral hernias: review of the literature and recommendations regarding the grading and technique of repair. Surgery. 2010;148(3):544–58.

[7] Kanters AE, et al. Modified Hernia grading scale to stratify surgical site occurrence after open ventral hernia repairs. J Am Coll Surg. 2012;215(6):787–93.

[8] Smietanski M, et al. European Hernia Society classification of parastomal hernias. Hernia. 2014;18:1–6.

[9] Petro CC, et al. Designing a ventral hernia staging system. Hernia. 2016;20(1):111–7.

[10] Blatnik JA, et al. In vivo analysis of the morphologic characteristic of synthetic mesh to resist MRSA adherence. J Gastrointest Surg. 2012;16(11):2139–44.

[11] Ramirez OM, Ruas E, Dellon AL. Components separation method for closure of abdominal wall defects: an anatomical and clinical study. Plast Reconstr Surg. 1990;86(3):519–26.

[12] Krpata DM, et al. Posterior and open anterior components separations: a comparative analysis. Am J Surg. 2012;203(3):318–22.

第29章
腹壁疝肌前修补
Onlay Ventral Hernia Repair

Nathaniel F. Stoikes, Charles P. Shahan, David Webb Jr., and Guy Voeller

张 波 译

引 言

美国疝协会质量协作数据库最近的一篇综述已经破除了以往关于肌前（onlay）技术修补腹壁疝会导致手术部位事件（surgical site occurrences，SSO）和血清肿的谬论。在262例患者（sublay修补171例，onlay修补91例）中，比较用黏合剂固定的onlay修补和sublay修补，结果显示两组之间发生SSO和血清肿的差异无统计学意义。在美国，外科医师很难接受在皮肤组织层的下面直接放置网片和在网片上放置引流管的做法，因此这成为限制他们把onlay修补技术应用于腹壁/切口（ventral/incisional，V/I）疝的原因。为了更加全面地了解这些偏见，我们需要回顾腹壁疝修复的历史和发展。

20世纪70年代，欧洲在同样的时间内里出现了两种腹壁疝的修补技术。一种是Chevrel利用将网片缝合在腹直肌前鞘来重造白线，并且在中线关闭处使用纤维蛋白胶固定网片的onlay修补方法。另一种是Rives描述的V/I疝腹直肌后网片修补，包括关闭腹直肌后鞘、肌后放置网片并与腹横筋膜缝合固定的sublay修补方法。当这两种技术在欧洲同时被应用时，在美国Rives的修补方法却几乎独家倍受欢迎，这是由于纽约外科医师George Wantz博士的缘故，他赴法国直接向Rives学习了该技术。Wantz博士把这一技术带到了美国，在20世纪80年代，在我们学院向我们全体教员和住院医师传授这项技术。

当我们开始教授以缝合为主的V/I疝腹腔镜修补术的时候，Rives修补术显然已成为可以用来教授腹腔镜腹壁疝修补术的技术，我们开设课程让美国的外科医师接触到Rives的sublay修补技术。随着岁月的推移，它变得众所周知，并且成为很多学术机构、疝修补中心和私人诊所中许多外科医师采用的标准修补方式。onlay修补从未受到如此程度的关注，相反，由于患者的选择不当、技术不当和有限的网片选择而导致声誉不佳，从而造成并发症的发生率较高。我们一直带有这些偏见，直到2003年开始在TEP腹股沟疝修补术中使用黏合剂，开始赞赏它的易用性、修复强度和出色效果，才开始重新审视onlay修补术，并认为，也许Cheverl的某些东西已经被低估了。我们的修复与Cheverl的不同之处在于我们开发了一种无缝线修复，用纤维蛋白胶作为网片的固定方法而不是用缝合线。

腹壁疝 onlay 修补的生物力学和原理

Chevrel原始的onlay修补不是任意地决定把网片放置在修复的缺损上，它是基于深思熟虑的科学来努力理解腹壁的生物力学。他进行了一系列尸体研究以了解腹壁各部分的相对强度，发现腹壁最坚固的部分是腹直肌前鞘，其强度与白线相当。他还发现腹直肌后鞘比腹直肌前鞘和白线弱得多[1,2]。由于当时唯一可用于V/I疝修补术的两种网片是无涂层的聚酯和聚丙烯，他担心当最初的持续腹内压增加时，薄弱的腹直肌后鞘会破裂和撕裂，使内脏暴露于网片下，从而导致潜在的严重破坏性并发症，这就是他为什么喜欢网片onlay放置的原因。

这些发现支持并可能有助于形成他的技术，这

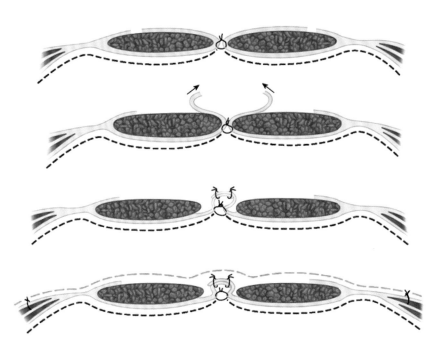

图 29.1　Chevrel 原创的重建白线技术

项技术基于重建腹壁最强的部分：白线。Chevrel 的原始技术可预见地把腹直肌前鞘作为白线的替代物（图 29.1）。用皮下皮瓣移开筋膜后，关闭中线，使腹直肌重新接近。然后切开腹直肌前鞘，将它们居中并缝合在一起作为第二道中线。最后，放置网片缝合固定，并用纤维蛋白胶固定将其固定在中线关闭处。放置皮下引流管，并留置 48 小时，术后使用腹部黏合剂 2 个月[3]。

临 床 资 料

Cheverl 在他最初的系列病例中，用他特定的 onlay 修补法编制了其他 V/I 疝修复技术。1979—1998 年共治疗了 426 例切口疝，在 143 次修复中使用了纤维蛋白胶贴合技术，随后对 93% 的病例进行了随访，长达 20 年，复发率是 4.9%（相比 Flament 的 Rives 修补，为 6.5%）。它的血清肿发生率取决于他所使用的纤维蛋白胶的剂量，他发现使用胶水越多导致的血清肿也越多。他指出的一个显著优点是，手术部位发生感染不会导致网片移除。这是我们已复制的结果，特别是大网孔网片。如果伤口问题进一步发展，而当网片不是放置在更深平面时，网片几乎总是可以被挽救的[3]。

Kingsnorth 发表了一系列腹壁疝修补方法，包括网片 onlay 放置、Ramirez 组织结构分离、网片周边缝合以及用于皮瓣治疗的纤维蛋白胶（并非专用于网片固定）。116 名患者平均随访 15.2 个月，血清

肿率为 9.5%，皮肤感染率为 8.6%，无网片感染，随访期间复发率为 3.4%[4]。

Stoikes，voeller 等首次发表了对最初的 50 例病例单用纤维蛋白胶进行 onlay 网片固定的系列报道。最初网片用皮肤钉固定，然后单独用纤维蛋白胶固定在前鞘上。Chevrel 最初的重建中线原理是通过选择性地使用符合 Ramirez 原理的肌筋膜推进来实现无张力 I 期关闭。对患者平均随访 19.5 个月，无复发，血清肿率 16%，皮肤感染率 6%，无网片感染[5]。

最近在《外科内镜杂志》上发表了数据的更新。其中 97 例患者的平均缺损大小为 150 cm²，平均体重指数（BMI）为 32。总体皮肤感染率为 4%，皮肤坏死率为 7%。9% 的患者因皮肤相关疾病而需要再次手术。在感染或皮肤缺血的情况下，100% 的网片得以保留。BMI 是唯一与感染和再次手术相关的危险因素。这一系列研究包括在清洁污染和受污染情况下应用该技术，而污染程度与感染并发症或再手术之间没有关联。我们现在已经取得了经验，如果坚持以下阐明的原则，皮瓣并发症是可以避免的[6]。

应用纤维蛋白胶固定的现代腹壁疝 onlay 修补

患者选择是采用腹壁疝修复的关键要素。已知血管受损的患者（大动脉转流术史、腹主动脉瘤修

复史），因为需要大皮瓣，所以并不是很好的候选者。这些患者腹壁皮肤的侧支血流受损，如果需要大皮瓣，则应避免使用。其他考虑因素包括那些有伤口不良事件风险的患者，如糖尿病、长期吸烟或病态肥胖。一般来说，在我们的临床实践中，病态肥胖或有大量吸烟史的患者，不应是选择性腹壁疝修补术的候选对象。尽管如此，我们已经证实，即使在最严重的情况下，100%的网片可被挽救。

在粘连松解及疝回纳后，把两侧皮下皮瓣提起，使中线闭合后，至少有8 cm的网片重叠（图29.2）。然后清除筋膜边缘疝囊和失活组织，用无损伤钳拉拢筋膜并评估张力，目标应该使筋膜合并在一起，并重叠1～2 cm。当中线接近时如果存在张力，可以选择肌筋膜推进来缓解。正如Ramirez[7]所描述的，我们利用经典的组织结构分离技术来促进肌筋膜的推进。我们从单侧的腹直肌后鞘切口开始，重新评估中线的张力（图29.3）。如果仍然存在张力，我们将在对侧切开腹直肌后鞘，再次评估中线。松解腹直肌是通过沿腹壁长度电灼切开腹直肌后鞘筋膜来进行的。关键是要评估每一步操作后中线处的张力大小。如果双侧后鞘松解后仍存在张力，则在半月线外侧1～2 cm处沿腹壁长度进行单侧腹外斜肌松解（图29.4）。同样，只有在单侧松解后仍存在张力时，我们才会在双侧松解腹外斜肌。然后在中线处用单丝缝线连续或用聚酯缝线间断关闭缺损。如果张力允许，用慢吸收单丝缝线缝合第二层，可以采取Chevrel的重建白线技术，确保在中线处重叠覆盖。然后在腹壁上放置一大张中量大网孔聚丙烯网片，覆盖住之前所有局部松解处，用数个皮肤钉将网片固定在整个所涉及的修复区域上（图29.5）。然后将纤维蛋白胶涂抹于网片，使其成形，将网片的整个表面固定在腹壁上（图29.6）。需要特别注意，纤维蛋白胶具有两种成分，通常在应

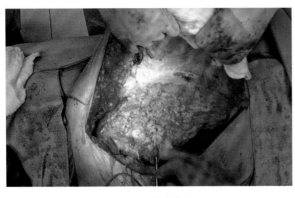

图 29.2　创建皮瓣

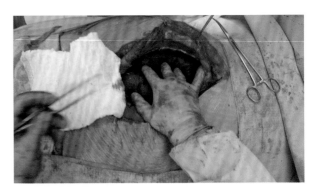

图 29.3　松解肌后筋膜

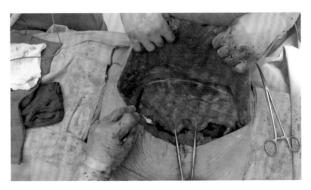

图 29.4　松解腹外斜肌筋膜

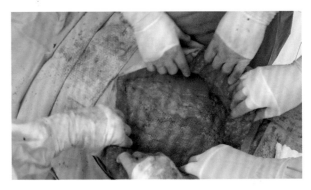

图 29.5　用皮肤钉定位 onlay 网片

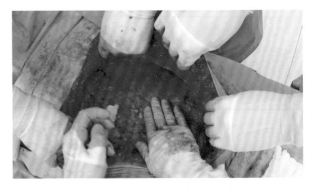

图 29.6　用纤维蛋白胶固定网片

用时这两种成分会在共同的导管尖端中混合。我们不用导管尖端来混合，而是将未混合的成分放到网

片上，在网片表面直接手工混合。可以运用喷雾的方法，但这需要更多的设备，并且不是那么容易指导。我们在实验室的基础科学研究中发现，Evicel 和 Tisseel 两个品牌的纤维蛋白胶都具有相似的强度，而且无论是喷雾还是我们所使用的"团块涂抹（Dollop）"的方法都具有相似的结果。我们更喜欢 Tisseel 品牌的纤维蛋白胶，因为它具有更好的即刻固定效果。纤维蛋白胶固定后，在皮下空间放置 2～4 根大号闭式引流管，分两层缝合皮肤。术后 2～3 个月内，患者需包扎腹部，在门诊处理引流管。我们常规持续引流，一直到引流液极少并且无引流部位感染。我们将 BioPatch 保护碟放置在每根引流管周围，在引流期间让患者持续应用米诺环素来抑制皮肤菌群。

讨　论

常规使用纤维蛋白胶固定网片，提高了腹壁疝修补术的成功率。网片整个表面即刻固定的优点，得到了生物力学的支持，从理论上立即消除了中线闭合处的张力。此外，黏合固定的方式与机械固定方式有本质的不同，这在疝患者中非常重要。机械固定主要依赖于筋膜、缝线和网片的强度，而黏合固定仅依赖于表面积的大小。

从历史上看，Schwab、Kes 和 Katkhouda 首次将纤维蛋白胶作为腹腔镜腹股沟疝修补术的一种优越固定方法[8, 9]。与机械固定相比，它可以最好地防止网片移位，在腹壁上产生最高的应力阻力，使网片获得最佳稳定性。2013 年，我们最初的动物实验证明了纤维蛋白胶固定网片用于腹壁疝 onlay 修补的可行性。在猪模型实验中，将纤维蛋白胶和缝合固定网片进行了比较。时间点包括 24 小时、7 天和 14 天。剪切强度测试发现，缝合组在 24 小时时的强度明显增强，但在 7 天和 14 天时，两组的网片都完整，两组间无显著差异。所有时间点的组织学检查也显示两组之间有相似的固定特性。另一个有趣且可能重要的发现是，胶合网片的收缩力比缝合组要小[10]。

了解黏合固定的下一步是评估不同的纤维蛋白胶密封剂及其应用方式。在一个类似的猪模型中（等待出版），我们初步比较了 24 小时和 4 天时间点的 Tisseel 和 Evicel 的效果，也比较了喷涂法和用手涂抹网片使胶水覆盖网眼两种方法的结果。在这两个时间点上，两种产品具有相似的抗剪强度，尽管 24 小时时 Tisseel 显示出较强的抗剪强度。

腹壁疝 onlay 修补术的未来研究包括基础科学和临床研究两个方面。有趣的是，我们观察到与 Rives 和腹腔镜手术相比，这些患者术后疼痛减轻，并且没有发展为慢性腹痛。临床试验中检查患者术后生活质量和疼痛评分是必要的下一步。在基础科学方面，需要进一步了解黏合剂的效果，具体而言，优化疝修复过程中使用的胶水量可以转化为患者结果的改善，同时降低手术费用。在我们的实验室中，还在研究新的黏合剂技术，这些技术在网片固定领域显示出令人振奋的前景。

在临床上，根据 AHSQC 以前的资料，腹壁疝 onlay 修补术的结果似乎与其他腹壁重建方法相当，然而目前的技术，诸如 Rives 的腹直肌后网片修补或 TAR（腹横肌松解），对技术要求高且难教授。鉴于最近的结果，onlay 修补技术相对简单，应用更广泛。没有一种修补方式适用于所有患者，希望 AHSQC 能让我们确定谁将从每次修复中受益最多。onlay 修补并非适合每一位患者，但我们相信 Chevrel 的观点是正确的，只要正确运用于适合的患者，它就是疝外科医师箭袋中的另一支箭。

参考文献

[1] Rath A, Zhang J, Chevrel J. The sheath of the rectus abdominis muscle: an anatomical and biomechanical study. Hernia. 1997;1:139–42.

[2] Rath A, Attali P, Dumas J, et al. The abdominal linea alba: an anatomo-radiologic and biomechanical study. Surg Radiol Anat. 1996;18:281–8.

[3] Chevrel J, Rath A. The use of fibrin glues in the surgical treatment of incisional hernias. Hernia. 1997;1:9–14.

[4] Kingsnorth A, Shahid M, Valliattu A, et al. Open onlay mesh repair for major abdominal wall hernias with selective use of components separation and fibrin sealant. World J Surg. 2008;32:26–30.

[5] Stoikes N, Webb D, Voeller G, et al. Preliminary report of a suture-less onlay technique for incisional hernia repair using fibrin glue alone for mesh fixation. Am Surg. 2013;79:1177–80.

[6] Shahan C, Stoikes N, Webb D, Voeller G. Sutureless onlay her-nia repair: a review of 97 patients. Surg Endosc. 2016;30(8): 3256–61.

[7] Ramirez O, Ruez E, Dellon A. "Components separation" a method for closure of abdominal wall defects: an anatomic and clinical study. Plast Reconstr Surg. 1990;86:519–26.

[8] Schwab R, Schumacher O, Junge K, et al. Fibrin sealant for mesh fixation in Lichtenstein repair: biomechanical analysis of different techniques. Hernia. 2007;11:139–45.

[9] Kes E, Lange J, Bonjer J, et al. Protrusion of prosthetic meshes in repair of inguinal hernias. Surgery. 2004;135:163–70.

[10] Stoikes N, Sharpe J, Voeller G, et al. Biomechanical evaluation of fixation properties of fibrin glue for ventral incisional hernia repair. Hernia. 2013;19(1):161–6.

第30章
腹直肌后疝修补及腹横肌松解术
Retrorectus Hernia Repair and Transversus Abdominis Release

Arnab Majumder and Yuri William Novitsky

王 平 译

引 言

现代疝修补手术非常重视腹壁的功能重建，最新技术是以自身组织为基础，结合补片加强，进行无张力疝修补。正如Rives和Stoppa当初所阐述的，腹直肌后修补术近来在外科领域引起明显关注[1-3]。结合Wantz[4]提出的用巨大补片加强内脏囊的原理，美国疝协会于2004年将Rives-Stoppa-Wantz倡导的腹直肌后修补术作为腹部中线切口疝修补的"金标准"。尽管该技术有很多优点，但单纯腹直肌后修补还是存在两个主要缺陷，即肌筋膜向内侧位移的距离和腹直肌后放置补片（sublay）的范围均受限，确切地说就是限制在半月线以内区域。为了解决这些缺陷和更好地改进该项技术，诸多改良技术相继产生。Ramirez最初提出了前组织结构分离术（anterior component separation，ACS）[5]，能使肌筋膜向内侧位移得以广泛应用，但需要游离皮瓣后再进行腹外斜肌松解，故仍有较高的切口并发症[6]。外科医师采用了各种改进技术，包括保留脐周血管穿支的ACS、内镜下组织结构分离和单纯腹膜前修补来弥补这些缺陷。然而重要的是，这些技术也有明显不足，即肌筋膜位移距离有限、损伤/切除神经血管结构和（或）无法以sublay的方法来放置补片。

在2009年世界疝大会上，Novitsky等[7]介绍了经腹横肌松解（transversus abdominis release，TAR）进行后组织结构分离术（posterior component separation，PCS），从此，在各种可选择的术式中，该项技术在全球获得普遍认可[8]。该技术解决了单纯腹直肌后疝修补的不足，使复杂疝患者获益良多。TAR不仅使肌筋膜向内侧明显位移，还能建立一个宽大的肌后sublay间隙来放置补片，避免了补片与腹腔内容物及皮下组织接触。这是Rives-Stoppa修补的两个主要原理，而TAR手术可以进一步使之拓展，从而更加适宜于治疗极具挑战性的巨大复杂疝。

适 应 证

选择合适的患者是任何外科手术成功的重要组成，针对疝及患者的差异性需要采取个体化的修补方法，而不是采用一种"万能术式"来处理。确定用腹直肌后修补术后，就面临着两个重要的选择：首先是选择微创手术还是开放手术，其次是选择组织结构分离术还是传统的Rives-Stoppa修补术。

就第一个选择而言，腹腔镜疝修补术适用于小到中等大小的缺损（界定为宽度 < 7 ～ 8 cm）、没有腹腔内补片植入和（或）疝表面皮肤存在病变、有植皮史或伤口二期愈合的患者。对于较大缺损的患者，微创手术难以获得足够的补片重叠，并且美容效果也不够理想。有时尽管有足够的补片重叠，但腹腔镜技术也常无法关闭缺损，修补后会出现意外膨出。最近，随着机器人和腹腔镜腹壁重建技术的出现，对上述治疗方案不断进行了完善[9]。

一旦确定选择腹直肌后修补方法，下一步是选用传统的腹直肌后修补术（Rives-Stoppa）还是经TAR行PCS。对于较小的缺损（6 ～ 10 cm），在腹直肌鞘范围内（外侧以半月线为界），就可以获得足够的补片重叠，不必行ACS。对于缺损较大、超过10 cm的复杂疝，应该采用TAR方法。重要的是TAR还可以用于那些不适合ACS的患者，如那些有肋缘下切口或Chevron切口疝、有ACS手术史、有阑尾切除术后切口疝或有腹壁整形术史的疝患者。另外，那些少见的疝包括大的剑突下疝、髂骨旁疝和耻骨上疝也都非常适合用TAR进行PCS。

已在大量的各种疝患者中证实肌后疝修补的效果[10-13]。针对早期手术只有少量研究，主要是和ACS的配对比较，并没有把TAR包括在内。同时行前组织结构分离和后组织结构分离会破坏外侧腹壁稳定性，其主要原因是除了腹内斜肌外，半月线的其他主要成分均已被切断。值得关注的是，在目前没有其他理想替代方案的情况下，可选用TAR手术治疗ACS术后疝复发，但要理解并承担侧腹壁松弛的潜在风险[14]。其他相对禁忌证包括曾有肌后平面解剖史、有腹膜前和（或）腹直肌后修补术史、脂膜切除术和（或）腹壁整形术史，以及有重症坏死性胰腺炎致腹膜后瘢痕形成病史的患者。

技　术　步　骤

TAR技术实际上是腹直肌后Rives-Stoppa修补术的改进和发展，因此本章中的手术步骤分为两部分：单纯腹直肌后Rives-Stoppa修补术和后续的TAR手术。

腹直肌后疝修补术

患者取仰卧位，从乳头到大腿中部，双侧到腋后线进行广泛皮肤消毒。建议用含碘手术薄膜（3M，St.Paul，MN），以尽量减少补片感染的风险。

最常用的步骤是先行腹部中线切口并松解粘连，必要时用椭圆形切口切除先前的手术瘢痕及所有菲薄或溃疡的皮肤。对于病理性肥胖合并大的中线疝，常需切除脐以减少术后切口并发症。松解粘连尤其是侧腹壁的粘连，因为粘连可以限制肌筋膜向腹中线推进，在肌筋膜松解和（或）位移过程中，粘连会导致腹膜和（或）后鞘的撕裂，或者在分离肌后间隙过程中增加损伤粘连肠管的风险。应根据患者的症状谨慎地进行肠瓣间的粘连松解，通常不必松解肠瓣间所有粘连，这只会增加手术时间。完成粘连松解后，将数条白色或蓝色手术巾置于内脏表面，范围是两侧到结肠旁沟，下至盆腔，上达肝脏上方和食管裂孔，在疝修补过程中将内脏与手术区域隔离，以保护腹内脏器。

隔离腹内脏器后，应转向分离腹直肌后间隙。在距腹直肌内缘0.5～1 cm处切开后鞘，要点是通过直视或触诊来确定腹直肌肌腹。特别是对于大的疝缺损合并腹壁功能障碍（loss of domain）的患者这一步骤尤为重要，因为此时腹直肌已被牵拉至外侧。否则，开始时就可能切开疝囊，如果继续分离会误入皮下平面而不是肌后平面。为进一步避免此类风险，后鞘切口应尽可能从疝缺损的上方或下方开始，因为此处的腹直肌更接近原来的位置。确定腹直肌边缘后，从切口向深面解剖直到清晰地看见腹直肌纤维（图30.1）。沿腹直肌纵轴切开后鞘并向头侧和尾侧延长，要确保正确的解剖层次。

腹直肌后鞘边缘与腹直肌分离后，将Kocher钳

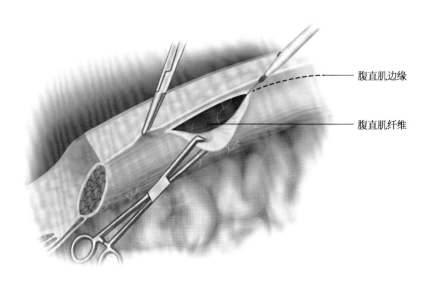

图30.1　腹直肌肌后解剖——切开腹部皮肤和松解粘连后，距腹直肌内缘0.5～1 cm处切开后鞘，并向深面解剖直到腹直肌纤维，沿腹直肌纵轴切开后鞘并向头侧和尾侧延长

腹直肌边缘

腹直肌纤维

夹住腹直肌和（或）前鞘持续向上牵引，将Allis钳夹住腹直肌后鞘朝手术操作者牵引，使两种牵引力方向垂直，持续牵引会使腹直肌后间隙易于解剖，这些钳应随着解剖同步移动并保持相对的张力。如果分离后鞘需要更大向上的牵引力，可以沿腹直肌肌腹放置Richardson牵引器并向上、向助手方向牵引。分离腹直肌后间隙时可以采用钝性解剖结合电刀分离的方法。电刀特别适于分离疏松组织，要保护腹壁动脉的细小穿支以维持腹直肌的血供。朝半月线方向解剖腹直肌后间隙，在神经血管束穿出后鞘处的内侧停止解剖（图30.2）。从腹横肌平面发出支配腹直肌的神经血管束，此神经血管束穿出腹内斜肌腱膜后层时就可被看到。头侧的解剖范围是肋缘，根据疝的位置也可扩大到剑突，尾侧的解剖范围为Retzius间隙的两侧，同时要显露耻骨联合和Cooper韧带（图30.3）。

将腹直肌后间隙分离到两边外侧缘后，用2-0可吸收编织缝线连续缝合关闭两侧后鞘，然后将适

当大小的补片放置在肌后sublay间隙，范围是两侧半月线以内区域。当补片放置恰当后，用缝线引导针将1号可吸收单股缝线全层筋膜缝合固定补片，同时将补片缝合固定在双侧Cooper韧带上。固定缝合点的多少很大程度上取决于外科医师的喜好，一些外科医师主张多点固定以均匀分布张力，而另一些认为应在固定与引起疼痛的可能性之间取得最佳平衡。

补片的选择不在本章范围叙述，将另行讨论。对于清洁切口，使用中量型大网孔聚丙烯补片，其伤口愈合良好，强度持续可靠。已有报道将生物补片和可吸收合成补片放置在sublay平面的修补方法。放置补片后把闭式引流管放在补片表面，用1号可吸收单股缝线连续缝合两侧腹直肌前鞘筋膜，其他软组织分层缝合，应切除任何多余的或菲薄而血供欠佳的皮肤和软组织，使伤口并发症最小化。如果在分层缝合后仍留有大的皮下无效腔，则放置皮下引流管引流，连续缝合或用皮钉关闭皮肤。

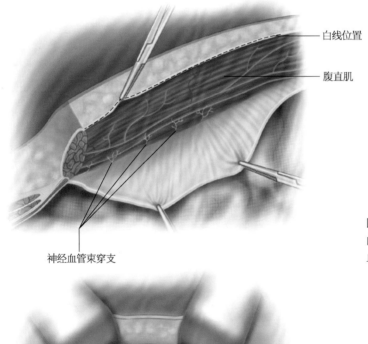

白线位置

腹直肌

神经血管束穿支

图30.2　完成腹直肌肌后解剖——朝半月线方向解剖腹直肌后间隙，直到支配腹直肌的神经血管束穿出后鞘处的内侧为止

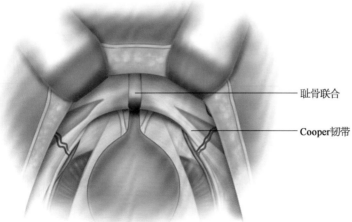

耻骨联合

Cooper韧带

图30.3　解剖下方肌后间隙——向下解剖Retzius间隙，暴露耻骨联合和两侧Cooper韧带以固定下方补片

腹横肌松解术

TAR手术是传统腹直肌后Rives-Stoppa修补术的发展和（或）改良。因此，其手术步骤始于腹直肌肌后间隙分离完成时，解剖开始时用电刀在腹直肌后鞘前层（腹内斜肌后层）的表面、神经血管束穿出处的内侧做一标记线，沿长轴向头侧和尾侧纵行切开，显露下方的腹横肌和腱膜（图30.4）。如果这个切口太靠近中线，可能看不到腹横肌而会直接切开腹膜。与许多教科书和图谱不同，在腹壁的头侧，腹横肌肌肉组织会延伸到半月线内侧和腹直肌背侧。为了确保安全地进入腹横肌深处的肌后平面，最好先在腹壁的头侧切开，因为此处更容易识别肌肉组织，将下方的腹膜和（或）横横筋膜与之解剖分离。如果切口太靠近尾侧，较难将腹横肌腱膜与其下层组织分离，增加了误入错误平面的风险。

在头侧确定腹横肌后，用直角钳分离肌纤维并用电刀切断，要小心操作确保不会因疏忽而切破深面的腹膜。沿长轴切开腹横肌内侧缘。在头侧，肋缘是侧方解剖范围的标志，正确的肌后平面是在肋骨背侧。向尾侧解剖时，腹横肌纤维渐渐移向外侧，而内侧部分则移行为腱膜。虽然移行部位并不

固定，但在脐水平，腹横肌肌性部分常位于半月线外侧。在完全离断腹横肌后，将直角钳钳夹肌肉外侧切缘，向上牵引形成张力。同样，将Allis钳钳夹后鞘，朝向手术医师牵引，使两种力的方向垂直以保持相对的张力，然后使用Kittner解剖器将腹横肌与下面的腹膜钝性分离而解剖出肌后平面。这个解剖平面相对无血管，对于任何明显的出血都应警惕，是否误入肌内平面。在腹膜前和（或）腹横筋膜前平面可以向外侧游离直到腰大肌的外侧缘，但不是所有病例都需要游离到这个位置（图30.5）。从外侧向内侧解剖时，腰大肌外侧缘有助于界定Retzius和Bogros间隙。也可以从中间向侧方解剖，包括解剖双侧Cooper韧带并向外侧超过肌耻骨孔，解剖过程中应注意识别神经血管，以防损伤。此外，在尾侧解剖时，应特别小心，要将腹横筋膜保留在腹直肌上而不是在腹膜上。确保解剖平面在腹膜前而不是腹横筋膜前，以免损伤腹壁下血管。最后，女性患者应确认并分离子宫圆韧带。而对男性患者，与腹腔镜腹股沟疝修补术一样地解剖分离精索。

缺损上方的解剖分离较特殊，其难度取决于疝的大小。对于上腹部疝，须解剖胸骨后间隙以确保有足够的补片重叠。白线处应切到剑突处，解剖腹

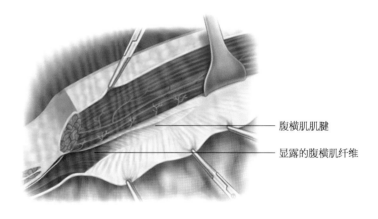

腹横肌肌腱

显露的腹横肌纤维

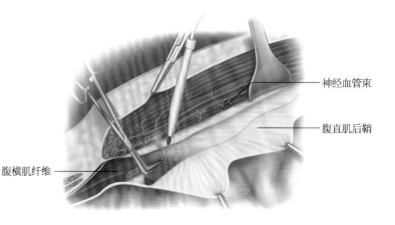

神经血管束

腹直肌后鞘

腹横肌纤维

图30.4　开始腹横肌松解——腹直肌后间隙游离后，在神经血管束穿出腹直肌后鞘处的内侧切开后鞘前层，在头侧显露的是腹横肌纤维，而尾侧多为腱性筋膜

直肌后间隙并延伸到胸骨后间隙。解剖过程中的要点是识别剑突后脂肪垫，因为这是正确层面和深度的标识。此处解剖平面的腹白线是完整连续的，缝

合两侧后鞘形成胸骨后sublay间隙（图30.6）。这里的解剖要点是在肋下平面将腹横肌切开，并向中线延伸扩大。解剖过程中，因为膈肌与腹横肌相互交

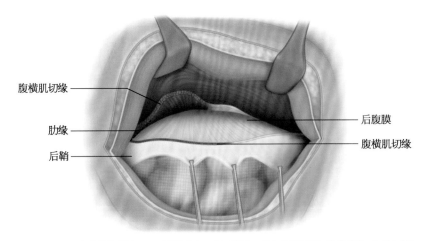

图 30.5　完成腹横肌松解——沿纵轴切开腹横肌，与下面的腹横筋膜和（或）腹膜分开，可以使肌筋膜向中间明显位移，创建一个宽大的 sublay 平面来放置补片

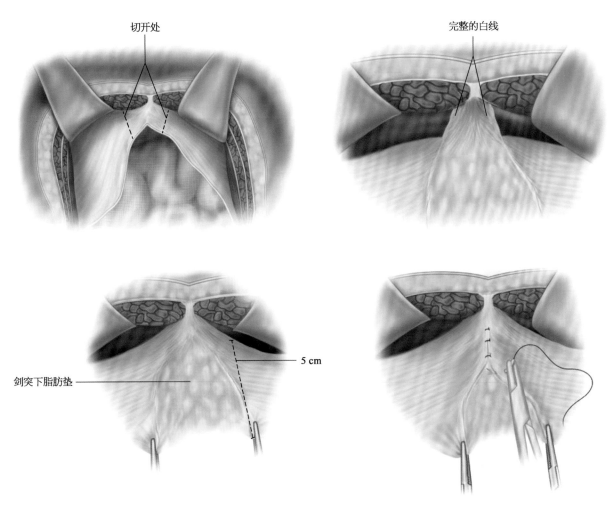

图 30.6　剑突以上的解剖——将靠近头侧的腹直肌后鞘从白线上离断，并以剑突下脂肪垫作为解剖标志进入胸骨后间隙，缝合两侧后鞘，创建 sublay 间隙

叉，可能切断膈肌纤维。如果操作稍有疏忽，就可能切断膈肌进入胸腔，造成医源性Morgagni疝。

脐上疝较少向头侧扩大，但也需要在剑突下区域贯通左右腹直肌后间隙，为放置补片提供足够的sublay间隙，从而降低补片上方复发的风险。为此，每侧后鞘需翻转0.5～1 cm来重建白线，用2-0可吸收编织缝线缝合关闭后鞘。

完成组织结构分离后，腹直肌后鞘上、下方以及侧方的任何破口应横向缝合关闭以减少张力，尽量用2-0可吸收编织缝线。通常用2-0可吸收编织缝线分别从切口的头端和尾端开始连续缝合关闭后鞘，最后在中间会合，这与传统Rives-Stoppa修补的后鞘缝合方法类似。当肌筋膜游离向内位移后仍不能关闭后鞘时，可用自身组织或可吸收补片来桥接缺损。应尽量保证内脏囊的完整性以降低腹壁间疝（疝入两层腹壁之间）的风险，并防止腹腔内容物与加强补片接触。尽管做了TAR手术，关闭前鞘时如果仍有明显张力，可用间断8字缝合来关闭。与单纯腹直肌后修补术相同，应在补片前方放置大容量闭式引流，最后分层缝合软组织。TAR手术时是否需要切除皮肤和（或）软组织与腹直肌后修补的原则相同，连续缝合或用皮钉关闭皮肤。

结　果

不能用一种方法来修补不同患者或不同特征的腹部疝。尽管一直在寻找"理想"的技术和补片，但已证实腹直肌后疝修补术和TAR术适用于大多数各种类型的疝。已有多个数据库的长期研究证明传统的Rives-Stoppa修补术的复发率在7.3%～12.1%[15, 16]。此外，2012年发表的最初42例采用TAR手术的患者，伤口不良事件发生率为24%，中位随访超过2年，复发率仅为4.7%[7]。最近，我们分析了428例TAR手术并用合成补片加强的患者，平均随访31.5个月，手术部位感染9.1%（包括污染状态下的修补）和复发率3.7%[10]。而且已证明，TAR术的可用于不同类型的复杂疝患者，包括损伤后开放腹腔、肾移植术后和ACS术后需再次手术的疝，均取得了满意的效果[12, 13, 17]。经TAR行PCS肌后修补术为复杂疝提供了安全及疗效持久的修补方法。

然而，尽管TAR临床疗效良好，关于其潜在风险的讨论也未曾停止过。由于腹横肌起到维持腹部横向环周张力和胸腰筋膜张力的作用，因此会担心其对腹壁和脊柱的稳定性产生影响。腹壁生理学的

进一步研究表明，TAR术后腹直肌出现增生、腹外斜肌和腹内斜肌发生代偿性肥大[18]。临床上用肌力测定法的功能学研究证明TAR术后腹壁的主要功能得到了改善[19]。现有的证据显然消除了人们最初对于TAR术的一些怀疑和担忧。

建　议

• 在腹部头侧区域最容易识别、确定腹横肌组织，因为腹横肌延伸到半月线以内，从此处开始解剖腹横肌是操作要点。

• 对腹直肌后鞘的腹侧（腹内斜肌的后层）进行标记对保持TAR术在正确层面很重要。如果最初没有标记引导，易误循肌纤维向侧方分离得越来越远。

• 在离断或解剖腹横肌的过程中，如果偶尔切破后鞘，应进一步向外侧分离并暴露破口周围。

• 尽管小心操作以免切破后鞘和（或）内脏囊，但在以前的引流部位、手术部位或造口部位仍然会有破口。可用2-0可吸收编织缝线8字缝合或连续缝合关闭破口。

• 解剖到肋缘时，通过触摸其上面的肋骨确认解剖平面在肋下面。如果误入肋缘的表面，则应尽早识别并予以纠正。

• 在解剖侧方时，腰大肌的外侧缘有助于识别和解剖Retzius间隙和Bogros间隙。必须注意，不要"越过"腰大肌以免损伤神经血管和输尿管。

结　论

十多年来肌后疝修补术已获广泛认可，是复杂疝修补的一种安全且疗效持久的方法。最近TAR术已获普遍认可，因为它解决了传统Rives-Stoppa手术的不足。首先，TAR技术能使前、后筋膜组织及腹直肌复合体均向内侧明显位移，这样外科医师就能够关闭非常大的缺损，包括有腹壁功能障碍的患者，并且能重建内脏囊和恢复腹白线。其次，TAR技术还可以创建一个很大的sublay空间来放置补片，避免补片与腹内脏器接触，而且补片也不接触皮下组织，减少了潜在的切口并发症。补片两面均覆盖血管化良好的筋膜，为补片与组织快速生长融合提供了一个有利的环境。最后，宽大的sublay平面能使大张补片与整个内脏囊重叠从而减少疝复发可能。重要的是，TAR技术还可用于许多类型疝的修

补，如造口旁疝、腰疝和剑突下疝。无论是单纯腹直肌后修复还是TAR技术都是在自身组织修补的基础上再放置大张sublay补片的无张力修补方法。正

是TAR技术的这些特点为外科医师提供了一种疗效可靠且适应证广的修补方法，并且还能用于非常复杂的疝。

参考文献

[1] Stoppa R, Petit J, Abourachid H, Henry X, Duclaye C, Monchaux G, et al. Original procedure of groin hernia repair: interposition without fixation of Dacron tulle prosthesis by subperitoneal median approach. Chirurgie. 1973;99(2):119–23.

[2] Rives J, Pire JC, Flament JB, Palot JP, Body C. [Treatment of large eventrations. New therapeutic indications apropos of 322 cases] [Internet]. Chirurgie. 1985;111(3):215–25. http://www.ncbi.nlm.nih.gov/pubmed/2934236.

[3] Stoppa R, Louis D, Verhaeghe P, Henry X, Plachot JP. Current surgical treatment of post-operative eventrations [Internet]. Int Surg. 1987;72(1):42–4. http://www.ncbi.nlm.nih.gov/pubmed/2954925. [cited 2015 Dec 22].

[4] Wantz GE. Giant prosthetic reinforcement of the visceral sac. The Stoppa groin hernia repair [Internet]. Surg Clin North Am. 1998;78(6):1075–87. http://www.ncbi.nlm.nih.gov/pubmed/9927985. [cited 2015 Nov 12].

[5] Ramirez OM, Ruas E, Dellon AL. "Components separation" method for closure of abdominal-wall defects: an anatomic and clinical study [Internet]. Plast Reconstr Surg. 1990;86(3):519–26. http://www.ncbi.nlm.nih.gov/pubmed/2143588. [cited 2014 Sep 15].

[6] de Vries Reilingh TS, van Goor H, Charbon JA, Rosman C, Hesselink EJ, van der Wilt GJ, et al. Repair of giant midline abdominal wall hernias: "Components Separation Technique" versus prosthetic repair. World J Surg. 2007;31(4):756–63.

[7] Novitsky YW, Elliott HL, Orenstein SB, Rosen MJ. Transversus abdominis muscle release: a novel approach to posterior component separation during complex abdominal wall reconstruction [Internet]. Am J Surg. 2012;204(5):709–16. http://www.ncbi.nlm.nih.gov/pubmed/22607741. [cited 2014 Sep 2].

[8] Abstracts of the 4th Joint Hernia Meeting of the American Hernia Society and European Hernia Society. September 9–12, 2009. Berlin, Germany [Internet]. Hernia. 2009;13 Suppl 1:S1–104. http://www.ncbi.nlm.nih.gov/pubmed/19688193. [cited 2015 Nov 12].

[9] Belyansky I, Zahiri HR, Park A. Laparoscopic transversus abdominis release, a novel minimally invasive approach to complex abdominal wall reconstruction [Internet]. Surg Innov. 2015;23(2):134–41. http://sri.sagepub.com/cgi/doi/10.1177/1553350615618290.

[10] Novitsky YW, Fayezizadeh M, Majumder A, Neupane R, Elliott HL, Orenstein SB. Outcomes of posterior component separation with transversus abdominis muscle release and synthetic mesh sublay reinforcement [Internet]. Ann Surg. 2016;264(2):226–32. http://www.ncbi.nlm.nih.gov/pubmed/26910200. [cited 2016 Apr 13].

[11] Pauli EM, Wang J, Petro CC, Juza RM, Novitsky YW, Rosen MJ. Posterior component separation with transversus abdominis release successfully addresses recurrent ventral hernias following anterior component separation [Internet]. Hernia. 2015;19(2):285–91. http://www.ncbi.nlm.nih.gov/pubmed/25537570. [cited 2015 Nov 4].

[12] Petro CC, Como JJ, Yee S, Prabhu AS, Novitsky YW, Rosen MJ. Posterior component separation and transversus abdominis muscle release for complex incisional hernia repair in patients with a history of an open abdomen [Internet]. J Trauma Acute Care Surg. 2015;78(2):422–9. http://www.ncbi.nlm.nih.gov/pubmed/25757132. [cited 2015 Nov 4].

[13] Petro CC, Orenstein SB, Criss CN, Sanchez EQ, Rosen MJ, Woodside KJ, et al. Transversus abdominis muscle release for repair of complex incisional hernias in kidney transplant recipients [Internet]. Am J Surg. 2015;210(2):334–9. http://linkinghub.elsevier.com/retrieve/pii/S0002961015000239.

[14] Pauli EM, Wang J, Petro CC, Juza RM, Novitsky YW, Rosen MJ. Posterior component separation with transversus abdominis release successfully addresses recurrent ventral hernias following anterior component separation [Internet]. Hernia. 2014;19(2):285–91. http://link.springer.com/10.1007/s10029-014-1331-8.

[15] Israelsson LA, Smedberg S, Montgomery A, Nordin P, Spangen L. Incisional hernia repair in Sweden 2002 [Internet]. Hernia. 2006;10(3):258–61. http://www.ncbi.nlm.nih.gov/pubmed/16554979.

[16] Helgstrand F, Rosenberg J, Kehlet H, Jorgensen LN, Bisgaard T. Nationwide prospective study of outcomes after elective incisional hernia repair [Internet]. J Am Coll Surg. 2013;216(2):217–28. http://dx.doi.org/10.1016/j.jamcollsurg.2012.10.013.

[17] Pauli EM, Rosen MJ. Open ventral hernia repair with component separation [Internet]. Surg Clin North Am. 2013;93(5):1111–33. http://dx.doi.org/10.1016/j.suc.2013.06.010.

[18] De Silva GS, Krpata DM, Hicks CW, Criss CN, Gao Y, Rosen MJ, et al. Comparative radiographic analysis of changes in the abdominal wall musculature morphology after open posterior component separation or bridging laparoscopic ventral hernia repair [Internet]. J Am Coll Surg. 2014;218(3):353–7. http://dx.doi.org/10.1016/j.jamcollsurg.2013.11.014.

[19] Criss CN, Petro CC, Krpata DM, Seafler CM, Lai N, Fiutem J, et al. Functional abdominal wall reconstruction improves core physiology and quality-of-life [Internet]. Surgery. 2014;156(1):176–82. http://www.ncbi.nlm.nih.gov/pubmed/24929767. [cited 2014 Sep 5].

第31章
前组织结构分离技术
Anterior Component Separation Techniques

Kyle Stigall and John Scott Roth

李绍杰　译

引　言

切口疝是腹部手术后最常见的并发症，在那些有高危因素诸如肥胖、高龄、肺部疾病、使用激素、伤口感染及营养不良的人群中，发生率可以高达20%[1, 2]。尽管普通人群中的发生率并不高，但如果不进行修补，就可能产生疝嵌顿、肠梗阻甚至绞窄疝的风险。美国每年有30多万例腹壁疝修补术，所以这是最常见的外科手术之一[3]。手术方法包括直接缝合修补以及运用假体补片材料修补等在内的许多不同技术。通常，修补的目的都是使组织获得完全对合，但是受限于组织的可塑性及巨大的组织缺损，单纯的缝合有时难以达到目的，从而需要一种更先进的外科手术技术，如组织结构分离技术[4]。

腹壁疝修补的原则包括选择合适的病例、精准的组织分离和关闭组织缺损之后运用假体材料进行组织加强[5]。不采用补片的切口疝修补因其有超过50%的复发率而难以被接受，若使用了补片可以降低约50%的复发率[6]。单纯采用补片进行修补的手术占大多数，但是在复杂腹壁疝的修补中还是经常需要对局部组织进行加强，并恢复腹壁功能。这需要对腹壁张力和生理功能进行重建，加快伤口愈合并减少缺血等并发症[1-3, 5]。组织结构分离技术是一项可以恢复这些功能的外科手术方法[7]，可以在关闭腹壁切口的同时，保持生理性张力、神经支配和血管长入[3]。这种修补手术最佳地模仿了生理状态下的腹壁动态[5]。

组织结构分离技术依靠分离部分腹壁组织来增加腹壁的移动度。腹壁是由受血管供应和神经支配的不同肌肉重叠而组成的。经过解剖肌肉层次，每一层肌肉的移动度均较整体肌肉的移动度更好[8]，这对腹壁两侧更好地向中间靠拢大有益处[3, 8]。腹内斜肌与腹外斜肌之间的相对无血管区为这种分离提供了可能，每一侧可有多达10 cm的移动度。但是，在腹内斜肌和腹横肌之间有节段分布支配腹直肌的血管神经束，以及支配中下腹部、腹股沟区及阴囊的感觉神经束，如果在此空间分离可能会引起血管、神经损伤，故不应该在这一间隙进行分离[8]。

理想状态下，腹内斜肌和腹横肌肌筋膜瓣的移动可以用于基本的筋膜关闭。但在巨大腹壁疝中，组织结构分离技术也不能完全有效地关闭缺损。在这些病例，可能会用罕见的桥接补片的方法进行修补。在不理想的情况下，采用组织结构分离技术加上补片桥接的方法相比单纯桥接方法关闭缺损更可靠[5]。组织结构分离带来的好处是可以使得缺损最小化，而需补片桥接的范围更小。当然，即使腹壁筋膜已经完全关闭，仍然推荐继续使用补片进行腹壁加强[3, 5]。补片放置后不但可以加强中线筋膜关闭，还可以对腹外斜肌切开后的可能薄弱区进行加强[9]。因此，经过腹壁重建及补片加强后，腹壁半径减小了，而腹壁的厚度却增加了[5]。根据LaPlace定律，这有助于减少复发（腹部张力与腹壁半径成正比并与腹壁厚度成反比）[3]。

自从Ramirez等[8]里程碑式地发表了组织结构分离技术以来，出现了许多改良的方法。现在主要有3种组织结构分离技术包括开放前组织结构分离技术、保留穿支的技术和内镜组织结构分离技术。

每种技术的目的都是为了分离腹壁肌肉组织，以期获得更好的腹壁移动度，区别在于如何减少肌筋膜损伤，从而减少切口并发症的发生。当然，各种方法相互关联，应根据病情的不同选择最优方案进行手术。

开放前组织结构分离技术

概述

Ramirez等起初这样描述这一技术：在关闭复杂腹壁缺损时，为了增加腹直肌的移动度而切开腹壁组织进行腹壁修补的手术。这种方法复发率低，与之前的高复发率的手术方法形成鲜明对比，一时受人追捧。但是，这种技术很快就因其手术切口部位的高并发症率而失宠，如血肿、血清肿及感染等[3]。最近，这种开放组织结构分离技术又有复辟的趋势，因它拥有能恢复腹壁功能、获得生理强度、保持腹壁移动度等特点而越来越受到人们关注[7]。Ramirez组织结构分离技术学习曲线相对较短，常用于复杂腹壁疝修补术[7]。该技术经报道的适应证包括手术高风险的老年人群、有多次腹部手术史、腹壁缺损大需要最大限度延展腹壁的病例[1, 2, 4, 5, 10]。Ramirez组织结构分离技术可以通过游离肌筋膜瓣、分离腹直肌与腹直肌后鞘及从腹内斜肌上分离腹外斜肌等方式来达到最大限度地延展腹壁。手术的每一步都是为了延展腹壁，如果双侧同时将上述3种方式结合运用，最大可以关闭横径大约20 cm的腹壁缺损。

进展

相较于组织结构分离技术最初的描述，腹壁疝修补是把整个腹壁作为一个独立的整体去加强。当直接关闭缺损不可行的时候，可以选择的方法包括使用补片进行桥接修补、直接关闭皮肤或利用肌筋膜瓣进行关闭。使用补片桥接修补会由于补片侵蚀而引起众多并发症[4]。而肌筋膜瓣移植又会增加供皮部位并发症发生的可能。组织结构分离技术可以在减少远处皮瓣转移或使用补片桥接的情况下，显著降低疝的复发率[8]。近30年来，该技术相对没有发生变化，只是最近强调采用将补片放置在肌前、肌后或腹腔内进行腹壁加强[3-5]。

技术

组织结构分离技术与切口疝修补术类似，往往取正中剖腹切口，当然也可以做腹部横切口。进腹后，在腹壁后方解剖疝内容物。第一步从前腹壁肌群建立肌筋膜瓣（图31.1）。将皮肤及皮下组织与腹直肌前鞘及腹外斜肌分离至大约腋前线水平（图31.2）。向侧面解剖至半月线外侧数厘米，头侧至肋缘上至少5 cm，向下至腹股沟韧带水平。这么大的肌筋膜瓣分离可以使腹壁有几厘米的延展。接着将腹直肌与后鞘分离，通过切开腹直肌后鞘，可以局部延伸腹直肌，向白线处延展1 cm。利用Kocher钳牵拉白线可以帮助腹壁肌肉牵引。一旦后鞘被打

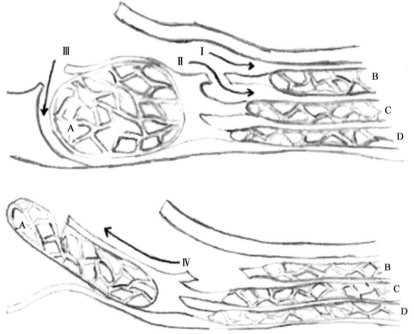

图31.1 开放组织结构分离技术示意图。上图：Ⅰ：分离皮肤和皮下组织；Ⅱ：横断腹外斜肌腱膜，分离腹外斜肌和腹内斜肌；Ⅲ：分离腹直肌与腹直肌后鞘；Ⅳ：向中线延展达10 cm。下图：A：腹直肌；B：腹外斜肌；C：腹内斜肌；D：腹横肌

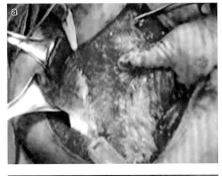
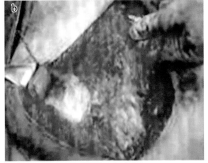
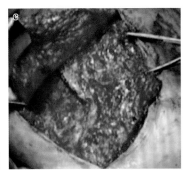
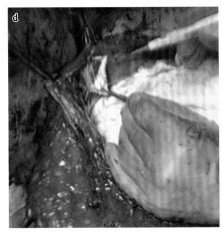
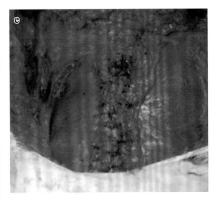

图 31.2 开放组织结构分离技术。
a：在靠半月线侧切开腹外斜肌腱膜；b：切开腹外斜肌腱膜后可见腹内斜肌腱膜；c：腹外斜肌分离完成可延展腹直肌；d：分离腹直肌后鞘和腹直肌；e：关腹

开，腹直肌将暴露于腹直肌后鞘前方。后鞘切开的范围从上方肋缘水平一直到下方耻骨联合水平。腹直肌后鞘向侧面与腹直肌分离，直至侧边间隙内遇到支配腹直肌的血管神经束。保留这些血管神经束对保留腹直肌的功能至关重要，不过偶尔切断单根神经支也不会造成明显的功能异常。切开腹直肌后鞘可以显著增加腹壁的延展性。在一些有巨大缺损或张力的病例中，运用这种操作时，腹外斜肌腱膜需要被完全游离。至少要距半月线侧 2 cm 切开腹外斜肌腱膜才能完成分离。腹外斜肌向内下方向的肌纤维是判断肌肉与腱膜组织交接的标志。腹外斜肌腱膜在中间与腹内斜肌及腹横肌腱膜融合（弓状线下方）形成半月线。切开半月线可能导致严重的腹壁变形，应予以避免。

应该在肌肉及腱膜交界处切开腹外斜肌腱膜以防止损伤半月线。切开范围从肋缘上 5 cm 一直到腹股沟韧带。将腹外斜肌及腹内斜肌完全分开后建立空间使腹壁获得最大的延展。这是一个无血管、神经的间隙，通过钝性分离可以轻松地游离。分离该间隙比单纯切开腹外斜肌腱膜能更显著地扩大腹壁延展的范围。它建立了一个由腹直肌、腹内斜肌和腹横肌共同组成的"可滑动的肌腱膜瓣"。

在头侧，由于有肋缘保护，不会形成疝，在肋缘旁松解腹直肌的侧缘有助于增加胸壁的活动度。胸大肌的延续和完整性，以及在胸部与腹直肌有重叠，保证了筋膜的延续性。这被视作一种"腹直肌-胸大肌肌筋膜瓣（rectopectoralis flap）"，可促进上腹部缺损的关闭。

在解剖游离腹壁各结构后，可以通过左右两侧的腹直肌-腹内斜肌-腹横肌复合体来关闭腹壁。一般采用慢吸收缝线关闭，在具有挑战性的病例则采用间断缝合的关闭方式。被分离的腹外斜肌侧缘会向两侧缩回。切除坏死的皮肤（经常包括脐部），然后在关腹前皮下留置负压引流[9]。

结果

开放前组织结构分离技术较先前的腹壁疝修补技术有了巨大的改进。先前的阔筋膜张肌瓣移位关闭术后的复发率达到42%，而开放组织结构分离术只有16%。当然，这一复发率仍高于之后经过改进的技术，如穿支保留技术和内镜下组织结构分离技术等，这将在之后再讨论。而且，就组织结构分离技术与穿支保留技术、内镜技术及其他传统疝修补技术相比而言，其拥有更高的切口部位并发症发生率[3, 5, 9]。切口部位的并发症包括血清肿、溃疡、血肿、蜂窝织炎、切口部位感染及皮肤坏死[5, 9]。

尽管接受开放组织结构分离手术的患者往往术后住院时间更长，但手术时间更短，而且该技术不像腹腔镜技术那样需要特定的器械[10]。

挑战和隐患

开放组织结构分离技术需要建立很大的肌筋膜瓣间隙，切断上腹部的穿支血管（供应中央腹壁皮肤的多支血管），从而会形成无效腔和导致广泛的皮下组织剥离[4, 11]，使得手术部位并发症率可能升高，而选择合适的病例可能会避免发生。上腹部穿支血管的破坏导致肌筋膜瓣只能由肋间动脉和阴部动脉供血[9]，而侧支可能不足以供血，从而引起皮肤坏死。其他并发症包括侧腹壁疝形成。在分离腹内斜肌筋膜浅层时尤其需要当心，以免过深解剖损伤腹直肌的节段性神经支配及半月线筋膜，从而增加切口并发症和侧腹壁疝的发生率[10, 11]。除去这些缺点，开放组织结构分离技术有许多优势，尤其当选择了合适的病例，可以提供强健的腹壁关闭。

保留穿支的组织结构分离技术

概述

保留穿支的组织结构分离技术是在传统开放组织结构分离术后出现切口并发症高发生率的背景下应运而生的。在传统开放技术中，皮下组织向侧方游离至腹外斜肌腱膜水平，可能广泛分离了从肋缘到耻骨水平的依靠肋间动脉支配的脂皮瓣。在那些先前有腹膜后手术史、肥胖或有血管疾病而腹壁血供较差的患者中，采用传统组织结构分离技术，更容易在术后发生伤口缺血性并发症。而保留穿支的

技术相比于传统方法，减少了皮下无效腔的发生，也避免了横断穿支血管[12]。保留穿支的组织结构分离技术首先由Maas等报道[13]，先后又由Saulis和Dumanian[14]及Butler和Campbell进行了改良[12]，将脐周围3 cm范围内的上腹部穿支血管予以保护。供应前腹壁皮肤的穿支血管起源于腹壁深血管并分布在脐周，保护好这些血管则保留了脂皮瓣的血供，这一技术最大限度地保护了供应腹壁皮肤的血流，从而不用太担心伤口的愈合问题[14]。

进展

保留穿支的技术首次是在一例侧腹壁横切口的手术中实施[13]。逐层切开皮肤、皮下组织及腹外斜肌腱膜，暴露腹内斜肌及腹外斜肌之间的间隙（图31.3），然后置入一个球囊扩张器分离此间隙。取出球囊后，靠半月线侧，在内镜下从腹股沟韧带至肋缘水平切开腹外斜肌腱膜。这可以推进到中线，并形成一个良好的由血管支配的复合瓣。该技术需要运用扩张球囊及内镜影像设备，可以通过一个2～4 cm的旁切口来暴露腹外斜肌及其腱膜。在Maas最初描述了该内镜辅助组织结构分离技术以后，已有许多其他方法在不断地寻求改进[12, 14]，这其中就包含了在侧腹壁行一个副切口，来分离、暴露半月线和侧腹壁的方法。2011年，Butler和Campbell报道了组织结构分离的微创技术，并采用生物补片桥接的方法（MICSIB）。这种技术为在中线处做切口并在腹直肌鞘两侧建立隧道提供便利，从而避免了再做副切口，而且还可以植入生物补片[12]。这种手术方法不仅减少了腹壁切口数量，而且还可通过植入补片加强修补的强度。

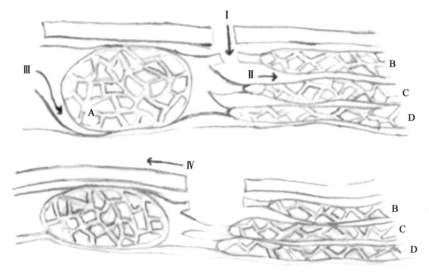

图31.3　组织结构微创分离技术示意图。上图：Ⅰ：切开皮肤、皮下组织和腹外斜肌腱膜；Ⅱ：从腹内斜肌上分离腹外斜肌；Ⅲ：从腹直肌上分离后鞘；A：腹直肌。下图：Ⅳ：向中线延展达10 cm；B：腹外斜肌；C：腹内斜肌；D：腹横肌

技术

保留穿支的组织结构分离技术是在一次剖腹手术时，分离腹壁与脏器粘连的过程中被发现的，时间与开放组织结构分离技术接近。皮肤和皮下脂肪与腹直肌前筋膜分离后，可以在半月线水平清楚地显露腹直肌边界。在平行于半月线的侧边，腹外斜肌腱膜上方，可向上、向下建立一个皮下袋。第二条下方隧道是在耻骨上与脐周腹直肌穿支下方建立的，同样通过将皮下脂肪与腹直肌分离直至确认半月线来完成。在脐周腹直肌穿支血管外侧，上、下方两条隧道汇合形成一条皮下隧道。切开腹外斜肌腱膜后向外侧方进入腹内斜肌和腹外斜肌之间的间隙。置入 Yankauer 吸引头到这一间隙，用以向中线牵拉半月线，这样就可以使得腹外斜肌腱膜向外侧方分离。腹外斜肌及腱膜一旦被分离开，就可以从肋缘到腹股沟韧带水平被切开了。切开的腹外斜肌外侧缘可以与腹内斜肌游离，从而使腹直肌群向中间获得最大限度的延展。延展后筋膜就能被关闭。Butler 和 Campbell[12] 所描述的筋膜关闭方法，包括使用编织尼龙线间断关闭，留置三根闭式引流，去除多余的或缺血的皮肤，最后关闭皮肤。此皮肤关闭还可以采用慢吸收或单股不可吸收缝线间断或连续缝合关闭。

结果

目前保留穿支的组织结构分离技术与传统开放或内镜技术对比的研究很少。不过，与开放组织结构分离技术相比，保留穿支技术的手术区域的并发症发生率更低。在一项研究中，保留穿支方法的切口并发症发生率为 27%，而传统开放技术的为 52%[15]。这可能与成功保留了上腹部穿支血管、减少了皮肤坏死的发生有关。但是，在皮下建立隧道、暴露腹外斜肌有一定的技术难度。不过，只需要有一个牵开器和一个 Yankauer 吸引头的帮助，就可以充分暴露腹外斜肌，使得这种手术变得简单。保留穿支的手术时间虽然更长，但是术后并发症发生率却更低[10]。

虽然并发症发生率更低，但是保留穿支手术的学习曲线更长。不同的外科医师学习这种技术可能得到不同的结果[7]。在中线处关闭腹直肌后切除多余的腹壁皮肤是另一个难点，一般要切除先前的瘢痕和多余的皮肤，但是在切除腹壁带脂肪的皮肤组织（脂皮瓣）的同时要保留脐周穿支相当困难。而

如果不切除，多余的腹壁皮肤和肌筋膜瓣就可能形成巨大的皮下血清肿。在确定皮肤切除范围时，应充分评估腹壁的血供及术后血清肿发生的风险。

挑战和隐患

保留穿支的组织结构分离技术富有挑战性。通过中线建立隧道，需要足够宽大的隧道来暴露腹外斜肌腱膜。在侧腹壁上附加副切口，可使肥胖患者或在腹壁外侧肌组织明显收缩时得到充分暴露。

在脐周区域一般有 4～5 对穿支血管，为了避免意外损伤、牵拉损伤或血肿形成，通常应避免直接解剖可见的穿支血管。虽然大多数血管位于脐周，但偶尔会遇到变异血管，所以最好避免在脐上和脐下几厘米处解剖皮下组织。在可行的情况下，应保留任何主要血管。血管造影技术可以帮助识别血管，在解剖完成后保留完整的肌筋膜瓣，是一种有用的辅助方法。

内镜组织结构分离技术

概述

Ramirez 等引进开放组织结构分离技术近 25 年以来，在增加肌筋膜延展、保证腹壁关闭的同时，为了减少了切口并发症，该技术已经有了很大的发展。内镜组织结构分离技术与开放技术相比，疝复发率相近，但并发症率更低。内镜技术能够通过设备直接观察腹外斜肌腱膜的分离，从而更容易学习穿支保留技术。

进展

最早描述内镜组织结构分离技术修补腹壁疝要追溯到 2000 年[16]。该报道详细阐述了在腋中线水平利用一种皮下气囊分离器从覆盖在腹外斜肌及腱膜的软组织上进行钝性分离的技术（图 31.1）。然后从肋缘到髂前上棘水平，通过电切将腱膜和半月线完全分离。这组病例报道提示，内镜技术显著降低了切口感染、血清肿的发生率和皮肤坏死率，而疝复发率也没有明显升高。在当时，该技术并未被广泛接受。Mass 等随后又改良了这一技术[17]，在感染性腹壁疝的治疗中运用[18]。该报道描述，在肋缘下 1 cm 处做一个切口，穿过腹壁来辨认腹外斜肌。分离腹外斜肌肌束后，使用一个气囊分离器在肌群间建立一个间隙（图 31.2）。移除气囊后，把套管置入到内、外斜肌间的间隙中，以便于分离腹外

斜肌腱膜。该报道详细描述了7例不同情况的患者接受内镜组织结构分离技术的结果，术后切口并发症的发生率很少。

技术

内镜组织结构分离技术可以在开放手术或腹腔镜腹壁疝修补术中运用。腹直肌复合体的肌筋膜延展使得中线筋膜可以靠近、重叠，以减轻张力。与许多复杂的内镜手术相比，该手术相对容易掌握，学习曲线更短。

患者一般取仰卧位，手臂收拢利于暴露整个腹部及胸部下缘，体位与开放及腹腔镜手术近似。

相比腹腔镜下组织结构分离技术，开放腹壁疝修补术一般都从中线剖腹进行疝的分离。而在腹腔镜腹壁疝修补术中运用内镜组织结构分离技术时，内镜下分离操作一般都先腹腔充气灌注同时侧腹壁置入套管进行疝修补，这就会导致二氧化碳漏入腹腔，使得内镜组织结构分离时，侧腹壁扩张有限。

内镜组织结构分离技术步骤如下（图31.4和图31.5）。

• 在半月线外侧向上距肋缘约5 cm处，做一2 cm的切口。一般定位于锁骨中段和腋中线之间，但应根据疝的特征进行调整，以确保切口在

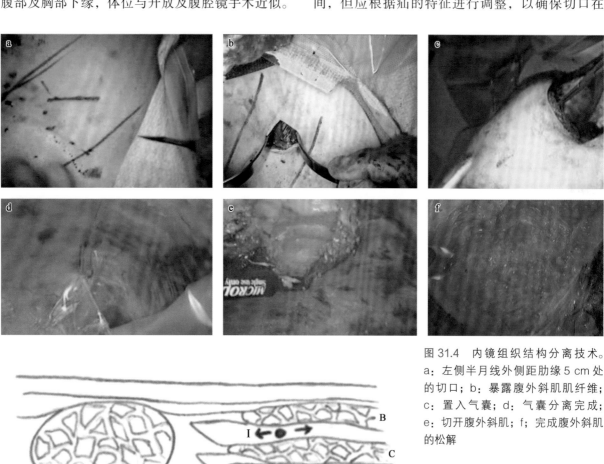

图31.4 内镜组织结构分离技术。a：左侧半月线外侧距肋缘5 cm处的切口；b：暴露腹外斜肌肌纤维；c：置入气囊；d：气囊分离完成；e：切开腹外斜肌；f：完成腹外斜肌的松解

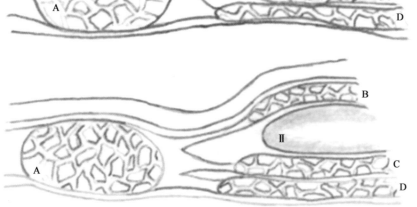

图31.5 内镜组织结构分离技术示意图。上图：I：钝性分离腹外斜肌及腹内斜肌；II：置入用于内镜组织结构分离的气囊并充气。下图：A：腹直肌；B：腹外斜肌；C：腹内斜肌；D：腹横肌

腹外斜肌之上。切口太靠近内侧可能会切开腹直肌鞘。

- 在皮下及Scarpa筋膜间进行解剖分离，寻找腹外斜肌。腹外斜肌在肋缘上方都是向内上方的肌纤维走向，便于鉴别。直接分离腹外斜肌纤维，暴露其下的筋膜。

- 将气囊扩张器在分离开的腹外斜肌肌束中直接撑开，沿着平行于半月线方向拓展直至腹股沟韧带。由于腹内斜肌肌束长入最下的4根肋间，所以气囊扩张时在肋缘下可能会进入腹内斜肌的空间。这样第一个套管的放置方法有个优点：可以在分离腹壁和腹外斜肌肌束时，根据肌肉的外观及胸廓的反弹来轻易辨认腹外斜肌。

- 分离气囊可以在内镜直视下置入。腹外斜肌位于侧腹壁顶部，可以被清晰辨认，而腹内斜肌位于底部。这个间隙内很少有血管，肌肉的血供都是从侧面进入的，因此很少出血。

- 取出球囊后，在最初的切口处插入套管，将二氧化碳注入间隙至12 mmHg的压力。

- 另一个戳孔在紧邻肋缘下的腋前线处，这个孔主要用于切开腹外斜肌腱膜。

- 使用剪刀或电刀切开腹外斜肌腱膜，从肋缘开始一直向下到腹股沟韧带。覆于上方的皮下组织和Scarpa筋膜与腹外斜肌腱膜一旦被分离，则腹壁获得了最大限度的延展。

进行内镜组织结构分离时，上腹壁的两个戳孔位置使得分离只能从肋缘开始逐渐向下方的盆腔单向推进。这样的戳孔布局可以避免器械与镜头接触而出现"镜像效应"。两孔的布局在大多数病例中都可以完成手术，必要时也可以增加辅助的戳孔。一般在侧腹腔内不需要留置术后引流。

结果

虽然采用内镜组织结构分离技术进行的腹壁疝手术很多，不过关于该手术疗效的报道却非常有限。Feretis 和 Orchard[19] 系统回顾了33篇包括220例病例的文献，结果发现内镜组织结构分离技术与小切口或开放组织结构分离技术相比，可以降低术后切口并发症的发生率；但与小切口技术相比会增加疝的复发率，不过与开放组织结构分离技术相比，没有增加疝的复发率。其他的一些术后并发症，如肺部、肾脏、心脏及胃肠道等的并发症发生率也较低[16]，报道称该手术可以提高患者整体生活质量。有一项研究提示，几乎所有病例在术后评

分方面都较传统手术组有所改善，包括心理情况、一般生理感知情况、疼痛、活动能力、身体/社会功能等[20]。内镜技术不仅可以减少瘢痕形成、保留解剖结构及血管，而且还可以降低术后疼痛，从而术后使患者全面获益。同时在费用方面，尽管内镜组织结构分离技术需要特殊器械，但是反而花费得更少[21]。

挑战和隐患

内镜组织结构分离技术适用于中线腹壁疝修补。前次手术若是横切口，尽管不是该手术的禁忌证，但是很难再实施。经过内镜组织结构分离术后，补片可被放在肌后间隙或腹腔内。在肌后间隙放置补片，并不能加强侧方游离的腹外斜肌。当然，完整的腹内斜肌和腹直肌通常可以预防侧腹壁膨出或疝的发生。虽然将补片放在肌后间隙，疝的复发率可能更低，但也可以选择将补片放置在腹腔内[22]。我们通常在实施Rives-Stoppa手术时采用内镜组织结构分离技术。是否采用这一技术取决于：腹直肌后鞘和腹直肌分离后，中线切口的组织强度，这正如Ramirez等[8]一开始报道的那样。对于采用内镜组织结构分离技术的病例，无法在肌前放置补片，因为该间隙没有被分离。而采用开放组织结构分离技术时，是可以在肌前放置补片的，这样就加强了被切开的腹外斜肌。对于比较补片放置在不同位置而产生的临床结果目前没有报道。内镜组织结构分离技术最有利于腹直肌复合体向中线延展，因此对于非中线腹壁疝最好采用其他修补技术。

结　　论

腹壁疝是一种常见病，因其经常反复发作及其他并发症，所以对外科医师极其富有挑战性。组织结构分离技术对需要中线关闭的病例是一种非常有用的技术，可以在生理性张力下建立动态腹壁修复。数十年来，为了减少切口并发症，该技术已得到了长足的发展。开放组织结构分离技术尽管并发症较多，但可以在适当选择的患者中最大限度地延展腹壁肌群。尽管开放技术与其他技术相比运用得较少，但对于那些不论是疝囊可被轻松分离的还是需要行脂膜切除术（切除多余皮肤和脂肪）的患者，只要不可避免地存在皮瓣，开放技术就还是非常有用的。内镜技术和保留穿支技术可以降低短期并发症，但远期疗效近似。外科医师的经验、患者

病情的多样性都是选择不同技术的重要参考。每一种方法在术前、术中及术后都需要精心准备。复杂腹壁疝患者经常需要重建腹壁，这一般需要在大医院由疝专科医师来完成。

参考文献

[1] Azoury S, Dhanasopon AP, Hui X, Tuffaha SH, De La Cruz C, Liao C, Lovins M, Nguyen HT. Endoscopic component separation for laparoscopic and open ventral hernia repair: a single institutional comparison of outcomes and review of the technique. Hernia. 2014;18:637–45.

[2] Azoury SC, Dhanasopon AP, Hui X, De La Cruz C, Tuffaha SH, Sacks JM, Hirose K, Magnuson TH, Liao C, Lovins M, Schweitzer MA, Nguyen HT. A single institutional comparison of endoscopic and open abdominal component separation. Surg Endosc. 2014; 28:3349–58.

[3] Eriksson A, Rosenberg J, Bisgaard T. Surgical treatment for giant incisional hernia: a qualitative systematic review. Hernia. 2014;18:31–8.

[4] Holihan J, Askenasy E, Greenberg J, Keith J, Martindale R, Roth JS, Mo J, Ko TC, Kao LS, Liang MK. Component separation vs. bridged repair for large ventral hernias: a multi-institutional risk adjusted comparison, systematic review, and meta-analysis. Surg Infect. 2016;17:17–26.

[5] Ventral Hernia Working Group, Breuing K, Butler CE, Ferzoco S, Franz M, Hultman CS, Kilbridge JF, Rosen M, Silverman RP, Vargo D. Incisional ventral hernias: review of the literature and recommendations regarding the grading and technique of repair. Surgery. 2010;148:544–58.

[6] Luijendikik RW, Hop WC, van den Tol MP, de Lange DC, Braaksma MM, Ijzermans JN, Boelhouwer RU, de Vries BC, Salu MK, Wereldsma JC, Bruijninckx CM, Jeekel J. A comparison of suture repair with mesh repair for incisional hernia. N Engl J Med. 2000;343:392–8.

[7] Lisiecki J, Kozlow J, Agarwal S, Ranganathan K, Terjimanian M, et al. Abdominal wall dynamics after component separation hernia repair. J Surg Res. 2015;193:197–203.

[8] Ramirez OM, Ruas E, Dellon AL. "Component separation" method for closure of abdominal wall defects: an anatomic and clinical study. Plast Reconstr Surg. 1990;86:519–26.

[9] Clarke JM. Incisional hernia repair by fascial component separation: Results in 128 cases and evolution of technique. Am J Surg. 2010;200:2–8.

[10] Gonzalez R, Rehnke RD, Ramaswamy A, Smith CD, Clarke JM, Ramshaw BJ. Component separation technique and laparoscopic approach: a review of two evolving strategies for ventral hernia repair. Am Surg. 2005;71:598–605.

[11] Adekunle S, Pantelides NM, Hall NR, Praseedom R, Malata CM. Indications and outcomes of the components separation technique in the repair of complex abdominal wall hernias: experience from the Cambridge plastic surgery department. Eplasty. 2013;13, e47.

[12] Butler CE, Campbell KT. Minimally invasive component separation with inlay bioprosthetic mesh (MICSIB) for complex abdominal wall reconstruction. Plast Reconstr Surg. 2011;128:698–709.

[13] Maas SM, van Engeland M, Leeksma NG, Bleichrodt RP. A modification of the "components separation" technique for closure of abdominal wall defects in the presence of an enterostomy. J Am Coll Surg. 1999;189:138–40.

[14] Saulis AS, Dumanian GA. Periumbilical rectus abdominis perforator preservation significantly reduces superficial wound complications in "separation of parts" hernia repairs. Plast Reconstr Surg. 2002;109:2275–80; discussion 2281–2.

[15] Harth KC, Rosen MJ. Endoscopic versus open component separation in complex abdominal wall reconstruction. Am J Surg. 2010;199:342–6. discussion 346–7.

[16] Lowe JB, Garza JR, Bowman JL, Rohrich RJ, Strodel WE. E-ndoscopically assisted "components separation" for closure of abdominal well defects. Plast Reconstr Surg. 2000;105:720–9.

[17] Maas SM, de Vries RS, van Goor H, de Jong D, Bleichrodt RP. Endoscopically assisted "components separation technique" for the repair of complicated ventral hernias. J Am Coll Surg. 2002;194: 388–90.

[18] Rosen MJ, Williams C, Jin J, McGee MF, Schomisch S, Marks J, Ponsky J. Laparoscopic versus open-component separation: a comparative analysis in a porcine model. Am J Surg. 2007;194:385–9.

[19] Feretis M, Orchard P. Minimally invasive component separation techniques in complex ventral abdominal hernia repair. Surg Laparosc Endosc Percutan Tech. 2015;25:100–5.

[20] Thomsen CO, Brondum TL, Jorgensen LN. Quality of life after ventral hernia repair with endoscopic component separation technique. Scand J Surg. 2016;105:11–6.

[21] Harth KC, Rose J, Delaney CP, Blatnik JA, Halaweish I, Rosen MJ. Open versus endoscopic component separation: a cost comparison. Surg Endosc. 2011;25:2865–70.

[22] Helgstrand F, Rosenberg J, Kehlet H, Jorgensen LN, Bisgaard T. Nationwide prospective study of outcomes after elective incisional hernia repair. J Am Coll Surg. 2013;216:217–28.

第32章
内镜组织结构分离技术
Endoscopic Component Separation Techniques

Jorge Daes and David C. Chen

顾　岩　译

历　史　回　顾

复杂腹壁疝的修复对外科医师而言仍然是一种巨大挑战，成功治疗有赖于技术和工具的配合，包括基于组织的修补技术、补片加强技术、筋膜松解和肌筋膜瓣转移技术等。腹壁重建的目标是使腹壁牢固、持久、有功能并且美观。

腹壁缺损的一期关闭被认为是腹壁重建的关键步骤，因为一期关闭可以重建腹壁的解剖结构和生理功能，减少无效腔和改善愈后[1, 2]。对缺损小于3 cm的腹壁疝可以进行单纯缝合，而更大的缺损需要考虑使用各种无张力修补技术来进行重建。这可以通过多种肌肉松解技术完成，包括手术松解、药物松解和机械松解，其中组织结构分离术（component separation，CS）是最常用的一种技术。在所有的腹壁缺损修复中几乎毫无例外都要使用补片加强修补。

前入路组织分离（anterior component separation，ACS）技术在1990年由Ramirez首先报道，这是一种通过自体筋膜组织重建白线的方法[3]。该技术通过侧腹壁某一肌肉层的松解来构建肌筋膜推进瓣，实现腹壁的扩大和推进，以帮助腹壁缺损达到一期无过度张力关闭。其具体实施方法是在半月线外侧松解腹外斜肌，显露腹内斜肌和腹外斜肌之间的无血管平面，如果需要对腹壁进一步松解，也可以垂直切开腹直肌后鞘。一般情况下，单侧组织结构分离可以使腹直肌复合体向中线推进8～10 cm，进而实现腹壁缺损的无张力或低张力关闭。在无补片加强的情况下，单纯组织结构

分离技术修补的复发率在5%～30%，这对复杂腹壁疝而言已经不错了。

开放前入路组织结构分离技术最主要的并发症源于其需要创建带有脂肪的皮瓣。分离腹壁皮下组织会破坏供应腹壁皮肤和皮下组织的穿支血管复合体，进而可能造成相应皮瓣的缺血坏死；另外由于术中需要创建大面积的皮下间隙，这也会导使血肿、血清肿和感染等并发症发生风险的增高。通过保留脐周穿支血管和建立较小分离空间等方式对开放前入路组织分离技术进行改进，可有效减少术后切口并发症的发生[4]。

通过微创方式可以有效减少由于破坏穿支血管和游离皮瓣所导致的切口并发症。2000年Lowe等报道将球囊扩张器置入皮下间隙层，实现切开腹外斜肌腱膜的开放皮下内镜辅助前入路组织结构分离技术[5]。2002年Maas报道了内镜球囊辅助筋膜下入路技术，通过小的皮肤切口进行腹外斜肌腱膜松解[6]。2007年Rosen开展了内镜前入路组织结构分离技术，将其作为实现补片加强的辅助手段，应用于腹壁重建手术中[7]。Chen进一步对此方法进行了改进，他将第一个切口置于髂前上棘内侧，在另一个操作孔的辅助下朝向头端操作，这种方式使医师操作更舒适简便。Deas在2010年报道了全内镜皮下入路的组织结构分离技术，术前超声引导下在皮肤标记半月线位置，然后通过球囊扩张器在皮下创建间隙，之后分离并切断腹外斜肌腱膜[8]。这一改进模仿了Ramirez的方式，使外科医师更方便操作和容易掌握。

ECS 的适应证

• 在实施全腹腔镜腹壁重建（abdominal wall reconstruction，AWR）时帮助实现内镜下或经筋膜腹壁缺损关闭，进行补片 underlay（有保护屏障的补片）或 sublay（无保护屏障的补片）放置。这是我们医疗小组使用内镜组织结构分离技术（endoscopic component separation，ECS）最主要的适应证。

• 辅助开放腹壁重建手术，尤其可帮助无法进行一期无张力关闭的腹壁中央区缺损。但当进行 Rives 操作要求补片覆盖范围大于腹直肌后间隙时，后入路组织结构分离技术——腹横肌松解（posterior component separation-transversus abdominus release，PCS-TAR）是更好的选择。

• 帮助结肠造口回纳、结肠切除或在其他污染或感染部位进行一期无张力腹壁疝关闭手术，此时常常不宜使用补片。

• ECS 还适用于伴有肠造口但没有造口旁疝的腹壁疝。在这种情况下，ECS 可在造口外侧进行，无需重新调整造口位置。

• 最后，ECS 对于腹腔室间隔综合征的处理可起到重要的帮助作用。

ECS 的禁忌证

• 存在严重皮肤营养障碍的患者，需要大范围切除或制备大的皮瓣。

• 缺损可以在无过度张力的情况下被关闭。

• 缺损不规则，横径大于纵径。

• 多次疝修补或放置补片而致腹壁顺应性差的患者。这些病例使用 onlay 或 PCS-TAR 可能是更好的选择。

• 患者之前接受过两侧 PCS-TAR 手术。但可以采用一侧 PCS-TAR 手术（造口回纳），另一侧行前入路组织结构分离术。

手 术 步 骤

术前准备

术前皮肤准备范围从乳头平面到两侧股上部，两侧超过腋后线。对于清洁手术的患者，在麻醉诱导期应使用单剂量第一代头孢菌素。对于复杂病例预计需要进行盆腔解剖分离者需留置导尿。对所有患者都需使用建立气腹的设备。对于清洁-污染或污染的手术，需要首先进行 ECS。

ECS 技术

三种前入路 ECS 方法均可创建完全一致的复合肌筋膜推进瓣。其中，使用最广泛的是筋膜下方式，其次是改良筋膜下方式和皮下 ECS 方式。后两种方式由于类似于开放组织结构分离技术，因此被认为更便于医师操作及更容易被掌握。它们可以避免分离肋区的困难，避免手术操作时的视觉差异，另外手术只需要一个额外的套管即可进行。

手术方式

经筋膜入路

进行这种手术方式时，患者取仰卧位，两侧手臂需外展固定。在第 11 肋前端下方做一个 12 mm 的切口并以 S 拉钩拉开。钝性分离皮下组织，暴露腹外斜肌腱膜。切开腹外斜肌，暴露腹内斜肌。使用球囊扩张器扩张腹外斜肌腱膜和腹内斜肌腱膜之间的间隙，向外至半月线。置入 12 mm 球囊穿刺器，将 CO_2 充入建腔，维持压力在 12 mmHg。置入 10 mm 30° 的腹腔观察镜，钝性推开附着的纤细组织。另置入两个 5 mm 的套管，分别在脐水平腋后线交界处与腹股沟韧带上腹直肌外侧缘置入。完整分离腹外斜肌和腹内斜肌间的间隙，范围上自肋缘上方，下至腹股沟韧带，内侧自半月线，向外到腋后线背阔肌与斜肌交界处。在进行组织结构分离时应使用电刀切断从肋缘到腹股沟韧带的腹外斜肌腱膜。操作过程中，应保持腹外斜肌在监视画面的上方，腹内斜肌位于底部，半月线位于内侧。此过程在腹壁对侧重复进行。每一侧的分离区域应置放一根闭式引流。相应手术视频见 https://www.youtube.com/watch?v=lKtKXDKIiRM。

改良筋膜下入路

改良筋膜下入路类似于经筋膜内镜前入路组织结构分离技术，采用同样的手术空间和相同的松解方式，但手术操作更简便。腹外斜肌腱膜在靠近髂前上棘内侧 2 cm 处的区域几乎全部为腱膜，只有很少肌组织，因此在解剖上很好辨认。在此处腱膜做一个 1 cm 切口后，同样采用腹腔镜球囊分离器建立空间（图 32.1）。置入 10 mm 套管，将 CO_2 充入建腔，压力维持在 12 mmHg（图 32.2）。在脐水平面腋后线位置建立一个 5 mm 操作孔。以同样方式分离两层肌肉间附着的蜂窝组织。在半

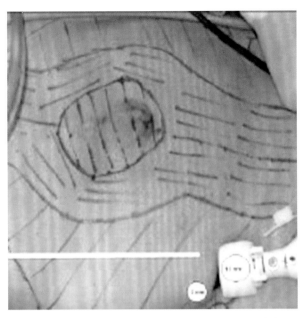

图 32.1　外观视图：髂前上棘内侧置入 12 mm 球囊分离器。通过 5 mm 操作孔朝向头端进行分离

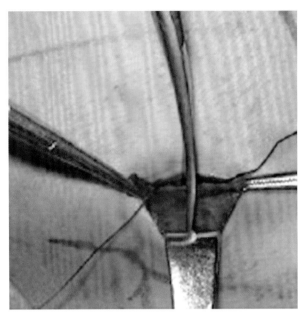

图 32.3　腹外斜肌松解：手术显露

内镜皮下 CS 入路

患者取仰卧位，手臂置垫固定在身体两侧。采用超声定位两侧腹直肌外侧缘的半月线，并且在皮肤上进行标记。超声定位可由外科医师在术前皮肤准备前用便携式超声设备进行，也可由影像科医师事先使用不褪色的笔标记。首先，在标记的半月线外侧腹壁的下外象限作一个 12 mm 切口。然后置入球囊扩张器并在腹外斜肌腱膜上推进，直至其触及肋缘。球囊充气（图 32.4）。在某些患者，如肥胖、减重术后或曾进行腹壁成形术，可先使用一个钝头的棒（套管内芯）分离出一个位于皮肤下腹外斜肌腱膜上的通道，再置入球囊扩张器。之后使用一个 10 ～ 12 mm 套管替换球囊，以 10 mmHg 的 CO_2 充气建腔。在腹腔镜观察孔外侧稍上位置置入另一个 5 mm 套管（图 32.5）。以皮肤上的标记为指导，在左侧半月线的外侧切断腹外斜肌腱膜。暴露脂肪组织并且确认未观察到肌肉组织是保证进入正确间隙的关键（图 32.6）。如果在这层观察到肌肉组织，说明内侧的腹直肌或外侧的腹外斜肌肌性部分被切开。

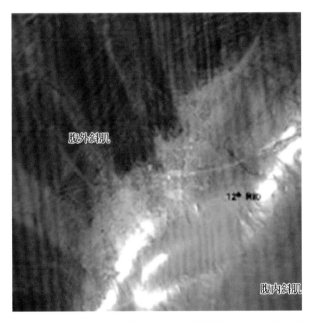

图 32.2　通过球囊分离器观察：腹外斜肌位于上方，腹内斜肌位于下方

月线外侧 2 cm 切开腹外斜肌腱膜进行组织结构分离，向上切开至肋缘腹外斜肌第 9 肋和第 10 肋的附着点。从操作孔到腹股沟韧带的松解可通过开放手术方式进行，在直视下直接切开至腹股沟韧带 2 ～ 3 cm 处的腹外斜肌腱膜（图 32.3）。闭式引流管可通过 5 mm 操作孔置入到两层肌肉间。手术视频见 https://www.dropbox.com/sh/6kri5u3ew2qoijg/AAAEHORMtofcfYgiw9OP_dMxa?dl=0&preview=Component+Separation+Project+Right+side.wmv。

沿着这一层切开腹外斜肌腱膜到肋缘上 4 ～ 6 cm。在肋缘腱膜会变为肌肉组织，这时应该更加谨慎地分离，避免出血，可以使用超声刀。剪刀和准确的电灼可以在腹外斜肌外侧的无血管区域使用（图 32.7）。将腹腔镜摄像头转向下方，腹外斜肌的切口包括腹股沟韧带仍在观察孔的下方。这种方式的 ECS 不需要放置引流管，在腹壁重建结束时要对

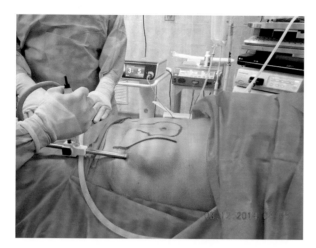

图 32.4　球囊扩张皮下空间

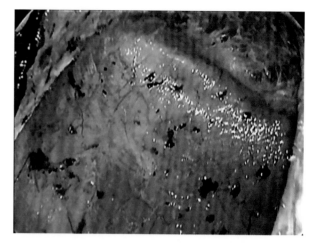

图 32.7　腹腔镜下所观察的从腹股沟韧带到肋缘上 5 cm 组织结构分离完成情况

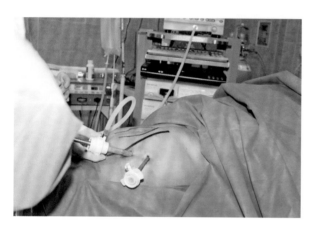

图 32.5　为单侧皮下 ECS 做准备。在观察孔外侧稍上位置建立 5 mm 操作孔

经验教训

· 在清洁-污染或污染的开放腹壁重建手术中 ECS 应该首先进行。在全腹腔镜腹壁重建术中如果术前根据临床检查和 CT 扫描可以获得足够的信息，ESC 也可首先进行，否则，第一步应该先进行腹腔镜探查。

· 通常不需要进行双侧 ECS。对于绝大多数宽度在 6～15 cm 的缺损，可以通过腹腔镜单侧皮下组织结构分离术进行缺损关闭，从而避免腹壁裂开或不对称。

· ECS 不仅可用于腹壁中间区域的缺损，而且也可用于侧腹壁缺损的关闭。

· 若缺损距离半月线较近，ECS 可以在缺损的同侧进行，腹外斜肌切开的位置应更靠外侧，以避免损伤半月线。

· ECS 有时需同时行垂直腹直肌后鞘松解，以进一步降低关闭缺损时的张力。

· 在腹腔镜腹壁重建过程中，为帮助关闭缺损，可在缺损中间进行临时筋膜缝合，以使组织结构拉伸和缺损边缘更靠近。

· 当手术医师处于学习过程中或对手术还存在疑问时，应使用补片覆盖 ECS 区域。

效果评价

一项针对内镜前入路组织结构分离技术的回顾性研究发现只有 13 项研究符合要求被纳入[9]。作者的研究表明，总体而言现有研究均缺乏严谨的出入组筛选标准、长期的临床随访、清楚的结局描述，几乎没有相应的影像学随访结果。我们近期提交了首个内镜皮下前入路组织结构分离技术的前

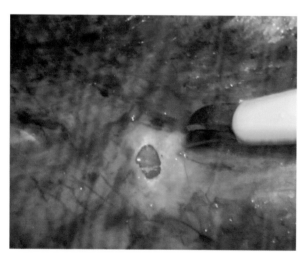

图 32.6　利用皮肤上标记的引导在左侧半月线外侧切开腹外斜肌腱膜

皮下间隙细致止血。手术视频可以在 https://www.youtube.com/edit?video_id=4SpWz7U5uZ0&video_referrer=watch. 找到。

瞻性研究，该研究包含了长期的临床和影像学随访[10]。我们选取了2012—2015年间先后收治的20位患者，他们的腹壁缺损宽度为6～15 cm，缺损长度均大于宽度，无皮肤营养障碍、腹腔失容或活动性感染，之前均未接受多次疝修补或补片放置，并且没有严重的腹腔粘连。在手术中，ECS多数作为腹腔镜腹壁重建（IPOM加强修补）的辅助，术后患者临床检查和CT影像学随访最长达38个月（平均21个月）。其中19例患者临床和CT检查结果表明修补满意；1例患者出现小范围的组织裂开，但被其下的补片保护完好；8例未行补片加强的患者，其组织结构分离部位均未出现缺损复发。总体并发症率低，没有患者出现外科手术部位感染（surgical site infection，SSI）或补片相关并发症。术后美容效果显著，特别是虽然几乎所有患者都接受了单侧ESC，但我们未观察到有腹壁不对称现象发生，患者满意度高。

结　　论

复杂腹壁疝的特点要求有多种修复方式供选择。通过腹横肌松解进行的后入路组织结构分离技术由于其可以创建一个在肌肉后延展的符合自然解剖的空间，因而被越来越多的医师接受。然而，内镜前入路组织分离在一部分患者中作为开放和腹腔镜腹壁重建手术的辅助手段，仍然是一种重要并有效的方法。ECS的优点包括术中解剖结构辨认清晰、手术实施方便、结构层次分离错误与破坏侧腹壁稳定性的风险小，以及手术效率高而并发症率低。当ECS与微创腹壁重建技术［腹腔内补片植入（IPOM）、经腹腔腹膜前修补（TAPP）、扩大视野的全腹膜外修补（eTEP）］相结合时，内镜前入路组织结构分离技术可以提供一种快速、有效和安全的方式来帮助腹壁缺损的修复向中线推进。

参考文献

［1］Nguyen DH, Nguyen MT, Ashkenazy EP, Kao LS, Liang MK. Primary fascial closure with laparoscopic ventral hernia repair: systematic review. World J Surg. 2014;38:3097–104.

［2］Clapp ML, Hicks SC, Awad SS, Liang MK. Trans-cutaneous closure of central defects (TCCD) in laparoscopic ventral hernia repairs (LVHR). World J Surg. 2013;37:42.e51.

［3］Ramirez OM, Ruas E, Dellon AL. "Components separation" method for closure of abdominal-wall defects: an anatomic and clinical study. Plast Reconstr Surg. 1990;86:519.e526.

［4］Saulis AS, Dumanian GA. Periumbilical rectus abdominis perforator preservation significantly reduces superficial wound complications in "separation of parts" hernia repairs. Plast Reconstr Surg. 2002;109:2275–80.

［5］Lowe JB, Garza JR, Bowman JL, Rohrich RJ, Strodel WE. Endoscopically assisted "components separation" for closure of abdominal wall defects. Plast Reconstr Surg. 2000;105:70–729.

［6］Maas SM, de Vries RS, van Goor H, de Jong D, Bleichrodt RP. Endoscopically assisted "components separation technique" for the repair of complicated ventral hernias. J Am Coll Surg. 2002;194:388–90.

［7］Rosen M, et al. Laparoscopic component separation in the single-stage treatment of infected abdominal wall prosthetic removal. Hernia. 2007;11:435–40.

［8］Daes J. Endoscopic subcutaneous approach to component separation. J Am Coll Surg. 2014;218:e1–4.

［9］Ferretis M, Orchard P. Minimally invasive component separation techniques in complex ventral abdominal hernia repair: a systematic review of the literature. Surg Laparosc Endosc Percutan Tech. 2015;25:100–5.

［10］Daes J, Dennis RJ. Endoscopic subcutaneous component separation as an adjunct to abdominal wall reconstruction. Surg. Endosc. 2016;22:1–5.

第33章
组织结构分离的替代方法
Alternate Methods to Components Separation

Bruce R. Tulloh and Andrew C. de Beaux

陈 革 译

引 言

在这一章中，我们探讨一些用于治疗腹壁切口疝和腹外疝修补术的替代方法，并考虑它们的使用指征。虽然，目前已有大量的腹腔镜和开放手术的术式，不过外科医师还在尝试着调整他们的方法来治疗患者。腹腔镜手术在大部分情况下是很好的，但并不总是可行，特别是遇到较大缺损，导致补片膨出、迁移和复发的患者[1, 2]。这样的患者通常需要行开放手术才能得到更好的效果，在这种情况下，大部分腹壁外科医师认为选择腹肌后或腹膜前入路是最佳选择[3, 4]。然而，当腹壁缺损太大，无法将原来的筋膜关闭时，或者腹壁区域有潜在（或实际的）缺损时，采用直接的腹膜前补片修复是不可能的。这时的手术属于腹壁整形术，而不是疝修补术，通常需要特殊技术。

在这种情况下，外科医师有几种方法可以选择。一种方法是简单地将筋膜缺损间隙通过桥接方式用补片连接，但这可能导致血清肿形成和感染。当补片和肠及皮下组织粘连后，会导致侵蚀和瘘管形成；当补片与腹腔内组织相接触时，随后的剖腹手术可能会更加困难[5]。桥接技术仍然被普遍用于腹腔镜疝修补手术，但腹腔镜桥接技术与开放手术在两个关键步骤有所不同。首先，在腹腔镜修补术中，虽然在腹膜面使用抗粘连的补片，但这并不能完全消除粘连问题，只是与传统合成补片使用方法相比减少了粘连程度。其次，在腹腔镜修补术中，覆盖的皮肤保持完整，因此补片被感染的风险较小。

另一种主流的选择是组织结构分离技术（components separation techniques，CST），包括前肌层或后肌层的外侧筋膜游离。这些已在第31章和第32章中作了介绍。这些技术在移行组织层方面非常有效，但仅限于在中线切口疝中使用，因为它们不适用于横向和其他非中线部位的缺损修补。此外，在先前使用CST之后的复发疝，处理会非常困难，因为，至少在进行前层CST之后，侧腹壁已经被削弱，组织层已经被破坏。

其他辅助技术包括术前气腹术、腹外侧肌内注射肉毒素或肠切除术和（或）网膜切除术。这些技术都有自己的适应证，前两种技术需要复杂的术前规划，而肠切除术则会带来污染和感染的风险。

本章描述了一种用于腹壁重建的替代技术，即腹壁皮瓣成形术。它首先在一本法国教科书中被描述[6]，是由一项最初由da Silva[7]所报道的技术衍生而来。目前的方法是利用保存的疝囊皮瓣，以一种相对无张力的方式，有效地扩展筋膜层，以支持和包裹两层自体筋膜之间的补片。合适的皮瓣的定义是，皮瓣可以被定义为从一个解剖区域转到另一个解剖区域的组织。使用这种技术，将缺损的一侧腹膜和腹直肌前鞘转变为另一侧的后鞘，反之亦然。皮瓣包括腹膜、减弱的筋膜和瘢痕，它们可以是厚而结实的，特别是在疝长期存在时；当然，它们也可以是薄而脆弱的。然而，这些并不重要，因为腹膜的皮瓣不需要承受张力，它们的重要之处是为补片提供一个活组织屏障。补片在两侧肌肉下方大量重叠，从而使周围组织容易长入，这为修复提供了最终力量。

修补完成后，补片像三明治一样被夹在两层自体组织之间。这种肌后补片修复的好处是关闭腹腔和补片表面覆盖的筋膜，这是一个在其他技术不可用或未发现之前，非常有用且广泛适用于疝专家使用的补充技术。

手 术 技 术

虽然该技术被描述用于中线切口疝，但是该技术也可以通过考虑区域肌肉和筋膜解剖来应用于横向和其他非中线切口疝。

第一步：暴露疝囊和筋膜边缘

切除先前的手术瘢痕，如果瘢痕很宽，通常会采用一个皮肤的椭圆形切口。分离每一侧皮肤和皮下脂肪，至足以暴露完整的疝囊和缺损的肌肉筋膜边缘。但是，过多地分离会对血管和淋巴管造成损害，从而导致血清肿甚至危及皮肤的血液供应。

第二步：沿中线切开疝囊

在中线处沿着缺损长轴方向完整切开疝囊（图33.1）。切口可能涉及相邻的多个缺陷，但每一个被切开的疝囊都应被小心地保留下来。需要分离距离缺损边缘几厘米以内的囊内腹膜粘连，但是不需要分离腹腔内的广泛粘连。慢性腹壁疝和切口疝的疝囊由白线和腹膜组成，通常是非常强健的组织。

第三步：创建腹膜皮瓣

抬高切口的一侧，露出腹壁的下表面。切开这

一侧腹膜和腹直肌后鞘，形成一条平行于缺损边缘的线，就像腹直肌内侧缘一样。如此大的中线疝，通常有肌肉缺失，这个筋膜缺损离中线有几厘米。一旦切开，通过该切口可以直接进入腹直肌后间隙。同时，创建一个足够大的一侧皮瓣，该皮瓣由腹膜囊、腹直肌前鞘及白线和相对应的部分腹直肌后鞘组成（图33.2）。这个皮瓣形成三明治修复的浅层。

在切口的另一侧，与第一侧相似，纵向切开腹直肌前鞘，切口在腹直肌的内侧表面。切开腹直肌前鞘的内侧边缘，连同它的皮瓣，一起反转到正中线，通过在腹直肌周围的解剖，进入腹直肌后间隙（图33.3）。由此产生的腹膜皮瓣与这一侧的后鞘是相连的，成为修复的深层。

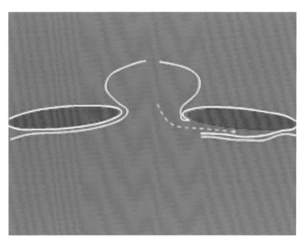

图 33.2　分开后鞘并进入腹直肌后间隙一侧，将腹膜囊的一半变成一个皮瓣，稍后将被用于覆盖补片

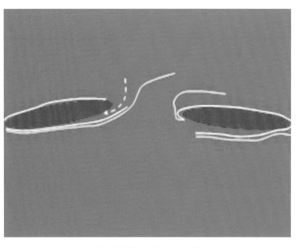

图 33.3　切开另一侧的前鞘，并通过游离腹直肌的解剖边界进入该侧腹直肌后间隙，从而游离出另一半疝囊瓣，创造出腹腔闭合的皮瓣

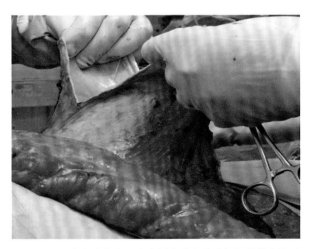

图 33.1　沿中线分离疝。此病例皮肤和脂肪组织的横向楔形切除组织可以作为腹壁整形术的一部分

第四步：建立腹膜前平面

继续解剖两侧腹直肌后空间，注意保护上腹部血管的分支，这些血管应该被抬高。如果把注意力集中在解剖层面，那么在切口的上层和下层，在中线缝合左右皮瓣的缝线应该是笔直的。在下腹的弓状线下面，将腹直肌后平面延伸到耻骨后空间和中线。在脐上方的腹直肌后空间，可以通过在其内侧边界的后鞘及白线的深面来扩展。然后，进入镰状韧带根部的腹膜外空间，即所谓的"脂肪三角区"（图33.4）。这个空间可以扩展并延伸到胸骨剑突和肋骨缘后面。

如果有必要，可以通过切开腹横肌筋膜进入腹膜外空间，将空间延伸到腹直肌鞘外。这类似于后位的组织结构分离技术，它将为中线疝的筋膜层提供更大的治疗空间。腹外斜肌和内斜肌之间的平面可以作为另一种选择，特别是在横行切口处，但是应该避免内斜肌和腹横肌之间的平面，因为它包含了腹壁的节段神经和血管（图33.5）。

第五步：关闭腹腔

将最初一侧的腹膜皮瓣（由一半的疝囊和部分反转的腹直肌前鞘）反转至超过疝的缺损处，并缝合到对侧腹直肌深面后鞘的切缘（图33.6）。用2-0缓慢吸收的单股线缝合。一旦完成，这条线就形成了一条柔和的曲线，与缺陷的边缘平行。随着腹腔的关闭，现在形成了一个平面从一侧的腹直肌后伸展到另一侧的腹直肌后。疝的缺损由皮瓣以最小的张力桥接，而腹部脏器则由于腹膜的修复而被有效隔离。

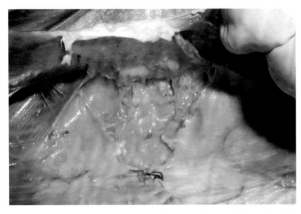

图33.4 在中线处关闭肌后间隙，在上腹部通过腹直肌后鞘在白线的深处到达中线，并暴露脂肪三角区，这是镰状韧带的根部

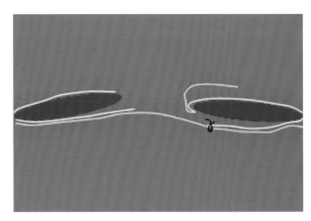

图33.6 一侧游离的皮瓣被缝合到另一侧腹直肌后鞘的切缘来关闭腹腔

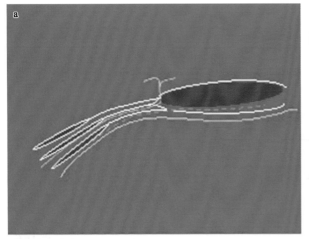
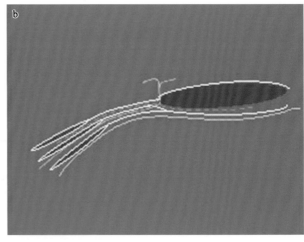

图33.5 如果解剖必须在腹直肌后鞘外侧进行，那么腹膜外平面（a）对于中线切口非常适宜，因为它避开了腹内斜肌和横腹肌之间的神经血管平面。对于横形切口，腹外斜肌和腹内斜肌之间的平面（b）通常更容易获得。一条神经肌肉束在切口处可能有被切断的风险，但如果有足够的皮肤重叠将不会引起任何客观的感觉减退

第六步：置入补片

将一张被修剪成椭圆形的合适大小的中等质量、大孔聚丙烯补片，放置在已创建的腹直肌后间隙内，并确保补片与腹膜/鞘大量重叠（图 33.7）。我们提倡用尽可能大的合适补片放置在这个空间。补片被放置后应该是光滑和平坦的，可以修剪它的边缘以避免折叠。通过一系列的间断缝合，通常是 6 或 8 针，或者用组织胶水，将补片固定在腹直肌后鞘。在弓状线下方，可以穿过腹直肌直接缝合于鞘，但是要避免下腹壁血管（图 33.8）。

第七步：完整筋膜的关闭

最后将剩余的腹膜皮瓣缝合到对侧前鞘的切缘，以覆盖腹直肌（图 33.9）。在两层修复好的皮瓣之间像"三明治"那样将补片放置在原来筋膜缺损处。当这一层缝合完成后，补片与皮下平面隔离。

对于斜行或横行切口，必须如 Stumpf 等所描述的那样寻找合适的组织平面[8]。在腹直肌鞘的

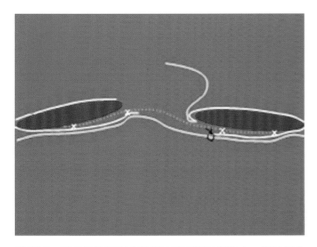

图 33.7　将补片放置在分离后的腹直肌后间隙内，通过缝合或粘合固定于后鞘

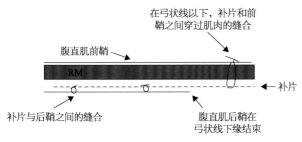

图 33.8　矢状断面显示补片穿过腹直肌后鞘，被固定在弓状线以上的后鞘上。在弓状线下方穿过腹直肌层固定于前鞘。RM：腹直肌肌肉

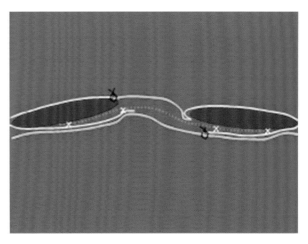

图 33.9　修补完成后，将剩余的腹膜皮瓣缝合到对侧前鞘的切缘，从而将补片夹在两层自体组织之间

外侧，首选的平面是内、外斜肌层之间，腹膜外平面也可被使用，但横行切口时很难建立。至于中线疝，在到达每个切口边缘的间隙时必须小心，以确保共用的平面保持不变。

引流管可被放置在补片和（或）皮下层的平面上。皮下脂肪层可以用一些可吸收缝线来缝合，接着缝合或钉合皮肤。手术后，根据外科医师的偏好，可以使用腹带或压缩绷带来保护腹部的修补。

术后并发症

一般采用该技术患者的术后病程与大多数开放腹壁整形手术相同。然而，与开放式桥接补片修补术相比，由于腹膜的连续性得到了恢复，所以不会出现令人头疼的肠粘连、侵蚀和瘘管。此外，因为补片不在皮下平面，与腹壁前补片修补不同的是，在伤口破裂的情况下，补片暴露或慢性伤口窦道形成的风险大大降低。广泛的皮肤切除及腹部整形手术通常在修补非常大的切口疝时一起进行，因此会导致大量的伤口相关并发症，如皮肤边缘坏死、表面的伤口破裂、伤口可能感染。在腹膜皮瓣修补中，补片被一层活组织覆盖，对于减少在此类伤口中由于补片暴露而导致补片感染情况的发生是非常重要的[9]。在一组发表的 21 例腹膜皮瓣修补中，只有一个病例由于筋膜和皮肤的坏死使补片暴露，需要晚期移除补片。组织坏死是由于过度的皮瓣游离和由吸烟引起的微血管疾病引起。

皮瓣坏死是一种严重的并发症，会导致腹膜破裂和补片暴露，严重时需要将补片移除，通常需要经历多次手术，以治疗开放的腹腔。因此，保持每

个腹膜瓣广泛附着在缺损的边缘非常重要。此外，在关闭皮瓣前需将皮瓣修剪成合适的大小，必须注意关闭筋膜瓣时皮瓣的张力，如果张力过高会导致组织坏死。

腹膜皮瓣修补被称为补片"三明治"修补，因为补片被放置在两层自体组织之间。然而，这个术语也被用来描述一个操作，在这个操作中，一种生物性状的补片上添加一种轻量型聚丙烯补片，采用传统的组织结构分离技术来达到辅助中线闭合的目的。换句话说，"三明治"修补是指补片被夹在两层筋膜之间[10, 11]。因此，"补片三明治修复"这个词是模棱两可的，外科医师需要弄清楚他们在使用时具体的意思是什么。

前和后组件的组织结构分离技术对于修复大的缺损非常有用，目前仍然很流行，在本书的其他章节有详细阐述（参见第31章和第32章）。组织结构分离技术旨在通过侧面减张切口，使肌肉筋膜皮瓣达到初级筋膜闭合，它会增加腹壁功能不全发生的机会。重新在中线处拉拢腹直肌对恢复腹壁功能很重要[12]，尽管很多健康者（除了肥胖以外）都拥有一定程度自然舒张的功能良好的腹壁。腹膜瓣疝修补术不尝试拉拢腹直肌到中线，它的主要目标是提供一个移行的筋膜层穿过缺损，以支持和保护镶嵌的补片，但其对腹直肌分离（图33.10 a和图33.10b）会有一定程度的改善作用。

组织结构分离技术和腹膜瓣成形技术都会增加腹壁功能不全发生的机会，组织结构分离术出现在

侧腹壁，腹膜成形术则出现在疝修复部位。与组织结构分离术不同的是，腹膜皮瓣修补确实需要腹膜瓣，在没有囊瓣的情况下（如腹腔造口术）该技术是不适用的。在这种情况下，组织结构分离技术是一个选择。

结　论

- 对外科医师来说，腹膜皮瓣修补方法是在腹壁缺损过大无法实现筋膜关闭时所采用的多种修补方法之一。
- 这是第一次描述的非补片的da Silva修补的改良方法[7]。
- 腹膜皮瓣修补术利用保存的囊袋，从疝缺损的边缘到筋膜的边缘进行修复，并将补片"三明治"样地放置在两层平行的自体组织之间的肌后间隙内。
- 它必须与其他的方法区分开，即采用两层补片及一层自体筋膜，运用组织结构分离技术在中线闭合，达到加强腹壁作用的"三明治"样的修补方法。
- 腹膜皮瓣修补术适用于中线和非中线疝，但需要有明确界定的疝囊，因此不适合于没有疝囊的腹壁造口术后的修补。
- 皮瓣坏死是灾难性的并发症。通过对疝囊每一半筋膜保持比较宽的蒂的连接、修剪多余疝囊壁使之整洁及无张力的闭合来避免。

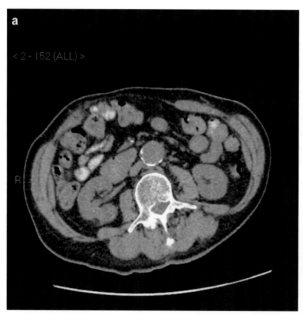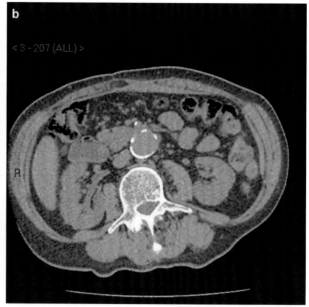

图 33.10　（a）CT扫描图显示腹膜皮瓣修复前，腹直肌广泛分离；（b）同一位患者术后CT扫描图显示腹直肌被拉回中线

参考文献

［1］Tse G, Stutchfield BM, Duckworth AD, de Beaux AC, Tulloh B. Pseudo-recurrence following laparoscopic ventral and incisional hernia repair. Hernia. 2010;14:583–7.

［2］Carter SA, Hicks SC, Brahmbhatt R, Liang MK. Recurrence and pseudorecurrence after laparoscopic ventral hernia repair: predictors and patient-focused outcomes. Am Surg. 2014;80:138–48.

［3］Holihan JL, Nguyen DH, Nguyen MT, Mo J, Lao LS, Liang MK. Mesh location in open ventral hernia repair: a systematic review and network meta-analysis. World J Surg. 2016;40:89–99.

［4］den Hartog D, Dur AH, Tuinebreijer WE, Kreis RW. Open surgical procedures for incisional hernias. Cochrane Database Syst Rev. 2008;3, CD006438.

［5］Halm JA, de Wall LL, Steyerberg EW, Jeekel J, Lange JF. Intraperitoneal mesh repair complicates subsequent abdominal surgery. World J Surg. 2007;31:423–9.

［6］Beck M, Avci C, Foutanier G, Avtan L. Video-atlas herniaire III: hernies ventrales et eventrations, reparations ouvertes et laparoscopiques. 1st ed. Berlin: Springer; 2011. ISBN 978-2-8178-0144-5.

［7］Da Silva AL. Surgical correction of longitudinal median and paramedian incisional hernia. Surg Gynaecol Obstet. 1979;148: 579–83.

［8］Stumpf M, Conze J, Prescher A, Junge K, Krones CJ, Klinge U, Schumpelick V. The lateral incisional hernia: anatomical considerations for a standardized retromuscular sublay repair. Hernia. 2009;13:293–7.

［9］Malik A, Macdonald ADH, deBeaux AC, Tulloh BR. The peritoneal flap hernioplasty for repair of large ventral and incisional hernias. Hernia. 2014;18:39–45.

[10]Morris LM, LeBlanc KA. Components separation technique utilising an intraperitoneal biologic and an onlay lightweight polypropylene mesh: "a sandwich technique". Hernia. 2013;17: 45–51.

[11]Martin-Cartes JA, Tanayo-Lopez MJ, Bustos-Jimenez M. "Sandwich" technique in the treatment of large and complex incisional hernias. ANZ J Surg. 2016;86:343–7.

[12]Breuing K, Butler CE, Ferzoco S, Franz M, Hultman CS, Kilbridge JF, Rosen M, Silverman RP, Vargo D, on behalf of the Ventral Hernia Working Group. Incisional ventral hernias: review of the literature and recommendations regarding the grading and technique of repair. Surgery. 2010;148:544–58.

第34章
腹壁重建整形手术的注意事项

Plastic Surgery Considerations for Abdominal Wall Reconstruction

Ibrahim Khansa, Terri Zomerlei, and Jeffrey E. Janis

伍 波 译

引 言

复杂疝修补术后，可能影响皮肤及软组织愈合的并发症包括：手术部位感染、血清肿、切口裂开和皮肤坏死。这些并发症可能会危及整个疝修补手术效果，如并发感染时复发率将明显升高[1]。手术者采用循证医学来确认有效的方法，可以降低伤口不良事件。这些技术包括：保护穿支血管、切除多余皮肤及脂肪组织、切除或重建脐、消灭解剖无效腔、扩张软组织获得新增组织瓣、使用合适技术关闭切口及适时应用创面负压治疗措施。

穿支血管保护

腹壁穿支血管源于腹壁上、下动（静）脉，由中央束和外侧束组成；其中，脐周穿支血管是最重要的（脐周 3 cm 范围内）[2, 3]。传统组织结构分离技术要求进行大范围皮下游离，导致伤口预后不良率很高[4]。2000 年，Lowe 首次尝试了内镜组织结构分离技术，避免了大范围皮下游离：首先在髂前上棘内侧 5 cm 做切口，寻找半月线，然后通过内镜在皮下沿着腋中线，使用球囊扩大并获得充气操作空间[5]，内镜和器械均通过此空间进入腹外斜肌腱膜下方。2002 年，Saulis 和 Dumanian 进一步改进了该项技术：解剖皮下组织时，从穿支血管的上面和下面通过，避免损伤穿支血管[6]。2011 年，Butler 等发现，可以通过在肋缘下 2 cm 做一个 3 cm 宽的单孔隧道到达半月线[7]。2016 年，Janis 等做了进一步改良：采用内镜技术衍生的穿皮缝合术，同时结

合微创前入路组织结构分离技术，使组织分离产生的面积最大化，同时保护了血供，减少了并发症[8]。

证据表明，尽可能多地保护腹壁穿支血管，有利于保护皮肤及软组织的血供，从而降低皮肤坏死及伤口愈合不良的风险。Berger 等发现，如果皮下破坏范围大于 2 cm，将导致伤口并发症增加 2 ~ 3 倍[9]。Lowe 等比较传统和微创的组织结构分离技术后发现，微创技术的伤口并发症发生率明显低于传统技术（感染 0 vs. 40%；切口裂开 0 vs. 43%）[5]。Rosen 等使用微创技术，将并发症率从 52% 降至 27%[10]。Butler 比较该项技术和开放技术，切口裂开率从 14% 降至 4%，血清肿发生率从 6% 降至 2%[7]。Janis 技术包括微创组织结构分离和切除多余组织，其伤口延迟愈合或裂开率为 4.5%[8]。

选择补片放置层次时，应注意保护穿支血管。一般情况下，onlay 技术需要游离足够筋膜空间以放置补片；与此相反，underlay 和 sublay 技术将补片置于腹直肌后，基本不需要分离皮下组织。Albino 等系统回顾比较各类补片放置方式，结果显示 onlay 技术发生血清肿风险高于 underlay 或其他腹直肌后补片置入方式[11]。

皮 肤 处 理

脂膜切除术

复杂疝患者手术时，经常被发现腹部有多余皮肤，有些是因为肥胖，更多患者是因为腹壁疝逐步导致的组织扩张[12]。

肥胖患者腹壁重建术后，内科、外科并发症都

有所增加[13, 14]。来自多余皮肤和脂肪组织的重量对切口形成牵拉和剪切力，不仅增加切口裂开的风险，而且使细菌更易侵入切口[15]。一旦采用合成补片，避免细菌定植、补片感染成为至关重要的问题，因为大多数补片不具备抗菌能力。

基于以上考虑，建议从垂直或水平方向，切除任何多余悬挂着的脂膜（fleur-de-lis 腹壁整形术）。切除多余皮肤可以改善患者术后功能和增加术后满意度[16]，既利于造口，又能帮助重新选择造口的位置[17, 18]。切除多余皮肤对并发症的影响还有待进一步研究。一期联合脂膜切除术合并疝修补术的研究纳入了两组患者[19-21]，一组是由病理性肥胖成功减重的腹壁疝患者，另一组是目前仍有病理性肥胖的腹壁疝患者[22]。对第 1 组患者同期行多余皮肤切除和疝修补，术后效果良好，如果发生愈合不良，大多数伤口都能通过保守治疗解决[19-21]。但是病理性肥胖合并腹壁疝患者同期联合手术后并发症发生率明显高于单纯疝修补术患者[22]。Fischer 等基于大量 NSQIP 数据分析后发现，BMI 高于 35 的患者同期联合手术后并发症发生率升高为 89%，BMI 高于 40 的患者该发生率升高达 166%[23]。因此，需要特别强调患者的术前准备，特别是减重的重要性。该项研究发现，吸烟是手术并发症的另一个危险因素，吸烟者的并发症率是不吸烟者的 1.41 倍。建议进行择期腹壁重建手术前，应当禁烟 4 周[24, 25]。

手术操作方式选择也会影响并发症的概率。在 fleur-de-lis 腹壁整形术中，如果解剖上三角皮瓣（upper triangular flaps）时损伤了穿支血管，或者在有毛发的区域作 "T" 形缝合，几乎必然会造成并发症。Butler 描述并命名了一种改良 fleur-de-lis 脂膜切除术技术——Mercedes 脂膜切除术，即上三角皮瓣尖部是钝性三角，"T" 形切口尽量远离耻骨会阴区域[18]。新技术要求上缘皮瓣更短更宽，这样三角皮瓣顶点的血供可以得到更好保护，更重要的是下皮瓣可以获得双侧腹壁下动脉浅支的充分血供。这项技术不仅降低了 "T" 形缝合的张力，还改善了三角皮瓣尖端的血供，大大减少了伤口愈合不良问题。

不肥胖的患者，其腹壁疝可能会导致皮肤延展，这些多余的皮肤往往不健康、菲薄及血供差，坏死风险高。此类皮瓣的切除较容易，多数外科医师选择做上下端对称的梭形切口[12]。但是鉴于多数患者脐下有更多冗余皮肤，故 Janis 等建议，形状为上小下大的泪滴型（图 34.1）切口可能更合理[8]。

切除皮肤面积的大小由诸多因素决定，但是切口皮肤张力和血供是最重要的两个因素。应当避免因切除皮肤过多导致的切口张力过大。皮肤钉辅助（tacking tailor）技术（图 34.2）可以安全有效地帮助决定切除皮肤的量[8]。在做切口之前，可以尝试用皮肤钉合拢切口，形成叠瓦状结构。该项操作可以在真正切除前，初步模拟切口的最终形态，从而提供了更多调整的空间。标记切除范围线，移除皮

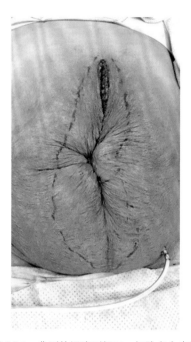

图 34.1　典型的泪滴型切口，切除多余皮肤

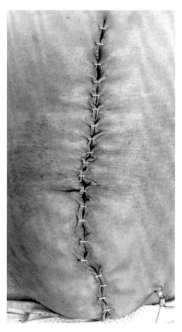

图 34.2　皮肤钉辅助法，将多余皮肤内折以模拟切口。此法可以安全地切除皮肤而不造成切口张力过大

肤钉后，开始真正的切除。通常情况下，可以安全切除的范围呈泪滴状。另一种手术策略是用巾钳提起多余皮肤，用手从两侧向中间推挤、合拢，从而帮助确定切口边缘，并用记号笔作出切口标记（图34.3）。切除前需考虑皮瓣厚度，通常使用Aly提出的"双冠（double crown）"法[26]。

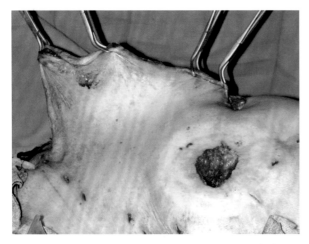

图34.3　用巾钳提起切口，做推挤试验后确定切除皮肤范围

手术中仔细评估皮肤血供情况，一般可以通过观察皮缘出血、颜色及毛细血管再灌注来判断。近年来，多项研究应用吲哚菁绿荧光血管造影（indocyanine green fluorescence angiography，ICG-FA）技术评估和预测皮肤和软组织坏死概率，为外科医师提供术中实时指导[27]。Wormer等针对ICG-FA和传统临床评估开展了双盲随机对照临床试验，结果显示ICG-FA可以成功辨认易引起伤口愈合欠佳的皮瓣，但是据其结果改良手术后，并不能有效降低手术并发症[28]。

脐部切除和（或）重建

通常情况下，特别是多次复发的中线切口疝病例，其切口存在严重瘢痕及血管分布紊乱。虽然研究证实保留脐周穿支血管可改善预后[5-10]，但有时这些穿支血管都已被破坏，使脐部和周围皮肤处于危险之中，尤其被疝囊或在修补中被外科医师破坏时。勉强保留这些脆弱的组织，可能造成坏死和感染的恶性循环，最终导致复发的高发生率[8]。因此，建议在手术操作结束前进行仔细评估，决定是否行脐切除术。术前谈话应告知患者这种可能性，以便他们参与决策过程。

相反，尽管腹壁重建是一项恢复腹壁功能的手术，但以美容的方式对皮肤和软组织进行处理，可以提高患者的满意度。根据具体的手术情况，可对脐部进行以下几种处理方式：① 相对未触及（不处理）；② 改变位置（脐部移位）；③ 完全移除（脐部切除）；④ 移除后重建（脐部成形术）。

脐部是一个位于髂嵴水平上方的三维结构[29]。文献记载有多种重建新脐的技术，多数技术旨在恢复美学上令人愉悦的脐部基本特征，其中包括脐檐、脐窝和脐底[30]。虽然脐部成形已有多种技术，如圆顶技术[31]、"南瓜牙（pumpkin teeth）"技术[32]和矩形皮瓣技术[33]等，但大多数技术的共同要点是：利用局部腹部皮瓣，缝合固定在腹直肌筋膜上，以形成上皮管[34, 35]。应该注意的是，在毛发多的男性患者中，为防止脐部出现毛发生长，避免重建脐部可能是明智的[32]。

消灭无效腔

在解剖任何一个层面的时候，液体都可能积聚在该层中并形成血清肿。血清肿本身可能不会对患者造成伤害，除非造成患者不适，需要反复地抽吸和引流。但是如果任由其积聚不消退，可能产生严重后果。生物补片和自身组织之间的液体可能会干扰新血管形成和组织长入补片。血清肿形成后容易发生感染，并转变成脓肿，危及补片，甚至需要手术介入。因此，消灭无效腔是保证疝手术安全和成功的重要组成部分[36]。

研究发现，放置闭合引流可降低术中血清肿形成的风险[37, 38]，但是若使用不当，闭合引流可能无效，甚至有害。研究表明，细心的引流装置护理措施包括：经常牵拉[39]、两侧挤压引流球，以及当引流球内液体达到50%时将其排空，这些对于防止堵塞、维持体腔和引流球之间的高压力梯度是必不可少的。连续两天患者的引流量低于30 cm³/天，患者下床活动也不增加引流量时可以考虑拔除引流管。这样操作比术后预设时间拔管引起血清肿的发生率要低[40-43]。

在腹壁重建中，潜在血清肿形成的层面包括：补片与筋膜之间的层面、皮下层面和前入路分离时以及腹外斜肌腱膜切开处。理论上引流管应被放置于这些层面中，这意味着引流管通常会与补片接触。许多外科医师出于对补片接触的考虑，不愿让引流管和补片直接接触。目前还没有证据表明，在导管护理得当的情况下，引流管会增加补片的感染概率[44]。事实上，有些文献认为引流管的放置能避免感染[45]。

缝合已成为减少血清肿形成的一种辅助手段。在 Scarpa 筋膜下方和腹直肌前鞘之间推荐使用渐进式张力缝合（progressive tension suture，PTS）（图 34.4）[46]。这种方法产生 3 种作用：① 消除皮下层的无效腔；② 将皮瓣固定在腹直肌前鞘上，从而防止与血清肿形成有关的剪切力[47, 48]；③ 将张力分布于更大的区域，减轻了切口关闭的张力。渐进式张力缝合主要针对皮下无效腔，我们还设计了另一种缝合技术，称为中央悬吊缝合（central suspension suture，CSS），以便在补片置于腹腔内或腹直肌后时消除补片和筋膜之间的无效腔（图 34.5）[8]。这些 1 号聚酯缝线先从筋膜一侧边缘全层穿过，然后缝合补片中线，再从筋膜另一边缘穿过腹壁全层。这些缝合确保了补片与筋膜下紧密贴合，不仅减少了液体积聚，而且还为使用生物补片时新血管的形成和长入提供了更好的环境。值得注意的是：采用这种缝合技术，应避免缝线合拢时张力过大，导致

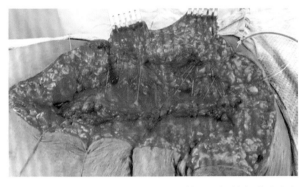

图 34.4 置于 Scarpa 筋膜下和肌肉筋膜之间的渐进式张力缝合（PTS）可使皮瓣向切口拉进，并消除无效腔

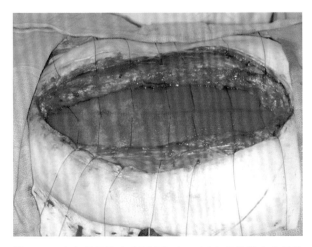

图 34.5 中央悬吊缝合（CSS）。切口闭合前放置中央悬吊缝合线，穿过全层肌肉筋膜和补片表层，然后对拢打结，以确保补片与筋膜紧密对齐

其内部肌肉组织绞窄。如果使用得当，该项技术可以成为改善血清肿的有用辅助手段[8]。

组织扩张技术

Neumann 最早创立组织扩张技术[49]，然后经 Radovan 大力推广[50]，组织扩张是整形重建的有用方法之一。组织扩张能够刺激丝分裂活动及胶原合成，从而产生新组织[51]。同时，该项技术还能促使新生血管生成，从而改善扩张组织的血管分布[52]。

组织扩张通常被用于皮肤和皮下组织缺乏的腹壁重建手术[53]。这些情况包括：瘦弱患者、瘢痕增生的伤口、溃疡不愈的皮肤或需要植皮覆盖内脏的患者。重建至少包括两个阶段：第一阶段，在距离需要整形的皮肤缺损附近作一个切口，并且解剖出皮下平面来放置组织扩张器。可以在门诊进行多次扩张，直到有足够可用的组织。第二阶段进行手术，移除组织扩张器，转移组织以建立软组织覆盖，然后进行疝修补。

皮肤关闭技术

腹壁重建中，特别在使用补片的情况下，细致关闭切口的重要意义在于确保了切口充分愈合，防止补片的暴露和感染，以及避免整个重建手术失败。逐层有序地关闭切口对于减轻皮肤张力至关重要[54]。大多数外科医师同意用可吸收缝线关闭真皮深层后关闭 Scarpa 筋膜层。深层真皮缝合可以将皮肤外翻，这有利于加速愈合并使瘢痕更美观[55-57]。随后，用可吸收缝线关闭表皮层。组织胶可在缝合表层后作为防水敷料[58, 59]，或者完全替代表皮层缝合[60, 61]。类似地，皮肤钉合可以有效代替表皮层缝合，缺点是患者术后会有伤口疼痛[62]。

伤口负压治疗

传统伤口负压治疗

在伤口污染过重而无法关闭的情况下，或者在术后伤口开裂时，伤口负压治疗（negative pressure wound therapy，NPWT）比传统换药更有利于伤口愈合。研究表明，NPWT 可以增加伤口血流量，增强肉芽组织生成，并减少伤口中细菌数量[63]。研究还发现，NPWT 可调节伤口中的细胞因子，发挥抗炎作用，从而有利于伤口愈合[64]，NPWT 可施

加微小的张力于伤口，最终促进细胞增殖和血管生成[65]。许多外科医师主张，在切口裂开情况下，使用NPWT来挽救暴露的补片（特别是生物补片）。更多的文献表明，即便在补片暴露或污染的情况下，一些大网孔、单丝和中等质量的聚丙烯补片仍可以用NPWT来成功挽救[66]。

切口负压治疗

作为一种新策略，在术后关闭切口时应用NPWT，已被外科医师应用于腹壁重建中[67]。有证据显示，与标准换药相比，NPWT应用于高危腹部切口5～7天后，可将伤口愈合并发症的风险从63.6%降低至22%，将伤口开裂风险从39%降至9%[68]。它还能将手术部位感染的风险降低三分之二[69]。类似的成果在其他不同种类的高危患者手术中得到证实，如正中胸骨切开术[15]、腹股沟血管手术[70]和下肢骨折固定术[71]。关于切口NPWT研究的重要发现是，应用该技术能够减少血清肿的形成[72]，这似乎与直接抽吸效应无关，而是增强了淋巴的清除[73]。

切口间断性负压引流：串珠技术

如上所述，将NPWT应用于开放性伤口和闭合性伤口具有明显的优点。结合上述两种技术特点，我们设计了一种新的方法——串珠-薯条技术（法国的Fry技术），应用于存在伤口愈合危险的患者（图34.6）。具体步骤如下：在疝修补完成后，及时缝合伤口。切口的关闭，被间隔分成两个区域：缝合切口各层次，长度为5 cm，包括用2-0可吸收线闭合Scarpa筋膜，缝合真皮深部，然后用皮钉关闭皮肤或用3-0普理灵线皮内缝合；随后的

5 cm设计为开放区域，然后把聚氨酯泡沫切割成柱状，并将其插入开放区域，深度直达腹壁筋膜层。在切口的闭合部分覆盖非黏附性敷料，如Xeroform（Covidien，Mansfield，公司）或Adaptic（Johnson & Johnson，New Brunswick，NJ）。并在封闭的切口处用泡沫"横杆"连接。施加黏合胶布覆盖后，以125 mmHg压力闭式连续抽吸。

"串珠-薯条技术"虽然延迟一期愈合，但是经过部分关闭伤口，积极排出积液，加速了伤口生长。这些间隔性泡沫支柱有助于提高伤口开放部位的血流。实质上，它通过主动、可控地开放伤口，有利于高风险切口的愈合和管理。

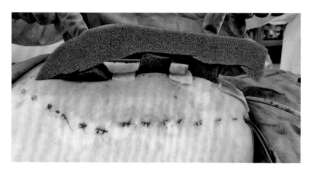

图34.6 在"串珠-薯条技术（法国的Fry技术）"中，间歇性地关闭切口，并将聚氨酯泡沫支柱放置在开放部分，然后通过泡沫横梁连接

结　论

在复杂疝修复术后，对皮肤和软组织的仔细处理对于降低并发症和提高患者满意度至关重要。从手术开始遇到穿支血管到关闭切口操作结束，皮肤和软组织的血供是外科医师首要考虑的因素。

参考文献

[1] Cassar K, Munro A. Surgical treatment of incisional hernia. Br J Surg. 2002;89:534–45.

[2] Patel KM, Bhanot P. Complications of acellular dermal matrices in abdominal wall reconstruction. Plast Reconstr Surg. 2012; 130: 216S–24S.

[3] Schaverien M, Saint-Cyr M, Arbique G, Brown SA. Arterial and venous anatomies of the deep inferior epigastric perforator and superficial inferior epigastric artery flaps. Plast Reconstr Surg. 2008;121:1909–19.

[4] Girotto JA, Ko MJ, Redett R, Muehlberger T, Talamini M, Chang B. Closure of chronic abdominal wall defects: a long-term evaluation of the components separation method. Ann Plast Surg. 1999;42:385–94.

[5] Lowe JB, Garza JR, Bowman JL, Rohrich RJ, Strodel WE. Endoscopically assisted "components separation" for closure of abdominal wall defects. Plast Reconstr Surg. 2000;105:720–9.

[6] Saulis AS, Dumanian GA. Periumbilical rectus abdominis perforator preservation significantly reduces superficial wound complications in "separation of parts" hernia repairs. Plast Reconstr Surg. 2002;109:2275–80.

[7] Butler CE, Campbell KT. Minimally invasive component separation with inlay bioprosthetic mesh (MICSIB) for complex abdominal wall reconstruction. Plast Reconstr Surg. 2011;128: 698–709.

[8] Janis JE, Khansa I. Evidence-based abdominal wall reconstruction: the Maxi-Mini approach. Plast Reconstr Surg. 2015;136:1312–23.

[9] Berger RL, Li LT, Liang MK, et al. Development and validation of a risk-stratification score for surgical site occurrence and surgical site infection after open ventral hernia repair. J Am Coll Surg. 2013;217:974–82.

[10] Rosen MJ, Jin J, McGee MF, Williams C, Marks J, Ponsky JL. Laparoscopic component separation in the single-stage treatment of infected abdominal wall prosthetic removal. Hernia. 2007;11:435–40.

[11] Albino FP, Patel KM, Nahabedian MY, Sosin M, Attinger CE, Bhanot P. Does mesh location matter in abdominal wall reconstruction? A systematic review of the literature and a summary of recommendations. Plast Reconstr Surg. 2013;132:1295–304.

[12] Espinosa-de-los-Monteros A, Avendaño-Peza H, Gómez-Arcive Z, Martin-del-Campo LA, Navarro-Navarro JA. Total abdominal wall reconstruction with component separation, reinforcement, and vertical abdominoplasty in patients with complex ventral hernias. Aesthet Plast Surg. 2016;40(3):387–94.

[13] Nelson JA, et al. Abdominal wall reconstruction in the obese: an assessment of complications from the national surgical quality improvement program datasets. Am J Surg. 2014;207:467–75.

[14] Levi B, et al. Use of morphometric assessment of body composition to quantify risk of surgical-site infection in patients undergoing component separation ventral hernia repair. Plast Reconstr Surg. 2014;133:559e–66e.

[15] Grauhan O, Navasardyan A, Hofmann M, Muller P, Stein J, Hetzer R. Prevention of poststernotomy wound infection in obese patients by negative pressure wound therapy. J Thorac Cardiovasc Surg. 2013;145:387–1392.

[16] Cooper JM, Paige KT, Beshlian KM, Downey DL, Thirlby C. Abdominal panniculectomies: high patient satisfaction despite significant complication rates. Ann Plast Surg. 2008;61:188–96.

[17] Zolfaghari S, Gauthier JC, Jarmuske B, Boushey RP. Panniculectomy: an alternative approach to the revision of a difficult stoma. Colorectal Dis. 2011;13:e176–7.

[18] Butler CE, Reis SM. Mercedes panniculectomy with simultaneous component separation ventral hernia repair. Plast Reconstr Surg. 2010;125:94e–8e.

[19] Saxe A, Schwartz S, Gallardo L, Yassa E, Alghanem A. Simultaneous panniculectomy and ventral hernia repair following weight reduction after gastric bypass surgery: is it safe? Obes Surg. 2008;18:192–5.

[20] Shermak MA. Hernia repair and abdominoplasty in gastric bypass patients. Plast Reconstr Surg. 2006;117:145–1150.

[21] Robertson JD, de la Torre JI, Vasconez LO, et al. Abdominoplasty repair for abdominal wall hernias. Ann Plast Surg. 2003;51:10–6.

[22] Harth KC, et al. Optimum repair for massive ventral hernias in the morbidly obese patient—is panniculectomy helpful? Am J Surg. 2011;201:396–400.

[23] Fischer JP, et al. Concurrent panniculectomy with open ventral hernia repair has added risk versus ventral hernia repair: an analysis of the ACS-NSQIP database. J Plast Reconstr Aesthet Surg. 2014;67:693–701.

[24] Harrison B, Khansa I, Janis JE. Evidence-based strategies to reduce postoperative complications in plastic surgery. Plast Reconstr Surg. 2016;137:351–60.

[25] Sorensen LT. Wound healing and infection in surgery: the pathophysiological impact of smoking, smoking cessation, and nicotine replacement therapy: a systematic review. Ann Surg. 2012;255:1069–79.

[26] Aly A. Body contouring after massive weight loss. St. Louis: Quality Medical Publishing; 2006.

[27] Colavita PD. Intraoperative indocyanine green fluorescence angiography to predict wound complications in complex ventral hernia repair. Hernia. 2016;20:139–49.

[28] Wormer BA. A prospective randomized double-blinded controlled trial evaluating indocyanine green fluorescence angiography on reducing wound complications in complex abdominal wall reconstruction. J Surg Res. 2016;202(2):461–72.

[29] Yu D, et al. The average size and position of the umbilicus in young men and women. Ann Plast Surg. 2016;76:346–8.

[30] Craig SB, et al. In search of the ideal female umbilicus. Plast Reconstr Surg. 2000;105:389–92.

[31] Senturk S, et al. The dome procedure: a new technique for the reconstruction of the umbilicus. Hernia. 2016;20(4):505–8. doi:10.1007/s10029-015-1420-3.

[32] Cheesborough JE, Dumanian GA. Simultaneous prosthetic mesh abdominal wall reconstruction with abdominoplasty for ventral hernia and severe rectus diastasis repairs. Plast Reconstr Surg. 2015;135:268–76.

[33] Arai K, et al. Primary reconstruction of the umbilicus, using two rectangular subcutaneous pedicle flaps. J Plast Reconstr Aesthet Surg. 2012;65:132–4.

[34] Southwell-Keely JP, Berry MG. Umbilical reconstruction: a review of techniques. J Plast Reconstr Aesthet Surg. 2011;64:803–8.

[35] Joseph WJ, Sinno S, Brownstone ND, Mirror J, Thanik VD. Creating the perfect umbilicus: a systematic review of recent literature. Aesthet Plast Surg. 2016;40(3):372–9.

[36] Janis JE, Khansa I. Strategies for postoperative seroma prevention: a systematic review. Plast Reconstr Surg. 2016;138:240–52.

[37] Kaafarani HMA, Hur K, Itani KMF, et al. Seroma in ventral incisional herniorrhaphhy: incidence, predictors and outcome. Am J Surg. 2009;198:639–44.

[38] Andrades P, Prado A, De Carolis V, et al. Progressive tension sutures in the prevention of postabdominoplasty seroma: a prospective, randomized, double-blind clinical trial. Plast Reconstr Surg. 2007;120:935–46.

[39] Carruthers KH, Eisemann BS, Lamp S, Kocak E. Optimizing the closed suction surgical drainage system. Plast Surg Nurs. 2013;33:38–42.

[40] Baas-Vrancken Peeters MJTFD, Kluit AB, Merkus JWS, Breslau PJ. Short versus long-term postoperative drainage of the axilla after axillary lymph node dissection. A prospective randomized study. Breast Cancer Res Treat. 2005;93:271–5.

[41] Kopelman D, Klemm O, Bahous H, Klein R, Krausz M, Hashmonai M. Postoperative suction drainage of the axilla: how long? Prospective randomized trial. Eur J Surg. 1999;165:117–20.

[42] Kottayasami Seenivasagam R, Gupta V, Singh G. Prevention of seroma formation after axillary dissection: a comparative randomized clinical trial of three methods. Breast J. 2013;19:478–84.

[43] Barton A, Blitz M, Dabbs K, et al. Early removal of postmastectomy drains in not beneficial: results from a halted randomized controlled trial. Am J Surg. 2006;191:652–6.

[44] Plymale MA, Harris JW, Davenport DL, Smith N, Levy S, Scott RJ. Abdominal wall reconstruction: the uncertainty of the impact of drain duration upon outcomes. Am Surg. 2016;82:207–11.

[45] Carbonell A. Effect of closed suction drains on surgical site occurrences after open ventral hernia repair. Presented at the 17th annual meeting of the American Hernia Society, Washington, DC, 2016.

[46] Pollock TA, Pollock H. Progressive tension sutures in abdominoplasty: a review of 597 consecutive cases. Aesthet Surg J. 2012;32:729–42.

[47] Sforza M, Husein R, Jovanovic M, et al. Use of quilting sutures during abdominoplasty to prevent seroma formation: are they really effective? Aesthet Surg J. 2015;35:574–80.

[48] Janis JE. Use of progressive tension sutures in components separation: merging cosmetic surgery techniques with reconstructive surgery outcomes. Plast Reconstr Surg. 2012;130:851–5.

[49] Neumann CG. The expansion of an area of skin by progressive distention of a subcutaneous balloon, use of the method for securing skin for subtotal reconstruction of the ear. Plast Reconstr Surg. 1957;19:124–30.

[50] Radovan C. Tissue expansion in soft tissue reconstruction. Plast Reconstr Surg. 1984;74:482–92.

[51] Sasaki GH, Pang CY. Pathophysiology of flaps raised on expanded pig skin. Plast Reconstr Surg. 1984;74:59–67.

[52] Cherry GW, Austad E, Pasyk K, McClatchey K, Rohrich RJ. Increased survival and vascularity of random-pattern skin flaps elevated in controlled, expanded skin. Plast Reconstr Surg. 1983;72:680–7.

[53] Khansa I, Harrison B, Janis JE. Evidence-based scar management: how to improve results with technique and technology. Plast Reconstr Surg. 2016;138:165S–78S.

[54] Khansa I, Janis JE. Evidence-based scar management: how to improve results with technique and technology. Plast Reconstr Surg. Epub ahead of print.

[55] Weinzweig J, Weinzweig N. Plastic surgery techniques. In: Guyuron B, Eriksson E, Persing JA, editors. Plastic surgery: indications and practice, vol. I. Philadelphia: Saunders; 2009. p. 37–44.

[56] Moody BR, McCarthy JE, Linder J, Hruza GJ. Enhanced cosmetic outcome with running horizontal mattress sutures. Dermatol Surg. 2005;31:1313–16.

[57] Zide MF. Scar revision with hypereversion. J Oral Maxillofac Surg. 1996;54:1061–7.

[58] Ando M, Tamaki T, Yoshida M, et al. Surgical site infection in spinal surgery: a comparative study between 2-octyl-cyanoacrylate and staples for wound closure. Eur Spine J. 2014;23: 854–62.

[59] Scott GR, Carson CL, Borah GL. Dermabond skin closures for bilateral reduction mammaplasties: a review of 255 consecutive cases. Plast Reconstr Surg. 2007;120:1460–5.

[60] Koonce SL, Eck DL, Shaddix KK, Perdikis G. A prospective randomized controlled trial comparing N-butyl-2-cyanoacrylate (Histoacryl), octyl cyanoacrylate (Dermabond), and subcuticular suture for closure of surgical incisions. Ann Plast Surg. 2015;74:107–10.

[61] Farion KJ, Osmond MH, Wiebe N, et al. Tissue adhesives for traumatic lacerations: a systematic review of randomized controlled trials. Acad Emerg Med. 2003;10:110–18.

[62] Iavazzo C, Gkegkes ID, Vouloumanou EK, Mamais I, Peppas G, Falagas ME. Sutures versus staples for the management of surgical wounds: a meta-analysis of randomized controlled trials. Am Surg. 2011;77:1206–21.

[63] Morykwas MJ, Argenta LC, Shelton-Brown EI, McGuirt W. Vacuum-assisted closure: a new method for wound control and treatment: animal studies and basic foundation. Ann Plast Surg. 1997; 38:553–62.

[64] Glass GE, Murphy GF, Esmaeili A, Lai LM, Nanchahal J. Systematic review of molecular mechanism of action of negative-pressure wound therapy. Br J Surg. 2014;101(13):1627–36.

[65] Saxena V, Hwang CW, Huang S, Eichbaum Q, Ingber D, Orgill DP. Vacuum-assisted closure: microdeformations of wounds and cell proliferation. Plast Reconstr Surg. 2004;114(5):

1086–96.

[66] Berrevoet F, Vanlander A, Sainz-Barriga M, Rogiers X, Troisi R. Infected large pore meshes may be salvaged by topical negative pressure therapy. Hernia. 2013;17(1):67–73.

[67] Lopez-Cano M, Armengol-Carrasco M. Use of vacuum-assisted closure in open incisional hernia repair: a novel approach to prevent seroma formation. Hernia. 2013;17:129–31.

[68] Conde-Green A, Chung TL, Holton LH, et al. Incisional negative-pressure wound therapy versus conventional dressings following abdominal wall reconstruction: a comparative study. Ann Plast Surg. 2013;71:394–7.

[69] Swanson EW, Susarla SM, Kumar A, et al. Incisional negative pressure wound therapy following ventral hernia repair reduces wound complications and hernia recurrence: a meta-analysis. Plast Reconstr Surg. 2015;136:12S.

[70] Matatov T, Reddy KN, Doucet LD, Zhao CX, Zhang WW. Experience with a new negative pressure incision management system in prevention of groin wound infection in vascular surgery patients. J Vasc Surg. 2013;57:791–5.

[71] Stannard JP, Volgas DA, McGwin G, et al. Incisional negative pressure wound therapy after high-risk lower extremity fractures. J Orthop Trauma. 2012;26:37–42.

[72] Scalise A, Calamita R, di Benedetto G, et al. Improving wound healing and preventing surgical site complications of closed surgical incisions: a possible role of incisional negative pressure wound therapy. A systematic review of the literature. Int Wound J. 2015. doi:10.1111/iwj.12492.

[73] Kilpadi DV, Cunningham MR. Evaluation of closed incision management with negative pressure wound therapy (CIM): hematoma/seroma and involvement of the lymphatic system. Wound Repair Regen. 2011;19:588–96.

第35章

腹壁疝的机器人经腹腹膜前修补术（rTAPP）

Robotic Transabdominal Preperitoneal (rTAPP) Hernia Repair for Ventral Hernias

Conrad Ballecer and Alexandra Weir

牛亦奇　樊友本　译

引　言

机器人疝修补术是一种新兴技术，诞生于腹腔镜和开放腹壁疝修补术业已成熟的技术。可能由于3D成像的可视性、精准性更佳和更符合人体工程学原理，这项技术在美国越来越受欢迎。传统腹腔镜技术的固有限制使处于高位的前腹壁手术比较棘手，许多困难可以使用机器人器材加以克服。

越来越多的文献提倡，在肠腐蚀和肠粘连之后应该避免在腹膜腔内放置补片，因为肠腐蚀和肠粘连会让后续的腹部手术复杂化[1, 2]。机器人手术操作台可以做到对腹壁进行分层解剖，实际上，可以利用、分离每一个已存在的腹壁手术平面，并在筋膜下平面（sublay）放置补片，通过自身组织有效地保护腹腔内脏。虽然这种术式已经在传统的腹腔镜手术中得到了证实，但技术方面仍存在挑战[3]。

本章将介绍前腹壁疝的机器人经腹腹膜前修补术（robotic transabdominal preperitoneal，rTAPP）。

外科解剖

为了恰当地使用机器人手术技术，全面了解腹壁的解剖分层是非常重要的。腹壁疝的rTAPP修补术借鉴于传统的腹股沟疝TAPP修补术，后者在术中切开腹膜，并将其从腹横肌筋膜上分离，回复疝囊，在腹股沟区放置补片。对于前腹壁疝来说，腹膜前补片的尺寸由原始缺损大小决定，并遵循在各个方向上都保持5 cm重叠的公认原则。

这种术式最适用于不需要组织结构分离的小型及中型疝，也包括不典型部位的疝，如侧腹部、耻骨上、胸骨后和剑突下疝。

笔者认为，在腹膜前放置补片有许多优势：

- 不需要植入含涂层的腹腔内补片（intraperitoneal mesh，IPOM）。

- 允许补片双面长入，不需要进行全层跨腹壁筋膜缝线固定，后者与急性或慢性疼痛均相关[4, 5]。

- 可明显减少腹膜内留置补片的相关并发症（腹腔粘连和肠瘘）。

术前考虑

在制订有效的术前计划时，必须详细地询问病史和完成全面的体格检查。特别是一些合并症，如糖尿病、肥胖、吸烟、疝修补手术史、腹壁感染史，可能会严重影响该手术方法，以及外科干预与观察等待的风险/效益比。体检发现的原发性脐疝大多数不需要进一步的术前检查。

腹部及盆部CT扫描可用于不典型疝或中小型切口疝，用来正确诊断和测量疝的大小、位置和疝内容物。

脐疝和中腹部小型切口疝的 r–TAPP 修补术

患者体位

中腹部小型中线缺损的患者应取仰卧位，将双臂包裹在身体两侧，若手臂的位置阻挡进入侧腹部的套管，则手臂应该外展90°。对于躯干较小的患者，将体位摆放于脐水平面肾免动休息位（不随呼吸移动）较为有利（图35.1）。安全进入腹腔后，升高腰托，这样肋缘和髂前上棘之间的距离就增加了，于是操作孔之间的距离增大，可以充分展开。在机器人对接之前必须完成患者体位的摆放。通常不需要 Foley 导尿管，除非手术医师预计手术时间较长或疝缺损延伸到下腹部。

穿刺孔定位、机器人对接和器械操作

定位穿刺孔类似于传统腹腔镜手术（图 35.2）。套管放置的要点是要尽可能远离缺损，同时不能和上、下肢碰撞而影响操作活动范围。

任何微创手术的第一步都是获得安全的进腹通路，但经历过多次手术的腹部可能会对医师造成困难，之前的手术部位会影响手术策略。一般来说，无论是否用气腹针在左上象限预充气，还是用 5 mm 套管在 Palmer 点可视下穿刺都是安全的。

将 12 mm 或 8 mm 放镜头的套管放置在缺损同侧边缘的最外侧。作为一般原则，我们将放镜头的套管放置在距疝缺损同侧边缘外侧至少 15 cm 处，这样可以在离穿刺孔最近的一侧获得视野、进行分离和操作器械。将 8 mm 的机器人套管放置在较低

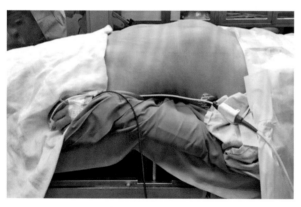

图 35.1　肾免动休息位

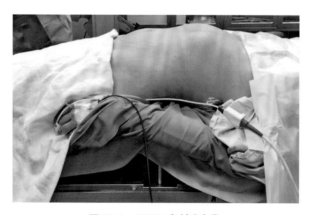

图 35.2　rTAPP 穿刺孔定位

的侧腹部，接着用 8 mm 套管更换起初的 5 mm 观察孔。将 SI 型机器人套管最终排列成典型的 V 形（图 35.2）。在对侧腹部放置额外套管或辅助套管通常没有必要，但术者根据自己的喜好也可选用。

一旦穿刺孔定位完成，且放置满意，就可直接将机器人从侧腹上方对接，并与穿刺点成一直线（图 35.3）。操作器械由抓钳、单极剪刀和持针器组成。用斜面向上的 30° 镜开始操作，当向对侧腹部推进时，可能需要切换 0° 镜或斜面向下的 30° 镜。

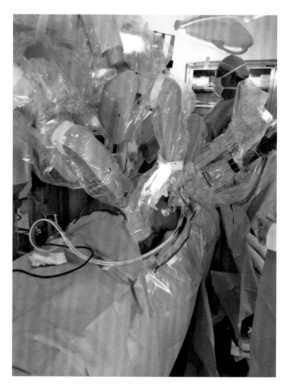

图 35.3　中线腹壁疝的 rTAPP 机器人对接

粘连松解术和建立腹膜前平面

与传统腹腔镜手术相同，需清除所有前腹壁粘连，以显示缺损的全部情况并发现任何其他部位的疝。该操作必须小心谨慎，以避免损伤腹腔脏器，同时还要避免损伤腹膜，以免使腹膜前分离变得复杂困难。如果必须对肠管进行操作，使用较低握力的抓钳可以避免医源性浆膜损伤。

用剪刀在离缺损边缘至少 5 cm 的位置剪开腹膜（图 35.4）。这样可以保证补片在操作的一侧至少有 5 cm 重叠。理想的切开位置通常在腹直肌下方可肉眼看见的腹膜外脂肪内。这样的解剖平面更容易进入，而不会破坏覆盖在上面的腹直肌后鞘。从头端至足端方向，细致地钝性和锐性相结合分离，将腹膜前平面进一步扩大。用剪刀的钝边从后鞘上把腹

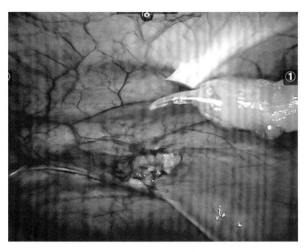

图 35.4　切开腹膜

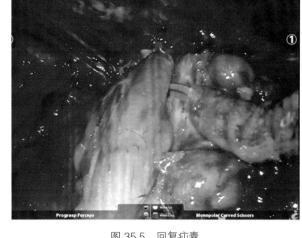

图 35.5　回复疝囊

膜分离下来是一种有效方法。谨慎使用灼烧，以免造成热损伤而导致腹膜缺损。回纳疝囊后，进一步继续横向分离（图 35.5）。进行广泛的腹膜前分离是为了放置比原有缺损面积更大的补片（图 35.6a、图 35.6b）。如果腹膜前间隙无法进入，手术可中转为一期闭合缺损后在腹腔内放置含涂层的补片。

缺损的一期闭合

广泛分离腹膜前间隙后，用可吸收倒刺线连续缝合缺损（图 35.7a、图 35.7b）。将缺损顶部的皮下组织也一并缝入，可以有效地消除无效腔以减少血清肿形成的风险。腹腔放气，减压到 6 ～ 8 mmHg，有利于一期关闭。

补片放置、固定、再腹膜化

将适当大小的无涂层补片通过 8 mm 套管放入

腹腔，将补片贴腹壁铺平，用钉或缝线在主要点固定（图 35.8a、图 35.8b），尽量用最少的固定点将补片平铺在腹壁上。

充分固定后，连续缝合或钉合，使腹膜重新对合，完全覆盖补片（图 35.9a、图 35.9b），修复腹膜裂口，不让补片接触腹腔内容物。对所有 10 mm 及以上的穿刺孔都用可吸收缝线缝合。

非典型位置疝的 rTAPP 修补术

非典型位置疝如耻骨上疝和胸骨后疝，因为分离时解剖受限及由于骨性突起造成固定点减少，通常修复更加困难。在关闭缺损后，需要进行广泛的腹膜前切开，以给加强补片获得足够的重叠。耻骨上疝修复时还需要广泛地切开耻骨后间隙，游离膀胱，进入 Retzius 间隙。

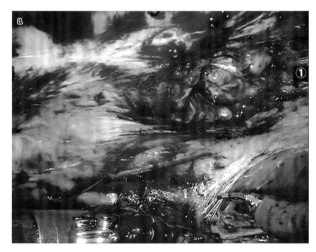
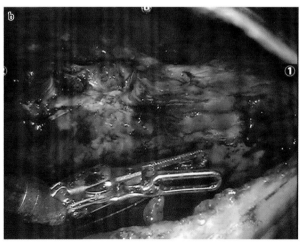

图 35.6　腹膜前分离（a、b）

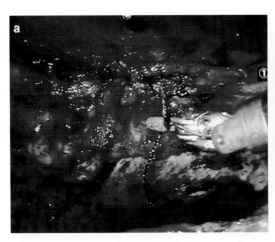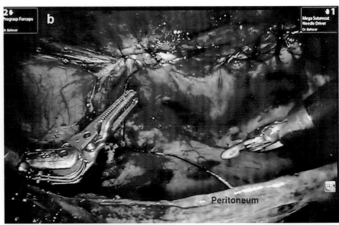

图 35.7　一期关闭缺损（a、b）

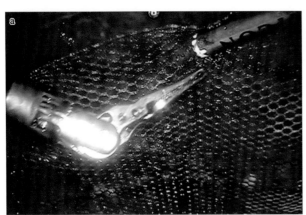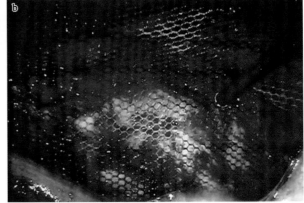

图 35.8　补片放置及固定（a、b）

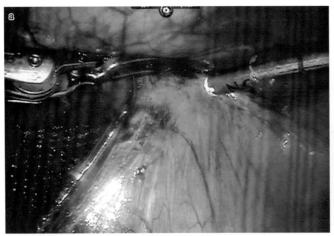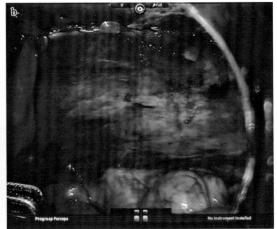

图 35.9　缝线缝合完成补片的再腹膜化（a、b）

耻骨上疝的 rTAPP 修补术

患者体位、套管放置和机器人对接

修复耻骨上疝需要广泛切开耻骨后间隙和 Retzius 间隙，以满足放置补片需要的空间，补片大小需充分超过腹壁缺损面积，这意味着要暴露双侧肌耻骨孔来达到每个方向 5 cm 的重叠。因此，必须彻底掌握这些部位的解剖结构，以尽量减少损伤的可能性从而达到持久修复，将复发风险降至最低。

患者取仰卧截石位，将双臂收拢包裹。留置三

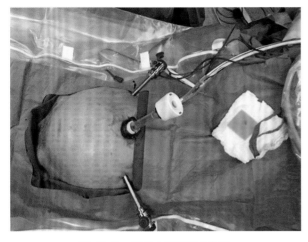

图 35.10　耻骨上疝穿刺孔位置

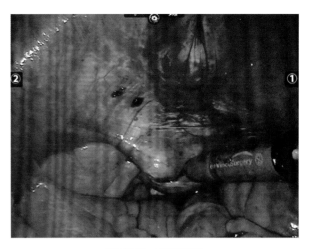

图 35.12　充盈膀胱

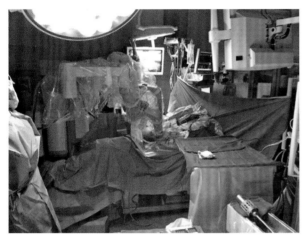

图 35.11　耻骨上疝机器人对接

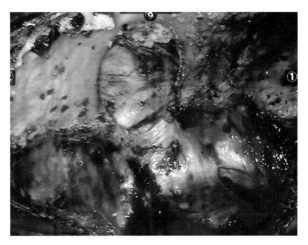

图 35.13　Retzius 间隙

通 Foley 导尿管，便于辨认充盈的膀胱。将镜头穿刺孔放置在耻骨上缺损头端以上至少 15 cm 处。另外两个器械穿刺孔与镜头套管位于一条水平线（图35.10）。然后患者取头低脚高位，将机器人从双腿中间对接，可以充分评估、解剖左右耻骨后间隙（图 35.11）。

手术步骤

建立腹膜前平面，需要在疝缺损浅表面的头端分离至少 5 cm。解剖范围应广泛，至少包括双侧脐韧带，以容纳重叠的补片。

寻找到疝囊后回复疝囊。膀胱的上极可能会进入疝囊，所以要小心地解剖，避免损伤膀胱。向膀胱内注入 200 ～ 300 ml 生理盐水有利于正确识别膀胱（图35.12）。分离双侧腹股沟区后间隙（Bogros间隙），暴露 Cooper 韧带。游离膀胱背侧以显露 Retzius 间隙（图 35.13），这个间隙需向下方解剖，以确保补片在疝缺损近足端的下方有足够的重叠。

对于更大的耻骨上疝，要暴露双侧耻骨后间隙（图 35.14a、图 35.14b）。

用倒刺线连续缝合一期关闭缺损（图35.15）。腹腔少量放气减压，有利于关闭缺损。测量腹膜前分离的空间，然后放入大小合适的补片，用可吸收钉或缝线将补片固定于腹壁。连续间断缝合将补片固定于两侧 Cooper 韧带及耻骨联合（图35.16）。完成补片固定后，连续缝合或钉合腹膜，使补片再腹膜化。

先天性胸骨后膈疝（Morgagni 疝）的 rTAPP 修补术

临床解剖

既然 rTAPP 术式可应用于下腹部疝，那么上腹部疝也应同样适用。为了证明该技术的多用性，我们将阐述前膈疝如 Morgagni 疝的 rTAPP 修补术。

Morgagni 疝或胸骨后疝是罕见的紧紧靠近胸骨

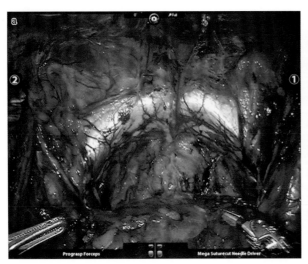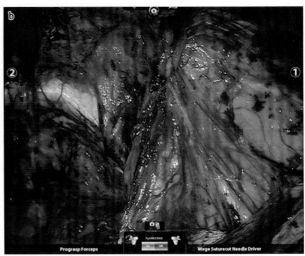

图 35.14　a 双侧广泛分离肌耻骨孔（a、b）

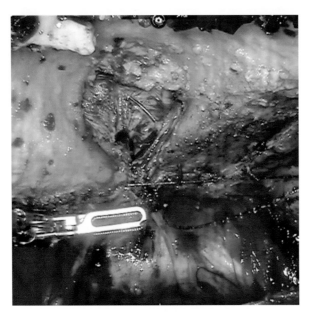

图 35.15　一期关闭缺损

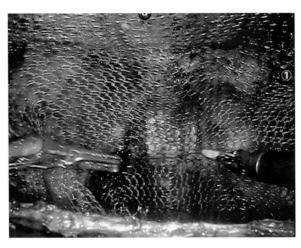

图 35.16　补片放置及固定

剑突的先天性横膈膜缺损。疝内容物可以包括大网膜、肝或部分胃肠道，它们都必须在腹膜前解剖之前安全地回复至腹腔。患者体位和手术步骤与上腹部和剑突下疝 rTAPP 修补术的相似。

患者体位、套管放置和机器人对接

患者取仰卧位，将双臂包裹并垫好。由于脐距离剑突至少 15 cm，所以通常将镜头穿刺孔置于脐周位置（图 35.17），将两个 8 mm 的器械套管放置在距观察孔 10 mm 处。将患者摆放为轻度的头高脚低位，然后将机器人对接在患者左侧或右侧肩上

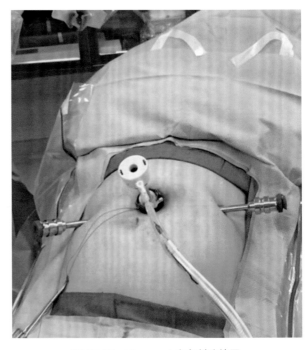

图 35.17　Morgagni 疝穿刺孔放置

方，这样可以不受阻碍地进入左、右上象限（图35.18）。用一个斜面向上的30°镜头来有效观察前腹壁。

手术步骤

如上所述，应仔细地进行粘连松解术，清楚地显示前腹壁，避免损伤腹膜。将膈疝的内容物小心地回复。

距离剑突尾端至少5 cm处切开腹膜（图35.19）。与腹膜前间隙分离相配合，将镰状韧带也从腹壁游离下来，为最终补片的再腹膜化提供更多的腹膜组织来源。寻找疝囊，回复疝囊。为了补片在上方有足够的重叠，继续向缺损的头侧进行腹膜前解剖，包括中心腱。

用倒刺线连续缝合或间断缝合缺损进行一期关闭（图35.20a、图35.20b）。根据初始缺损大小选择合适的补片，然后将补片放置在腹膜前间隙，用钉或缝线将补片固定于腹壁。在肋缘水平之上进行缝合。在几个主要点需用缝线在膈肌下仔细缝合，从而将补片的上缘固定（图35.21）。通过缝合或钉合重新对合腹膜瓣以覆盖补片。

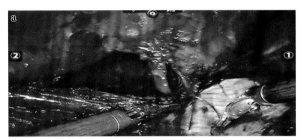
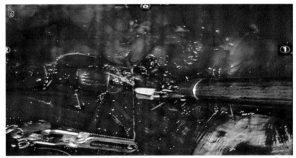

图 35.20　缝合关闭横膈缺损（a，b）

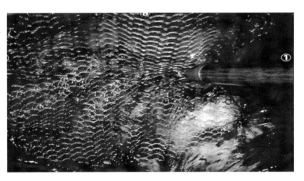

图 35.21　用缝线将补片缝合固定于膈下

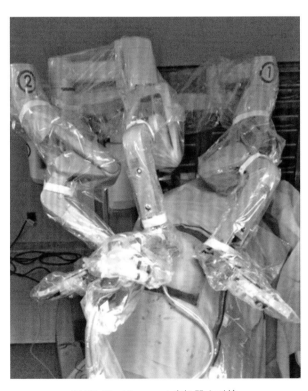

图 35.18　Morgagni 疝机器人对接

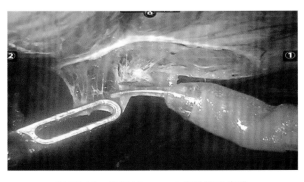

图 35.19　修复 Morgagni 疝时切开腹膜

结　论

rTAPP 术式在修补腹壁和膈疝等不需要组织结构分离的较小缺损时是可复制的。不仅如此，实际上它可用于修补任何位置不需要进一步松解肌筋膜的疝。

这个技术的其他潜在优势包括：与传统IPOM手术相比，降低了补片接触腹腔内容物的风险，使用了更便宜的无涂层补片，和腹壁间的固定更少，因而术后疼痛可能更轻。

rTAPP术式应当作为修补腹壁疝的另一种选择。值得强调的是，众多原因，如先前的手术干扰、需要取出补片等，可能无法完成腹膜前平面的解剖，所以掌握其他修补技术也是非常重要的。

参考文献

[1] Halm JA, De Wall LL, Steyerberg EW, Jeekel J, Lange JF. Intraperitoneal polypropylene mesh hernia repair complicates subsequent abdominal surgery. World J Surg. 2007;31:423–9.

[2] Gray SH, Vick CC, Graham LA, Finan KR, Neumayer LA, Hawn MT. Risk of complications from enterotomy or unplanned bowel resection during elective hernia repair. Arch Surg. 2008;143:582–6.

[3] Prasad P, Tantia O, Patle NM, Khanna S, Sen B. Laparoscopic trans-abdominal preperitoneal repair of ventral hernia: a step towards physiological repair. Indian J Surg. 2011;73:403–8.

[4] Colavita PD, Tsirline VB, Belyansky I, Walters AL, Lincourt AE, Sing RF, Heniford BT. Prospective, long-term comparison of quality of life in laparoscopic versus open ventral hernia repair. Ann Surg. 2012;256:714–22.

[5] Liang MK, Clapp M, Li LT, Berger RL, Hicks SC. Patient satisfaction, chronic pain, and functional status following laparoscopic ventral hernia repair. World J Surg. 2013;37:530–7.

第36章

机器人 IPOM-Plus 修补术

Robotic IPOM-Plus Repair

Eduardo Parra-Dávila, Estefanía J. Villalobos Rubalcava, and Carlos Hartmann

李 健 林谋斌 译

引 言

腹壁疝修补术是外科最常见的手术之一,随着疝修补手术方式的发展,其复杂性在增加,对外科医师是一种持续的挑战[1-3]。

1992年Karl LeBlanc首次报道了腹腔镜腹壁疝修补术的方法。

腹腔镜腹壁疝修补术的术后复发率与开放腹壁疝修补术相近,但缩短了术后恢复时间、住院周期,而且降低了术后并发症发生率。最初的文献描述了回纳疝内容物后补片放置的详细位置,但未提及腹壁缺损的关闭方法(桥接)[1-3]。

腹腔镜腹壁缺损的关闭需要专业的手术技巧,同时也会导致手术时间的大幅延长,由此可能影响外科医师的术式选择[4,5]。应用桥接技术行腹壁疝修补术时,部分区域由于缺少肌肉及腱膜的覆盖,术后可能出现腹壁功能的部分缺失。补片向疝囊内不断膨出及补片与疝囊间这一"无效腔"血肿的产生,是腹壁疝桥接技术修补后最常见的并发症[1,2,5,6]。

恢复腹壁解剖结构的完整性及与腹直肌运动的协调性是腹壁疝或切口疝修补手术的主要目的。

定 义

国际内镜疝学会(International Endohernia Society,IEHS)在腹腔镜腹壁疝和切口疝治疗指南中把通过腹腔内连续缝合或经筋膜全层间断缝合关闭腹壁缺损后再放置补片的"加强法"IPOM术式称为IPOM-Plus[1]。

利用机器人进行IPOM-Plus修补可以使体内的筋膜缝合得更平滑、精确,术后腹壁生理功能恢复得更好,此外还可使补片与腹壁缺损边缘更大限度地重叠。对于一些接近骨性结构的边缘疝如腰疝、耻骨上疝、肋缘下切口疝等,采用传统方法关闭缺损比较困难,但机器人手术可以提供极佳的手术视野,从而进行更好的缝合[7-9]。

IPOM-Plus技术可完全关闭疝环缺损,防止补片向疝囊内膨出,减少血肿的发生及减少患者的术后不适[1,2],术后复发率与传统IPOM及开放修补术相仿[1,5]。

这种技术的局限性也很明确——对于一些较大的腹壁缺损,难以施行无张力缺损关闭。有时需要结合内镜组织结构分离技术(ECST)或腹横肌分离技术(TAR)[10],以达到减张和缺损关闭的目的[2,4]。另外,套管的放置、机械臂间的碰撞、成角问题及必要时的组织切除等也会给机器人IPOM-Plus手术带来困难[4]。

手 术 技 巧

患者体位

常规气管插管、全身麻醉,静脉给予预防性抗生素。患者取仰卧位,双手臂外展固定。

套管的放置

为防止穿刺损伤,选择左上腹肋缘下锁骨中线位置或其他无手术区域置入气腹针,充分建立气腹。在疝对侧的腹外侧置入用于观察的 5 mm 套管，尽可能远离疝环位置以获得更好的操作空间。根据腹部的大小，通常使用 3～4 个机械臂及一个辅助操作孔。套管位置的放置需确保分离及缝合时最外侧的观察镜能提供完整的视野、两个机械臂有完整的活动空间。辅助操作孔可用于置入补片、牵拉暴露、吸引、剪线、取出线头等。

机械臂的对接

机械臂对接之前应先摆放患者的体位。将机器人组件车移近患者腹部，机械臂位于套管的上方，对接时自疝侧开始，完成时机械臂的中柱、手术目标、摄像头应对齐。

粘连松解

为完整显露疝环缺损，松解腹壁的粘连往往势在必行。为避免这一过程中的医源性损伤，操作必须谨慎小心。腹腔镜下的粘连松解往往极具挑战，Da Vinci 外科系统平台可通过三维可视化技术、超过人体更广阔的活动范围、避免抖动带来的低精准度及其他一些优秀的人体工程学设计，降低粘连松解操作的难度。

为全面评估腹壁，充分的粘连松解极其必要。为使放置的补片更贴合腹壁，必要时可以切断像镰状韧带之类的结构。当粘连致密时，可用机器人超声刀或 Da Vinci 血管钳止血。

缺损的关闭

为使补片放置的位置精准、缝合进针的位置及深度精确，腹壁疝修补全过程均应在直视下进行。疝环缺损能否不经过组织结构分离技术而直接缝合关闭，应遵循 Ramirez 提出的基于疝环缺损位置及宽度进行划分的基本原则[11]，不过这一原则仅基于开放手术的经验，未考虑内镜手术中气腹造成的压力影响。一般来说，对于不足宽 10 cm 的疝环缺损可以直接缝合关闭，但同时也应考虑患者的体质、年龄、腹壁顺应性等因素。缝合关闭腹壁缺损时，可将气腹压力降至 6～8 mmHg。缝合关闭时须连同 1 cm 的筋膜组织一起缝合。机器人手术平台下手术时外科医师可以精准控制进针点，从而在关闭缺损时可以尽可能地减少腹壁损伤，推荐使用带倒刺的 V-loc 线（Covidien）或 Stratafix 线（Ethicon）缝合关闭疝环。

缝针可以通过 8 mm 观察镜套管或辅助操作孔送入腹腔。若使用 8 mm 套管，将缝针稍掰直有利于进出。

补片放置及连续缝合

选择合适大小的补片，卷好后送入腹腔，展开并调整好方向。利用卷帘技术或特殊的补片展开装置（Echo mesh，Bard）将补片贴合于腹壁适当位置，使用 00 或 0 号不可吸收单丝缝线缝合固定。缝线由持针器钳持后通过套管送入腹腔。放置补片时腹腔处于全气腹状态，在气腹去除后补片可能略有松弛。钉枪固定、缝合或自固定补片可帮助术者将补片固定于腹壁。

连续缝合固定时，应沿补片外周一圈进行。补片、缺损越大，所需的缝合越多。

关闭戳孔

补片固定完成后，去除机械臂连接，在腹腔镜直视下借助穿线器关闭辅助操作的 10～12 mm 戳孔缺损。

Da Vinci Xi 手术机器人

新系统机械臂的对接更简单，使用更人性化，提供"端口连接菜单"及激光指示灯以最优化使用流程。

新系统下，术中对患者的重新定位无需断开端口即可完成。另外，这套系统的学习曲线比预计的更短。

新型机器人的机械臂更小、更纤细，且配备活动范围较前代更广的新型关节，更易到达腹腔各处。Xi 机器人还针对多象限外科手术进行了优化。

新系统配置的内镜可以放入 4 个机械臂中的任意一个，而且可以针对新的目标自动调焦，自动适应新的端口。

内镜顶端数字化高清摄像头的成像效果极其出色，视觉感受更佳。

新系统配备两个可旋转 180° 的机械臂，这样一些大型的腹壁疝如需行组织结构分离技术时，无需改变患者体位或机器人位置，仅需调整角度即可完成对侧操作。

总之，使用新一代手术机器人手术时，戳孔间距可以更近，而且仅需通过旋转机械臂而无须移动患者或手术台位置即可完成对侧手术，更长的机械臂也使操作范围更广。

新手术平台的创新也将在微创手术中提供更优的人体工程学设计和更有效的操作。

亮　点

机器人腹壁疝修补术对腹直肌的重建，改善了术后腹壁功能。

存在较大缺损时加用组织结构分离技术有助于腹壁缺损的关闭。

机器人腹壁疝修补术使得术者通过微创切口即可完成传统的开放修复技术（Rives-Stoppa）。

通过机器人手术可以完整探查腹壁，发现并修补一些没有症状的隐匿性切口疝。机器人三维成像技术和优越的人体工程学设计提高了腹壁缺损直接缝合关闭的成功率。

参考文献

[1] Bittner R, Bingener-Casey J, Dietz U. Guidelines for laparoscopic treatment of ventral and incisional abdominal wall hernias (International Endohernia Society (IEHS))—Part 1. Surg Endosc. 2014;28:2–29.

[2] Orenstein SB, Dumeer JL, Monteagudo J. Outcomes of laparoscopic ventral hernia repair with routine defect closure using "shoelacing" technique. Surg Endosc. 2010;25(5):1452–7. doi:10.1007/s00464-010-1413-3.

[3] Heniford BT, Park A, Ramshaw BJ, et al. Laparoscopic ventral and incisional hernia repair in 407 patients. J Am Coll Surg. 2000;190:645–50.

[4] Vasilescu D, Paun S. Surgical treatment of parietal defects with "da Vinci" surgical robot. J Med Life. 2012;5(2):232–8.

[5] Bittner R, Bingener-Casey J, Dietz U. Guidelines for laparoscopic treatment of ventral and incisional abdominal wall hernias (International Endohernia Society [IEHS])—Part III. Surg Endosc. 2014;28:380–404.

[6] Earle D, Seymour N, Fellinger E, et al. Laparoscopic versus open incisional hernia repair: a single-institution analysis of hospital resource utilization for 884 consecutive cases. Surg Endosc. 2006;20:71–5; World J Surg. (2012) 36:447–452 451 123.

[7] Schluender S, Conrad J, Divino CM. Robot-assisted laparoscopic repair of ventral hernia with intracorporeal suturing. An experimental study. Surg Endosc. 2003;17:1391–5.

[8] Ballantyne GH, Hourmont K, Wasielewski A. Telerobotic laparoscopic repair of incisional ventral hernias using intraperitoneal prosthetic mesh. JSLS. 2003;7:7–14.

[9] Tayar C, Karoui M, Cherqui D, et al. Robot-assisted laparoscopic mesh repair of incisional hernias with exclusive intracorporeal suturing: a pilot study. Surg Endosc. 2007;21:1786–9.

[10] Novitsky YW, Elliott HL, Orenstein SB, et al. Transversus abdominis muscle release: a novel approach to posterior component separation during complex abdominal wall reconstruction. Am J Surg. 2012;204:709–16.

[11] Ramirez OM, Ruas E, Dellon AL. "Components separation" method for closure of abdominal-wall defects: an anatomic and clinical study. Plast Reconstr Surg. 1990;86:519–26.

第37章
腹腔镜下缺损关闭
Laparoscopic Closure of Defect

Sean B. Orenstein

王明刚　译

引　言

开放手术和腹腔镜手术都可以成功完成腹壁疝修补术，但微创手术仍有明显优势，腹腔镜腹壁疝修补术（laparoscopic ventral hernia repair，LVHR）的优点包括：减少包括感染在内的切口相关并发症、肠道功能的迅速恢复、缩短住院时间及更好的外观[1-5]。许多人认为在开放手术中，腹白线的完整性得以恢复对手术成功至关重要，然而这一理论尚未成为LVHR的标准做法。通常腹腔镜下缺损关闭是用补片来加强腹壁缺损的，通过关闭缺损和补片加固，强化功能性修复。因此，腹腔镜下缺损关闭既有传统开放手术的特质，又保留了微创手术的优点。

缺损关闭的概念

腹壁力学

通常LVHR是用补片加强腹壁缺损的，虽然可以成功修复缺损，但它可能增加了疝修复部位的张力和剪切力。这种张力可能导致补片"膨出"，通过未关闭的疝缺损导致疝复发。虽然适当的补片固定可以防止补片膨出，但即使使用大的补片并在缝合固定的情况下，根据LaPlace定律（$T=P \times R/W$，张力＝腹内压力×半径/腹壁厚度），未关闭缺损下面的补片张力亦会增加[6-9]（图37.1）。由于腹腔内各部压力相同（Pascal原理），根据LaPlace定律，可以通过将补片紧贴腹壁或腹膜前腹股沟部位进行疝修补。然而，这种做法也可能对未关闭的缺损部

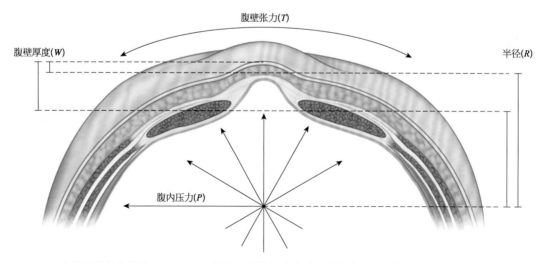

图37.1　LaPlace定律的简化方程是$T=P \times R/W$，其中T是施加在腹壁上的张力，P是腹内压力，根据Pascal原理，腹内压力在整个腹腔圆柱体中相等，R是半径，W是腹壁厚度

位产生不利影响，平衡腹壁张力的唯一方法是缝合具有较大半径的区域，即关闭缺损。

在肥胖人群，缺损关闭的理念显得更加重要，增加的腹部体积和腹围导致肥胖患者的腹内压升高。由于腹壁厚度可以影响腹壁张力，疝缺损上方的腹壁相对较薄，导致该部位的张力增加。此外，疝缺损部位和邻近部位的腹壁厚度不同可以产生剪切力并传递至补片，导致缺损部位张力突然发生变化。因此，增加的腹围、腹壁厚度和腹内压会在腹壁缺损部位产生不利的物理动力学结果，随着肥胖人群的增加，这可能使传统的桥接法 LVHR 产生更明显的不良结果。

功能性和力学性修复

腹壁重建（abdominal wall reconstruction，AWR）的重要目标之一是，通过恢复腹白线使腹直肌中位化[10-11]。只有恢复自然解剖，才可能重建更具功能和力学特征的腹壁。这是开放 VHR 的基本要求，然而，这一点在 LVHR 中没有被重视，桥接法明显增加了疝复发的风险，且复发速度比开放手术更快[12]。既然在开放手术中可以实现腹壁的解剖和功能性修复，为什么不将相同的理念用于腹腔镜修复中呢？如前文所述，传统的 LVHR 通常依赖于补片覆盖缺损，这可能会对患者造成损害。补片桥接法可能会使缺损边缘产生过高的摩擦力和剪切力，补片中间也产生过高的张力，从而导致补片不稳定。缝线的牵拉亦可以导致术后疼痛和补片膨出[13]。另外，由于腹前壁和补片之间没有直接接触，补片不会融入疝缺损部位。缺损关闭不仅会使补片和腹壁之间的张力均衡，而且能使补片完全融入腹壁，产生更持久的修复。

腹腔镜缺损关闭主要包括关闭筋膜和补片加固，这种方式比开放手术的复发率低。开放手术复发率在 18%～63%，补片的使用使复发率降至 2%～32%[14-18]，因此无论是开放修复还是腹腔镜修复，补片加固成为修复成功的必要条件。然而，即使放置补片和常规经腹固定，筋膜关闭部位仍可能存在明显的张力。由于筋膜关闭部位张力增加会导致缺损部位"膨出"，我们最初的经验是外加经腹缝合固定来减轻部分张力[19]。在全层连续缝合的两侧进行间断全层褥式缝合可以把张力从缺损部位转移到补片本身，虽然一些外科医师认为在 LVHR 中，双圈疝钉固定足以固定补片，但这对于腹腔镜缺损关闭可能是不够的，因为经腹部固定仍

然是降低缺损部位张力的主要方式。

缺损关闭的优点

虽然缺损关闭缩小了疝的宽度，理论上可以使用更小的补片，但仍推荐使用至少超过缺损边缘 5 cm 的补片。因此，在缺损缝合的情况下，仍然需要至少 10～12 cm 宽的补片。理论上缩小补片面积可减少纤维化、瘢痕形成和内脏暴露于补片的机会，所有这些都可能影响患者的症状和活动。由于数据有限，目前尚不清楚这种做法的远期临床意义，所以笔者只在置入补片时使用。

由于目前缺乏随机对照试验，且对比研究数量有限，腹腔镜缺损关闭的优点尚不明了，但最近的数据令人鼓舞。在一篇纳入了 11 项关于 LVHR 缺损关闭研究的系统评价中，Nguyen 等报道了其复发率在 0～7.7%[20]。其中 3 项回顾性研究做了关闭与非关闭缺损术式比较，发现缺损关闭的复发率显著降低，复发率为 0～5.7%，而传统 LVHR 的复发率为 4.8%～16.7%[21-23]。但最近的回顾性研究却表现出不一致的结果，其中一项纳入 1 326 例患者的队列研究表明，缺损关闭术式具有更低的复发率和并发症[24]，而另一项研究显示两种方式没有明显差异[25]。

腹腔镜缺损关闭的其他好处是消除通常存在于传统 LVHR 中的无效腔。无效腔的减少会减少血清肿的发生及由此引起的感染。我们之前报道了一项包含 47 例接受腹腔镜下连续缝合关闭缺损患者的队列研究，没有一例出现血清肿或疝复发[19]。同样，除一项研究外，其他所有研究都显示出较低的血清肿发生率，为 0～11.4%[20]。相比之下，没有缺损关闭的 LVHR 的血清肿发生率竟高达 32%，尽管许多血清肿没有明显的临床意义[20, 26]。

另外，如果伤口感染或切口裂开时需要开放切口，这时缺损关闭会为补片上方的组织提供额外的屏障，从而限制了补片暴露和可能的污染或感染。最后，缺损关闭还具有美观的优势。虽然最初的术后伤口往往表现出皮肤下的组织隆起，但随着肌成纤维细胞的收缩，缺损前面的疏松组织开始回缩，导致膨隆回落和更美观的修复。

缺损关闭的缺点

任何新技术或没有经随机试验验证的技术都存

在潜在的缺点，并不是每个患者都适合LVHR缺损关闭。首先，缺损关闭会导致明显的筋膜张力。对于较大的缺损而言，通常经腹壁全层褥式缝合可将张力分散到补片上，但是过紧地缝合腹壁缺损亦会导致张力过大。如果补片覆盖不充分，这种筋膜张力可能导致筋膜裂开和疝复发。此外，由于对永久性腹腔缝合线的需求增加，发生缝线肉芽肿和缝线脓肿的风险变高。因此，重要的是要确保所有的缝线被适当地固定并深埋在皮下组织中，以减少脓肿。外观上看，术后最初的切口可能因为组织堆积而出现膨隆现象，如上所述，虽然这通常会随着时间的推移而变平，但应该注意的是，在修复后的数周至数月内，美容效果可能不明显。

由于内脏可能陷入疝囊和被误缝，术中肠道损伤的风险增加。因此需要精确探查，确保疝内容物回纳。较好的方法是使用较低的气腹压力，在直视下打结。最后，由于筋膜张力以及额外的经腹缝合，缺损关闭可能导致严重的术后疼痛。因此，充分的多模式镇痛是术后管理的重要组成部分。除了小缺损外，患者至少应用镇痛泵一个晚上，以确保在出院前有良好的肺功能和最轻的疼痛感。

患 者 选 择

缺损的大小、质量和位置很大程度上决定了腹腔镜疝修补术是否采用缺损缝合。一般来说，如果缺损过大或过于复杂，则应考虑其他修补方式，包括传统的（桥接法）LVHR或开放疝修补术。尽管可缝合的缺损大小没有严格限制，但我们一般缝合宽度在直径6 cm以内的缺损，直径6～8 cm的缺损也可被选择性缝合。更大的缺损、不规则缺损及组织缺少较多的缺损，推荐传统的LVHR或开放手术修复。

疝的位置是缺损缝合的另一个决定因素。侧腹壁疝可能更适合缺损缝合，然而必须注意避免误缝神经结构，并需留下足够的边缘固定补片。可以使用Sugarbaker技术修复造口旁疝，缺损缝合作为LVHR的辅助手段。在这种情况下，缺损面积已经减小，足以在肠道前面留出空间放置补片。另一方面，如果缺损靠近骨性突起如剑突下缺损，可能不适合缺损缝合，是因为其靠近剑突和肋缘，无法充分缝合筋膜边缘并可能损伤神经血管。只要耻骨上有足够的筋膜组织，耻骨上缺损就可能适合于缺损缝合。紧邻耻骨的耻骨上缺损不适合缺损缝合，可

能需要桥接法修复。

腹腔镜缺损关闭技术

［术前准备］ 腹腔镜缺损关闭会同时进行筋膜缝合和补片加固。一般采用标准LVHR术式。患者取仰卧位，双臂紧贴身体，主刀医师和助手分侧站位。对于耻骨上或下腹部缺损，术前需留置Foley三腔导尿管并灌注生理盐水以明确膀胱位置。手术区域常规用聚维酮碘（碘伏）消毒后，贴手术贴膜以减少皮肤细菌移位及方便外部标记。

［建立通道］ 左上腹肋下置入气腹针，直视下置入5 mm套管，充分游离粘连后置入双侧套管。最后，放置一个12 mm套管以便置入补片。应将这个套管放置在补片覆盖的区域，通常尽可能靠近中线，避免直接穿过疝囊。这样方便补片覆盖穿刺位置，从而减少了戳孔疝的发生。

［器材准备］
- #11手术刀片。
- 脊髓针。
- 记号笔和标尺。
- 缝线穿引器：建议使用一次性缝线穿引器；重复使用的缝线穿引器，随着使用次数增加，针头会变钝。
- 缝线：多根去针头的1号不可吸收丝线（Prolene）。一根去针头1号可吸收线（PDS或Maxon），用于缝合12 mm套管位置。
- 血管钳。
- 腹腔镜抓钳。

［缺损关闭技术］（图 37.2）
- 通过缺损的中心部分在皮肤上画一条垂直线。使用脊椎针识别并标记上下缘。垂直线上大约每3 cm标记一个8字缝合的位置。
- 将每个#1 Prolene缝线，剪去针头，用止血钳夹住线的末端以防止滑脱，并用缝线穿引器抓住另一端。
- 从一端开始，使用#11刀片在皮肤上做一个小切口。在直视下，使用缝线穿引器，首先将#1 Prolene缝线穿过该切口，然后从缺损一侧距筋膜边缘1 cm处的筋膜处穿刺入腹腔，用无损伤钳抓住缝线，空针退出。
- 在相同的切口，使用缝线穿引器从缺损的对侧筋膜边缘再次穿入腹腔，将缝线从无损伤钳传递到缝线穿引器。将其钩出体外，并将缝线留在缝线

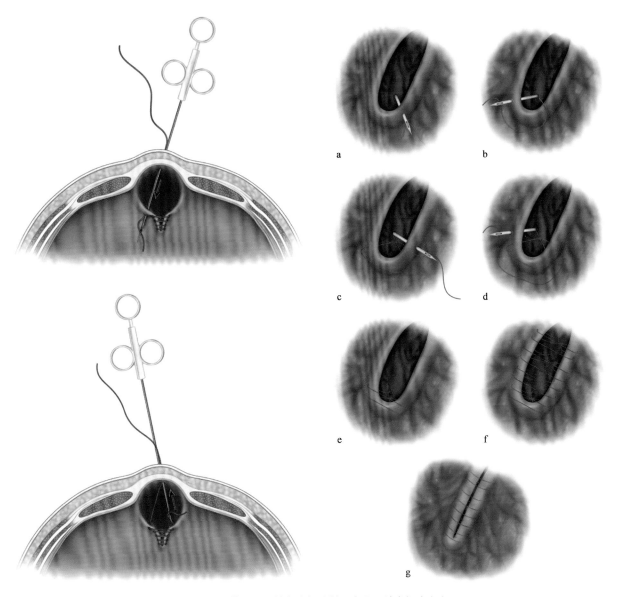

图 37.2 缺损关闭技术（相关详细步骤，请参阅本文）

穿引器内，以便下次使用。

• 同样地，从相同的切口，将带线的缝线穿引器从同侧筋膜边缘，沿中线前进约 1 cm。在对侧筋膜处将缝线从缝线穿引器传递至无损伤钳，抓住缝线，拉出体外。用预先放置的止血钳抓住缝线两端，从而完成一个 8 字缝合，最后打结。

Tip：不要一次将缝线穿引器穿过皮肤和筋膜，而要分两步推进。最初，将缝线穿引器垂直穿过皮肤中央通过疝囊，向下进入腹腔，而不接触任何筋膜。然后，在进入筋膜边缘之前，将缝线穿引器的头轻轻地放回疝腔。这有助于限制缝线倾斜穿过疝囊，避免引起皮肤皱褶。

• 继续以相同的方式沿着预先的标记每隔 3 cm 做一个 8 字缝合，注意避免后续缝线与之前的 8 字

缝合线缠绕。轻柔地拉出之前的缝线，有助于减少疝腔内过多的缝线。

• 所有的 8 字缝合结束后，疝缺损关闭完成。为了使疝缺损关闭顺利进行，需确保在打结前患者麻醉充分。为了减少中心部位的张力，打结需按顺序进行，从上端和下端开始并向中央推进，线结被埋在皮下组织中；剪断线尾后，用止血钳的尖或抓钳对合皮肤，以防皮肤皱缩。

Tip：降低气腹压力可以减少腹壁张力并促进缝合。但是，肠道或大网膜可能会随之陷入疝腔，被关闭缝合，造成内脏损伤。预防方法是使用较低的气腹压力（如 3 ～ 5 mmHg），并且在腹腔镜直视下打结。

［补片放置］ 缺损关闭使置入更小的补片成为

可能，但仍推荐补片至少超过缺损边缘 5 cm。在不干扰缺损关闭的情况下，应在靠近中线位置置入 12 mm 套管，用以放入补片。在中心位置可以使用补片充分覆盖套管边缘，以减少戳孔疝的发生。在补片置入和套管拔除后，可以使用上述相同的缝合技术缝合切口，用 #1 可吸收缝线（PDS 或 Maxon），采用 8 字缝合，打结。然后用标准 LVHR 技术使用疝钉和经腹缝线将补片固定于腹壁。补片固定有多种方法，但疝钉外圈固定联合不可吸收缝线四角悬吊固定的方法可以提供牢固的固定。如果使用补片定位器，需首先进行外圈疝钉固定，然后用缝线悬吊。对于没有补片定位器的经典 LVHR，在将补片置入腹部之前，预先放置 4 根悬吊缝线是有帮助的。

[减张缝合] 为了缓解较大缺损关闭后重新形成的中线张力，需在缺损缝合的旁边进行减张缝合。使用不可吸收单股缝线（#1 Prolene）于中线外侧 1～2 cm 处，每隔 4～5 cm 进行 U 形全层经腹（包括补片）减张缝合（图 37.3）。使用这种缝合方法时

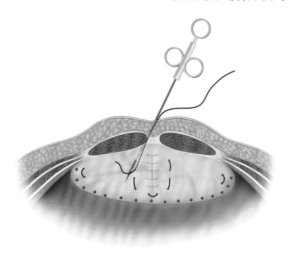

图 37.3　减张缝合（相关详细步骤，请参阅本文）

需注意，缝合应松紧适宜，不能太紧使得补片变形。图 37.4 显示了缺损关闭时所有缝线和补片的位置。

Tip：使用缝线穿引器时要带线使用，如果未穿线，缝线穿引器的前端会在补片上留下更大的洞。因此，缝线最初应通过套管通道置入体内，然后将缝线在补片下方传递至缝线穿引器，然后从内向外拉出。随后将空的缝线穿引器穿过相同的皮肤切口，并从补片上距前一路径 1～2 cm 处通过，抓住缝线的另一端拉出。

[替代缺损关闭技术]　文献报道，缺损关闭的主流方法是使用永久性缝线，采用间断缝合的方式关闭疝缺损。此外，大多数研究报道使用经皮缝线穿引器进行体外缝合。然而，据报道其他技术也具有相似的成功率，Palanivelu 等采用体内单层尼龙缝线缝合技术[27]，而不是经皮间断缝合。Zeichen 等采用了编制聚酯缝线经皮缝线穿引器体外缝合、标准腹腔镜针头驱动体内缝合以及体内使用腹腔镜缝合器（Covidien plc，Dublin，Ireland）3 种方式进行缺损关闭[23]。在两篇文献中，Agarwal 等报道了他们独特的"双层"缺损缝合技术，使用两根脊椎针作为缝线穿引器，迫使筋膜和直肌的内侧边缘重叠，平均随访 34 个月和 58 个月未复发[13, 28]。最近，随着倒刺缝线的出现，外科医师开始在腹腔镜或机器人辅助下以体内方式缝合缺损。这种倒刺缝线使连续缝合关闭缺损成为可能。

总　　结

与开放腹壁疝修补术类似，进行缺损关闭的腹腔镜腹壁疝修补术既保留了微创的优势，又可以实现更多的功能性和力学修复。虽然目前还没有相关的随机

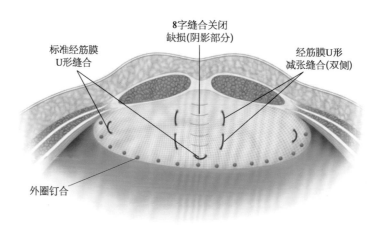

图 37.4　缺损关闭的 LVHR 完成后的内部观

对照试验，但缺损关闭有潜在优势，包括使用更小的补片、消除无效腔，从而减少伤口并发症的发生（如血清肿），以及减少术后缺损部位膨出。早期数据也显示该式具有减少疝复发的潜在优势，但这一点尚有争议。然而，并不是每一个腹壁疝都适合用缺损关闭的腹腔镜疝修补术。例如，在行 LVHR 时，对紧贴剑突下的腹壁疝很难进行行缺损关闭。此外，对于巨大的复杂缺损以及只有很少完整组织的多层瑞士奶酪样缺损应该考虑进行开放手术修复。虽然缺损关闭的远期意义和临床优势尚需前瞻性随机对照试验来验证，但曾行缺损关闭的腹腔镜腹壁疝修补术的患者已明显受益，所以该式值得推广。

参考文献

[1] Heniford BT, Park A, Ramshaw BJ, Voeller G. Laparoscopic repair of ventral hernias: nine years' experience with 850 consecutive hernias. Ann Surg. 2003;238(3):391–9. doi:10.1097/01. sla.0000086 662.49499.ab. discussion 399–400.

[2] Itani KM, Hur K, Kim LT, Anthony T, Berger DH, Reda D, Neumayer L. Comparison of laparoscopic and open repair with mesh for the treatment of ventral incisional hernia: a randomized trial. Arch Surg. 2010;145(4):322–8. doi:10.1001/archsurg.2010.18. discussion 328.

[3] Sauerland S, Walgenbach M, Habermalz B, Seiler CM, Miserez M. Laparoscopic versus open surgical techniques for ventral or incisional hernia repair. Cochrane Database Syst Rev. 2011;3, CD007781. doi:10.1002/14651858.CD007781.pub2.

[4] Salvilla SA, Thusu S, Panesar SS. Analysing the benefits of laparoscopic hernia repair compared to open repair: a meta-analysis of observational studies. J Minim Access Surg. 2012;8(4):111–17. doi:10.4103/0972-9941.103107.

[5] Zhang Y, Zhou H, Chai Y, Cao C, Jin K, Hu Z. Laparoscopic versus open incisional and ventral hernia repair: a systematic review and meta-analysis. World J Surg. 2014;38(9):2233–40. doi:10.1007/s00268-014-2578-z.

[6] Giancoli DC. Physics: principles with applications. 4th ed. Englewood Cliffs: Prentice Hall; 1995.

[7] Sabiston DC, Townsend CM. Sabiston textbook of surgery: the biological basis of modern surgical practice. 18th ed. Philadelphia: Saunders/Elsevier; 2008.

[8] Brown CN, Finch JG. Which mesh for hernia repair? Ann R Coll Surg Engl. 2010;92(4):272–8. doi:10.1308/003588410X12664192076296.

[9] Srivastava A, Sood A, Joy PS, Mandal S, Panwar R, Ravichandran S, Sarangi S, Woodcock J. Principles of physics in surgery: the laws of mechanics and vectors physics for surgeons-part 2. Indian J Surg. 2010;72(5):355–61. doi:10.1007/s12262-010-0155-8.

[10] Breuing K, Butler CE, Ferzoco S, Franz M, Hultman CS, Kilbridge JF, Rosen M, Silverman RP, Vargo D. Incisional ventral hernias: review of the literature and recommendations regarding the grading and technique of repair. Surgery. 2010; 148(3): 544–58. doi:10. 1016/j.surg.2010.01.008.

[11] Novitsky YW, Elliott HL, Orenstein SB, Rosen MJ. Transversus abdominis muscle release: a novel approach to posterior component separation during complex abdominal wall reconstruction. Am J Surg. 2012;204(5):709–16. doi:10.1016/j.amjsurg.2012.02.008.

[12] Booth JH, Garvey PB, Baumann DP, Selber JC, Nguyen AT, Clemens MW, Liu J, Butler CE. Primary fascial closure with mesh reinforcement is superior to bridged mesh repair for abdominal wall reconstruction. J Am Coll Surg. 2013; 217(6): 999–1009. doi:10. 1016/j.jamcollsurg.2013.08.015.

[13] Agarwal BB, Agarwal S, Gupta MK, Mishra A, Mahajan KC. Laparoscopic ventral hernia meshplasty with "double-breasted" fascial closure of hernial defect: a new technique. J Laparoendosc Adv Surg Tech A. 2008;18(2):222–9. doi:10.1089/lap.2007.0112.

[14] Luijendijk RW, Hop WC, van den Tol MP, de Lange DC, Braaksma MM, Jan IJ, Boelhouwer RU, de Vries BC, Salu MK, Wereldsma JC, Bruijninckx CM, Jeekel J. A comparison of suture repair with mesh repair for incisional hernia. N Engl J Med. 2000;343(6): 392–8.

[15] Burger JW, Luijendijk RW, Hop WC, Halm JA, Verdaasdonk EG,

[15] Burger JW, Luijendijk RW, Hop WC, Halm JA, Verdaasdonk EG, Jeekel J. Long-term follow-up of a randomized controlled trial of suture versus mesh repair of incisional hernia. Ann Surg. 2004;240(4):578–83. discussion 583–575.

[16] Sauerland S, Schmedt CG, Lein S, Leibl BJ, Bittner R. Primary incisional hernia repair with or without polypropylene mesh: a report on 384 patients with 5-year follow-up. Langenbecks Arch Surg. 2005;390(5):408–12. doi:10.1007/s00423-005-0567-2.

[17] Lomanto D, Iyer SG, Shabbir A, Cheah WK. Laparoscopic versus open ventral hernia mesh repair: a prospective study. Surg Endosc. 2006;20(7):1030–5. doi:10.1007/s00464-005-0554-2.

[18] Rosen MJ, Jin J, McGee MF, Williams C, Marks J, Ponsky JL. Laparoscopic component separation in the single-stage treatment of infected abdominal wall prosthetic removal. Hernia. 2007;11(5):435–40. doi:10.1007/s10029-007-0255-y.

[19] Orenstein SB, Dumeer JL, Monteagudo J, Poi MJ, Novitsky YW. Outcomes of laparoscopic ventral hernia repair with routine defect closure using "shoelacing" technique. Surg Endosc. 2011;25(5):1452–7. doi:10.1007/s00464-010-1413-3.

[20] Nguyen DH, Nguyen MT, Askenasy EP, Kao LS, Liang MK. Primary fascial closure with laparoscopic ventral hernia repair: systematic review. World J Surg. 2014;38(12):3097–104. doi:10.1007/s00268-014-2722-9.

[21] Banerjee A, Beck C, Narula VK, Linn J, Noria S, Zagol B, Mikami DJ. Laparoscopic ventral hernia repair: does primary repair in addition to placement of mesh decrease recurrence? Surg Endosc. 2012;26(5):1264–8. doi:10.1007/s00464-011-2024-3.

[22] Clapp ML, Hicks SC, Awad SS, Liang MK. Trans-cutaneous closure of central defects (TCCD) in laparoscopic ventral hernia repairs (LVHR). World J Surg. 2013;37(1):42–51. doi:10.1007/s00268-012-1810-y.

[23] Zeichen MS, Lujan HJ, Mata WN, Maciel VH, Lee D, Jorge I, Plasencia G, Gomez E, Hernandez AM. Closure versus non-closure of hernia defect during laparoscopic ventral hernia repair with mesh. Hernia. 2013;17(5):589–96. doi:10.1007/s10029-013-1115-6.

[24] Chelala E, Barake H, Estievenart J, Dessily M, Charara F, Alle JL. Long-term outcomes of 1326 laparoscopic incisional and ventral hernia repair with the routine suturing concept: a single institution experience. Hernia. 2016;20(1):101–10. doi:10.1007/s10029-015-1397-y.

[25] Wennergren JE, Askenasy EP, Greenberg JA, Holihan J, Keith J, Liang MK, Martindale RG, Trott S, Plymale M, Roth JS. Laparoscopic ventral hernia repair with primary fascial closure versus bridged repair: a risk-adjusted comparative study. Surg Endosc. 2015. doi:10.1007/s00464-015-4644-5.

[26] Turner PL, Park AE. Laparoscopic repair of ventral incisional hernias: pros and cons. Surg Clin North Am. 2008;88(1):85–100. doi:10.1016/j.suc.2007.11.003. viii.

[27] Palanivelu C, Jani KV, Senthilnathan P, Parthasarathi R, Madhankumar MV, Malladi VK. Laparoscopic sutured closure with mesh reinforcement of incisional hernias. Hernia. 2007; 11(3): 223–8. doi:10.1007/s10029-007-0200-0.

[28] Agarwal BB, Agarwal S, Mahajan KC. Laparoscopic ventral hernia repair: innovative anatomical closure, mesh insertion without 10-mm transmyofascial port, and atraumatic mesh fixation: a preliminary experience of a new technique. Surg Endosc. 2009; 23 (4):900–5. doi:10.1007/s00464-008-0159-7.

第38章
嵌顿和绞窄性腹壁切口疝的治疗

Treatment of Incarcerated and Strangulated Ventral and Incisional Hernias

Vladimir P. Daoud and Gina L. Adrales

董 谦 译

引 言

嵌顿性腹壁疝的治疗是一个巨大的挑战。在非紧急情况下，外科医师必须权衡修补与继续观察的风险和好处。早期观点更倾向于手术，除非患者合并禁忌证，否则对于有症状的腹壁切口疝应该进行修补。然而，不断增加的肥胖发生率和降低可调节风险带来的好处，如血糖控制，增加了制订决策的复杂性。这不仅仅是一个修补与观察的决定，更重要的是时间的选择。本文的中心是关注嵌顿或绞窄的发生是一种随时间而变化的风险。

自 然 病 程

迄今为止，很少有关于腹壁切口疝自然进程的研究。在美国，一项针对41例腹壁疝或切口疝患者的小型前瞻性观察等待队列的研究进行了2年的随访[1]。在23名患者中，只有一名患者进展为嵌顿，而且没有任何一名患者在活动量表的评估中出现恶化，这导致作者得出观察等待是安全的结论。丹麦一项更大的试验也得出了同样的结论。最近开展的一项由接受观察等待治疗的569名切口疝患者和789名上腹部疝/脐疝患者参加的回顾性单中心队列研究发现，5年内接受手术治疗的概率在切口疝组为19%，腹壁疝和脐疝组为16%。5年后，这两组患者需要急诊修补的概率为4%，这表明腹壁疝患者的观察等待治疗是安全的。然而，研究中作者没有将可复性或嵌顿性的腹壁疝患者进行单独分组[2]。荷兰一项单中心回顾性研究分析了2006—2009年切口

疝患者接受观察等待和修补术治疗的随访结果[3]。随访期间（中位时间68个月），33%的患者从观察转为手术治疗。其中在转换组中有8人（24%）因嵌顿接受了急诊手术（平均在随访1个月时发生）。与手术组相比，转换组的术中肠穿孔、术后瘘和病死率的风险明显增加。事实上，Helgstrand等利用丹麦疝数据库进行的前瞻性队列研究发现，在病死率、再次手术率和再入院率方面，腹壁/切口疝的急诊手术是择期手术的15倍[4]。导致需要急诊手术的危险因素为高龄、女性、缺损在2～7 cm的脐疝或缺损＞7 cm的切口疝。同时与择期手术相比，急诊手术时肠切除的比例更高。

这些不同的研究结果突出了对腹壁/切口疝患者进行决策选择的挑战。在荷兰的观察等待组中约有1/3的患者是无症状的，有合并症（23%）或肥胖（22%）也是选择观察等待的原因[3]。丹麦一项更大型的临床试验得出了相似的结果，切口疝患者选择观察等待的原因中症状轻微占55%，有合并症占20%[2]。考虑到患者群体的多样性，我们很难确定嵌顿或绞窄的真实发生率，急诊疝比例的升高导致风险升高。

临床表现和诊断

腹壁/切口疝修补术是普外科最常见的手术之一。2003年仅1年在美国就有大约105 000例切口疝修补术和255 000例其他腹壁疝手术（包括脐疝、上腹部疝、半月线疝等）[5]。与此同时，发病率持续呈高位，相关的医疗费用也一直居高不下。

232

Poulose等报道，2006年有348 000例疝修补手术，估计费用为3.2亿美元[6]。

腹壁/切口疝患者可能表现出不适、逐渐增大的肿块或急性肠梗阻（图38.1～图38.4），疝可能在检查中偶然被发现。然而，嵌顿性腹壁/切口疝

患者往往会表现出更严重的疼痛，这是在2014年的一项成本-效益分析研究报道中所指出的。该研究基于对243名接受以下3种治疗方案患者的资料进行观察分析：① 观察等待；② 在嵌顿状态下手术修补；③ 在可复性状态下手术修补[7]。嵌顿状态下疝修补术患者与可复状态下疝修补术和观察等待的患者相比，更可能出现疼痛、绞窄和肠梗阻。然而在平均4年的随访中，两者的复发率基本相同；嵌顿状态下的疝修补术为22%，可复状态下疝修补

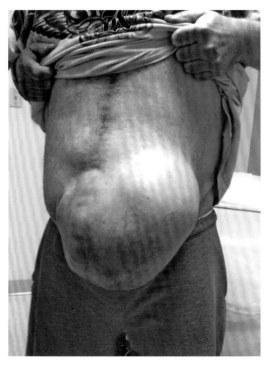

图38.1　慢性嵌顿而无梗阻的腹壁切口疝患者

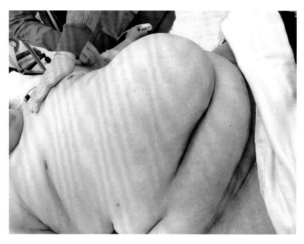

图38.3　伴有肠段绞窄的嵌顿性腹壁疝的急性外观

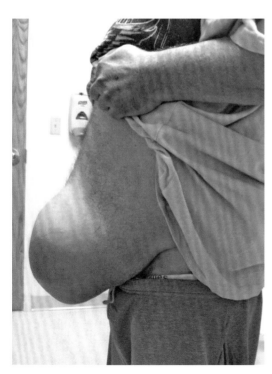

图38.2　慢性嵌顿而无梗阻的腹壁切口疝患者

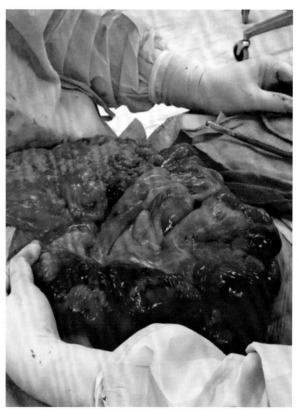

图38.4　伴有肠段绞窄的嵌顿性腹壁疝的急性肠段表现

术为26%。非嵌顿疝的择期手术是具有成本效益的。未接受择期手术的可复性疝的患者比接受手术的患者的生活效用评分低，每年生命质量调整的成本-效益比增加8 646美元。有趣的是，非手术治疗和在嵌顿时接受手术治疗的患者通常社会经济地位更低，拥有更高的心脏疾病发病率。

术前影像学检查是否需要，是由手术医师决定的。CT检查可用于慢性嵌顿性腹壁疝患者修补手术的术前规划（图38.5）。在急症情况下，影像学检查有助于评估肠梗阻和其他腹部病变。一项术前通过CT检查测量疝环孔、疝大小和腹壁厚度的研究表明，这些因素与是否需要加行组织结构分离术、脂膜切除术，以及局部伤口、全身并发症高发生率有关[8]。作者发现，在术前成像中，疝缺损区 > 164 cm^{2}或宽度 > 8.3 cm时需要行组织结构分离术。这意味着除了手术本身以外，还需要向患者作更详细的介绍，如与组织结构分离术相关的后续风险，包括伤口感染、伤口裂开、缺血和疝复发风险的增加[9]。

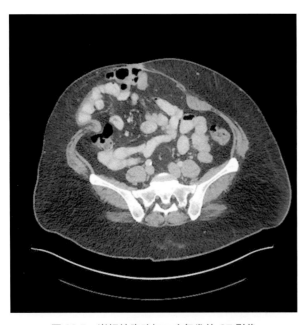

图 38.5　嵌顿性腹壁切口疝复发的 CT 影像

手 术 治 疗

在手术方法方面，目前受限于受试者的数量和随访时间的长短，已发表的研究并不支持腹腔镜或开放修补在效率和疗效方面的优势比较[10]。因此，当为这些具有挑战性的患者选择最佳治疗方案时，外科医师必须综合考虑自己的判断和经验，以及个人和机构的能力。腹腔镜或开放手术的特殊术式，

如组织结构分离术将会在本书其他部分具体描述，接下来主要阐述与嵌顿性或绞窄性腹壁/切口疝相关的突出证据，以及伴有肠梗阻和受污染区域的特殊处理。

开放修补

对于嵌顿性和绞窄性腹壁/切口疝，开放修补术长期以来一直被认为是金标准。然而，有许多因素可以决定哪种方法更合适，患者因素如合并症和解剖特点也是需要考虑的。需要注意的是，绞窄疝的患者在紧急情况下可能不能耐受与腹膜充气相关的血流动力学改变，因此开放手术是最佳的选择，尤其存在肠切除可能时。

下列几种技术可用于嵌顿性或绞窄性腹壁/切口疝的开放修补。通过将网片放置于肌前来关闭腹壁缺损的onlay修补法是最有效的急性腹壁疝修补术。与sublay修补法相比，手术时间更短[11]。当以这种方式放置时，网片不会接触到腹膜内脏器。但有一些缺点，包括血清肿的高发生率及表浅的伤口感染可能扩散到植入的网片。此外，还有报道onlay修补法的复发率可高达23%[12]。一项单中心的研究通过随访急性嵌顿性和（或）绞窄性腹壁疝的患者在接受聚丙烯onlay修补法后第7年和第10年的情况，发现即使在需要肠切除的情况下，术后并发症的发生率也很低（17.5%），伤口感染率仅为6%[13, 14]。

腹膜内网片underlay修补法是另一种常用的修补方法。这种术式可用于疝缺损的桥接修补。它适用于将来需要应用组织结构分离技术而目前周围组织无法分离的中线疝的应急处置。相比腹膜内网片可能会妨碍以后的剖腹手术[15, 16]，腹直肌后的sublay修补法是一个有吸引力的选项。肌后，即腹直肌后修补法或Rives-Stoppa法包括将网片放置在腹直肌后，但在腹直肌后鞘前[17, 18]。这种方法的优点包括网片与腹腔隔离及相对较低的复发率。随访254名患者70个月，发现其复发率为5%，患者满意率达89%[19]。并发症包括伤口感染（4%）、血肿/血清肿形成（4%）和网片感染（3%）[19]。

侧腹壁肌腱膜的组织结构分离技术常用于辅助嵌顿性或绞窄性腹壁/切口疝中线缺损筋膜的关闭。腹外斜肌腱膜和腹直肌后鞘的松解，可以使筋膜向中线移动达20 cm[20]。

一项比较内镜组织结构分离技术与传统开放组织结构分离技术的meta分析显示，内镜组织结构分离技术的手术部位感染、皮肤坏死、皮下脓肿、血

清肿、皮肤裂开、蜂窝织炎和瘘管的发生率均有所下降[9]。在急性环境中，尤其是合并肠切除时，开放的方法可能是最有利的。此外，由于急性或慢性嵌顿性腹壁疝的复杂性，手术时可能需要切开侧方和上方的筋膜，这样却消除了内镜或微创方法所具备的任何优势。

腹腔镜修补

嵌顿性和绞窄性腹壁/切口疝的腹腔镜修补并不是许多人认可的金标准。有许多研究显示，腹腔镜手术在复发和并发症特别是手术部位感染方面具有优势，但这只是短期随访数据[21, 22]。大多数关于腹腔镜和开放腹壁疝修补术的有效性研究，针对的都是择期的易复性疝患者的数据。在慢性嵌顿性腹壁疝患者中难以与肠壁分离的纤维瘢痕方面（图38.6）和在急性嵌顿性或绞窄性腹壁疝患者中肠壁水肿和炎症可能阻碍疝内容物回纳导致肠道损伤方面（图38.7），腹腔镜手术面临非常困难的挑战。外

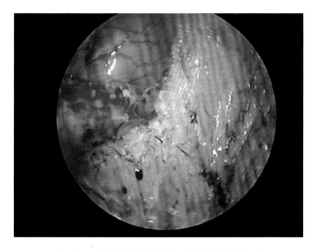

图 38.6　慢性嵌顿性腹壁疝腹腔镜下再手术

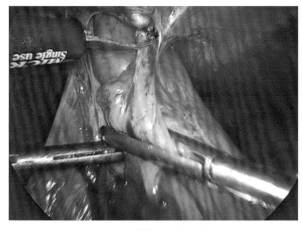

图 38.7　腹腔镜下疝内容物切除

部触诊和压力，对于疝内容物回纳和粘连松解时的暴露是有帮助的。进行粘连松解和修补的操作空间可能是有限的（图38.8）。另外，在网片上方和下方设置额外的套管可以使修补更方便。尽管有这些挑战，腹腔镜修补还是受到了青睐。在一项以人群为基础的研究中，针对接受手术修补的嵌顿性/绞窄性前腹壁疝患者亚组的分析显示，相比开放修补（8.1%），腹腔镜修补全身并发症的发生率（4.7%）明显降低。有趣的是，在接受门诊手术的可复性疝患者中，腹腔镜和开放手术之间的结果没有明显的差异[23]。

肠梗阻和腹壁疝的治疗

与腹壁疝相关的肠梗阻对外科医师来说是一个巨大的挑战，他们必须权衡网片感染的风险和疝复发的风险。对肠梗阻进行手术探查的时机，以及是否尝试进行明确的疝修补，外科医师必须经过深思熟虑。通过梗阻肠壁的细菌移位，导致手术部位感染的可能性，理论上是存在的。然而，在对国家外科质量改进计划（NSQIP）数据库的回顾性研究中，来自17 000名患有与疝相关的肠梗阻患者的数据多元逻辑回归分析显示，肠梗阻并不是手术部位感染的独立相关因素[24]。另一项研究分析了2005—2011年NSQIP中17 000名合并肠梗阻的腹壁疝患者，其中包括28%延期疝修补术患者（入院24小时

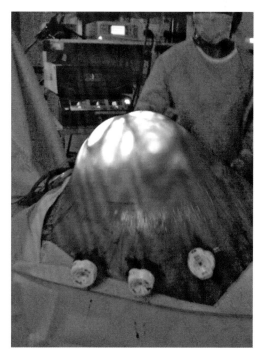

图 38.8　巨大腹壁疝腹腔镜修补的有限操作空间

后）[25]，通过调整合并症和ASA评分发现，接受延迟手术的患者预后更差，包括手术部位感染、同期肠切除和病死率。尽管这些短期回顾性数据具有局限性，但确实表明及时的探查和疝修补能产生更有利的结果。当考虑放置网片时，对于单独的肠梗阻来说，并不会增加手术部位感染的风险。

污染的手术区域

绞窄性腹壁疝手术部位感染的风险引起了相当的关注。然而，越来越多的证据表明，污染的手术区不应被视为使用永久合成网片的禁忌。生物补片的应用一度被认为是污染的腹壁缺损的安全解决方案，但由于存在复发的风险，它的价值受到了质疑。Rosen等回顾了他们前瞻研究的数据库，评估了超过5年的在污染区域使用生物网片进行单一腹壁疝修补的数据[26]，发现在平均随访时间为21.7个月的情况下，虽然这是一种安全的修复，但仍有48%的高伤口并发症发生率和31%的疝复发率。对于清洁-污染的疝缺损来说，2016年的一项成本-使用分析表明，合成补片预期花费15 776美元，QALY指数为21.03，成本-效益比更高；而脱细胞真皮基质补片预期花费23 844美元，QALY指数为20.94[27]。Carbonell等回顾了他们的结果，通过两家机构对

100名手术区域清洁-污染和污染的患者在腹直肌后放置轻质聚丙烯网片，30天内手术切口感染率的分析显示清洁-污染区为7.1%，污染区为34%[28]。虽然网片移除率很低，但对于需要进行结肠切除的患者，仍需谨慎。在这项研究中，一共有4名患者需要网片移除，其中2例有吻合口瘘，1例吻合口破裂。NSQIP分析显示，在清洁-污染和污染病例放置网片的腹壁疝修补与在清洁-污染病例不放置网片的修补相比，前者并发症的发生率显著性增加[29]。这需要更长期的数据，目前合成网片的使用应该是个体化的方式。

总　　结

随着肥胖人群的增加，腹壁重建仍是一个具有挑战性的操作。成功地处理嵌顿性或绞窄性腹壁/切口疝，需要仔细考虑早期处理肠梗阻的手术干预和急诊疝修补术的时机。有越来越多的证据支持在清洁-污染的和被污染的区域使用合成补片，特别是在考虑到以后疝复发及需要再修补时，这种情况被恰当地命名为"并发症的恶性循环"[30]。外科医师应专注于预防切口疝的形成，以及有效治疗有症状的可复性腹壁/切口疝，以避免腹壁疝肠梗阻和肠绞窄的发生。

参考文献

[1] Bellows C, Robinson C, Fitzgibbons R, Webber L, Berger D. Watchful waiting for ventral hernias: a longitudinal study. Am Surg. 2014;80(3):245–52.
[2] Kokotovic D, Sjølander H, Gögenur I, Helgstrand F. Watchful waiting as a treatment strategy for patients with a ventral hernia appears to be safe. Hernia. 2016;20(2):281–7.
[3] Verhelst J, Timmermans L, van de Velde M, Jasram A, Vakalopoulos KA, Jeekel J, et al. Watchful waiting in incisional hernia: is it safe? Surgery. 2015;157(2):297–303.
[4] Helgstrand F, Rosenberg J, Kehlet H, Bisgaard T. Outcomes after emergency versus elective ventral hernia repair: a prospective nationwide study. World J Surg. 2013;37(10):2273–9.
[5] Rutkow I. Demographic and socioeconomic aspects of hernia repair in the United States in 2003. Surg Clin North Am. 2003;83(5):1045–51.
[6] Poulose B, Shelton J, Phillips S, Moore D, Nealon W, Penson D, et al. Epidemiology and cost of ventral hernia repair; making the case for hernia research. Hernia. 2012;16(2):179–83.
[7] Stey AM, Danzig M, Qiu S, Yin S, Divino CM. Cost-utility analysis of repair of reducible ventral hernia. Surgery. 2014;155(6):1081–9.
[8] Blair L, Ross S, Huntington C, Watkins J, Prasad T, Lincourt A, et al. Computed tomographic measurements predict component separation in ventral hernia repair. J Surg Res. 2015;199(2):420–7.
[9] Jensen K, Henriksen N, Jorgensen L. Endoscopic component separation for ventral hernia causes fewer wound complications compared to open components separation: a systematic review and meta-analysis. Surg Endosc. 2014;28(11):3046–52.
[10] Sauerland S, Walgenbach M, Habermalz B. Laparoscopic versus open surgical techniques for ventral or incisional hernia repair.

Cochrane Database Syst Rev. 2011;16(3), CD007781.
[11] Timmermans L, de Goede B, van Dijk S, Kleinrensink G, Jeekel J, Lange J. Meta-analysis of sublay versus onlay mesh repair in incisional hernia surgery. Am J Surg. 2014;207(6):980–8.
[12] de Vries RT, van Geldere D, Langenhorst B, de Jong D, van der Wilt G, van Goor H, et al. Repair of large midline incisional hernias with polypropylene mesh: comparison of three operative techniques. Hernia. 2004;8(1):56–9.
[13] Bessa S, Abdel-Razek A. Results of prosthetic mesh repair in the emergency management of the acutely or strangulated ventral hernias: a seven years study. Hernia. 2013;17:59–65.
[14] Bessa S, Abdel-fattah M, Al-Sayes I, Korayem I. Results of prosthetic mesh repair in the emergency management of the acutely incarcerated and/or strangulated groin hernias: a 10-year study. Hernia. 2015;19(6):909–14.
[15] Snyder C, Graham L, Gray S, Vick C, Hawn M. Effect of mesh type and position on subsequent abdominal operations after incisional hernia repair. J Am Coll Surg. 2011;212(4):496–502.
[16] Halm J, de Wall L, Steyerberg E, Jeekel J, Lange J. Intraperitoneal polypropylene mesh hernia repair complicates subsequent abdominal surgery. World J Surg. 2007;31(2):423–9.
[17] Stoppa R. The treatment of complicated groin and incisional hernias. World J Surg. 1989;13(5):545–54.
[18] Rives J, Lardennois B, Pire J, Hibon J. Large incisional hernias. The importance of flail abdomen and of subsequent respiratory disorders. Chirurgie. 1973;99(8):547–63.
[19] Iqbal C, Pham T, Joseph A, Mai J, Thompson G, Sarr M. Long-term outcome of 254 complex incisional hernia repairs using the modified Rives-Stoppa technique. World J Surg. 2007;31(12):

2398–404.

[20] de Vries RT, van Goor H, Charbon J, Rosman C, Hellelink E, van der Wilt G, et al. Repair of giant midline abdominal wall hernias: "components separation technique" versus prosthetic repair: interim analysis of a randomized controlled trial. World J Surg. 2007;31(3):756–63.

[21] Lomanto D, Iyer S, Shabbir A, Cheah W. Laparoscopic versus open ventral hernia mesh repair: a prospective study. Surg Endosc. 2006;20(7):1030–5.

[22] Helgstrand F, Rosenberg J, Kehlet H, Jorgensen L, Bisgaard T. Nationwide prospective study of outcomes after elective incisional hernia repair. J Am Coll Surg. 2013;216(2):217–28.

[23] Mason R, Moazzez A, Sohn H, Berne T, Katkhouda N. Laparoscopic versus open anterior abdominal wall hernia repair: 30-day morbidity and mortality using the ACS-NSQIP database. Ann Surg. 2011;254(4):641–52.

[24] Sippey M, Mozer A, Grzybowski M, Manwaring M, Kasten K, Adrales G, et al. Obstructing ventral hernias are not independently associated with surgical site infections. J Surg Res. 2015;199(2):326–30.

[25] Sippey M, Pender J, Chapman W, Manwaring M, Kasten K, Pofahl W, et al. Delayed repair of obstructing ventral hernias is associated with higher mortality and morbidity. Am J Surg. 2015;210(5):833–7.

[26] Rosen M, Krpata D, Ermlich B, Blatnik J. A 5-year clinical experience with single-staged repairs of infected and contaminated abdominal wall defects utilizing biologic mesh. Ann Surg. 2013;257(6):991–6.

[27] Fischer J, Basta M, Krishnan N, Wink J, Kovach S. A cost-utility assessment of mesh selection in clean-contaminated ventral hernia repair. Plast Reconstr Surg. 2016;137(2):647–59.

[28] Carbonell A, Criss C, Cobb W, Novitsky Y, Rosen M. Outcomes of synthetic mesh in contaminated ventral hernia repairs. J Am Coll Surg. 2013;217(6):991–8.

[29] Choi J, Palaniappa N, Dallas K, Rudich T, Colon M, Divino C. Use of mesh during ventral hernia repair in clean-contaminated and contaminated cases: outcomes of 33,832 cases. Ann Surg. 2012;255(1):176–80.

[30] Holihan J, Alawadi Z, Martindale R, Roth J, Wray C, Ko T, et al. Adverse events after ventral hernia repair: the vicious cycle of complications. J Am Coll Surg. 2015;221(2):478–85.

第39章
特殊部位疝的治疗
Treatment of Atypical Hernias

Salvatore Docimo Jr. and Eric M. Pauli

闵春凯 译

引　言

特殊部位疝是指位于腹壁边缘附近的疝。他们邻近骨性结构，如剑突、耻骨联合、髂前上棘与肋缘。由于腰疝靠近肋缘和髂嵴，因此也属于特殊部位疝的范畴[1]。这些特殊部位的疝，因没有足够的组织结构来覆盖和固定补片，给无张力修补带来了困难。特殊部位疝一般都与以前的手术切口有关，常出现在术后第一年。腹腔镜手术的术后发生率为0.5%～6%，开放手术的术后发生率高达32%[1]。本章通过回顾文献来介绍各种特殊部位疝的手术方法。

术　前　准　备

术前要对患者进行充分的评估。术前CT检查有助于医师对缺损部位进行诊断、定位和测量（图39.1）。根据患者的病史、合并症及疝的特征来决定合适的手术方式，如以前是否进行缺损修补、缺损处是否使用补片。特殊部位疝的修补可以通过腹腔镜或开放手术的方法进行，与中线疝一样，遵循相同的治疗模式：近似无张力组织缝合，补片充分覆盖疝环边缘和补片固定，可使用经筋膜缝合固定、钉合或组织黏合剂等固定方法。除非有禁忌证，所有特殊部位疝的手术都应使用补片，以减少复发率[2, 3]。

在特殊部位疝修补手术中，有以下几个技术要点不同于常规腹壁疝：① 需要内脏移位，如镰状韧带切除和膀胱、结肠、肾的移位；② 需要不同

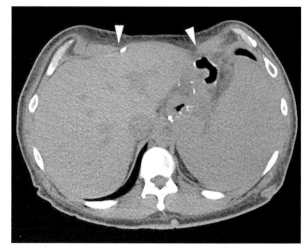

图39.1　开腹减重术后并发剑突下疝患者的CT扫描横断面图像。箭头所示为腹直肌内缘，疝内容物为肝左叶

的补片固定方法，包括骨锚钉和组织黏合剂/密封胶；③ 可能需要将部分补片放置在腹腔内、腹膜前或腹膜后；④ 通常侧腹壁疝手术时，患者要取特殊体位；⑤ 有的经筋膜缝合固定部位需远离补片边缘。

剑　突　下　疝

剑突下切口疝最常发生的手术切口包括上腹部正中切口、胸骨正中切口、纵隔引流管口或腹腔镜手术戳孔（图39.2）[4]。如果将胸骨正中切口延长到上腹部，其剑突下疝的发生率为1%～4.2%[3, 5-7]。部分剑突下疝较小并且无症状，常常不被发现，因此实际发生率往往被低估。此外，以往没有关于胸

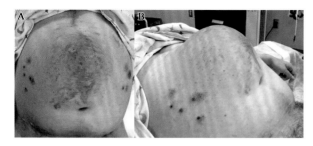

图 39.2　主动脉根部置换术后，胸骨正中切口和上腹部正中切口并发剑突下疝的前面观（Ａ）和侧面观（Ｂ）

骨正中切口术后剑突下疝的长期随访研究[8]，最近在关于剑突下疝的7项回顾性研究中，纳入有临床症状的剑突下疝患者约113人。这类疝很少并发肠梗阻，其内容物主要为腹膜前脂肪、镰状韧带脂肪、肝脏或胃。

手术解剖

剑突下空间的边界是：上方为胸骨和肋骨，膈肌向后下方延伸，前方为腹直肌和腹白线。膈肌、腹直肌后鞘和腹白线分别连接于胸骨和剑突。胸廓内动脉终末支和腹壁上动脉分支组成剑突下动脉，营养剑突[9]。胸廓内动脉或腹壁上动脉受损或之前被用于搭桥手术，则剑突下动脉的血流会减少。

剑突下疝一般发生在中线近剑突尖部，根据欧洲疝学会分类，剑突下 3 cm 内的疝称为中线 M1 区疝[10]。剑突下疝也可能偏离中线，最常发生于以往手术的纵隔引流管口[4]。剑突下疝修补的难点在于骨性结构和软组织（如腹直肌、腹白线和膈肌）的聚合[5-7]。特别要指出的是，虽然腹直肌在脐部向内侧移位相对容易，但在剑突下腹直肌外侧缘连接于胸壁，使得这部分腹直肌内移特别困难。

开放手术

手术可以从原切口进入，充分分离粘连。为了获得足够的补片覆盖范围，我们常常行肌后修补，但这种方法在技术上具有挑战性，主要有以下两方面的原因。第一，由于腹直肌后鞘连接于剑突，如果分离范围小，会使补片覆盖骨边缘不足（图39.3）。第二，心肌与胸骨后粘连（主要见于胸骨正中切口疝），增加了分离时相邻心肌损伤的风险[5]。剑突或胸骨后分离时应尽量紧贴骨组织，避免心肌损伤，使补片在各个方向有足够的覆盖范围。肌后修补空间完全解剖后，由腹直肌后鞘和镰状韧带中上部腹膜前脂肪进行重建，用可吸收缝合线将中线关闭（参见第30章）。然后将补片放置在整个重建

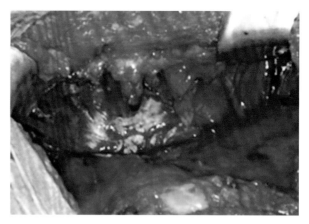

图 39.3　腹直肌后鞘分离后的剑突后方

的肌后空间，需完全覆盖缺陷的各个方位。

在剑突下疝，将补片覆盖超过剑突数厘米非常困难[11]。如果确实需要更大空间，可在肋缘处分离腹直肌后鞘，在腹膜和膈肌间打开空间，以保证补片在上方广泛覆盖[5]。同样，在腹横肌和腹直肌后鞘连接处分离，可以在肋缘处进入同一平面的肌后间隙（具体见第30章的腹横肌分离）。

可用经筋膜缝合固定将补片上部缝合于剑突，然后固定补片的两边及下部。注意补片应超过剑突。经筋膜缝合不应在补片的边缘，否则会造成覆盖不足。我们推荐尽可能地关闭筋膜组织（疝环），并在补片上方放置一或两根引流管。

在这种情况下我们喜欢用不可吸收的合成补片，通常是聚丙烯，并且保证补片在各个方向的覆盖距离至少有 5 cm。当腹白线在中线部位易于关闭时，我们常选择一个中量型大网孔补片。常常在大的剑突下疝，由于腹直肌不能拉于中线，筋膜缺损处需用补片来桥接，这时我们常用重量型补片来降低补片中央破裂的风险。数据显示，使用不可吸收合成补片修补疝的复发率为 0 ~ 32%，远低于仅行缺损筋膜（疝环）缝合修补手术的 43% ~ 80%[7, 12, 13]。

当所有方法都不能获得足够的补片覆盖范围时，可选择肌前补片修补。在这种情况下，沿腹直肌前鞘表面向四周分离皮下组织。腹白线在中线位置被重新缝合关闭，在肌前平面放置补片，并充分覆盖胸壁上方和侧边。

腹腔镜修补

患者取仰卧位，双臂固定于躯干两侧。进腹时应注意以往腹部手术造成的粘连。进腹的位置和方法取决于手术医师。决定套管放置位置时，应尽可能保证足够的补片覆盖范围和视野。通常需

要3～5个套管，其中一个为11～12 mm，便于补片放入腹腔[11]。我们常用5 mm套管作为侧孔，以减少戳孔疝的形成。中线上方常放置一个大的套管用于补片的放入，并且该位置将最终被补片充分覆盖。和开放手术一样，锐性的粘连松解是必需的。离断镰状韧带，向上直到膈肌水平，确保有充分的补片覆盖，并使补片平贴腹壁（图39.4）。这些分离可通过一般的电灼器或能量器械（如超声刀或组织闭合器）来完成。与其他腹腔镜修补术一样，尽可能使各个方向补片的覆盖超出4～5 cm[4]。我们尽量在腹腔镜下关闭缺损（详情见第37章腹腔镜下缺损关闭）。和开放手术一样，因腹直肌在上外侧插入骨性胸壁，使得缺损处常常不能被充分关闭。

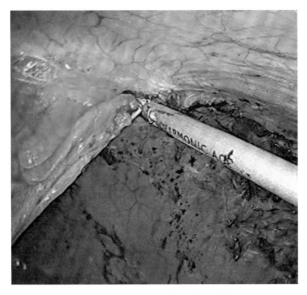

图39.4　腹腔镜下用超声刀离断镰状韧带

将预置有4根主要缝合线的补片卷紧，通过11或12 mm的套管放入腹腔。和开放手术一样，最好的经筋膜缝合固定点应在距离补片上缘4～5 cm处，此处位于剑突下，便于补片覆盖剑突[11]。经筋膜缝合固定补片时，我们喜欢先固定剑突下这一针，这是补片准确定位和充分覆盖的关键，然后固定下缘，再侧边固定。另外，如果使用补片放置装置，则必须确保在补片固定于腹壁之前，其上缘有足够的补片覆盖区。

腹腔镜疝修补时，可按标准方式在肋缘以下用钉子固定补片外周。由于有引起慢性疼痛（肋间神经卡压）或心包损伤的风险，我们不推荐在肋缘以上采用经筋膜缝合固定或钉合固定[11, 14]。有一些作者推荐在补片周边每3～6 cm进行腹壁全层缝合，以进一步加固补片[15-17]。

由于肋缘及剑突处补片的上缘没有固定在腹壁上，上半部的补片可能反折，这将引起两个后果：第一，补片上部覆盖疝缺损不充分；第二，补片的无涂层面将暴露于内脏，从而导致致密的粘连形成。我们可用以下方法减少这些风险。首先，在解除气腹时保持补片上半部在恰当位置。此时往往肝脏紧邻补片，并将补片顶在腹壁上。其次，可在手术结束前，用生物胶喷涂在腹壁上以固定补片。再次，可在肋缘上方将补片缝合于腹膜（内镜下或机器人辅助下），缝合时需注意仅将补片和腹膜缝合，不能缝及深层组织而损伤肋间神经或心包。在腹腔镜下我们喜欢用生物胶，机器人辅助手术时则用缝合固定补片。

肋缘下疝

肋缘下疝通常归类于剑突下疝，然而，它又是独特的，常出现在以前沿着肋缘走向的切口（Kocher切口、肝移植或减重手术的双肋缘下切口）处，它在某些方面更接近于侧腹壁疝。取肋缘下切口时通常切断腹直肌和腹内（外）斜肌，切口疝的发病率为6%～17%[1]。开放手术是将补片放置在重建后的肌后或腹膜前空间，以保证肋骨处足够的覆盖。当这些疝较大时，我们更喜欢开放手术时用腹横肌重建，然而，在肋缘下切口进行这种手术困难极大[18]。因此，许多外科医师采用腹腔镜手术。Wassenaar等的数据显示，在腹腔镜下使用腹膜内补片修补时，其复发率约1.7%[19]。不管使用哪种方法，由于疝紧邻骨结构，肋缘下疝的修补在操作上都较困难。无论如何，足够的补片覆盖和固定仍是至关重要的。肋缘下疝修补时，可能会损伤肋间神经及肺，我们不主张用钉子或缝线将补片固定于胸廓，更倾向于用生物胶固定补片。要知道，完全关闭原来的缺损往往是不可能的。

耻骨上疝

耻骨上疝常发生在以往低位中线剖腹手术切口或横切口，也可以发生于耻骨上膀胱造瘘管放置后或耻骨骨折骨科内固定后（图39.5）[20]。有些作者将距离耻骨联合5 cm以内的中线切口疝归为耻骨上疝，而其他学者则认为距离耻骨联合3～4 cm的中线切口疝才是真正的耻骨上疝[21-23]。根据欧洲疝学

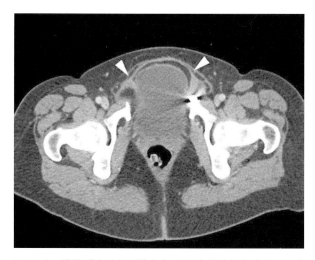

图 39.5　耻骨联合骨折开放修复术后继发耻骨上疝的 CT 横断面图像，箭头所示为腹直肌内侧。疝内容物为膀胱

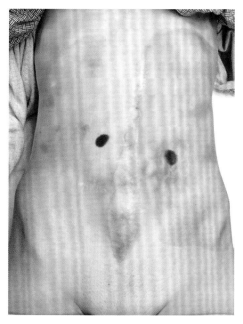

图 39.6　结直肠多发克罗恩病术后继发耻骨上疝的前面观

会指南，耻骨上疝的定义为距离耻骨联合 3 cm 的 M5 区疝[10]。横切口切口疝的发生率是 0.04% ~ 2.1%，而低位开放手术的切口疝发生率高达 46%（图 39.6）[24-27]。

耻骨上疝由于接近膀胱，在手术过程中应放置 Foley 导尿管，使膀胱排空或充盈（必要时）。术前要认真查看以往手术记录，以确定哪些区域空间曾有操作。以前的腹腔镜或开放腹股沟疝修补术可能会导致腹膜前瘢痕形成。骨折及随后的修复会导致解剖层次消失、膀胱与骨折手术置入物粘连，增加了膀胱损伤的危险。膀胱癌膀胱切除术后的特殊情况，给开放和腹腔镜手术带来巨大困难。膀胱癌手

术后，所有的尿路上皮细胞组织都被切除，包括腹壁的后层及脐内侧韧带。因为腹膜和腹横筋膜的缺失，肌后修补通常无法通过开放手术进行。由于腹直肌无后鞘，这一区域的粘连非常致密，开放及腹腔镜下解剖都非常复杂。

外科解剖

耻骨上疝通常位于中线及耻骨联合上方。腹直肌及前鞘连接于耻骨联合，腹直肌肌腱起止点处的筋膜组织很难重新闭合，术后容易形成切口疝，并且修补术后疝容易复发[21]。由于缺损紧邻骨盆、膀胱和血管，如腹壁动静脉、髂动静脉，使修补更加复杂（图 39.7）。补片必须充分覆盖耻骨下方，并置于耻骨联合与膀胱间的腹膜外间隙（Retzius 或耻骨后间隙）。采用腹腔镜腹股沟疝修补的方法，可将补片外侧充分覆盖到腹股沟后间隙（Bogros 间隙）（详见第 12 章腹腔镜下腹股沟疝的解剖细节）。

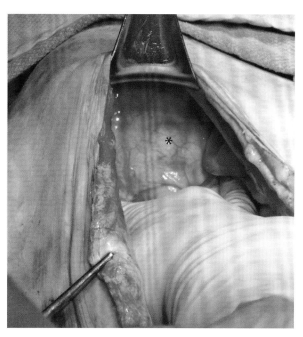

图 39.7　直视耻骨上疝，牵开器位于耻骨联合水平，Foley 导尿管的球囊导管见于膀胱内（＊）

开放手术

手术切口可在原手术部位。我们常用的开放手术是将补片置于肌后间隙的修补方法。补片位置需充分覆盖耻骨，并使其外侧能充分覆盖双侧肌耻骨孔。要预防来自皮肤表面的细菌感染补片，特别是在皮肤脂肪过多的肥胖患者。同时为了防止肠粘连，应避免补片与腹腔内脏器接触。为了能够充分

回纳疝内容物，并使腹直肌后鞘和腹膜在中线处关闭，肠松解粘连必须充分。

进行肌后修补术时首先切开腹直肌后鞘。如前所述，在弓状缘以下，相当于腹直肌后鞘区域仅由腹膜和腹横筋膜组成，没有腹内斜肌。同时，在这个层面，腹横肌完全在腹直肌外侧走行，没有延续到后鞘，所以这部分的解剖层次比剑突下缺损手术时所剥离出的筋膜组织更薄弱。钝性分离该平面至半月线，进入Bogros间隙。分离范围应超过筋膜缺损上缘至少5 cm。该平面下方与Retzius间隙连接，进一步分离使补片覆盖超过耻骨后间隙至少5 cm（图39.8）。分离后，用可吸收线将腹直肌后鞘在中线处缝合。补片可缝合固定在Cooper韧带上，也可用骨钉钉在耻骨上或用经筋膜缝合固定于耻骨上方的筋膜组织上（图39.9）。经筋膜缝合的缝线数每个

手术都不一样，取决于缺损的大小和补片覆盖的范围。通常情况下，补片上半部分缝1～3针，左右两侧各1～2针[11]。我们会在补片表面放置1～2根引流管，并在引流量很少时拔除。建议用慢吸收线或不可吸收的单股缝线连续或间断经筋膜缝合补片上方。

腹腔镜修补

患者取仰卧位，双上肢固定于躯干两侧。放置3～5个套管，其中一个管径11～12 mm，方便在腹腔内放置补片。套管通常被放置在远离缺陷的侧边位置。锐性分离粘连时注意避免出血及损伤肠管或膀胱。必须留置Foley导尿管以使膀胱充分减压，或者用于逆行扩张膀胱以人为地提高它的可视性。

在脐下方做一腹膜瓣并延伸到Retzius间隙，或者腹膜瓣可以从疝环缺损的下缘（图39.10）起始。与开放手术相比，腹膜瓣修复可使膀胱下移，显露耻骨、Cooper韧带、髂血管和腹壁下血管（图39.11）。一些作者建议以上操作时，可用约300 ml无菌生理盐水使膀胱充盈（可用或不用亚甲蓝），但这一步不是强制性的。

在腹腔内测量缺损大小，选择适当的补片，充分覆盖缺损并超出4～5 cm，可用脊椎穿刺针和尺作为测量缺损的工具。如果可能，我们尽量在腹腔镜下行经筋膜"8"字缝合，将缺损处永久闭合（图39.12）。可使用有涂层的聚丙烯、聚酯或膨化聚四氟乙烯补片。通常将4根缝线预置于补片，再通过11 mm或12 mm的套管放入腹腔。最下面一针通常缝合在距离补片最下缘至少5 cm处，以确保补片

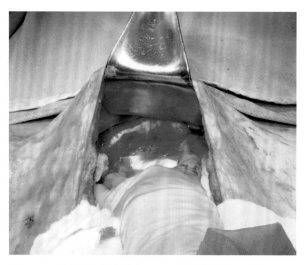

图39.8　耻骨后方粘连分离后可见中线处的耻骨联合及两侧的Cooper韧带

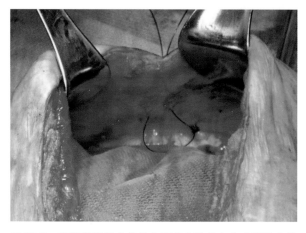

图39.9　用经筋膜缝合将补片固定在耻骨上方完整的白线上。注意图中针眼位于距补片边缘6 cm处，远端补片向下超过耻骨联合

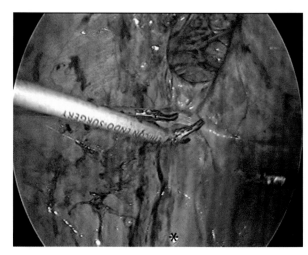

图39.10　腹腔镜下耻骨上缺损下缘，此为腹膜瓣起始处。可见Foley导尿管球囊凸起（＊）

充分覆盖耻骨（图 39.13）。

预置缝线可用于牵拉和固定覆盖缺损的补片，

并在皮肤外打结。先收紧下方缝线，以确保补片被放在正确位置（图 39.14）。用钉合固定补片其余部分时应注意避开髂动、静脉（图 39.15）。钉合固定髂耻束以上部分的补片时必须避免损伤神经。腹膜瓣可被放回原处，小心地钉合固定，注意避免损伤膀胱和腹壁血管，这一步不是强制性的（图 39.16）。如果腹膜瓣没有完全覆盖补片，则应选用可与腹腔脏器接触的补片。如果在腹膜前有充分放置补片的空间，则可选择无涂层补片。

Varnell 的研究显示，经腹膜前修补的耻骨上疝的复发率是 6.3%。而其他方法的复发率是 0 ～ 5.8%[22]。

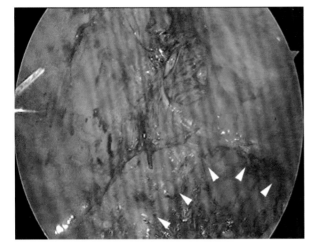

图 39.11　腹膜瓣完成后，显露耻骨联合和两侧 Cooper 韧带（箭头所示）

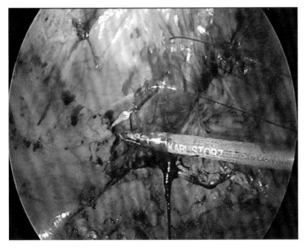

图 39.12　用经筋膜缝合方法和不可吸收缝线完全关闭耻骨上缺损

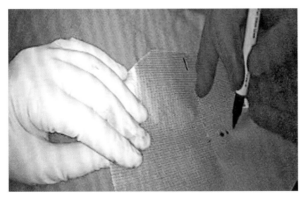

图 39.13　腹腔镜手术补片的准备。在补片最下方的中间画一直线，在下面的经筋膜缝合处（距补片边缘 7 cm）画两点

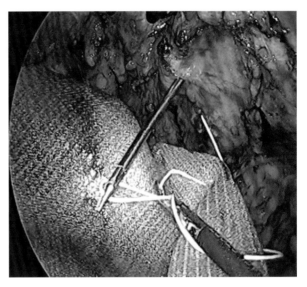

图 39.14　在耻骨联合上方拉出下面的经筋膜缝合线

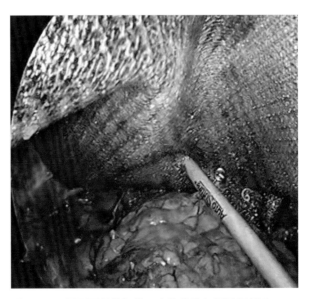

图 39.15　用不可吸收钉进一步将补片加固于两侧 Cooper 韧带。注意补片下缘需超过固定点

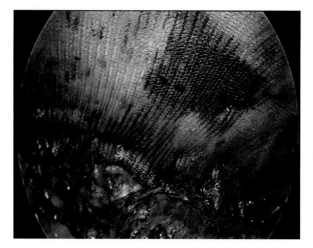

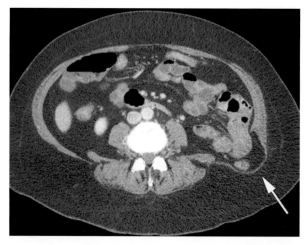

图 39.16　腹腔镜耻骨上疝修补术完成后

图 39.17　外伤后并发左侧腹壁疝患者的 CT 横断面图像。箭头所示疝内容物为降结肠和小肠

侧腹壁疝

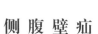

侧腹壁疝是一个统称，包括先天性缺损，如先天性腰上三角疝或腰下三角疝，以及继发性缺损，由外伤、腹膜后手术、髂骨切除或泌尿科手术所致（图 39.17）。以往文献报道了数百例先天性侧腹壁疝[28]，发现泌尿科手术后继发性侧腹壁疝的发生率高达 31%[29]，侧腹壁疝发生嵌顿的概率是 25%，发生绞窄的概率是 8%，因此有必要行侧腹壁疝修补术[30]。与耻骨上疝和剑突下疝一样，骨性结构（如髂嵴和第 12 肋）使修补非常复杂和困难。侧腹壁疝的修补方法有很多种，包括缺损缝合、补片修补和组织瓣修补。手术入路选择中线切口或侧腹部切口[31-35]。由于发病率低、手术方式多样，关于侧腹壁疝的最佳修补方法没有达成共识。

外科解剖

侧腹壁的边界上方为第 12 肋骨下缘，下方为髂嵴，外侧为腹外斜肌及内侧为竖脊肌。先天性缺损包括腰下三角缺损、腰上三角缺损（图 39.18）[36]。

腰下三角内侧为背阔肌，外侧为腹外斜肌，下方为髂嵴，腹内斜肌是底部，浅筋膜作为顶部。我们推测，腹外斜肌起点改变和背阔肌内移可能导致三角底部增大，从而增加了疝形成的概率[36-38]。

腰上三角内侧为腰方肌，外侧为腹内斜肌，上方为第 12 肋，底部为腹横筋膜，顶部为腹外斜肌。腰上三角解剖结构的改变会增加疝形成的风险。我们推测，第 12 肋较平坦的矮胖体型者可能有较大的腰上三角，从而有较高的疝形成风险[37]。

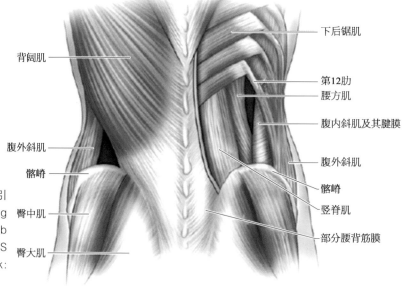

图 39.18　腰上、下三角形的边界（引自 Dakin GF, Kendrick ML. Challenging hernia locations: flank hernias. In: Jacob BP, Ramsaw B, editors. The SAGES manual of hernia repair. New York: Springer; 2013.）

下后锯肌

第 12 肋
腰方肌

腹内斜肌及其腱膜

腹外斜肌

髂嵴

竖脊肌

部分腰背筋膜

背阔肌

腹外斜肌

髂嵴

臀中肌

臀大肌

开放手术

患者取侧卧位，将手术床反折，腰部垫起，以打开第10肋和髂骨之间的间隙。对同时有中线和侧腹壁疝的患者，我们更倾向于中线手术入路，可以使用以前的手术切口。一旦发现疝囊，钝性分离至疝环，使疝囊与周围腹壁的肌肉组织分离。进入腹膜前间隙，向腹膜后分离，暴露腰大肌。腹膜前是放置补片的最佳位置，补片可以充分覆盖缺损部位。

为了避免撕裂腹膜，解剖平面在半月线内侧可以转为肌后平面（腹直肌后鞘水平），分离至白线。转成平面时必须仔细，避免伤及在这个位置穿入腹直肌后方的神经、血管，将半月线切断会使腹直肌去神经，并使腹壁不稳定。在该平面进一步向下分离至Cooper韧带，向上分离至膈肌和肋缘下方，以获得足够的补片覆盖范围（同肋缘下疝修补术）。后腹膜分离时须注意避免损伤输尿管、生殖腺血管和髂血管[39]。

任何腹膜破损均可用可吸收缝线关闭。选择大小合适的补片覆盖整个分离出的腹膜后间隙：下面到Cooper韧带，后面到腰大肌，上面到肋缘，前面到腹白线[39]。在我们的实践中，使用的是没有涂层的聚丙烯补片，在补片上预置缝线，并放入腹膜后间隙。先将补片固定于腰大肌水平，再依次缝合固定补片内侧、下半部、上半部。同其他特殊部位疝修补术一样，经筋膜缝合固定需离开补片边缘，使多余部分补片充分覆盖骨性标志。有些作者经筋膜缝合固定补片时仅间隔5～10 cm[40]。如果髂嵴处补片覆盖不足，可用骨钉固定补片[39]。在补片表面放置引流管。

腹腔镜修补

患者取侧卧位并固定。通常需在疝边缘呈半圆形放置3～5个套管。其中一个套管直径为11 mm或12 mm，便于补片放入。锐性分离粘连。同经腹膜前修补，为了视野清晰及补片充分覆盖，需切开Toldt线移动结肠[11]。在体内测量缺损大小并选择有防护层的补片，在补片四周边缘中部各放置一根缝线，然后通过11 mm或12 mm套管放入体内。将补片缝合固定。可用经筋膜缝合、手术胶或骨钉进一步固定。

腹腔镜腹膜外修补

也有记录用腹腔镜腹膜外入路修补侧腹壁疝

的[41, 42]。在腋中线水平，第12肋和髂嵴连线中点作一切口，逐渐分离至腹膜[36]。钝性或用气囊剥离出套管置入的间隙。使疝内容物还纳，分离超过腰大肌和竖脊肌的间隙，放置补片[36]。

特殊部位疝的进一步探讨

补片的生物胶固定

疝修补术后慢性疼痛主要由瘢痕、补片的炎症反应及补片、缝线、骨钉引起的神经刺激所致。为了消除由缝线或骨钉产生的慢性疼痛，用胶水固定补片的方式在特殊部位疝修补中使用率较高。生物胶由人血纤维蛋白原和凝血酶组成，使用时将两者混合产生黏性[43]。

已有数据显示，使用胶水固定明显优于缝合或钉合。以往的研究表明，在腹股沟疝修补术中使用胶水固定可以减少慢性疼痛，且不增加复发率[44]。Rieder和其同事们证明，在体外条件下，生物胶和聚偏氟乙烯/聚丙烯网片的切向分离力与可吸收钉和聚偏氟乙烯/聚丙烯补片的切向分离力对比无差异[45]。胶水固定在特殊部位疝修补术中显示了独特的作用。然而，目前尚缺乏特殊部位疝修补使用胶水固定后慢性疼痛及疝复发的评价。

由于骨性结构的存在，剑突下疝的补片固定较为困难。不应在肋缘使用骨钉固定补片，以避免造成慢性疼痛和心包损伤[14]。用胶水将补片固定于肋缘或剑突可作为替换选择。超出肋缘或剑突部分的补片可用生物胶固定于腹壁。

目前在耻骨上疝修补术中要用缝合和钉子固定补片。考虑到筋膜复位和气腹解除时，可能会使补片松脱、卷曲，我们建议将补片缝合或钉于耻骨和Cooper韧带上。而胶水固定可以减少缝合或钉合数，并让补片固定充分、紧密。

目前，在侧腹壁疝修补中，补片的固定也同样需要经筋膜缝合或钉合。单独用胶水固定补片还没有被广泛评估，其应作为经筋膜缝合或钉合固定的辅助手段。超出髂嵴部分的补片可用胶水固定。

骨钉固定网片

骨科医师在使用自体或人工材料时，通常在骨中钻孔并插入骨钉[46]。在腹壁重建中使用骨钉首次报道于1994年，并在特殊部位疝治疗中获益[47]。

由于耻骨上疝患者耻骨联合处筋膜缺失，一些作者评估了补片的骨膜固定。研究表明骨钉固定优于骨膜缝合固定[48, 49]。Yee及其同事发表了30例腹腔镜腹壁疝修补术使用骨钉固定的经验。其中17例为中线或耻骨上疝，13例为侧腹疝，平均住院5.2天，平均随访时间为13.2个月，复发率为6.7%。然而，值得注意的是，复发者都是使用慢性免疫抑制剂和皮质类固醇激素或肾移植的患者，这是众所周知造成骨质疏松和骨质流失的原因[50]。作者使用骨锚钉的标准是从耻骨到缺损距离 < 4 cm的耻骨上疝或者距髂嵴 < 4 cm的侧腹壁疝。在腹腔镜放置补片时，经筋膜缝合固定后，解除气腹，再做一切口，要超过耻骨或髂嵴。用电钻打适量放置骨钉的钻孔，骨钉带有两根2号聚酯编织缝线，将骨钉固定于钻孔里。重新建立气腹，骨钉上的缝线穿过网片，U形打结固定。

Carbonell及其同事也发表了用骨钉修复10例侧腹壁疝的经验。在每个病例中，分离出补片覆盖范围超过5 ~ 8 cm的腹膜前间隙[51]。补片覆盖超出髂嵴下方。骨钉放置在髂嵴内侧顶部，间隔1.5 ~ 2 cm。将连接线穿过聚丙烯补片并打结。补片其余部分每4 ~ 6 cm用1#聚丙烯缝线经筋膜缝合固定。平均随访40个月无复发。

Phillips和Rosen介绍了他们在侧腹壁疝开放修补手术中使用骨钉固定的技术[39]。首先将补片固定在腰大肌后外侧，然后用外科电钻在髂嵴上预钻孔，将带有两根2号聚酯编织缝线的Mitek骨钉（Mitek Surgical Products，Westwood，MA）放入预钻孔。距补片边缘8 ~ 10 cm处将骨钉上各个缝线穿过网片，以保证髂嵴充分覆盖。网片的其余部分，用1#聚丙烯缝线经筋膜缝合固定。

最近，Blair及其同事发表了在7个耻骨上疝和13个侧腹壁疝中使用骨钉的报道。平均每个病例使用4个骨钉，随访24个月无复发[52]。他们建议在修补耻骨上疝或侧腹壁疝时，特别是进行复杂的耻骨上疝或侧腹壁疝修补术时，外科医师应随时准备应用骨钉。

特殊部疝的机器人修补术

回顾大量机器人修补特殊部位疝的文献，并没发现有重要意义的研究。尽管缺乏机器人疝修补术的信息，根据腹腔镜手术的理念可以应用机器人修补特殊部位疝。选择合适的位置放置机器人手术套管，应该考虑到一些要点。例如，如果缺损位于侧腹部，则应将套管放在对侧，机器人与缺损相对。外科医师还必须考虑到标准的疝修补术所需的范围，使补片充分覆盖缺损并超出约5 cm，据此来设计机器人套管距离疝的合适距离。

达·芬奇机器人（Intuitive Surgical，Sunnyvale，CA，USA）能提供六度运动、三维图像、卓越的人体工程学设计和更精确的腹腔内缝合[53]。这些增加的自由度有助于腹膜后解剖、减少损伤概率，消除使用钉子和经筋膜缝合而引起的术后疼痛。以往研究表明，神经卡压或损伤是慢性术后疼痛的可能原因，但经筋膜缝合与术后疼痛的关系更大[54, 55]。

在使用外科手术机器人时，腹腔内缝合更加容易，将补片固定在腹前壁无需钉子和经筋膜缝合，理论上可减少术后疼痛的程度。机器人疝修补术通常避免了在腹腔镜手术时在特殊位置钉合补片（如肋缘上方），可以轻而易举准确地将补片缝合于腹膜，这在特殊部位疝的修补中具有优势。

参考文献

[1] Hernandez JV, Navarrete de Carcer E. Laparoscopic approach in other hernias: subcostal, xiphoid, lumbar, suprapubic, parastomal, and spigelian. In: Suarez-Grau JM, Bellido-Luque JA, editors. Advances in laparoscopy of the abdominal wall hernia. London: Springer; 2014.

[2] Burger JW, Luijendijk RW, Hop WC, et al. Long-term follow-up of a randomized controlled trial of suture versus mesh repair of incisional hernia. Ann Surg. 2004;240:578–83.

[3] Luijendijk RW, Hop WC, van den Tol MP, et al. A comparison of suture repair with mesh repair for incisional hernia. N Engl J Med. 2000;343:392–8.

[4] Romanelli JR, Espinel JE. Challenging hernia locations: suprapubic and subxiphoid. In: Jacob BP, Ramsaw B, editors. The SAGES manual of hernia repair. New York: Springer; 2013.

[5] Losanoff JE, Basson MD, Laker S, Weiner M, Webber JD, Gruber SA. Subxiphoid incisional hernias after median sternotomy. Hernia. 2007;11:473–9.

[6] Davidson BR, Bailey JS. Incisional herniae following median sternotomy incisions: their incidence and etiology. Br J Surg. 1986;73:995–6.

[7] Mackey RA, Brody FJ, Berber E, Chand B, Henderson JM. Subxiphoid incisional hernias after median sternotomy. J Am Coll Surg. 2005;201:71–6.

[8] Conze J, Prescher A, Kisielinski K, Klinge U, Schumpelick V. Technical consideration for subxiphoidal incisional hernia repair. Hernia. 2005;9:84–7.

[9] Dasika UK, Trumble DR, Magovern JA. Lower sternal reinforcement improves the stability of sternal closure. Ann Thorac Surg. 2003;75:1618–21.

[10] Muysoms FE, Miserez M, Berrevoet F, et al. Classification of primary and incisional abdominal wall hernias. Hernia. 2009;13: 407–14.

[11] Hope WW, Hooks III WB. Atypical hernias: suprapubic, subxiphoid, and flank. Surg Clin North Am. 2013;93(5):1135–62.

[12] Cohen MJ, Starling JR. Repair of subxiphoid incisional hernias with marlex mesh after median sternotomy. Arch Surg. 1985;120: 1270–1.

[13] Davidson BR, Bailey JS. Repair of incisional hernia after median sternotomy. Thorax. 1987;42:549–50.

[14] Frantzides CT, Welle SN. Cardiac tamponade as a life-threatening complication in hernia repair. Surgery. 2012;152:133–5.

[15] Heniford BT, Park A, Ramshaw BJ, Voeller G. Laparoscopic repair of ventral hernias: nine years' experience with 850 consecutive hernias. Ann Surg. 2003;238:391–400.

[16] McKinlay RD, Park A. Laparoscopic ventral incisional hernia repair: a more effective alternative to conventional repair of recurrent incisional hernia. J Gastrointest Surg. 2004;8:670–4.

[17] Novitsky YW, Cobb WS, Kercher KW, Matthews BD, Sing RF, Heniford BT. Laparoscopic ventral hernia repair in obese patients: a new standard of care. Arch Surg. 2006;141:57–61.

[18] Jones CM, Winder JS, Potochney JD, Pauli EM. Posterior component separation with transversus abdominis release: technique, utility, and outcomes in complex abdominal wall reconstruction. Plast Reconstr Surg. 2016;137(2):636–46.

[19] Wassenaar EB, Schoenmaeckers EJ, Raymakers JT, Rakic S. Recurrences after laparoscopic repair of ventral and incisional hernia: lessons learned from 505 repairs. Surg Endosc. 2009;23(4): 825–32.

[20] Lobel RW, Sand PK. Incisional hernia after suprapubic catheterization. Obstet Gynecol. 1997;89:844–6.

[21] Carbonell AM, Kercher KW, Matthews BD, Sing RF, Cobb WS, Heniford BT. The laparoscopic repair of suprapubic ventral hernias. Surg Endosc. 2005;19(2):174–7.

[22] Varnell B, Bachman S, Quick J, Vitamvas M, Ramshaw B, Oleynikov D. Morbidity associated with laparoscopic repair of suprapubic hernias. Am J Surg. 2008;196:983–7.

[23] Palanivelu C, Rangarajan M, Parthasarathi R, Madankumar MV, Senthilkumar K. Laparoscopic repair of suprapubic incisional hernias: suturing and intraperitoneal composite mesh onlay. A retrospective study. Hernia. 2008;12:251–6.

[24] Luijendijk RW, Jeekel J, Storm RK, Schutte PJ, Hop WC, Drogendijk AC, Huikeshoven FJ. The low transverse Pfannenstiel incision and the prevalence of incisional hernia and nerve entrapment. Ann Surg. 1997;225:365–9.

[25] Griffiths DA. A reappraisal of the Pfannenstiel incision. Br J Urol. 1976;48:469–74.

[26] Luijendijk RW, Lemmen MH, Hop WC, Wereldsma JC. Incisional hernia recurrence following "vest-over-pants" or vertical Mayo repair of primary hernias of the midline. World J Surg. 1997;21:62–6.

[27] Hesselink VJ, Luijendijk RW, Wilt JH, Heide R, Jeekel J. Incisional hernia recurrence; an evaluation of risk factors. Surg Gynecol Obstet. 1993;176:228–34.

[28] Maeda K, Kanehira E, Shinno H, Yamamura K. Laparoscopic tension-free hernioplasty for lumbar hernia. Surg Endosc. 2003;17:1497.

[29] Delgado MS, Urena MAG, Garcia MV, Marquez GP. Lumbar eventration as complication of the lumbotomy in the flank: review of our series. Actas Urol Esp. 2002;26:345–50.

[30] Sakarya A, Aydede H, Erhan MY, Kara E, Ilkgul O, Yavuz C. Laparoscopic repair of acquired lumbar hernia. Surg Endosc. 2003;17:1494.

[31] Bolkier M, Moskovitz B, Ginesin Y, Levin DR. An operation for incisional lumbar hernia. Eur Urol. 1991;20:52–3.

[32] Cavallaro G, Sadighi A, Miceli M, Burza A, Carbone G, Cavallaro A. Primary lumbar hernia repair: the open approach. Eur Surg Res. 2007;39:88–92.

[33] Geis W, Hodakowski G. Lumbar hernia. In: Nyhus LM, Condon RE, editors. Hernia. Philadelphia: Lippincott; 1995.

[34] Sutherland RS, Gerow RR. Hernia after dorsal incision into lumbar region: a case report and review of pathogenesis and treatment. J Urol. 1995;153:382–4.

[35] Zieren J, Menenakos C, Taymoorian K, Muller JM. Flank hernia and bulging after open nephrectomy: mesh repair by flank or median approach? Report of a novel technique. Int Urol Nephrol. 2007;39:989–93.

[36] Dakin GF, Kendrick ML. Challenging hernia locations: flank hernias. In: Jacob BP, Ramsaw B, editors. The SAGES manual of hernia repair. New York: Springer; 2013.

[37] Moreno-Egea A, Baena EG, Calle MC, et al. Controversies in the current management of lumbar hernias. Arch Surg. 2007;142(1): 82–8.

[38] Stamatiou D, Skandalakis JE, Skandalakis LJ, Mirilas P. Lumber hernia: surgical anatomy, embryology and technique of repair. Am Surg. 2009;75(3):2002–7.

[39] Phillips MS, Rosen MJ. Open flank hernia repair in atlas of abdominal wall reconstruction. Rosenth ed. New York: Elsevier; 2011.

[40] Phillips MS, Krpata DM, Blatnik JA, Rosen MJ. Retromuscular preperitoneal repair of flank hernias. J Gastrointest Surg. 2012;16(8):1548–53.

[41] Habib E. Retroperitoneoscopic tension-free repair of lumbar hernia. Hernia. 2003;7(3):150–2.

[42] Meinke AK. Totally extraperitoneal laparoendoscopic repair of lumbar hernia. Surg Endosc. 2003;17(5):734–7.

[43] Canonico S. The use of human fibrin glue in the surgical operations. Acta Biomed. 2003;74:S21–5.

[44] Colvin HS, Rao A, Cavali M, Campanelli G, Amin AI. Glue versus suture fixation of mesh during open repair of inguinal hernias: a systematic review and meta-analysis. World J Surg. 2013;37(10): 2282–92.

[45] Rieder E, Stoiber M, Scheikl V, Poglitsch M, Dal Borgo A, Prager G, Schima H. Mesh fixation in laparoscopic incisional hernia repair: glue fixation provides attachment strength similar to absorbable tacks but differs substantially in different meshes. J Am Coll Surg. 2011;212(1):80–6.

[46] Ong SL, Miller AS. A transperineal approach to perineal hernia repair using suture anchors and acellular porcine dermal mesh. Tech Coloproctol. 2013;17:605–7.

[47] Francis KR, Hoffman LA, Cornell C, et al. The use of Mitek anchors to secure mesh in abdominal wall reconstruction. Plast Reconstr Surg. 1994;93:419–21.

[48] Carpenter JE, Fish DN, Huston LJ, Goldstein SA. Pullout strength of five suture anchors. Arthroscopy. 1993;9:109–13.

[49] Barber FA, Herbert MA, Coons DA, Boothby MH. Sutures and suture anchors—update 2006. Arthroscopy. 2006;22:1063.e1–9.

[50] Yee JA, Harold KL, Cobb WS, Carbonell AM. Bone anchor mesh fixation for complex laparoscopic ventral hernia repair. Surg Innov. 2008;15(4):292–6.

[51] Carbonell AM, Kercher KW, Sigmon L, Mathews BD, et al. A novel technique of lumbar hernia repair using bone anchor fixation. Hernia. 2005;9(1):22–5.

[52] Blair LJ, Cox TC, Huntington CR, et al. Bone anchor fixation in abdominal wall reconstruction: a useful adjunct in suprapubic and para-iliac hernia repair. Am Surg. 2015;81(7):693–7.

[53] Schluender S, Conrad J, Divino CM, et al. Robot-assisted laparoscopic repair of ventral hernia with intracorporeal suturing. Surg Endosc. 2003;17:1391–5.

[54] Carbajo MA, Martin del Olmo JC, Blanco JI, et al. Laparoscopic treatment vs open surgery in the solution of major incisional and abdominal wall hernias with mesh. Surg Endosc. 1999;13:250–2.

[55] Heniford B, Park A, Ramshaw BJ, Voller G. Laparoscopic ventral and incisional hernia repair in 407 patients. J Am Coll Surg. 2000;190:645–50.

第40章
脐　疝
Umbilical Hernias

Julie Holihan and Mike K. Liang

龚航军　译

引　言

　　脐疝是指与手术切口无关的脐环筋膜的缺损。脐以上区域的原发性腹壁疝称为上腹部疝，而邻近脐孔，且与手术切口相关的疝称为切口疝[1]。这些定义的区分非常重要，因为各自的解剖、治疗方法和治疗效果存在差异（表40.1）。区分这几种疝的类型可能比较困难，尤其是脐上部的原发性腹壁疝、

继发于腹腔镜手术或Pfannenstiel切口的切口疝更难区分。总的来说，大多数脐上部位的原发性腹壁疝具有类似上腹部疝的特征，应该归为上腹部疝，而任何脐周的疝，若伴有Pfannenstiel切口或邻近于其他手术切口，都应归为切口疝。

　　脐疝是临床医师最常遇见的疝之一，在疝修补手术中位列第二，仅次于腹股沟疝。在调查普通人群时发现，多达一半的人可通过体检或超声检查发

表 40.1　腹壁疝的分类、解剖要点、治疗方法和疗效差异[2-4]

名　称	解　剖	手　术　修　补		复发[a]（%）	SSI（%）
		开放	腹腔镜		
原发性腹壁疝	无手术切口的筋膜缺损	—	—	—	—
上腹部疝	主要为腹膜前脂肪通过白线缺损疝出，而疝内容物与筋膜缺损边缘的粘连很少	通常疝出的腹膜前脂肪容易被回纳，可轻易地进入腹膜前间隙	必须切开和分离镰状韧带，以及回纳腹膜前脂肪	5～10	5～10
脐　疝	腹横筋膜、腹膜前脂肪和腹膜通过脐环疝出，典型特征是各层结构都在脐环处融合	由于各层结构在脐环处融合，进入腹膜前间隙有一定挑战	必须切开腹膜和回纳腹膜前脂肪	5～10	5～10
腹壁切口疝	筋膜缺损由手术造成。筋膜、肌肉、腹膜前脂肪和腹膜通常与原手术切口形成1～2 cm的融合瘢痕	腹壁各层结构通常与疝缺损边缘形成1～2 cm宽的严重瘢痕组织，相比于腹膜前间隙，进入腹直肌后间隙更切实可行	由于瘢痕粘连严重，切除疝出的腹膜（即疝囊）是有一定挑战性的	24～43	10～25

注：[a]术后2～5年。SSI：手术部位感染。

现脐环处存在筋膜缺损[5]。但不清楚的是，有多少比例的人存在或即将出现症状、体征。脐疝可能有无数种症状和体征，如进行性疼痛、进行性增大、外观变形、进行性腹壁功能障碍、嵌顿和绞窄。

脐疝可以是先天性的也可以是获得性的。脐疝的病理生理与腹壁机械强度不足有关，和（或）与影响腹壁功能的力学因素有关。腹壁机械强度不足可能与先天因素（腹壁融合不全）、遗传因素（已证实或未证实的胶原代谢紊乱）或吸烟有关。增加腹壁负担的典型力学因素是慢性劳损，如前列腺疾病、便秘、慢性咳嗽、重体力活动、妊娠或腹水。尽管如此，西方国家最常见的慢性劳损因素是肥胖。几乎超过三分之二的人群为超重者或肥胖者，导致临床相关疝的发病率迅速增长。

本章节将论述成人脐疝的处理策略、患者选择、术前准备、术式选择及疗效。

治 疗 策 略

对于腹壁疝有以下几种不同的处理策略：① 非手术治疗，急诊患者除外；② 初始非手术治疗并术前优化；③ 非手术治疗，直到出现症状（通俗地讲，即观察等待）；④ 手术治疗（表 40.2）。

手术最常见的风险包括手术部位感染、复发、肠粘连和慢性疼痛，而非手术治疗最常见的风险包括进行性疼痛、疝进行性增大、进行性腹壁功能障碍、外观变形、嵌顿或绞窄。

个体化权衡每种治疗方法的风险和获益有助于外科医师和患者达成一个相互满意的治疗方案。

有关脐疝非手术治疗的疗效不甚清楚，而原发性腹壁疝急诊手术的风险与感染率、复发率、患病率和病死率的增加有关，急性临床表现患者的风险则更不清楚。在一组由 789 例外科就诊的、表现为原发性腹壁疝患者组成的回顾性队列研究中，342 例（43.2%）为非手术治疗[6]。非手术治疗最常见的原因包括症状轻微（245，71.8%）、伴有合并症（42，12.3%）及患者要求（23，6.7%）。在 31 个月的随访期里（四分位数范围 15 ～ 48），38 例（11.1%）分别接受择期（27 例，7.9%）或急诊手术（11 例，3.2%）。急诊手术的常见原因包括嵌顿伴或不伴肠梗阻、绞窄和疼痛。

虽然脐疝修补的治疗效果远好于切口疝修补，但是仍然需要仔细地选择患者。修补失败的长期风险是比较高的，而且脐疝修补术后复发将导致再修补—并发症—复发—再修补的恶性循环[7]。而这种失败和并发症的恶性循环很大程度上可以通过仔细的患者选择和术前准备来避免。

已知导致手术疗效欠佳（如感染和复发）的因素很多。最近一份在由腹壁疝疗效协作组（Ventral Hernia Outcomes Collaborative）发出的共识申明中，疝外科专家建议对正在吸烟者（A 级）、肥胖者（A 级）、糖尿病控制欠佳者（B 级）避免初始行择期腹壁疝修补术[8]。虽然目前有多个评价手术后并发症的手术风险计算模型，但无一个非常有效，也无强

表 40.2　腹壁疝的治疗策略

治疗方法	适 应 证	理　　由
1. 非手术治疗，急诊除外	存在终末期合并症、有高风险并发症的患者，如终末期心脏病、进展期肝硬化或转移性癌	这部分患者由于合并不可调控的风险因素，非手术和手术的并发症风险都非常高。这种风险超过了疝本身引起的症状
2. 初始非手术治疗	有症状或要求手术的疝患者，合并可调控的合并症，如吸烟或控制不佳的糖尿病	合并可调控合并症的患者，手术风险增高。优化他们的身体状况可能减少手术相关的并发症
3. 非手术治疗直到出现症状，即"观察等待"	可能需要手术治疗，但是没有明显症状、体征	患者仅有轻微或无临床症状、体征。他们仅仅是因其他疾病做影像学检查（如 CT，超声）时偶尔被发现疝。尽管存在嵌顿的风险，手术对生活质量仅有轻微的或无临床获益。这些患者可以考虑观察，如果症状或体征出现改变，再考虑择期手术
4. 初始手术治疗	有手术意愿且有症状的患者	这部分患者是手术最佳人群，有症状、体征，可从手术修补中获益

有力的预测精度[9]。

关于手术准备，对合并可调节风险因素的患者应该进行术前优化，措施包括停止吸烟、糖尿病治疗或术前康复。术前停止吸烟被证明非常有效，但执行力度有限[8]。对于那些术前能停止吸烟达1个月的患者，术后并发症显著降低（RR 0.3，95% CI 0.2～0.6）[10, 11]。术前饮食调节和运动可以减重，改善机体功能，促进血糖控制。尽管如此，由于患者依从性差，这些干预措施的效果可能很有限。目前正在进行一项随机对照试验，评价腹壁疝患者术前康复的有效性[12]。

[我们的做法] 目前，对于所有低-中风险有症状的脐疝患者，或者临床检查结果明显的患者，我们推荐择期手术。对于正在吸烟、肥胖或糖尿病控制欠佳的患者，我们建议术前1个月停止吸烟、饮食调节和运动，使得BMI达到30～35的个体化目标，糖化血红蛋白（H6 A1c）控制目标为＜8.0%。

在过去的20年，脐疝修补术有两个重要的进展：一个是补片加强修补，另一个是腹腔镜修补。多个随机对照试验证明，相对于缝合修补，补片加强修补术后疝复发率明显减少（OR 0.09，95% CI 0.02～0.39），手术部位感染的风险轻微增加（OR 1.29，95% CI 0.48～3.49）[2, 13, 14]。预防复发需要的治疗次数为9次，而造成手术部位感染需要的伤害次数为83次。据此计算，在不清洁的情况下，脐疝修补时不应使用网片。尽管如此，在美国，几乎50%的选择性脐疝是用单纯缝合技术修补的[15]。

脐疝修补术中另一个重要的革新就是腹腔镜。目前没有随机对照试验评价腹腔镜和开放修补术的疗效。尽管如此，在一项系统评价和网络meta分析中，随机对照研究了所有腹壁疝（原发疝和切口疝）腹腔镜手术和开放手术的疗效，敏感性分析表明，在原发性腹壁疝修补术中，腹腔镜手术仅能减少手术部位感染（OR 4.17，95% CI 2.03～8.56），而对疝复发并无影响（OR 0.94，95% CI 0.46～1.98）。预防手术部位感染需要的治疗次数为14次，而造成一次疝复发需要的伤害次数为159次。尽管如此，这些研究没有评价决策中所有潜在的重要因素和疗效，例如：以患者为中心的疗效结果（如满意度、疼痛、功能和生活质量），对全麻的需求，戳孔疝，内脏膨出以及腹腔内粘连。根据现有证据，手术部位感染风险高的患者应该选择腹腔镜腹壁疝修补术。目前有关开放和腹腔镜脐疝修补手术的决策依据已概括于表40.3中。

表 40.3　支持手术决策的数据

修补类型 / 手术决策	证　据	分级和推荐强度[a]
开放脐疝修补术		
切口：横切口	现有证据有限，然而横行和纵行切口具有相似的临床疗效，而在疗效试验中，通过脐孔的纵切口有改善美容的效果[16]。尽管如此，结果的普遍性和该方法的技术挑战性还有待评价	D 级弱
补片部位：腹膜前	在腹壁疝修补术中，相对于 onlay 和 inlay，sublay 补片放置发生复发（OR 0.22，95% CI 0.06～0.47）和手术部位感染（OR 0.45，95% CI 0.12～1.16）的风险最低。尽管如此，很少有单独关于脐疝的研究。此外，推荐意见的普遍性和其他重要疗效（如肠粘连，患者为中心的治疗结果）有待评价	B 级中等
补片类型：中等密度聚丙烯	现有证据有限，然而在其他腹壁疝研究中证明低密度补片的复发率更高，而重量型补片被证明与慢性疼痛、高复发率和手术部位感染增加有关[17, 18]	C 级中等
筋膜关闭：横行关闭	支持脐孔筋膜是横行还是纵行关闭的证据有限。横行关闭主要基于既往的观察性研究。在横行或纵行开腹切口的随机对照研究中，证明两者间无差异[19]	D 级中等
腹腔镜脐疝修补术		
穿刺孔：2个5 mm 侧方戳孔	大的戳孔发生戳孔疝的风险增加，尤其是腹腔镜腹壁疝修补术患者	A 级强

（续表）

修补类型 / 手术决策	证　据	分级和推荐强度[a]
解剖分离：切除腹膜和腹膜前脂肪	不切除腹膜和腹膜前脂肪将导致组织膨出[20]	C 级强
补片置入：缺损处的 10 mm 戳孔	通过大的戳孔置入补片可以防止补片及防粘连层的损伤，手术医师也更容易置入[21]。然而，大的戳孔发生腹壁切口疝的风险增加。通过缺损部位放置穿刺器比较安全、并发症低，且可防止腹壁切口疝[22]	C 级强
补片类型：镀膜聚酯补片	仅有一项随机对照研究评价腹腔镜腹壁疝修补术中补片的选择。该研究证明聚酯补片和低密度补片在复发率方面无差异，但术后早期疼痛风险稍微降低。在第 6 个月时，这种差异不再明显。但该研究的可靠性有限，因为缺乏盲法设计[23]。在一个大型腹腔镜腹壁疝修补术疗效试验中，证明聚酯补片既安全又有益[24]	C 级弱
一期筋膜关闭：小的缺损桥接，大的缺损关闭	虽然很多研究报道证明腹腔镜腹壁疝修补术筋膜一期关闭是有益的，但这些研究主要针对切口疝修补术[25]。原发疝中的随机对照试验研究表明，对于原发腹壁疝，如脐疝，并无获益[26]。尽管如此，这可能与疝缺损的大小有关，而不是疝的类型	B 级中等
固定：双冠型不吸收钉	不吸收钉被证明能改善长期疗效，使疝复发率减少，在疼痛方面无差异[27]。尽管双冠型钉固定补片可能有困难，但对减轻疼痛有利[28]	B 级中等

注：[a]GRADE：建议评估、开发和评估的分级[29]。

[我们的做法] 目前我们推荐所有超重的患者、糖尿病患者、具有两个或多个疝的患者（如上腹部疝和脐疝）、腹直肌分离患者及疝缺损 > 2 cm 的患者选择腹腔镜脐疝修补术。而对于那些开放手术可能获益，或者不想全麻的患者，选择开放手术。对其他患者，无论哪种治疗都可以。

目前缺乏高质量的证据支持脐疝修补的术式选择。在现有的少数随机对照研究中，很多术式都有重大的设计缺陷，包括把切口疝和脐疝合并，当存在重大经济利益冲突时缺少盲法设计或不正确的随机化。

[我们的做法]

（1）开放脐疝修补术（图 40.1）。

• 在开放脐疝修补术中，对于通过或低于脐部的凸起，我们偏向于沿着皮纹做脐下横形切口；对于刚好高于脐部的凸起，我们偏向于做脐上横行切口（图 40.1a）。

• 切开皮下组织到达筋膜层，然后利用解剖剪四周游离脐蒂（图 40.1b）。仔细把脐蒂从疝囊和疝内容物上游离，避免损伤真皮/表皮和腹膜（图 40.1c）。通常情况下，真皮会出现有光泽的白色组织，并开始形成带有烧灼性损伤的棕色小点。在这种情况下，电刀应移到黄色脂肪组织和光滑白色真皮间的连接线处进行分离。

• 分离疝囊周围组织直到筋膜层。在这一步普遍存在的误区是，疝囊可以被翻转，以及可以进入到腹膜前间隙。由于腹壁的各层组织在脐环处融合，必须四周切开筋膜才能进入腹膜前间隙（图 40.1d）。利用电凝把脐筋膜从距脐环边缘 2 mm 处切开，但不要超过 5 mm（否则会进入腹直肌后间隙）。把游离的脐环切开，以分开脐筋膜环，杜绝肠嵌顿潜在发生部位（图 40.1e）。

• 游离腹膜前间隙，压住腹直肌后鞘（避免撕裂脆弱的腹膜），向四周推动轻柔地钝性分离（图 40.1f）。至少建立一个朝各个方向达 3 ~ 5 cm 的空间。我们采用中等密度聚丙烯补片，置于腹膜前间隙。中央的缺损可以用 2-0 或 0 号聚二噁烷酮缝线横行关闭。用 2-0 或 0 号聚乳酸 910 可吸收缝线将脐蒂与关闭的筋膜缺损处缝合固定两针。

（2）腹腔镜脐疝修补术（图 40.2）。

• 在左上腹 Palmer 点（锁骨中线肋缘下）外侧置入 5 mm 穿刺器进入腹腔，将腹腔充气到 15 mmHg。一旦确定已安全置入穿刺器，则在左侧腹置入另外一个 5 mm 穿刺器。

• 使用能量设备（钩型分离钳接单极电凝）在距离疝缺损边缘 2 ~ 5 mm 处切开腹膜和腹膜前脂肪，直达脐筋膜后方。轻柔地分离并整块切除腹膜前脂肪和腹膜。

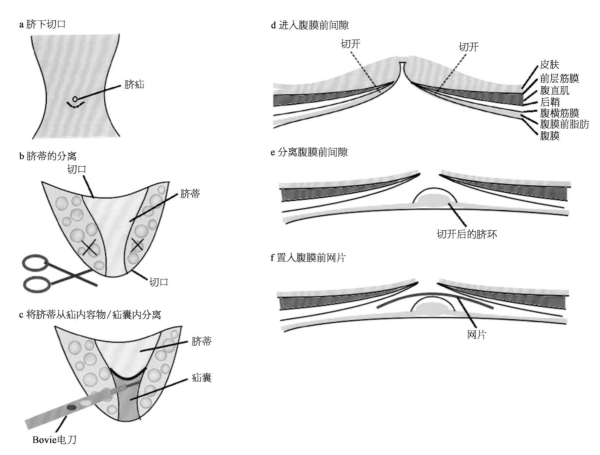

a 脐下切口

脐疝

b 脐蒂的分离

切口

脐蒂

切口

c 将脐蒂从疝内容物/疝囊内分离

脐蒂

疝囊

Bovie电刀

d 进入腹膜前间隙

切开　　　　切开

皮肤
前层筋膜
腹直肌
后鞘
腹横筋膜
腹膜前脂肪
腹膜

e 分离腹膜前间隙

切开后的脐环

f 置入腹膜前网片

网片

图 40.1　开放脐疝修补术步骤。（a）脐下切口；（b）分离脐蒂；（c）将脐蒂从疝内容物/疝囊分离；（d）进入腹膜前间隙；（e）游离腹膜前间隙；（f）腹膜前放置网片

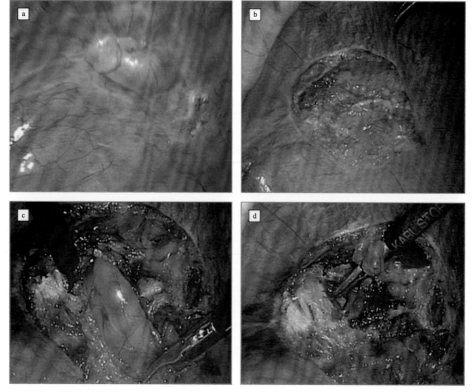

图 40.2　腹腔镜下脐疝修补术。（a）原发性腹壁疝；（b）切除疝囊；（c）切除腹膜前脂肪；（d）暴露疝筋膜缘

- 在脐下作一横切口，通过横切口下的疝缺损置入一个 10 ～ 12 mm 的穿刺器。通过此戳孔将具有防黏连镀膜的中等密度聚酯网片置入腹腔。
- 对 ≥3 cm 的缺损，用 0 号聚二噁烷酮缝线横向间断关闭筋膜。
- 可以使用单针缝合将网片稳定地固定在中央位置，四周采用不吸收的双冠形钉固定。
- 腹腔放气，可以用疝钉将脐蒂固定在筋膜上，或者用 2-0 或 0 号聚乳酸 910 可吸收缝线 1 或 2 针固定于中央位置。

特 殊 情 况

急诊

大家普遍认为急诊脐疝修补术的并发症发生率更高，包括手术部位感染、复发和再手术。这可能与高风险合并症患者不太可能行择期手术有关。因此，更可能的原因是急性发病，抑或是由于手术污染和需要开腹手术，导致急诊患者手术风险更高。当把合并症和手术污染因素排除后，急诊手术和类似困难的择期手术相比似乎差异并不显著[30]。

与急诊手术风险增高的相关因素包括肥胖、肝硬化等合并症，以及疝的特征。在一项由于潜在肠损伤（嵌顿、绞窄、梗阻）而行急诊疝修补术的回顾性研究中，与择期腹壁疝修补术随机配比为 1∶3，发现合并症（病态肥胖和肝硬化）和疝的特征（除疝缺损大小外，还有急性成角、疝囊高度）与急诊手术相关。但不清楚的是，到底是合并症与急诊手术相关（因为这部分患者不太可能行择期手术），还是合并症增加了嵌顿的风险而造成急诊手术。其他一些研究证明，肥胖和肝硬化与嵌顿和急诊临床表现高度相关[31, 32]。传统认识认为小疝囊更容易嵌顿，这主要与小疝囊更多的事实报道有关。尽管如此，小疝囊发生嵌顿的机会与大疝囊相比并没有差异。反而，相对于择期手术，蘑菇形疝囊（急性成角、疝囊高度长）进行急诊手术的概率更高（图 40.3）。对那些中度风险或无明显症状的患者采用手术或非手术治疗都行，但有这些疝特征的患者，如急性成角和高疝囊，应该能从手术治疗中获益。

[我们的做法]　脐疝急诊手术的主要目的是解除器官缺血，以及处理任何嵌顿引起的后果。术中患者血流动力学状态、潜在的酸中毒、污染程度、潜在的功能状态和长期预后影响着术中决策：是行单纯缝合修补术、生物补片加强修补术还是行合成

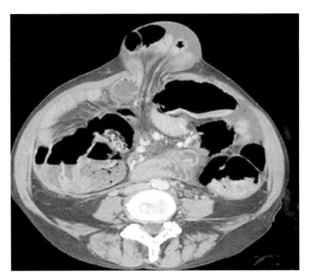

图 40.3　CT 扫描示"蘑菇形"疝

补片加强修补术。总的来说，我们偏向先行诊断性腹腔镜检查。如果没有污染，完全可以利用腹腔镜技术修补。如果有污染，则行开放肠切除术。如果患者血流动力学稳定、潜在功能良好、估计预期寿命大于 1 ～ 2 年（如没有转移性癌症）、没有再次手术计划（如肠造口需行造口回纳术），则采用生物补片修补术。

其他手术中脐疝的修补

很少有直接的证据指导外科医师治疗正在接受另一种手术（如阑尾切除术、胆囊切除术、或结肠切除术）的脐疝患者。目前尚不清楚脐疝患者与无脐疝患者相比，是否有更高的发生切口疝的风险。有数据表明，在其他手术时发现脐疝的手术修补疗效更差，包括手术部位感染、疝复发和再手术的风险增加。尽管如此，对那些有高风险发生腹壁切口疝的患者，预防性放置补片能有效防止切口疝发生[8, 33]，但目前没有指导这种情况处理的共识。有外科医师报道了在进行其他手术时发现脐疝而进行手术修补和预防性放置网片加强时所遭遇的困难，包括缺乏来自医疗保险和医疗补助服务中心的支持、缺乏部门支持、有效性数据很少、对风险和获益缺乏清楚的描述[8]。

[我们的做法]　我们的处理流程见图 40.4。

肝硬化

给肝硬化患者做手术是一件有挑战性的事情，尤其是脐疝和肝硬化有着复杂的关系。首先，肝硬化患者因疝嵌顿、绞窄或伴随腹膜/气瘘导致的腹

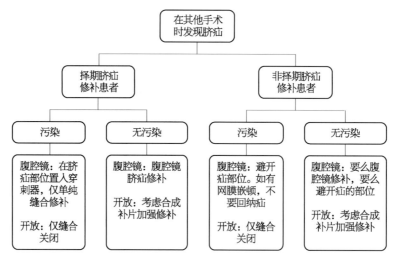

图 40.4　做其他手术时发现脐疝的处理流程

水渗漏，更可能表现为急诊脐疝。但不清楚的是，肝硬化是否更可能发生急性发作，因为外科医师不可能对这部分患者行择期手术；还有肝硬化是否由于腹内压增加和组织变弱而增加了急性发作的风险。其次，门脉高压常常导致侧支静脉循环充血，并且常见的侧支静脉就是脐周静脉系统，形成"水母头"改变。在这些区域做切口侵犯了高压的静脉系统，将导致大量出血。

虽然多个研究表明，对肝硬化患者行择期脐疝手术是安全的，但所有的研究都是小样本，并且有大量的选择和报道（发表）偏见（如不良手术结果很少报道）[13, 34-36]。全国范围的大样本报道已经证明，肝硬化患者择期手术的疗效较差，并且相对于过于乐观的小样本病例报道，内科医师报道的风险

和获益评估更贴近国家范围的数据[37-39]。

[我们的做法]　我们的处理流程见图 40.5。

妊娠

由于妊娠增加腹腔内压，脐部常常凸出，脐疝也会变得明显。妊娠期由于子宫增大，脐疝致肠嵌顿的情况并不多见。尽管如此，子宫肌瘤、腹膜前脂肪、大网膜甚至小肠疝出为腹壁疝的病例已有报道。妊娠期进行脐疝修补术是安全的，且已有许多因潜在肠损伤或因脂肪嵌顿和疼痛而行急诊手术的病例报道。必须谨慎这些调查结果，因为病例报道是最低级别的证据，以及存在很大的发表偏见（如外科医师不可能去报道不良的手术结果）。开放手术对胎儿的风险是最小的。在其他情况下，延期手

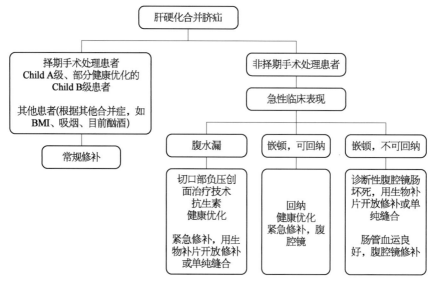

图 40.5　肝硬化患者合并脐疝的处理流程

术直到分娩后甚至哺乳后，都要谨慎对待。因为不知道分娩后脐疝是否能自行消退，或者相关症状是否会消失。手术计划应根据怀孕后症状及未来怀孕计划来制订。没有证据证明疝修补术会对未来妊娠的影响，因此也得不出确切的结论[40, 41]。尽管如此，使用合成网片修补通常是安全的，对未来妊娠也没有显著影响。

未 来 需 求

在西方国家，脐疝处理最大的挑战是来自全社会越来越多的共存性。肥胖是一种流行病，随着持续抽烟、老龄人口的增长，合并复杂合并症的重症脐疝患者的发生率增加。在这些人群中，无论是择期还是急诊修补手术，都与并发症的风险大大增加有关，从而引发了费用—并发症的恶性循环：脐疝修补—新的切口疝复发—切口疝修补—再复发。在西方社会，疝外科医师首先考虑的应该是预防和治疗越来越多的肥胖患者。

在其他疾病手术中发现脐疝时，还没有证据可以指导脐疝的治疗。关于复发风险，是加强修补还是单纯缝合修补，他们风险和获益还需更多的研究。尽管如此，越来越多的证据表明，加强手术切口是安全有效的，但目前还存在多重障碍，阻碍该实践经验的推广。

结 论

脐疝是临床医师最常碰到的疾病之一，脐疝修补是普外科医师最常施行的5种手术之一。坦诚地与患者讨论治疗决策的风险和获益，以及仔细的术前准备能够优化手术治疗效果。对单纯性脐疝患者，开放手术中，推荐常规在sublay层面（腹膜前）行网片加强修补术；腹腔镜修补术中，推荐在underlay层面（腹腔内）放置网片。需要更多的证据来指导污染病例的手术修补，以及因其他疾病手术时发现脐疝的修补方式。尽管如此，疝外科医师目前最迫切的目标是要与发病率迅速增长的肥胖症做斗争。

致谢 感谢Nicole M. Hewitt提供插图。

参考文献

[1] Muysoms FE, Miserez M, Berrevoet F, et al. Classification of primary and incisional abdominal wall hernias. Hernia. 2009;13(4):407–14.

[2] Arroyo A, Garcia P, Perez F, Andreu J, Candela F, Calpena R. Randomized clinical trial comparing suture and mesh repair of umbilical hernia in adults. Br J Surg. 2001;88(10):1321–3.

[3] Bisgaard T, Kehlet H, Bay-Nielsen M, Iversen MG, Rosenberg J, Jorgensen LN. A nationwide study on readmission, morbidity, and mortality after umbilical and epigastric hernia repair. Hernia. 2011;15(5):541–6.

[4] Luijendijk RW, Hop WC, van den Tol MP, et al. A comparison of suture repair with mesh repair for incisional hernia. N Engl J Med. 2000;343(6):392–8.

[5] Bedewi MA, El-Sharkawy MS, Al Boukai AA, Al-Nakshabandi N. Prevalence of adult paraumbilical hernia. Assessment by high-resolution sonography: a hospital-based study. Hernia. 2012;16(1):59–62.

[6] Kokotovic D, Sjolander H, Gogenur I, Helgstrand F. Watchful waiting as a treatment strategy for patients with a ventral hernia appears to be safe. Hernia. 2016;20(2):281–7.

[7] Holihan JL, Alawadi Z, Martindale RG, et al. Adverse events after ventral hernia repair: the vicious cycle of complications. J Am Coll Surg. 2015;221(2):478–85.

[8] Liang MK, Holihan JL, Itani K, et al. Ventral hernia management: expert consensus guided by systematic review. Ann Surg. 2016. doi:10.1097/SLA.0000000000001701.

[9] Mitchell TO, Holihan JL, Askenasy EP, et al. Do risk calculators accurately predict surgical site occurrences? J Surg Res. 2016;203(1):56–63.

[10] Lindstrom D, Sadr Azodi O, Wladis A, et al. Effects of a perioperative smoking cessation intervention on postoperative complications: a randomized trial. Ann Surg. 2008;248(5):739–45.

[11] Moller AM, Villebro N, Pedersen T, Tonnesen H. Effect of preoperative smoking intervention on postoperative complications: a randomised clinical trial. Lancet. 2002;359(9301):114–17.

[12] Liang MK. Modifying risk in ventral hernia patients. NCT02365194. 2015. https://clinicaltrials.gov/ct2/show/NCT02365194?term=02365194&rank=1. Accessed 22 Mar 2016.

[13] Ammar SA. Management of complicated umbilical hernias in cirrhotic patients using permanent mesh: randomized clinical trial. Hernia. 2010;14(1):35–8.

[14] Polat C, Dervisoglu A, Senyurek G, Bilgin M, Erzurumlu K, Ozkan K. Umbilical hernia repair with the prolene hernia system. Am J Surg. 2005;190(1):61–4.

[15] Funk LM, Perry KA, Narula VK, Mikami DJ, Melvin WS. Current national practice patterns for inpatient management of ventral abdominal wall hernia in the United States. Surg Endosc. 2013;27(11):4104–12.

[16] Prieto-Diaz Chavez E, Medina-Chavez JL, Avalos-Cortes LO, Atilano-Coral A, Trujillo-Hernandez B. Comparison of transumbilical approach versus infraumbilical incision for the repair of umbilical hernia in adults. Cir Cir. 2012;80(2):122–7.

[17] Conze J, Kingsnorth AN, Flament JB, et al. Randomized clinical trial comparing lightweight composite mesh with polyester or polypropylene mesh for incisional hernia repair. Br J Surg. 2005;92(12):1488–93.

[18] Hawn MT, Snyder CW, Graham LA, Gray SH, Finan KR, Vick CC. Long-term follow-up of technical outcomes for incisional hernia repair. J Am Coll Surg. 2010;210(5):648–55. 655-647.

[19] Brown SR, Goodfellow PB. Transverse verses midline incisions for abdominal surgery. Cochrane Database Syst Rev. 2005;4, CD005199.

[20] Carter SA, Hicks SC, Brahmbhatt R, Liang MK. Recurrence and pseudorecurrence after laparoscopic ventral hernia repair: predictors and patient-focused outcomes. Am Surg. 2014;80(2):138–48.

[21] Walter CJ, Beral DL, Drew P. Optimum mesh and port sizes for laparoscopic incisional hernia repair. J Laparoendosc Adv Surg Tech A. 2007;17(1):58–63.

[22] Agarwal BB, Agarwal S, Mahajan KC. Laparoscopic ventral hernia

repair: innovative anatomical closure, mesh insertion without 10-mm transmyofascial port, and atraumatic mesh fixation: a preliminary experience of a new technique. Surg Endosc. 2009;23 (4):900–5.

[23] Moreno-Egea A, Carrillo-Alcaraz A, Soria-Aledo V. Randomized clinical trial of laparoscopic hernia repair comparing titanium-coated lightweight mesh and medium-weight composite mesh. Surg Endosc. 2013;27(1):231–9.

[24] Liang MK, Clapp M, Li LT, Berger RL, Hicks SC, Awad S. Patient satisfaction, chronic pain, and functional status following laparoscopic ventral hernia repair. World J Surg. 2013;37(3):530–7.

[25] Nguyen DH, Nguyen MT, Askenasy EP, Kao LS, Liang MK. Primary fascial closure with laparoscopic ventral hernia repair: systematic review. World J Surg. 2014;38(12):3097–104.

[26] Lambrecht JR, Vaktskjold A, Trondsen E, Oyen OM, Reiertsen O. Laparoscopic ventral hernia repair: outcomes in primary versus incisional hernias: no effect of defect closure. Hernia. 2015;19(3):479–86.

[27] Christoffersen MW, Brandt E, Helgstrand F, et al. Recurrence rate after absorbable tack fixation of mesh in laparoscopic incisional hernia repair. Br J Surg. 2015;102(5):541–7.

[28] Muysoms F, Vander Mijnsbrugge G, Pletinckx P, et al. Randomized clinical trial of mesh fixation with "double crown" versus "sutures and tackers" in laparoscopic ventral hernia repair. Hernia. 2013; 17(5):603–12.

[29] Andrews J, Guyatt G, Oxman AD, et al. GRADE guidelines: 14. Going from evidence to recommendations: the significance and presentation of recommendations. J Clin Epidemiol. 2013;66(7):719–25.

[30] Li LT, Jafrani RJ, Becker NS, et al. Outcomes of acute versus elective primary ventral hernia repair. J Trauma Acute Care Surg. 2014; 76(2):523–8.

[31] Lau B, Kim H, Haigh PI, Tejirian T. Obesity increases the odds of acquiring and incarcerating noninguinal abdominal wall hernias.

Am Surg. 2012;78(10):1118–21.

[32] Marsman HA, Heisterkamp J, Halm JA, Tilanus HW, Metselaar HJ, Kazemier G. Management in patients with liver cirrhosis and an umbilical hernia. Surgery. 2007;142(3):372–5.

[33] Goodenough CJ, Ko TC, Kao LS, et al. Development and validation of a risk stratification score for ventral incisional hernia after abdominal surgery: hernia expectation rates in intra-abdominal surgery (the HERNIA Project). J Am Coll Surg. 2015;220(4):405–13.

[34] Ecker BL, Bartlett EK, Hoffman RL, et al. Hernia repair in the presence of ascites. J Surg Res. 2014;190(2):471–7.

[35] Lasheen A, Naser HM, Abohassan A. Umbilical hernia in cirrhotic patients: outcome of elective repair. J Egypt Soc Parasitol. 2013; 43(3):609–16.

[36] Hassan AM, Salama AF, Hamdy H, Elsebae MM, Abdelaziz AM, Elzayat WA. Outcome of sublay mesh repair in non-complicated umbilical hernia with liver cirrhosis and ascites. Int J Surg. 2014; 12(2):181–5.

[37] Cho SW, Bhayani N, Newell P, et al. Umbilical hernia repair in patients with signs of portal hypertension: surgical outcome and predictors of mortality. Arch Surg. 2012;147(9):864–9.

[38] Carbonell AM, Wolfe LG, DeMaria EJ. Poor outcomes in cirrhosis-associated hernia repair: a nationwide cohort study of 32,033 patients. Hernia. 2005;9(4):353–7.

[39] McKay A, Dixon E, Bathe O, Sutherland F. Umbilical hernia repair in the presence of cirrhosis and ascites: results of a survey and review of the literature. Hernia. 2009;13(5):461–8.

[40] Oma E, Jensen KK, Jorgensen LN. Recurrent umbilical or epigastric hernia during and after pregnancy: a nationwide cohort study. Surgery. 2016;159(6):1677–83.

[41] Jensen KK, Henriksen NA, Jorgensen LN. Abdominal wall hernia and pregnancy: a systematic review. Hernia. 2015;19(5):689–96.

第41章
腹直肌分离
Diastasis Recti

Maurice Y. Nahabedian

汤 睿 译

引　言

腹直肌分离是一种常见情况，可以出现于产后或腹部手术后，其特征在于白线两侧的腹直肌分离和白线变宽，在严重病例还可以有半月线病变。与腹部切口疝相比，腹直肌分离的特征在于没有筋膜缺损。本章将集中讨论腹直肌分离的病因、诊断和治疗。

解　剖

前腹壁的腱膜层包括白线、腹直肌前鞘、腹直肌后鞘和腹外斜肌腱膜。腹直肌前鞘和白线由交织排列成网格的胶原纤维组成[1]。腹直肌前鞘和白线的血供来源于深部的腹壁上、下血管穿支和腹壁浅血管。前鞘和白线表面的疏松网状筋膜高度血管化。前腹壁的肌层同样重要，由成对的腹直肌和成对的腹外斜肌、腹内斜肌和腹横肌组成。这些肌肉所施加的力量及腹内压力可能对中线的白线产生张力，会引起白线变薄、变宽而最终导致腹直肌分离。

病　因

腹直肌分离的病因通常是腹内压增加，比较典型的例子是妊娠，但是肥胖和既往的腹部手术也可以引起腹直肌分离[2]。在严重的腹直肌分离病例中，肌筋膜松弛在垂直和水平方向都存在，可以涉及整个前腹壁[3]。在一项92例针对进行腹壁整形

的腹直肌分离患者的研究中，对腹直肌间距进行了测量和分析。结果显示，7%的患者腹直肌分离的距离＜1英寸（1英寸=2.54 cm），83%为1～2英寸，10%为2英寸以上[3]。将未生育女性和产后妇女进行比较，使用超声辅助测量法，腹直肌间距从0.5～1.0 cm倍增到1.2～2.3 cm[2]。产后患者的腹直肌间距随着时间的推移逐渐减小，但在6个月的评估中从未恢复到（产前）基线值。如果未生育女性的躯干屈肌和旋肌力量的评价是5/5的话，产妇产后6个月腹部力量的评分降低为4/5。

诊　断

腹直肌分离表现为没有筋膜缺损的中线隆起，可发生在脐上方或下方。通过让患者平躺进行直腿抬高可以发现更隆起（图41.1）。可以使用CT、MRI或超声检查

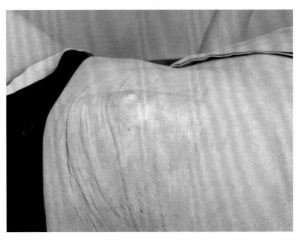

图 41.1 在腹直肌分离的产后女性可见中线纵向隆起膨出

确诊腹直肌分离，但这些检查通常不是必需的[4-6]。

有3种分类系统已经被用来描述腹直肌分离。Nahas分类基于肌筋膜变形和病因[7]（表41.1）；Rath分类基于相对于脐的腹直肌变薄程度和患者年龄[8]（表41.2）；Beer分类则根据由150名未生育女性确定的白线正常宽度未进行[9]（表41.3）。

表 41.1　基于肌筋膜变形的 Nahas 分级

变形分类	病　因	纠正方法
A 型	妊娠	前鞘折叠
B 型	肌腱膜层薄弱	腹外斜肌折叠
C 型	先天性	腹直肌推进
D 型	肥胖	前鞘折叠和腹直肌推进

表 41.2　基于相对于脐部位置的薄弱程度和患者年龄的 Rath 分级

平　面	年龄 < 45（mm）	年龄 > 45（mm）
脐以上	10	15
脐水平	27	27
脐以下	9	14

表 41.3　Beer 分类的白线正常宽度

平　面	宽度（mm）
在剑突	15
脐孔上方 3 cm	22
脐孔下方 2 cm	16

治　疗

腹直肌分离的处理有多种选择，从运动锻炼、白线与腹直肌前鞘的简单折叠术，再到更多使用或不使用网片的更复杂的分离、切除和修补技术。在存在小的中线疝的情况下也可以使用内镜和腹腔镜技术。在许多病例，腹壁成形术也可被考虑用来切除多余的脂肪和皮肤。

锻炼

在锻炼可以预防或矫正腹直肌分离方面，研究结果并不一致[10]。矫正性锻炼方案包括腹壁中央区域力量训练、有氧运动和神经肌肉再训练。尽管有报道认为锻炼在缩小腹直肌间距方面，能使患者获得轻、中度的效果，但尚无充分的证据推荐锻炼能够作为腹直肌分离的预防或治疗措施。

腹壁成形术

在许多轻到重度腹直肌分离的女性中，前腹壁覆盖的脂肪、皮肤组织已被拉伸而变得松弛。腹壁成形结合分离修复术能进一步改善腹壁外形，是这些女性的代表性手术方式[11-13]。腹壁成形术的技术是多种多样的，可以包括低位横向切除、垂直切除，以及结合纵向和横向皮肤切除的鸢尾花图案模式。

白线折叠

对于轻、中度的腹直肌分离，可考虑白线的中线折叠方法。采用可吸收或不可吸收缝线进行折叠可以使薄弱的白线得到重建。在某些病例，可使用低功率电刀产生的热收缩使薄弱的白线紧缩。折叠通常分为两层，包含了利用两侧筋膜边缘和腹直肌后鞘中线靠拢在一起的三角缝合技术[14]。当白线严重薄弱时，可以予以切除并重新缝合腹直肌前鞘较厚的边缘。

评估可吸收和不可吸收缝线效果的研究显示，在矫形术后6个月CT测量的腹直肌间距没有显著差异[15]。对于腹直肌前鞘明显松弛的患者，也可以在两侧进行外侧折叠，以进一步改善和收紧腹部轮廓。通常在连续缝合后使用可吸收线间断缝合的两层修补技术来进一步加固。这种修复的长度可以从肋缘下约2 cm延伸到耻骨上约2 cm。

对腹直肌分离进行肌鞘折叠的术后结局不一。在对20例使用可吸收缝线进行垂直肌鞘折叠术女性患者的回顾性研究发现，1年后的复发率为100%[16]。复发的原因包括修复仅局限于缺损部位、修复部位只涉及腹直肌分离的水平组成部分、因前鞘本身脆弱而导致缝合后磨损切割等。在一项类似的研究中，使用不可吸收缝线进行双层折叠修复术，大多数患者效果良好[5]。在术后3周、6个月和术后平均81个月，通过术后CT扫描评估12名女性的修复效果，证明所有患者在所有腹壁平面都没有复发。一项比较腹直肌分离的经产妇和无腹直肌分离的未生育女性使用连续交锁可吸收线缝合折叠筋膜的腹部成形术疗效的研究，对所有女性在修复后12～41个月通过体检和超声检查进行术后评估，结果显示两个研究组之间的平均腹直肌间距在所有腹壁水平基本相等[4]。

　　用于分离修补的缝合材料的类型和方向是重要的考虑因素。在可吸收缝线和不可吸收缝线之间的对比研究中，发现3周和6个月的CT扫描结果没有显著差异[15]。在一项比较水平缝合和垂直缝合方式的尸体研究中，力学检测提示垂直缝合的断裂强度显著增加[17]。

筋膜折叠并置入 onlay 网片

　　在筋膜广泛松弛的病例中可考虑使用网片[11]，通常用于白线及半月线同时薄弱的患者，可选用可吸收或不可吸收网片在筋膜折叠后置于腹直肌前鞘。修剪网片至适合前腹壁的尺寸，范围上自肋缘、下至耻骨区，同时双侧延伸至腋前线。因为这些患者通常健康、术后不良后果的风险较低，所以更适合用不可吸收网片。在网片的边缘和中央位置使用可吸收缝线进行间断缝合固定。如果需要可同时进行腹壁成形术，同时放置单一闭式引流。图41.2～图41.7显示了一例使用筋膜折叠和置入onlay网片的严重腹直肌分离患者。

腹直肌后 sublay 网片修补

　　对于中、重度腹直肌分离病例可考虑行腹直肌后修补[18, 19]，这种技术几乎总是被推荐同时采用腹壁成形术。有两种可选方式：第一种是低位横行切开方式，第二种是从剑突延伸向耻骨的垂直旁正中切开。游离皮肤脂肪层后，可见腹直肌内侧，保护腹直肌的血管和腹直肌侧面分布的神经，进入腹

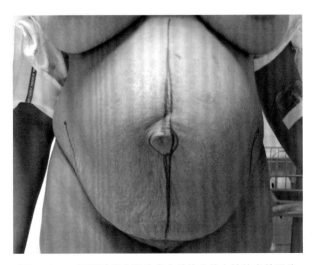

图 41.2　一例严重腹直肌分离合并脐疝的女性的术前照片

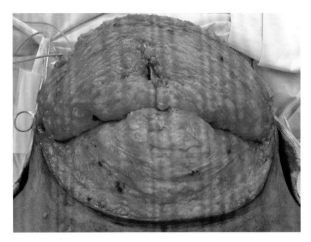

图 41.3　术中照片：低位横切口，皮肤脂肪瓣游离后，可见严重的白线和半月线薄弱

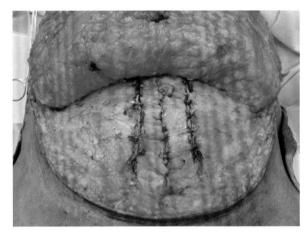

图 41.4　垂直方向的白线和双侧腹直肌前鞘折叠，使用不可吸收单股缝线双层缝合

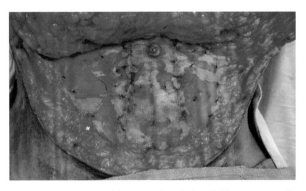

图 41.5　将轻质聚丙烯网片覆盖于腹直肌前鞘上，用可吸收单股缝线缝合；在脐孔上进行临时的荷包缝合以方便腹壁成形术时的外置

直肌后方空间，分离腹直肌和腹直肌后鞘的间隙。估测腹直肌后鞘的多余程度，使用可吸收缝线沿其中线间断缝合折叠。然后可以使用可吸收或不可吸收网片来加固修补，将网片置于腹直肌后方空间、

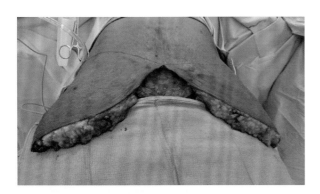

图 41.6 确定前腹壁多余的皮肤脂肪区并切除

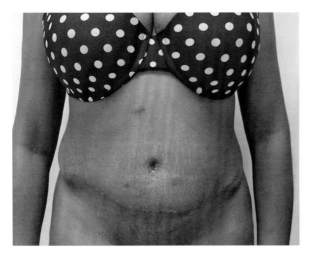

图 41.7 腹直肌分离术后早期照片，腹壁轮廓显著改善

腹直肌后鞘表面，用可吸收线间断缝合固定。将脐蒂通过网片上的开口引出。在腹直肌后修补后，腹直肌沿着中线重新靠拢，用可吸收线间断缝合修补腹直肌前鞘。

腹直肌后修补的结果已被证明是有效的。在对52例女性进行腹壁成形术和腹直肌后方Vicryl网片修补分离的回顾性研究中，100%的患者对腹部轮廓的改善很满意[18]。据推测，单独的后折叠术在所有情况下可能都不足以改善。优先使用可吸收网片是因为它被置于腹膜外，能有效地缓解了筋膜张力，6周内吸收，并且不增加并发症的发生率。一项对32例重度腹直肌分离并以垂直腹壁成形术和使用中等重量大孔聚丙烯网片进行腹直肌后加强病例的回顾性研究，平均随访至少1.5年，没有发现复发膨出或疝形成[19]。在对前鞘折叠和腹直肌后网片置入两组患者进行分离修补后心理结局改善的对照研究显示无显著差异[20]。与前鞘折叠组相比，腹直肌后网片置入组患者肌力的主观改善更多（6.9 vs. 4.5，Likert量表，0～10，$P=0.01$）。

内镜/腹腔镜

对一些患者可以考虑进行内镜下修复腹直肌分离[21]。适应证包括大于2 cm的中线疝或脐疝、既往无疝修补术或剖腹手术史、无需进行腹壁成形术者。该技术涉及将套管置于腱膜的上方空间，在直视下形成一个解剖平面，暴露白线和腹直肌前鞘。修复包括腹直肌鞘折叠和合成网片加强。通常使用不可吸收的倒刺缝合线、放置引流管并穿柔软压缩服。薄弱白线和腹直肌前鞘折叠的患者可考虑在腹腔镜下加强修补，放置腹腔内网片可替代腹直肌鞘前的网片放置[22]。

并 发 症

腹直肌分离修补术后并发症少见，包括感染、网片挤出、复发、神经损伤、血清肿、复杂瘢痕、皮肤坏死、腹壁外观轮廓异常和内脏损伤。吸烟患者发生愈合延迟和组织坏死的风险增加[18]。

一项随机对照试验，比较了腹直肌前鞘分层关闭和腹直肌后置入合成网片治疗腹直肌分离的结果和并发症，24.5%的患者发生了浅表伤口感染，其中8.8%为缝合修补组，15.8%为腹直肌后网片置入组[20]。术后疼痛采用视觉模拟评分法（VAS）评估，与腱鞘折叠组（4.8/10）相比，腹直肌后网片置入组患者疼痛减少更明显（6.9/10）。

在一项评估内镜技术的研究中，最常见的不良事件是血清肿（23%），在20个月的随访中没有疝或腹直肌分离复发[21]。手术后1个月平均腹直肌间距明显改善，术前测量范围为24～39 mm，术后测量范围为2.1～2.8 mm，而1年和2年随访与1个月时的测量（2.5～3.7 mm）没有变化。患者满意度采用视觉模拟评分进行评估，平均评分为8.7/10。

总 结

我们已经掌握了腹直肌分离的病因、诊断和治疗，依据病情的严重程度可采用多种治疗策略。多产妇女发生腹直肌分离的风险最高。可通过临床体检和症状学进行诊断。治疗方案取决于腹直肌之间的分离程度。对于轻度至中度腹直肌分离，单纯折叠已经有效；对中度至重度的腹直肌分离，使用可吸收或不可吸收网片onlay放置或置于腹直肌后空间已取得成功。

参考文献

[1] Azer H, et al. Collagen fibers in linea alba and rectus sheath. J Surg Res. 2001;96:127–34.

[2] Liaw LJ, Hsu MJ, Liao CF, Liu MF, Hsu AT. The relationships between inter-recti distance measured by ultrasound imaging and abdominal muscle function in postpartum women: a 6-month follow-up study. J Orthop Sports Phys Ther. 2011;41(6):435–43.

[3] Brauman D. Diastasis recti: clinical anatomy. Plast Reconstr Surg. 2008;122:1564.

[4] Mestak O, Kullac R, Mestak J, et al. Evaluation of the long-term stability of sheath plication using absorbable sutures in 51 patients with diastasis of the recti muscles: an ultrasonographic study. Plast Reconstr Surg. 2012;130:714e.

[5] Nahas FX, Ferreira LM, Augusto SM, Ghelfond C. Long-term follow-up of correction of rectus diastasis. Plast Reconstr Surg. 2005; 115:1736.

[6] Elkhatib H, Buddhavarapu RS, Henna H, Kassen W. Abdominal musculoaponeuretic system: magnetic resonance imaging evaluation before and after vertical plication of rectus muscle diastasis in conjunction with lipoabdominoplasty. Plast Reconstr Surg. 2011;128:733e.

[7] Nahas FX. An aesthetic classification of the abdomen based on the myoaponeurotic layer. Plast Reconstr Surg. 2001;108:1787–95.

[8] Rath AM, Attali P, Dumas JL, et al. The abdominal linea alba: an anatomo-radiologic and biomechanical study. Surg Radiol Anat. 1996;18:281–8.

[9] Beer GM, Schuster A, Seifert B, et al. The normal width of the linea alba in nulliparous women. Clin Anat. 2009;22:706–11.

[10] Benjamin DR, van de Water ATM, Peiris CL. Effects of exercise on diastasis of the rectus abdominis muscle in the antenatal and postnatal periods: a systematic review. Physiotherapy. 2014;100:1–8.

[11] Akram J, Matzen SH. Rectus abdominis diastasis. J Plast Surg Hand Surg. 2014;48(3):163–9.

[12] Restrepo JCC, Ahmed JAM. New technique of plication for abdominoplasty. Plast Reconstr Surg. 2002;109:1170.

[13] Tadiparthi S, Shokrollahi K, Doyle GS, et al. Rectus sheath plication in abdominoplasty: assessment of its longevity and a review of the literature. J Plast Reconstr Aesthet Surg. 2012;65:328–32.

[14] Ferreira LM, Castilho HT, Hochberg J, et al. Triangular mattress suture in abdominal diastasis to prevent epigastric bulging. Ann Plast Surg. 2001;46:130.

[15] Nahas FX, Augusto SM, Ghelfond C. Nylon versus polydioxanone in the correction of rectus diastasis. Plast Reconstr Surg. 2001; 107:700.

[16] Al-Qattan MM. Abdominoplasty in multiparous women with severe musculoaponeurotic laxity. Br J Plast Surg. 1997;50:450.

[17] Ishida LH, Gemperli R, Longo MVL, et al. Analysis of the strength of the abdominal fascia in different sutures used in abdominoplasty. Aesthetic Plast Surg. 2011;35:435–8.

[18] Batchvarova Z, Leymarie N, Lepage C, Leyder P. Use of a submuscular resorbable mesh for correction of severe postpregnancy musculoaponeurotic laxity: an 11-year retrospective study. Plast Reconstr Surg. 2008;121:1240.

[19] Cheesborough JE, Dumanian GA. Simultaneous prosthetic mesh abdominal wall reconstruction with abdominoplasty for ventral hernia and severe rectus diastasis repairs. Plast Reconstr Surg. 2015;135:268.

[20] Emanuelsson P, Gunnarsson U, Strigard K, Stark B. Early complications, pain, and quality of life after reconstructive surgery for abdominal rectus muscle diastasis: a 3-month follow-up. J Plast Reconstr Aesthet Surg. 2014;67:1082–8.

[21] Luque JB, Luque AB, Valdivia J, et al. Totally endoscopic surgery on diastasis recti associated with midline hernias. The advantages of a minimally invasive approach. Prospective cohort study. Hernia. 2015;19(3):493–501.

[22] Huguier V, Faure JL, Doucet C, Giot JP, Dagregorio G. Laparoscopic coupled with classical abdominoplasty in 10 cases of large rectus diastasis. Ann Chir Plast Esthet. 2012;57:350–5.

第42章
脏器疝出和腹壁开裂
Evisceration and Dehiscence

Gabriëlle H. van Ramshorst

张 剑 译

引 言

腹壁开裂或腹部爆裂可视为一种急性术后疝病症。与表面的皮肤和（或）皮下组织开裂相反，该病症为发生在筋膜层的缺陷。不同于人体腹白线出现的小问题，这种情况会导致血浆、血液经几乎完整的皮肤渗漏，同时腹腔内容物也可能突然疝出。临床危重患者出现腹壁开裂的风险更高，而发生开裂的患者有很大部分最终会发展为切口疝。在切口疝中，筋膜缺口被已愈合的完整皮肤所覆盖。在腹部压力升高的情况下，当肠、大网膜或腹膜前组织穿过该缺口向前凸起时，就会膨出。

发生率和危险因素

最近的研究表示，腹壁开裂的发生率为0.2%～3.5%。许多研究试图辨别开裂的风险因素，但是由于发生腹壁开裂的患者往往病情危重，因此很难对各个风险因素所产生的独立影响作出定论。举例来说，慢性阻塞性肺疾病、吸烟和医源性肺炎所产生的独立影响因素就很难辨明。必须强调的是，对腹部切口开裂的数据需谨慎解析，因为大多数研究是回顾性研究，缺乏多元统计分析。

风险因素可能来自患者自身，也可能与手术类型、手术技术和术后阶段有关。

患者

与腹壁开裂相关风险因素的基本特征为：男

性、高龄、恶性肿瘤和尿毒症[1-9]。这些因素超过了手术医师的影响。

一些风险因素能清楚地表明患者的临床状况，并且对于某些患者来说，这些术前病征是无法改善的。这些变化因素包括：腹水、慢性（阻塞性）肺疾病、黄疸、贫血和败血症或全身感染[1-4, 10-15]。

一些风险因素可能会受到患者自身的影响，比如营养状况。低蛋白质血症已被证实与开裂有关[1, 2, 4, 5, 14-16]。对一项随机对照临床试验的后期分析发现，吸烟和酗酒（每天摄入>4 U乙醇）被确定为腹部切口开裂的风险因素。然而多元分析忽略了手术部位感染可能带来的影响[17]。在小样本病例的研究中，吸烟也被确定为风险因素，而其他两项研究则无法证实这些结论[18, 19]。在以前的两项研究中，乙醇中毒未被确定为腹部切口开裂的风险因素[10, 14]。

糖尿病和肥胖所造成的风险与浅表伤口感染之间的相关性，似乎较与腹部切口开裂的相关性更加紧密。Smith等确定BMI 30～34为腹部切口开裂的风险因素[20]。但人们的普遍观点认为，糖尿病和肥胖均不是大部分研究案例中腹部切口开裂的独立风险因素[2, 4-7, 14, 19]。

手术

多项研究证实急诊手术是腹部切口开裂的风险因素，但手术中的不同要素对患者术后的确切影响仍然不明确[4, 5, 7, 10, 14, 21, 22]。其中可以假定的是，因为急诊患者的全身状况一般都较差，常伴梗阻迹象，急诊剖腹手术多在深夜进行且缝合者多为经验较少的住院医师和（或）外科医师。Webster 等确认第四年的住院医师进行切口缝合是开裂的一种风险因素[10]。切口污染程度也被认为是腹部切口开裂的一个风险因素，尽管总体而言，其与手术部位感染的关联性较腹部切口开裂更高[9, 10, 21]。手术时间和术前血流动力学不稳定也同样适用于该结论，尽管这些情况也可以反映手术过程中缺乏经验[2, 4, 10, 15, 21]。污染程度和手术部位感染程度与手术指征密切相关。与剖腹探查术相比，高风险手术包括结直肠、食管、胃和十二指肠、血管和疝的手术[23, 24]。

手术技术

切口类型已被确定为成人腹壁爆裂的风险因素，并且是对受术者产生直接影响的少数因素之一（表 42.1）。通常认为，横行切口肌纤维的解剖方向可以帮助防止切口边缘收缩，促进切口无张力闭合。从表 42.1 可以得知，几乎没有证据可以证明横行切口优于正中切口。此外，现在越来越少需要在术前选择切口位置，因为使用腹腔镜进行腹部手术的比例一直在升高。Keill 等鉴定得出，与其他类型的切口相比旁正中切口是开裂的风险因素[3]。但是这些结果并未在其他研究中重现[1, 25, 26]。肋缘下、侧切口或格状切口较横行切口和（或）正中切口未明显增加开裂风险[1, 2, 16, 27-31]。

在过去的几年中，有更多已发表的研究表明正中切口是一个引发切口疝的风险因素。其他类型的切口如横行切口或下腹 Pfannenstie 切口（沿耻骨联合上缘 pfannenstie 皱襞的切口）术后切口疝的发生率更低[32-36]。

表 42.1　横行切口 vs. 正中切口与腹部爆裂

赞成横行切口	无显著差异
Grantcharov	Brown
Halasz	Gislason
Keill	Seiler
	Proske
	Armstrong
	Stone
	Greenall
	Riou

人们开发了两种模型来预测腹部切口开裂的各种风险。其一，Webster 等根据退伍军人事务医疗中心的患者数据制订了一份风险评分表。该人群中有 17 044 例剖腹手术，其中有 587 例发生腹部切口裂开（3.4%）。风险因素包括慢性阻塞性肺疾病、肺炎、急诊手术、手术时间超过 2.5 h、毕业后 4 年内的住院医师作为手术者、表面或深部切口感染、呼吸机无法撤离及伴有一种或多种其他并发症。而保护因素则包括清洁伤口、住院期间二次手术。这部分结果已在另一项 Cohort 剖腹手术患者数据中得到验证[10]。

其二，根据一家荷兰教学医院患者数据开发的风险模型，病历时间跨度 20 年，共有 363 名腹部切口裂开患者和 1 089 名匹配对照患者。发现主要的独立风险因素有高龄、男性、慢性肺部疾病、腹水、黄疸、贫血、急诊手术、手术类型、术后咳嗽和伤口感染。该模型的预测性同样得到另一项 Cohort 患者群的验证[23]。在 Gomez Diaz 等开展的针对西班牙患者群的回顾性研究显示，腹部切口开裂患者的风险评分显著高于没有腹部伤口裂开的患者（前者平均值 4.97，95% CI 为 4.15 ～ 5.79；后者平均值 3.41，95% CI 为 3.20 ～ 3.62）。这一模型作为术前风险评估的模型相当受限，因为正如伤口感染这类因素，会引起相当大的影响[37]。

Kenig 等在一项回顾性分析中比较了这两种风险模型。对于每个病例，根据性别、诊断或基础疾病及手术类型进行匹配并分成 3 个对照组。腹部切口开裂患者的得分显著高于对照组。尽管荷兰模型的分辨能力因对照组患者的选择方法而受到一定限制，但这两种模型都显示出中等至较好的预测价值[38]。

2015 年，欧洲疝学会发布了关腹指南，收录了 2014 年 4 月前发表的所有论文[39]。根据一些 meta 分析的结果，指南建议使用慢吸收的缝合材料。快吸收缝合线与切口疝的高发生率有关，而不吸收缝合线则会导致更多切口疼痛和更高的伤口窦道发生率[40]。

关于缝合方法，建议采用连续缝合，因为这种方法明显更迅速。在一项 meta 分析中，连续缝合也与较低的切口疝发生率有关[41]。据推测，在连续缝合时张力可以沿整个缝合线更好地分布。

绝大多数关于腹部切口缝合的研究并未报道缝合线长度与切口长度的比例（SL ∶ WL），而实际上这个比例与切口疝发生率密切相关[42, 43]。

Israelsson等不仅对该比例进行了广泛的研究，同时还对缝合边距和针距进行了研究。小块缝合技术要求缝合边距5～8 mm的筋膜，针距5 mm。Millbourn等证明了相较于传统的大块缝合技术，坚持用"小块缝合技术"缝合单层腱膜可以让切口疝的发生率显著降低（5.6% vs. 18.0%，$P <$ 0.001）[44]。具体操作指南和详细描述可以在其他文章中找到[45, 46]。

这些结果引出了STITCH试验，这是一项纳入560例病例的多中心研究。该研究证明了小块缝合技术的优越性，在1年的随访期中，切口疝发生率为13% vs. 21%（P=0.022 0，协变调整比值0.52，95% CI为0.31～0.87；P=0.013 1）[47]。

在指南中，由于缺乏足够数据，不建议使用减张缝线，因为获得的数据质量较差且关于腹部切口开裂的结果相互矛盾[3, 7, 8, 25, 48-51]。既往减张缝合被广泛应用，已知其会引起压力相关的皮肤坏死和疼痛[52]。

总之，目前欧洲疝学会建议择期腹中线切口剖腹手术的关腹采用慢吸收缝线进行连续缝合，同时SL：WL至少为4：1。计划在2017年对这些指南进行更新，其中包括STITCH试验的研究结果。

术后阶段

手术部位感染是腹部手术最常见的并发症之一，也已被确定为腹部开裂的首要风险因素[1-3, 5, 7, 8, 15, 16, 21]。伤口中细菌释放外毒素，使胶原蛋白分解速率超过胶原合成，导致局部组织坏死，引发皮肤和皮下组织开裂[53]。腹壁开裂的前兆征象包括较少的肉芽组织新生、伤口渗出物增多和伤口边缘间的距离延长（Van Ramshorst等，未公开资料）。

在一些研究中，恶心或呕吐、腹胀和术后长时间肠梗阻已被确定为腹部切口开裂的风险因素[5, 10, 14-16]。在其他研究没有发现显著的独立影响因素[23]。1976年，Jenkins发表了一项关于术后腹部伤口扩大对SL：WL影响的研究结果。认为随着患者的腹部不断膨胀，腹部伤口也会扩大，缝合线只能在一定限度内被拉长（或称为"蠕变"），如果出现极度膨胀，SL：WL将因此减小，并且缝线可能撕裂筋膜[54]。

其他使腹部压力升高的临床症状，如肺炎引发的咳嗽，也被认为是开裂的高危因素[5, 10, 14-16, 23]。很明显，腹壁筋膜缝合处的反复牵拉可能导致筋膜撕裂，随后出现腹部开裂，伴有或不伴有脏器疝出。

欧洲疝学会指南无法就术后使用黏合剂给出任何建议，因为缺乏其对切口疝和腹部爆裂影响的证据[39]。

治 疗 方 案

首要的治疗目的是确定性闭合腹壁以防止切口疝。然而对于每个患者而言，选取最佳治疗方案是一种挑战。首先，应通过CT扫描排除腹腔脓肿或吻合口瘘的潜在可能，或根据患者的全身情况确定是否直接进行切口探查。有脓肿形成时，应进行经皮引流。其次，最好的选择是通过剖腹手术或单独静脉注射抗生素治疗，具体方法应取决于脓肿大小、体位和临床情况。如果确认有吻合口瘘，应采取适当措施（如采用近端回肠造口或结肠造口分流）进行修复[55, 56]。

腹壁修复的时机

在出现脏器疝出时，应将凸出的器官缩小后回纳到腹腔内。在某些情况下，如发生大面积肠水肿或大范围粘连，预期并发症率或病死率增高，以至于患者不能接受全身麻醉，因而无法手术[55]。

缺口处可以用生理盐水浸泡的纱布敷料覆盖，需要频繁换药[57]。可以考虑在局部麻醉下使用缝合钉或缝线将聚乳酸羟基乙酸网片固定于皮肤。网织物最终会长满肉芽组织，伤口会愈合。这也是一种避免肠损伤、减少患者夜间热量和体液丢失的有效方法。临时固定可以让手术推迟到第二天，前提是患者的身体状态稳定且没有出现败血症迹象。

对于"无法手术"患者的更大缺口，可考虑使用聚乳酸羟基乙酸网片与皮肤临时固定，外覆盖封闭负压引流（使用肠道保护膜）或使用"Bogota"袋（3升输液袋）[58-63]。一旦患者适合接受全身麻醉，同时腹内压力恢复正常并且水肿消失，应采取决策防止筋膜回缩，因为这会阻碍切口的"无张力"缝合闭合，导致切口疝。

筋膜缺损的确定性修复

第一，无张力闭合有时可以仅通过伤口再缝合技术实现，据报道这一比例接近半数，表明另一半患者需要其他的闭合方法[56, 64]。单纯再缝合后切口疝的发生率高达83%[65, 66]。除了欧洲疝学会治疗指南中说明的腹壁切口开裂再闭合方法以外，目前没有证据支持有其他更好的再缝合技术。如果患者腹内压高或筋膜状况不佳，应该避免单独使用再缝合技术。由于可能发生再度开裂，筋膜会因缝线撕裂而受损。

第二，如果缝合修复不可能实现无张力闭合，则该应用组织结构分离技术。Esmat报道了关于切开腹横肌和腹内斜肌（TI），外加腹外斜肌（TIE）切开甚至联合Scarpa筋膜（TIES）切开松解张力的方法。切口疝仅在接受TIES的患者中出现[67]。如果患者出现活动性感染（如化脓性感染），应首先考虑用清创术和抗生素治疗感染（如有必要），然后再通过或不通过切口松解进行闭合。

第三，使用可吸收网片分期修复，共有两个步骤。如有必要，应首先尽量缝合关闭网片上方皮肤以覆盖网片，再二期处理切口疝[68]。若放置不可吸收网片，不应直接接触腹腔脏器，因为可能发生感染、侵蚀或网片移位[69]。

第四，瑞典的Petersson等研究出一种使用网片修补结合负压伤口引流的闭合技术[70]。在一项包括46例患者的回顾性研究中，23例患者使用缝合修复，20例使用网片修补。缝合组5例发生切口再度开裂，其中3例早期死亡，病死率为60%；相比之下，网片修补组没有死亡病例。在中位随访期619天和405天后，分别对18例缝合患者和20例网片修补患者进行随访，随访包括体格检查。缝合修复组的切口疝发生率较网片修补组的明显增高（53% vs. 5%，P=0.002），但后者切口疝出现的时间更早（76% vs. 28%，P=0.004）。瑞典另一项关于网片牵拉筋膜联合负压引流关闭切口的大样本调查结果显示，66%的患者发生了切口疝，其中有症状和无症状中位疝患者的疝环直径分别为7.3 cm和4.8 cm。由于这些患者疝环的尺寸比以往报道的结果小得多，笔者认为可以继续应用这一方法治疗[71]。该技术已被其他手术者采用，有时做了微小改良[72, 73]。

第五种方法为使用生物补片进行切口闭合。有报道小样本病例使用猪真皮材料配合或不配合负压引流关闭缺损，结果有差异[74-77]。一项关于该主题的国际多中心随机研究已经提前结束。该研究纳入了18例腹部切口开裂病例采用生物补片（Strattice®）应用underlay或sublay技术关闭缺损，19例对照组进行一期缝合治疗，期间辅助使用或不

使用聚乳酸羟基乙酸网片。生物补片修补组再次开裂的发生率明显更低（5.6% vs. 36.8%，P=0.015）（Jeekel J, presented at congress of European Hernia Society 2014, Edinburgh）。更长期的随访结果，如切口疝等，仍需确认等待中。

最后，对腹壁切口的延期修复可使用组织瓣材料。通常这类修复方法针对的是复杂的腹壁伤口，如存在巨大缺损、肠造口或肠外瘘。当治疗这类复杂患者时，需要向整形外科医师寻求建议并协同治疗。了解（腹部）瘢痕和穿孔器的确切位置将有助于医疗团队来决定最合适的手术方法。

患 者 结 局

最近的研究显示切口开裂的病死率在4%~35%。这种高病死率阻碍了长期结果研究的开展。切口开裂增加患者的医疗负担与多种因素有关（表42.2）。有一些研究已经在尝试确认与切口开裂增加医疗负担有关的因素。

在美国最近的一项研究中，通过分析全国住院

表 42.2　影响切口开裂增加医疗负担的诸多因素

因素类型	示　例
治疗	一期手术
	多次手术
	伤口护理（时间）
	伤口护理（材料，纱布，液体药物）
	负压伤口治疗
	抗生素
	中央静脉通路（肠外营养，抗生素等）
	膳食食品/补充剂
	切口疝修补术
	门诊/伤口护理护士访问
	腹部黏合剂
	护理院或康复机构
行程	到达/离开诊所（访问者）
	往返门诊（患者，陪同人员）
间接成本	需要更长时间返回工作/日常活动
	无力照顾他人

患者数据（*n*=786）发现腹壁切口开裂患者群较匹配对照组（25 636人）的病死率高9.6%、住院时间延长9.4天、住院费用增加40 323美元[24]。

在一项来自荷兰的前瞻性研究中，接受保守治疗的腹部切口开裂患者较对照组的医院护理费用增加了一倍以上（6 325欧元 vs. 14 088欧元）。对于出院后需要家庭（伤口）护理的患者，平均护理成本为2 948欧元。几乎一半患者都使用黏合剂，价格为200～500欧元。总体而言，接受保守治疗的腹部切口裂开患者的治疗费用较接受再手术且没有新并发症的患者高出10 850欧元，其中腹部开裂修复再手术的费用为1 424欧元[65]。

Gili-Ortiz等发表了一项来自西班牙的回顾性多中心研究，发现在所有因腹部手术住院的323 894患者中，2 294例腹部切口裂开患者每人的治疗费用增加了14 327欧元[78]。

相比较，2011年在法国"平均"单个患者"平均"单次切口疝修复的费用为6 451欧元[79]。

一般来说，许多患者发现频繁接受伤口护理是一种负担，如感染或开裂伤口的护理。在伤口愈合后，瘢痕和（或）切口疝会让患者经常想起再手术过程和随后并发症所带来的痛苦。从一项研究中得知，对伤口开裂患者进行SF-36评分中，其身心健康评估、整体健康状况、心理健康状况、社会功能和40个月随访后变化的评分显著降低。同时该组切口疝的患病率高达83%，患者对其机体形象满意度的评分显著降低[65]。

随着微创手术和围手术期护理的不断进步，切口开裂的发生率有望在未来几年内降低。但是仍有一小部分患者始终需要进行"大幅度"的有创手术。尽可能优化这些患者的治疗并发展"最佳"的切口重建技术是我们的责任。

参考文献

[1] Armstrong CP, Dixon JM, Duffy SW, et al. Wound healing in obstructive jaundice. Br J Surg. 1984;71:267–70.
[2] Riou JP, Cohen JR, Johnson Jr H. Factors influencing wound dehiscence. Am J Surg. 1992;163:324–30.
[3] Keill RH, Keitzer WF, Nichols WK, et al. Abdominal wound dehiscence. Arch Surg. 1973;106:573–7.
[4] Pavlidis TE, Galatianos IN, Papaziogas BT, et al. Complete dehiscence of the abdominal wound and incriminating factors. Eur J Surg. 2001;167:351–4.
[5] Niggebrugge AH, Hansen BE, Trimbos JB, et al. Mechanical factors influencing the incidence of burst abdomen. Eur J Surg. 1995;161:655–61.
[6] Humar A, Ramcharan T, Denny R, et al. Are wound complications after a kidney transplant more common with modern immunosuppression? Transplantation. 2001;72:1920–3.
[7] Gislason H, Grönbech JE, Söreide O. Burst abdomen and incisional hernia after major gastrointestinal operations—comparison of three closure techniques. Eur J Surg. 1995;161:349–54.
[8] Penninckx FM, Poelmans SV, Kerremans RP, et al. Abdominal wound dehiscence in gastroenterological surgery. Ann Surg. 1979;189:345–52.
[9] Greenburg AG, Saik RP, Peskin GW. Wound dehiscence. Pathophysiology and prevention. Arch Surg. 1979;114(2):143–6.
[10] Webster C, Neumayer L, Smout R, et al. Prognostic models of abdominal wound dehiscence after laparotomy. J Surg Res. 2003;109:130–7.
[11] Goodenough CJ, Ko TC, Nguyen MT, Holihan JL, Alawadi Z, Nguyen DH, Flores JR, Arita NT, Roth JS, Liang MK. Development and validation of a risk stratification score for ventral incisional hernia after abdominal surgery: hernia expectation rates in intra-abdominal surgery (the HERNIA Project). J Am Coll Surg. 2015;220(4):405–13.
[12] Niggebrugge AHP, Trimbos JB, Hermans J, Steup WH, Van de Velde CJ. Influence of abdominal-wound closure technique on complications after surgery: a randomised study. Lancet. 1999;353:1563–7.
[13] Rodríguez-Hermosa JI, Codina-Cazador A, Ruiz B, Girones J, Pujadas M, Pont J, Aldequer X, Acero D. Risk factors for acute abdominal wall dehiscence after laparotomy in adults. Cir Esp. 2005;77(5):280–6.
[14] Mäkelä JT, Kiviniemi H, Juvonen T, Laitinen S. Factors influencing wound dehiscence after midline laparotomy. Am J Surg. 1995;170:387–90.
[15] Meena K, Ali S, Chawla AS, Aggarwal L, Suhani S, Kumar S, Khan RN. A prospective study of factors influencing wound dehiscence after midline laparotomy. Surg Sci. 2013;4:354–8.
[16] Cöl C, Soran A, Cöl M. Can postoperative abdominal wound dehiscence be predicted? Tokai J Exp Clin Med. 1998;23(3):123–7.
[17] Dahl RM, Wetterslev J, Jorgensen LN, Rasmussen LS, Moller AM, Meyhoff CS, Proxi Trial Group. The association of perioperative dexamethasone, smoking and alcohol abuse with wound complications after laparotomy. Acta Anaesthesiol Scan. 2014;58:352–61.
[18] Abbas SM, Hill AG. Smoking is a major risk factor for wound dehiscence after midline abdominal incision; a case-control study. ANZ J Surg. 2009;79(4):247–50.
[19] Kenig J, Richter P, Zurawska S, Lasek A, Zbierska K. Risk factors for wound dehiscence after laparotomy—clinical control trial. Pol Przegl Chir. 2012;84(11):1008–21.
[20] Smith RK, Broach RB, Hedrick TL, Mahmoud NN, Paulson EC. Impact of BMI on postoperative outcomes in patients undergoing proctectomy for rectal cancer: A national surgical quality improvement program analysis. Dis Colon Rectum 2014;57(6):687–93.
[21] Wahl W, Menke H, Schnütgen M, et al. Die Fasciendehiscenz—Ursache und Prognose. Chirurg. 1992;63:666–71.
[22] Swaroop M, Williams M, Greene WR, et al. Multiple laparotomies are a predictor of fascial dehiscence in the setting of severe trauma. Am Surg. 2005;71:402–5.
[23] Van Ramshorst GH, Salu NE, Bax NM, Hop WC, van Heurn E, Aronson DC, Lange JF. Risk factors for abdominal wound dehiscence in children: a case-control study. World J Surg. 2009; 33(7):1509–13.
[24] Shanmugan VK, Fernandez SJ, Evans KK, McNish S, Banerjee AN, Couch KS, Mete M, Shara N. Postoperative wound dehiscence: predictors and associations. Wound Repair Regen. 2015;23(2):184–90.
[25] Ellis H, Coleridge-Smith PD, Joyce AD. Abdominal incisions –vertical or transverse? Postgrad Med J. 1984;60:407–10.
[26] Halasz NA. Dehiscence of laparotomy wounds. Am J Surg. 1968;116:210–4.
[27] García-Valdecasas JC, Almenara R, Cabrer C, de Lacy AM, Sust M, Taura P, Fuster J, Grande L, Pera M, Sentis J, et al. Subcostal

incision versus midline laparotomy in gallstone surgery: a prospective and randomized trial. Br J Surg. 1988;75(5):473–5.

[28] Cox PJ, Ausobsky JR, Ellis H, Pollock AV. Towards no incisional hernias: lateral paramedian versus midline incisions. J R Soc Med. 1986;79:711–2.

[29] Richards PC, Balch CM, Aldrete JS. Abdominal wound closure. A randomized prospective study of 571 patients comparing continuous vs. interrupted suture techniques. Ann Surg. 1983; 197(2): 238–43.

[30] Irvin TT, Vassilakis JS, Chattopadhyay DK, Greaney MG. Abdominal wound healing in jaundiced patients. Br J Surg. 1978;65: 521–2.

[31] Brown SR, Goodfellow PB. Transverse verses midline incisions in abdominal surgery (review). Cochrane Database of Syst Rev. 2005; (4): Art. No. CD005199. doi: 10.1002/14651858.CD005199.pub2.

[32] Halm JA, Lip H, Schmitz PI, Jeekel J. Incisional hernia after upper abdominal surgery: a randomised controlled trial of midline versus transverse incision. Hernia. 2009;13(3):275–80.

[33] Fassiadis N, Roidl M, Hennig M, South LM, Andrews SM. Randomized clinical trial of vertical or transverse laparotomy for abdominal aortic aneurysm repair. Br J Surg. 2005;92(10): 1208–11.

[34] Grantcharov TP, Rosenberg J. Vertical compared with transverse incisions in abdominal surgery. Eur J Surg. 2001;167(4):260–7.

[35] Lee L, Mappin-Kasirer B, Sender Liberman A, Stein B, Charlebois P, Vassiliou M, Fried GM, Feldman LS. High incidence of symptomatic incisional hernia after midline extraction in laparoscopic colon resection. Surg Endosc. 2012;26(11):3180–5.

[36] DeSouza A, Domajnko B, Park J, Marecik S, Prasad L, Abcarian H. Incisional hernia, midline versus low transverse incision: what is the ideal incision for specimen extraction and hand-assisted laparoscopy? Surg Endosc. 2011;25(4):1031–6.

[37] Gómez Diaz CJ, Rebasa Cladera P, Navarro Soto S, Hidalgo Rosas JM, Luna Aufroy A, Montmany Vioque S, Corredera CC. Validation of abdominal wound dehiscence's risk model. Cir Esp. 2014; 92 (2):114–9.

[38] Kenig J, Richter P, Lasek A, Zbierska K, Zurawska S. The efficacy of risk scores for predicting abdominal wound dehiscence: a case-control validation study. BMC Surg. 2014;14:65.

[39] Muysoms FE, Antoniou SA, Bury K, Campanelli G, Conze J, Cuccurullo D, de Beaux AC, Deerenberg EB, East B, Fortelny RH, Gillion JF, Henriksen NA, Israelsson L, Jairam A, Jänes A, Jeekel J, López-Cano M, Miserez M, Morales-Conde S, Sanders DL, Simons MP, Śmietański M, Venclauskas L, Berrevoet F, European Hernia Society. European Hernia Society guidelines on the closure of abdominal wall incisions. Hernia. 2015;19(1):1–24.

[40] van 't Riet M, Steyerberg EW, Nellensteyn J, Bonjer HJ, Jeekel J. Meta-analysis of techniques for closure of midline abdominal incisions. Br J Surg. 2002;89(11):1350–6.

[41] Diener MK, Voss S, Jensen K, Büchler MW, Seiler CM. Elective midline laparotomy closure: the INLINE systematic review and meta-analysis. Ann Surg. 2010;251(5):843–56.

[42] Israelsson LA, Jonsson T. Suture length to wound length ratio and healing of midline laparotomy incisions. Br J Surg. 1993;80(10): 1284–6.

[43] Cengiz Y, Blomquist P, Israelsson LA. Small tissue bites and wound strength: an experimental study. Arch Surg. 2001;136(3):272–5.

[44] Millbourn D, Cengiz Y, Israelsson LA. Effect of stitch length on wound complications after closure of midline incisions: a randomized controlled trial. Arch Surg. 2009;144(11):1056–9.

[45] Van Ramshorst GH, Klop B, Hop WC, Israelson LA, Lange JF. Closure of midline laparotomies by means of small stitches: practical aspects of a new technique. Surg Technol Int. 2013;23:34–8.

[46] http://www.usorebro.se/sv/Videoarkiv/Oppen-kirurgi/Bukvaggskirurgi/Closure-of-midline-incision/

[47] Deerenberg EB, Harlaar JJ, Steyerberg EW, Lont HE, van Doorn HC, Heisterkamp J, Wijnhoven BPL, Schouten WR, Cense HA, Stockmann HBAC, Berends FJ, Dijkhuizen FPHLJ, Dwarkasing RS, Jairam AP, van Ramshorst GH, Kleinrensink GJ, Jeekel J, Lange JF. Small bites versus large bites for closure of abdominal midline incisions: results of a double blinded multicenter randomized trial (STITCH-trial). Lancet. 2015;386(10000):1254–60.

[48] Khorgami Z, Shoar S, Laghaie B, Aminian A, Hosseini Araghi N,

Soroush A. Prophylactic retention sutures in midline laparotomy in high-risk patients for wound dehiscence: a randomized controlled trial. J Surg Res. 2013;180:238–43.

[49] Agarwal A, Hossain Z, Agarwal A, Das A, Chakraborty S, Mitra N, Gupta M, Ray U. Reinforced tension line suture closure after midline laparotomy in emergency surgery. Trop Doct. 2011;41:193–6.

[50] Abbasoglu O, Nursal T. Surgical technique for closure of difficult abdomen. Acta Chir Belg. 2003;103:340–1.

[51] Bayraktar B, Özemir İA, Sağıroğlu J, Demiral G, Çelik Y, Aslan S, Tombalak E, Yılmaz A, Yiğitbaşı R. A retrospective analysis of early and late term complications in patients who underwent application of retention sutures for gastrointestinal tract malignancies. Ulus Cerrahi Derg. 2014;32(1):15–9.

[52] Rink AD, Goldschmidt D, Dietrich J, Nagelschmidt M, Vestweber K-H. Negative side-effects of retention sutures for abdominal wound closure. A prospective randomised study. Eur J Surg. 2000;166(12):932–7.

[53] Renvall S, Grönroos I, Laato M. Burst abdomen: local synthesis of nucleic acids, glycosaminoglycans, proteins and collagen in wounds. Ann Chir Gynaecol. 2001;90 Suppl 215:33–7.

[54] Jenkins TPN. The burst abdominal wound: a mechanical approach. Br J Surg. 1976;63:873–6.

[55] Cliby WA. Abdominal incision wound breakdown. Clin Obstet Gynaecol. 2002;45:507–17.

[56] Fleischer GM, Renner A, Rühmer M. Die infizierte Bauchdecke und der Platzbauch. Chirurg. 2000;71:754–62.

[57] Van Ramshorst GH, Eker HH, Harlaar JJ, Nijens KJ, Jeekel J, Lange JF. Therapeutic alternatives for burst abdomen. Surg Technol Int. 2010;19:111–9.

[58] Heller L, Levin SL, Butler CE. Management of abdominal wound dehiscence using vacuum assisted closure in patients with compromised healing. Am J Surg. 2006;191(2):165–72.

[59] Subramonia S, Pankhurst S, Rowlands BJ, Lobo DN. Vacuum-assisted closure of postoperative abdominal wounds: a prospective study. World J Surg. 2009;33:931–7.

[60] Sukumar N, Shaharin S, Razman J, Jasmi AY. Bogota bag in the treatment of abdominal wound dehiscence. Med J Malaysia. 2004;59(2):281–3.

[61] Hougaard HT, Ellebaek M, Holst UT, Qvist N. The open abdomen: temporary closure with a modified negative pressure therapy technique. Int Wound J. 2014;11 Suppl 1:13–6.

[62] Jang JY, Shim H, Lee YJ, Lee SH, Lee JG. Application of negative pressure wound therapy in patients with wound dehiscence after abdominal open surgery: a single center experience. J Korean Surg Soc. 2013;85(4):180–4.

[63] Trzeciak PW, Porzeżyńska J, Ptasińska K, Walczak DA. Abdominal Cavity Eventration treated by means of the "open abdomen" technique using the negative pressure therapy system—case report and literature review. Pol Przegl Chir. 2015;87(11):592–7.

[64] Carlson MA. Acute wound failure. Surg Clin North Am. 1997;77: 607–36.

[65] Van Ramshorst GH, Eker HH, Van der Voet JA, Jeekel J, Lange JF. Long-term outcome study in patients with abdominal wound dehiscence: a comparative study on quality of life, body image, and incisional hernia. J Gastrointest Surg. 2013;17:1477–84.

[66] Van 't Riet M, De Vos van Steenwijk PJ, Bonjer HJ, Steyerberg EW, Jeekel J. Incisional hernia after repair of wound dehiscence: incidence and risk factors. Am Surg. 2004;70:281–6.

[67] Esmat ME. A new technique in closure of burst abdomen: TI, TIE and TIES incisions. World J Surg. 2006;30(6):1063–73.

[68] McNeeley Jr SG, Hendrix SL, Bennett SM, Singh A, Ransom SB, Kmak DC, Morley GW. Synthetic graft placement in the treatment of fascial dehiscence with necrosis and infection. Am J Obstet Gynecol. 1998;179(6 Pt 1):1430–4; discussion 1434–5.

[69] Van 't Riet M, de Vos van Steenwijk PJ, Bonjer HJ, Steyerberg EW, Jeekel J. Mesh repair for postoperative wound dehiscence in the presence of infection: is absorbable mesh safer than non-absorbable mesh? Hernia. 2007;11(5):409–13.

[70] Petersson P, Montgomery A, Petersson U. Wound dehiscence: outcome comparison for sutured and mesh reconstructed patients. Hernia. 2014;18(5):681–9.

[71] Bjarnason T, Montgomery A, Ekberg O, Acosta S, Svensson M, Wanhainen A, Björck M, Petersson U. One-year follow-up after

open abdomen therapy with vacuum-assisted wound closure and mesh-mediated fascial traction. World J Surg. 2013;37(9):2031–8.

[72] Lord AC, Hompes R, Venkatasubramaniam A, Arnold S. Successful management of abdominal wound dehiscence using a vacuum assisted closure system combined with mesh-mediated medial traction. Ann R Coll Surg Engl. 2015;97(1):e3–5.

[73] Willms A, Güsgen C, Schaaf S, Bieler D, von Websky M, Schwab R. Management of the open abdomen using vacuum-assisted wound closure and mesh-mediated fascial traction. Langenbecks Arch Surg. 2015;400(1):91–9.

[74] Bounovas A, Antoniou GA, Laftsidis P, Bounovas A, Antoniou SA, Simopoulos C. Management of abdominal wound dehiscence with porcine dermal collagen implant: report of a case. Ostomy Wound Manage. 2008;54(9):44–8.

[75] Chuo CB, Thomas SS. Absorbable mesh and topical negative pressure therapy for closure of abdominal dehiscence with exposed bowel. J Plast Reconstr Aesthet Surg. 2008;61(11):1378–81.

[76] Wotton FT, Akoh JA. Rejection of Permacol® mesh used in abdominal wall repair: a case report. World J Gastroenterol. 2009;15 (34):4331–3.

[77] Caviggioli F, Klinger FM, Lisa A, Maione L, Forcellini D, Vinci V, Codolini L, Klinger M. Matching biological mesh and negative pressure wound therapy in reconstructing an open abdomen defect. Case Rep Med. 2014;2014:235930.

[78] Gili-Ortiz E, González-Guerrero R, Béjar-Prado L, Ramírez-Ramírez G, López-Méndez J. Postoperative dehiscence of the abdominal wound and its impact on excess mortality, hospital stay and costs. Cir Esp. 2015;93(7):444–9.

[79] Gillion JF, Sanders D, Miserez M, Muysoms F. The economic burden of incisional ventral hernia repair: a multicentric cost analysis. Hernia 2016;20(6):819–30.

第43章
腹腔开放疗法
Treatment of the Open Abdomen

Sarah Scott Fox, Justin M. Milligan and William F. Powers IV

孟云潇 译

引　言

1940年，Ogilvie首次记录了作战伤员腹腔开放时的处理方法[1]，用肠线将轻质帆布或支撑棉花缝合于筋膜，再将凡士林纱布条折叠塞于筋膜下，采用手术缝线或弹性绷带条关闭腹腔来达到暂时性的腹腔关闭[1, 2]。他认为应该像处理其他脓毒性感染伤口一样，通过切开、引流来处理感染的腹腔[2]。腹腔开放的研究起初出现在40年后的文献中，报道中的发生率和死亡率都较高[2]。在1980年以前，外科医师通常用一次针对性的手术来治疗严重腹腔创伤或脓毒症患者，但患者常死于酸中毒、低体温、凝血功能障碍及"复苏失败"等并发症。对于那些需要再次探查腹腔的患者，先将筋膜关闭，在下一次手术中再将关闭的筋膜重新打开。在整个20世纪80年代，创伤外科医师开始认识到分期手术的好处，1993年，Rotondo创造了"损伤控制剖腹术"这一术语，即在两次手术探查之间让腹腔开放。传统方法是将开放的腹腔作为一种腹壁疝来进行有计划的处理，先在覆盖于肠管的肉芽组织上放置一块分层厚皮片，患者在出院6～12个月后进行最终的腹壁重建。从20世纪90年代到21世纪的最初10年，一直采用这种治疗方法。今天，外科医师尝试在首次住院期间进行一次性关腹是可接受的，甚至是可取的[2, 3]。

随着腹腔开放疗法越来越受到人们的青睐，对危重创伤和普外科患者的处理技术也在不断地发展。很多文献都对腹腔开放进行描述；然而，目前还没有对暂时性关闭或一次性关闭技术哪个更好达成共识。

腹腔开放的定义和适应证

创伤、出血、肠缺血、腹腔内脓毒症和感染性休克后再探查的概念早已在普外科急诊、血管外科和创伤外科手术中得到认可[3, 4]。损伤控制性剖腹术是对危重或受伤患者进行的一种简捷的剖腹探查手术，目的是为了达到控制重大出血或传染染源，术后在重症监护室（ICU）待病情稳定[3]。2009年腹腔开放咨询顾问小组（OAAP）召开会议，他们根据现有的证据，制订了腹腔开放患者急性期和长期护理期的处理模式[3]。所提出的腹腔开放处理流程如图43.1所示。

OAAP确定了几个需要腹腔开放的适应证：腹内高压的持续发展、原发性或继发性腹腔间隔室综合征（abdominal compartment syndrome，ACS）、计划中的再探查[3]等。导致腹腔开放的常见病因如框43.1所示。

无论腹腔开放的病因是什么，所有患者均存在早期炎症反应，包括中性粒细胞和巨噬细胞增多、促炎症细胞因子和介质的激活，它们会引起局部和全身反应，导致多系统脏器功能衰竭[3]。处理腹腔开放管理模式的阶段分为术前、术中、暂时性关腹（TAC）、术后及再手术（图43.2），目的是控制这些炎症的级联反应，一旦认为患者是安全的，就尽快关腹。

腹腔内高压及腹腔间隔室综合征

自1876年Edmund C. Wendt博士报道了腹内压增加与尿量减少之间的关系以来，与腹腔内高压有

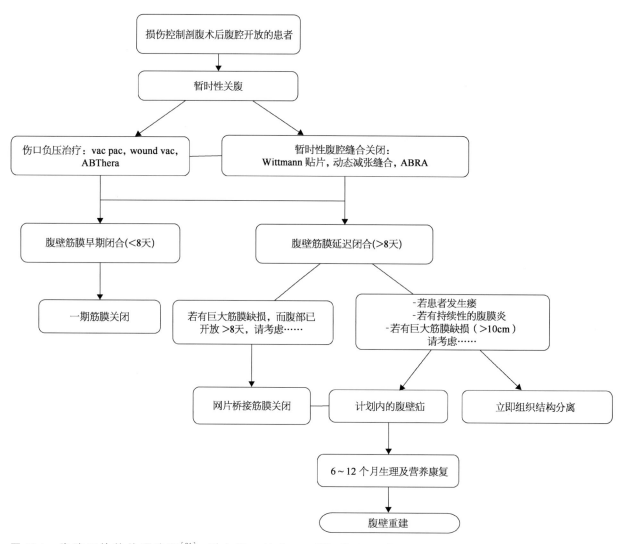

图 43.1　腹腔开放的处理流程[21]。引自 Diaz JJ, Dutton WD, Ott MM, Cullinane DC, Alouidor R, Armen SB, Bilanuik JW, Collier BR, Gunter OL, Jawa R, Jerome R, Kerwin A, Kirby JP, Lambert AL, Riordan WP, Wohltmann CD, *Eastern association for the surgery of trauma: a review of the management of the open abdomen—part 2 "management of the open abdomen"*. Journal of Trauma, 2011. 71(2): p. 502–512 [21]，获 Wolters Kluwer Health Inc. 许可

关的广泛病理学观念已出现在医学研究领域中[5]。尽管该观念越来越受到人们的关注，但直到20世纪末期，外科领域仍以在巨大张力下关腹为傲。1981年，Stone 和他的同事们发现，在有明显张力的情况下，行延迟腹腔关闭而不是立即关闭，患者的死亡率从85%降至22%[6]。

尽管ACS的确切定义有些宽泛，但在腹腔间隔室综合征世界大会上，就腹腔内高压及ACS的定义（框43.2，表43.1）和处理问题，达成了共识[7]。

腹腔内高压的发展和相关不良生理后果，很大程度上是由于内脏和腹膜后水肿，其不良反应可表现为：组织出血、坏死或受损，或存在潜在的炎症或感染。

早期认识ACS（框43.2）的发展是治疗ACS最

框 43.1　腹腔开放的常见病因[3]

- 创伤后出血
- 非创伤性出血（如腹主动脉瘤破裂）
- 脓毒症
- 腹膜炎
- 胰腺炎
- 复苏性 ACS（如烧伤、外伤）
- 急性腹壁缺损
- 腹腔积气
- 肠缺血拟二次探查
- 肝移植术后

引自 Vargo D, Richardson JD, Campbell A, Chang M, Fabian T, Franz M, Kaplan M, Moore F, Reed RL, Scott B, Silverman R, *Management of the open abdomen: from initial operation to definitive closure*. American Surgeon 2009. 75(11): p. S1-S22 [3]，获 Southeastern Surgical Congress 许可

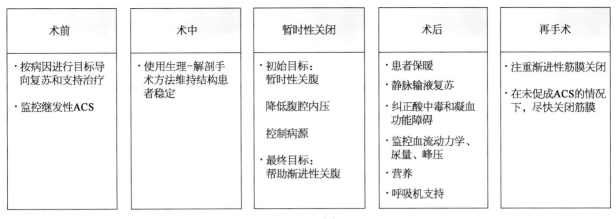

	术前	术中	暂时性关闭	术后	再手术

图 43.2　腹腔开放的各个处理阶段[3]。ACS：腹腔间隔室综合征

表 43.1　腹腔内高压及腹腔间隔室综合征的定义及分级[7]

级　别	腹腔内压力（mmHg）	
1	12～15	腹腔间隔室综合征（ACS）定义为：持续腹腔内压力（IAP）> 20 mmHg（包括/未括 APP=60 mmHg）并伴有新发生的器官功能障碍或衰竭（少尿或无尿、低血压、呼吸机压力增加）
2	16～20	
3	21～25	
4	> 25	APP=MAP–IAP

注：APP：腹腔灌注压；MAP：平均动脉压。引自 Cheatham ML, et al., *Abdominal Compartment Syndrome. II. Results from the International Conference of Experts on Intra- abdominal Hypertension and Recommendations.* Intensive Care Medicine, 2007. 33: p. 951–962[7]. 版权 2007, Springer。

框 43.2　腹腔间隔室综合征的主要特性[7]

- 显著的呼吸受损
  - 吸气时气道压力升高 35 cmH$_2$O
- 肾功能障碍
  - 排尿量降至 30 ml/h 以下
- 血流动力学不稳定，需要儿茶酚胺支持
- 存在腹壁僵硬或紧绷，强烈提示 ACS

关键的一步，因为很多并发症是由于灌注不良和后期再灌注造成的[7]。体格检查是判断 ACS 发展的最可靠早期指标。在发生腹腔内高压的高危患者中，进行持续的膀胱压力测量已被证明是一种可靠的工具。

当腹内压力超过 20 mmHg 时，可能出现与 ACS 相关的生理功能紊乱（表 43.1）。腹腔减压能立即降低腹腔内高压，改善腹腔灌注压（abdominal perfusion pressure，APP），并提高动态肺顺应性[8, 9]。腹腔减压需要取一个从剑突至耻骨联合的切口，因为较小的切口可能无法使腹腔充分减压，从而增加持续性或复发性 ACS 的风险。减压后，必

须继续进行严密监护，以防止可能因减压不当、腹腔内病情的发展或腹腔关闭过紧导致的 ACS 再发[10]。重要的是要记住，即使是"开放"的腹部，也会发展成 ACS。

与这些灾难性损伤有关的细胞和终末器官功能障碍导致了众所周知的酸中毒、凝血功能障碍以及低体温症的"致命三联征"，一旦被发现，若没有及时积极矫正，将不可避免地导致死亡。在过去的几十年里，虽然危重患者的治疗发生了很大的变化，减少了腹腔开放的必要，但在适当的情况下，DCS 中所详细描述的各阶段依旧存在（表43.2）。

损伤控制性手术（DCS）

Lucas 和 Ledgerwood 在重度腹部创伤治疗中倡导了腹腔填塞的方法，解决了20世纪70年代严重腹部创伤后腹壁重建的相关技术难点[11, 12]。Feliciano 及其同事在20世纪80年代的后续研究中进一步阐明了腹腔填塞和腹腔开放在血流动力学不稳定和难以控制的肝出血患者中挽救生命的作用[13]。1993年，Rotondo 和 Schwab 在其里程碑式的论文中

表 43.2　损伤控制性手术的各个阶段[30]

第 1 阶段	紧急开腹手术和重大出血和（或）感染源的控制，± 腹腔填塞和暂时性腹腔关闭
第 2 阶段	转至重症监护室进行有目的的复苏，以纠正低体温、凝血功能障碍和酸中毒
第 3 阶段	再探查，冲洗，分期修复腹壁

首次提出了"损伤控制"一词，该论文表明，对严重的穿透性腹部创伤患者使用腹腔开放技术，死亡率降低了 7 倍（11% ～ 77%）[14]。损伤控制是在第二次世界大战期间海军首次使用的一个术语，指的是受损军舰保持功能以便安全返回港口的能力。把这个词用于临床，指的是在尽可能的短时间内以尽可能少的资源最大限度地减少出血的能力。损伤控制性手术（damage control surgery，DCS）指的是当患者处于严重生理功能紊乱时，在最初的手术中避免只通过一次确定性的手术去治疗。DCS 的重点是最大限度地减少手术时间，同时处理威胁生命的病理学问题[15]。DCS 最初用于灾难性的腹部穿透性创伤，现在已经拓展到所有危及生命的腹腔内外科异常状态。

暂时性腹腔关闭技术

暂时性腹腔关闭（temporary abdominal closure，TAC）的基本原则包括：易于再探查、最终关闭率高以及成本-效益高[4]。关于暂时性腹腔关闭的文献多种多样，目前有许多安全、高效的腹腔开放处理技术。有几种情况应当考虑分期腹腔开放并延迟筋膜关闭：脓毒症无法消除或控制；坏死或感染组织清创不完全；肠管活力存在问题；内脏过度水肿可能诱发腹腔内高压或 ACS；或者患者病情严重，应优先考虑复苏，而不是修复[4]。理想的暂时性腹腔关闭装置的特点如框 43.3 所示。在腹腔关闭之前，应当先稳定患者，并优化营养。当一期关闭和白线的重建不可能完成时，应考虑采用桥接方法[16]。

历史观点

单纯皮肤关闭及疏松填塞

单纯皮肤关闭是用巾钳或皮肤缝线进行快速关闭，是一种廉价的方法。这种方法可以很方便地再次进入腹腔进行探查。但是，该方法通常不可能进行引流，而且还会增加令人无法接受的 ACS 的复发

率。同时内脏切除、筋膜收缩导致腹壁功能不全的风险也增高，这与其低关闭率（40% ～ 75%）与高死亡率（25% ～ 40%）是一致的[17, 18]。

疏松填塞是指在腹腔被打开处，用标准敷料覆盖内脏。由于会造成早期筋膜收缩和高死亡率，这种暂时性腹腔关闭方法大部分已经被弃用了[18]。

Esmarch 关闭法

Esmarch 关闭法最早在创伤处理中被描述：将两条 esmarch 绷带沿伤口两侧钉合在皮肤上，在中线处汇合，然后向内，形成一个无张力的筒仓，再在腹壁上放置聚维酮碘（碘伏）垫（如 Ioban™，3M Health Care，St. Paul，MN）。这种敷料虽然经济有效、简单易用，并且不会对下面的肠道造成创伤，但无法放置任何腹腔引流，因此会产生令人无法接受的腹腔内高压高发生率[19]。

Zipper 关闭法

该法最初被描述为一种快速、安全的腹部再手术方法，暂时性的腹腔关闭是通过使用当地零售商提供的拉链来实现的。拉链经过高压蒸汽灭菌，附着在缝合于筋膜的聚丙烯网片上，用标准的伤口敷料覆盖。最终，医疗器械制造商开始生产

框 43.3　暂时性腹腔关闭装置的理想特点[2, 3, 16, 17]

- 覆盖并包裹腹腔内容物，防止内脏切除
- 保护腹腔内容物不受损伤和污染
- 保持腹壁完整，防止腹壁功能不全和筋膜收缩，同时保持腹壁的弹性及移动性
- 防止内脏与腹壁及缝合材料粘连
- 可预防或治疗腹腔内高压及 ACS
- 操作简单快速，并能够快速再进腹
- 防止瘘管形成
- 防止筋膜受损
- 帮助控制体液平衡，能让被感染的体液从腹腔排出，并能控制腹膜透出液
- 方便护理
- 成本-效益高
- 能方便、安全地转运患者

尼龙拉链。Zipper关闭法便于腹腔再探查和反复灌洗，可避免因缝合造成的反复组织创伤[20]。尽管尼龙拉链网片已基本不再流行，但至今仍在腹腔开放的处理中被使用。这种方法可能造成筋膜损伤、腹腔关闭率可变（0～100%），并伴随高死亡率（0～60%）[18]。

目前暂时性腹腔关闭的方法

筒仓法（Silos），如Bogota袋法

1984年，在哥伦比亚的几家医院首次使用了Bogota袋法[2]。该方法是将一个无菌的泌尿道冲洗三升袋缝至筋膜或皮肤上，并将其逐渐折成扇状或切除，使得筋膜边缘重新靠近[4, 18]。该方法腹腔关闭率不定（17%～82%），可随着同时使用的负压伤口治疗而提高[4, 16]。所报道的死亡率为18%～53%[18]。其优点包括成本低、快速得到，以及保护内脏免受切除和脱水干燥[16]。其缺点是缝合部位筋膜损伤、粘连形成、难以控制的腹腔液体丢失、进行性肌肉收缩、腹壁功能不全、腹内高压的风险以及需要持续监测腹腔内压[2, 16, 17]。

植皮及计划内腹壁疝

从20世纪90年代至21世纪初，腹腔开放一直作为计划内腹壁疝的治疗方案来进行，并在覆盖肠的肉芽组织上放置一块分层厚皮片（split-thickness skin graft，STSG）。出院6～12个月后，患者返回医院接受针对性的腹壁重建[3]（图43.3）。在这期间，患者会存在生活质量下降及肠道空气瘘的高发生率。肌筋膜边缘因缺乏机械张力而收缩，由于腹壁功能不全、肌纤维萎缩及纤维化，导致择期疝修补变得非常困难。此外，住院保险条例里的护理费用可能超过最终关腹的费用[3, 16]。

尽管具有如此多的局限性，但是计划内腹壁疝治疗在特定患者群体中是合适的，STSG可以与其他关闭方法联合使用，如筋膜桥接（图43.1）。由于大量的内脏水肿、腹壁功能不全、继发感染导致腹壁组织缺损、急性呼吸窘迫综合征或内脏与腹壁的

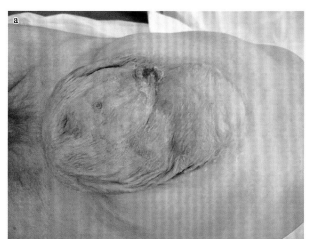
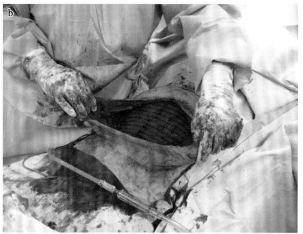
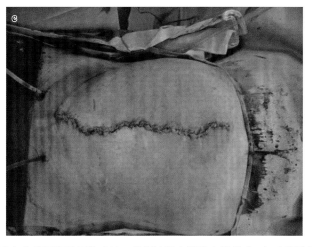

图43.3 将分层厚皮片（STSG）应用于腹腔开放疗法，并行计划内腹壁疝修补术。（a）腹腔开放患者已接受STSG治疗并已愈合；（b）应用网片的分期腹壁疝修补术；（c）腹壁疝修补完成

广泛融合，想要一期进行筋膜关闭是不可能的。通常在住院期间的前两周，对计划内腹壁疝治疗作出决定[3, 21]。对于筋膜，通过网片桥接并用皮肤覆盖，要么应用STSG法，要么采用皮瓣松解[3]。外科医师在制作皮瓣时，应注意保留腹直肌的穿支血管以防止发生缺血、皮肤坏死和裂开[16]。

负压伤口治疗（NPWT）

负压伤口治疗（negative pressure wound therapy，NPWT）最早由Brock于1995年首次提出[2]。采用NPWT技术可方便进入腹腔，并发症少，死亡率低，筋膜收缩率低，且筋膜关闭率高。该技术可以覆盖腹腔，降低腹腔内压力（虽然不能消除腹腔内高压的风险），充分控制渗出液，减少粘连形成，并保持筋膜边缘的牵引力[16]。有多个商用系统：Barker Vacuum Pac[TM]、Renasys NPWT[TM]（Smith & Nephew，MA，USA）、Avance NPWT[TM]（Molnlycke，Goteborg，Sweden）、ABThera[TM]腹腔开放负压治疗系统（KCI，San Antonio，TX，USA）以及真空辅助关闭系统[TM]（KCI，San Antonio TX，USA）[4, 18, 22]。

通过分别在内脏上、腹膜壁层下及筋膜边缘下放置的一层有窗孔的聚乙烯薄片，来构建Barker Vacuum Pac[TM]的三层结构。用湿润的医用手术巾覆盖，上覆硅胶引流管。在敷料及皮肤上放置具黏附性的聚维酮碘浸渍薄片（如Ioban[TM]）以密封。引流管连接于100～150 mmHg的墙式引流上[2, 4, 16, 18]。这种装置成本低廉，且能控制体液流出[2, 4]。据报道，所有患者发生瘘的比例为20%，急诊普外科患者的筋膜关闭率为71%，创伤患者的筋膜关闭率为61%[4]。

ABThera[TM]腹腔开放负压治疗系统采用了一种受保护的聚氨酯泡沫层，该聚氨酯泡沫层由6个支撑臂组成，嵌入在两张开了窗的薄片之间，这两张薄片分别放置在内脏上方和腹膜下方。将聚氨酯海绵放置在内脏保护层的顶部以及筋膜边缘之间，伤口被不透水的薄片覆盖以形成密封环境。将引流管置于泵和液体收集系统之间，施加负压以保持筋膜边缘的恒定张力，同时收集多余的腹腔渗液以帮助消肿（图43.4）。该系统每48～72小时更换1次。有些医师选择每次更换敷料从切口两端开始，按顺序逐步关闭筋膜边缘[4, 16, 18]。总的来说，该系统并发症低，可以防止筋膜收缩和腹壁功能不全[3]。有报道描述使用该系统的筋膜关闭率为33%～100%，创伤患者的关闭率（86%～100%）高于急诊普外科合并腹膜炎患者（33%～75%）[21]。该系统对于腹腔开放的患者最多可以安全使用3～4周。对于无法行早期筋膜关闭的患者，运用该系统的平均关腹时间为9天[3, 16, 21]。

在一项实验研究中，与Barker Vacuum Pac[TM]比较，发现ABThera[TM]腹腔开放负压治疗系统可以将压力均匀分布在整个泡沫上，有利于腹腔液的清除、肠水肿的减轻，从而促进伤口愈合。相比之下，Barker Vacuum Pac[TM]的压力分布并不均匀，伤口中心处的负压较高，外围的负压较低[17]。

人工毛边，如Wittmann[TM]补片

1990年首次报道了采用具有人工毛边（类似Velcro®）的黏附材料进行暂时性腹腔关闭，后来发展成为商用的Wittmann[TM]补片（Starsurgical，

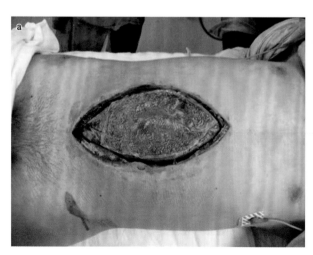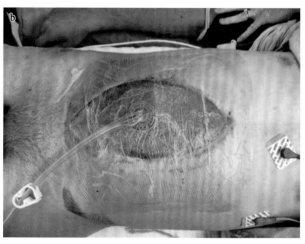

图43.4　ABThera[TM]在腹腔开放患者中的应用。（a）放置内脏保护层以保护肠道，并清除积聚的液体；（b）将泡沫层连接于抽吸装置，用于提供负压以消除腹腔内液体

Burlington，WI，USA）[2]。该方法是在肠和壁腹膜之间放置一层有窗孔的防粘连屏障材料，并延伸至外侧的排水槽（如1060 Steri-Drape，在垫片上打满孔，用于液体流出）。Wittmann™补片由两片40 cm×20 cm带钩和毛边的薄片组成，用不可吸收的单丝缝线将其缝合在筋膜边缘，然后在中线处重叠（图43.5）。将无菌敷料置于皮下组织，上面放置聚维酮碘黏附敷料。可以使用Kerlix™（Covidien，Farmington，CT，USA）无菌辅料，通过Jackson-Pratt引流管连接到用聚维酮碘敷料覆盖的低压墙式吸引上[2, 4, 18, 23]。该负压伤口治疗可用于整个皮下缺损[22]，也可在补片下方使用其他商业产品。此系统将张力施加于中线以防止腱膜边缘的侧向收缩，并使其能够不断地收紧[2, 4, 18, 23]。在75%～100%的创伤患者和93%的腹腔脓毒症患者中，实现了腹腔延迟关闭。关腹的平均时间为13～15.5天，该系统可安全使用长达3周[21]。痿的发生率较低。但该补片可能会感染细菌，缝合材料时存在造成筋膜损伤的可能性，这时可能需要清创[4]。

腹壁重靠近锚固（ABRA®）系统和动态留置缝合法

负压伤口治疗常运用动态留置缝合法，将不可吸收的水平缝线穿过大直径导管和腹壁两侧后放置。这些腹膜外缝线穿过包括皮肤在内的所有腹壁各层，以保持筋膜的张力[18, 22]。在61%～90%创伤患者，连续的收紧可让筋膜边缘分期重新靠近，并有助于筋膜延迟关闭[18, 21]。

ABRA®腹壁关闭系统（Canica设计，Almonte，ON，CAN）是一个商用系统[22]。ABRA®系统采用数量可调的锚轮弹性体单元对伤口施加闭合的张力。应用该装置，然后通过调整弹性连接带使伤口两侧逐步重新靠拢[24]（图43.6）。Reimer等描述了ABRA®系统并报道称，运用该系统患者的筋膜延迟关闭率为61%，疝发生率为26%[2]。而在Haddock等的研究中，该系统的一期筋膜关闭在患者中达到了83%，在6个月和12个月随访患者中切口疝的发生率分别为13%和11%。与急诊手术患者相比，创伤性损伤患者腹腔关闭的可能性更高。高体重指数（BMI）与较低的关腹率相关（高BMI患者为68%，正常BMI患者为100%）[25]。通过积极持续地收紧弹性体更有可能在1周达到一期愈合，将弹性体放置在离创面边缘5 cm的位置，并且弹性体之间的间距为3 cm，以确保有足够的空间进行NPWT。术后第8天并发症的发生率会增加（痿发生率为9%～21%，疝发生率为11%～29%）。该系统可导致弹性体锚固部位的浅表皮肤破裂和溃疡[25]。

桥接网片和计划内腹壁疝

网片可用于腹部开放后不同阶段的腹腔关闭：暂时性腹腔关闭装置、筋膜桥及Ⅰ期筋膜加强关闭[21]。无数网片可供使用，它们被大致分为合成

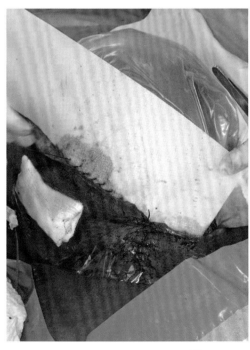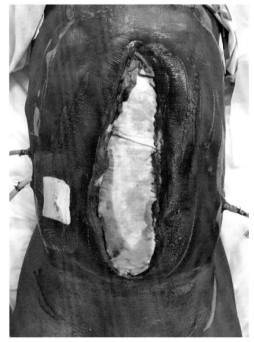

图 43.5　将 Wittmann™ 补片直接缝合于患者筋膜，然后在中线处关闭

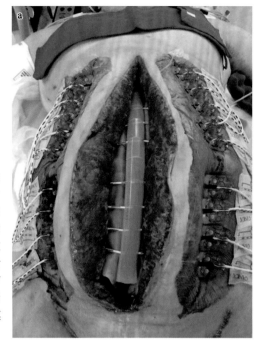
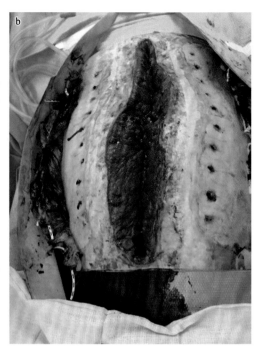

图 43.6 ABRA® 的应用。(a)将硅胶片与稳定管一同放在肠道上方。将锚轮弹性体单元横向放置在腹壁上。然后放置负压伤口治疗装置;(b)持续收紧ABRA®系统后筋膜关闭

网片和生物补片。合成网片进一步被分为可吸收类和不可吸收类、微孔的和大孔的。关于网片的进一步讨论超出了本章的范围。

用网片进行暂时性关腹因其并发症的发生率较高,已基本被弃用,但对于 I 期腹腔不能关闭的患者来说,可考虑采用桥接网片关腹的方式来进行延迟筋膜关闭(图43.1)。应考虑到使用桥接网片关腹的患者应是那些内脏水肿严重、腹壁功能不全、感染后继发筋膜缺损的患者,或是那些在生理上可以达到关闭,但由于术后第14～21天发生腹茧症而无法关闭的患者[21]。在筋膜边缘之间缝合一张网片,随着组织肿胀的消退,网片可逐渐被剪小从而使筋膜靠拢。生物补片和可吸收网片可留在原处,但是不可吸收网片必须用于筋膜关闭[26]。分离皮瓣可使皮肤在网片上关闭,或者可以留下伤口,采用NPWT或传统敷料使伤口愈合。粒状网片可用STSG覆盖[16]。桥接筋膜网片的优势是,在暂时性腹腔关闭时,便于再探查及覆盖腹腔内容物[4]。暂时性关闭和桥接关闭的缺点均包括筋膜损伤、瘘发生率高,以及由于网片感染或细菌定殖而可能造成慢性感染源[4, 21]。

在腹腔开放的情况下,无论是进行暂时性关闭还是桥接关闭和计划内腹壁疝修补,网片的选择仍然是一个复杂的问题。不可吸收的合成网片已不再是一个可行的选择,那是因为在使用其他类型的网片时,并发症的发生率较低。在这种情况下,关于

进一步选择何种网片,仍然是根据患者个体和外科医师对特定产品的使用舒适度来决定的。

腹腔确定性关闭和腹壁重建

一旦患者病情稳定、营养得到优化、筋膜边缘相距3～7 cm时,就应处理腹腔,最终达到确定性关闭。在分期腹壁重建后,医师应密切监测肾功能,呼吸机紊乱(峰值压力增加、气体交换受损)及中心静脉压升高,可能表明发生了ACS(图43.1)[4]。

早期筋膜关闭是在初次损伤控制腹腔开放后8天内进行的,延迟筋膜闭合时间一般大于8天。用网片进行桥接可使筋膜重新靠近,或作为计划内腹壁疝,使其处于开放状态[3]。外科医师可考虑在初期关闭时使用网片加强,然而,如果选择使用网片加强,外科医师还应考虑肥胖、糖尿病、吸烟、免疫抑制治疗和营养不良等因素,因为这些因素会增加伤口和网片产生并发症的风险[16]。

初期延迟性筋膜关闭

腹腔开放是一个动态的过程,需要持续的重新评估,以制订一个计划,满足患者的当前需要,尽量减少潜在并发症。从历史上看,为了使患者有足够的时间能恢复至正常的生理状态,再探查时间应在初期手术后3～5天。随着重症护理水平的提高,

再探查时间应根据每个患者的临床病程进行个体化调整。再探查的目的是重新评估腹腔是否存在污染以及止血，评估炎症的程度。应进行充分灌洗以减少细菌总数。应尽量小心以减少破坏新的愈合，权衡损伤和瘘形成的风险，同时需要充分评估腹腔内容物，尤其是在有新吻合的情况下。大约只有65%的腹腔开放能够在初次闭合时被最终关闭[27]。在腹腔开放后进行腹壁关闭时，一般认为气道压峰值上升超过10 mmHg表示腹腔内压力过大，因此这时应该暂停关腹。由于相关并发症从12%显著增加至50%，所以第8天已被视为是筋膜关闭的目标时间点[28]。

暂时性腹腔关闭方法对筋膜关闭率的影响

筋膜关闭率受所选的暂时性腹腔关闭技术的影响。当使用加权混合数据分析暂时性腹腔关闭时，发现Wittmann补片（90%）、动态留置缝合（85%），以及真空辅助闭合（VAC）（60%）治疗能达到最高的筋膜关闭率[18, 26]。在最近的一项meta分析中，非创伤患者的总体加权关闭率为50.2%（95% CI 43.4% ～ 57.0%）。负压伤口治疗联合筋膜牵引和动态留置缝合法的关闭率最高，网片关闭法和Zipper关闭法的关闭率最低。肠瘘的总体加权发生率为12.1%（95% CI 10.1% ～ 14.4%），采用网片治疗时发生率最高，而采用负压伤口治疗联合筋膜牵引时发生率最低。腹腔感染更容易形成瘘。加权病死率为30%（95% CI 27.1% ～ 33.0%），采用疏松填塞法的病死率最高，采用动态留置缝合法的最低。表43.3显示了该meta分析中各种暂时性腹腔关闭系统的关闭率和并发症发生率[22]。据文献报道，非创伤患者的筋膜闭合率低于创伤患者[4]。腹膜炎是关闭失败的独立预测因素[22]。

63%的损伤控制组患者在再次开腹时可以早期关闭筋膜（<8天），相比较8天后进行的延迟筋膜关闭，并发症发生率更低（12% vs. 52%）[21]。通过采用合适的暂时性关腹方法，延迟关闭仍然有很高的成功率（65% ～ 100%）。关腹失败与显著的并发症有关，包括费用、伤口感染及瘘管形成。腹腔深部间隙感染及脓肿与关闭失败独立相关[21]。

组织结构分离

有报道在初次住院期间采用急性组织结构分离作为关腹的方法，该方法可以用或不用补片。在外斜肌与内斜肌之间的无血管平面进行分离，将外斜肌与腹直肌鞘的外侧缘分开1 ～ 2 cm。皮瓣可以向中线推进多达10 cm。如果需要进一步的活动度，可在肌肉中间将腹直肌后筋膜分开[16, 21]。腹腔开放顾问小组（OAAP）建议在首次住院期间不要进行完全的组织结构分离，正如Ramirez等所述，此为后续重建的选择，这被排除了作为延迟重建选择的可能性[3]。此外，患者必须是病情稳定的，并有良好的营养，以期能通过该项手术痊愈，但这在急性情况下的可能性较小[16]。

Frazee等进行的一项回顾性研究，观察了研究期间所有腹腔开放患者筋膜关闭的最佳时机。79%的患者实现了 I 期筋膜关闭，在104例患者中有11例采用了急性组织结构分离。与再次手术次数超过5次的患者相比，再次手术次数少于4次的患者筋膜关闭的可能性更大。急性出血患者（85%）较腹腔脓毒症患者（73%）更可能实现筋膜关闭。这些作者遵循OAAP的建议，在每一次再手术中循序渐进地关闭筋膜。如果第4次再手术还不能实现筋膜关闭，他们主张进行急性组织结构分离[29]。

并 发 症

大面积腹部创伤及腹部不良事件相关的并发症发生率和病死率较高，因此，与腹腔开放处理有关的并发症千差万别，如框43.4所示。腹腔关闭的每一种方法均有风险和益处，其中有许多很大程度上取决于早已存在的合并症、损伤的严重程度、营养不良以及各种其他混杂因素。

在80%的腹腔开放处理患者，可观察到手术部位感染及腹腔内脓肿[30]。感染性并发症增加了筋膜裂开及瘘发生的风险。瘘是许多病态的主要原因，包括热量缺乏的营养不良、电解质紊乱以及住院时间延长[21]。关于肠瘘治疗的挑战已有报道，直到20世纪60年代，还是有将近100%的病死率。随着医学的进步及肠外营养的出现，建立了适当的治疗流程。瘘的危险因素与营养不良、暴露缝线的吻合口瘘、受损伤的肠道或长时间暴露的未受损肠道有关[21]。腹腔造口术所形成的肠瘘被称为肠道空气瘘（entero-atmospheric fistulas，EAF）。随着腹腔开放技术的出现，EAF会越来越多。由于瘘管的位置及相应的漏出液，限制了腹部开放性伤口的治疗选择，因此存在EAF时尤其成问题。在腹腔开放的情况下，由于患者群体、病理生理以及治疗方

框 43.4 腹腔开放及暂时性腹腔关闭的并发症[2, 16, 17]

- 皮肤和筋膜坏死
- 胃肠道瘘
- 体液和蛋白质流失
- 肠功能丧失
- 腹壁功能不全
- 腹腔内脓肿
- 吻合口并发症
- 吻合口破裂
- 肠梗阻
- 代谢紊乱
- 生活质量下降

法的多样化，瘘的发生率有很大差异，为5%～75%[3]。瘘可使ICU住院时间延长3倍，普通住院时间延长4倍，住院费用增加4～5倍[17]。在腹腔开放处理后的第1周，最常诊断出EAF。与肠外瘘（ECF）一样，重要的是要根据漏出量（低漏出量：< 200 ml/天，中等漏出量：200～500 ml/天，高漏出量：> 500 ml/天），同样也要根据伤口的位置（浅表或深部伤口）对EAF进行分类。

在深部EAF的情况下，肠道内容物首先被释放到腹腔，这通常与脓毒症感染有关，需要手术干预来隔离失控的有毒物质渗漏[32]。腹腔造口术的肉芽伤口出现浅表瘘，主要是由于损伤了外露着的肠襻。对ECF，若给予适当的治疗，近30%病例可以自发闭合，而EAF自发闭合的情况则很少[33, 34]。治疗的目标是消除脓毒症、优化营养（白蛋白> 3.5 g/dl）以及延迟手术修复3～12个月，以提高手术成功率[21]。治疗通常需要肠外营养，这不仅是为了减少瘘的漏出量，也是为了满足与腹部开放和瘘引起的蛋白质流失相关的高分解代谢需要。现在已经形成了众多方法来协助控制并隔离从腹腔造口术正在愈合的伤口及其周围皮肤处的漏出。用诸如硅胶婴儿奶嘴、Foley导尿管、屏障环及聚氨酯薄膜等材料对NPWT进行各种改进。总的来说，EAF的治疗取得了很大的成功[35-37]。尽管仍存在一些争议，但抗动力药及抗分泌药在特定情况下发挥着减少瘘管漏出和缩短瘘管闭合时间的作用[35]。预防仍然是治疗EAF的最佳策略。通过对文献的系统回顾，在腹腔开放的处理中，所有暂时性腹腔关闭技术的加权病死率为26%（95% CI 24%～27%）[21]。

营养因素

与腹腔内高压和严重创伤引起的生理功能紊乱有关的危重情况患者，需要接受损伤控制剖腹术，这非常类似于任何严重疾病、感染或大手术的患者。

随后的高代谢和分解代谢阶段被很好地描述为心输出量和氧耗量增加，并伴有糖异生、肌肉蛋白水解及脂解。调动所有身体资源是维持器官系统和促进愈合的一种宝贵的生存机制，但最终却以失去适应功能、体重减轻和营养不良为代价。与腹腔开放有关的大面积伤口、一直持续到腹腔关闭的蛋白质丢失，进一步加剧了分解代谢所造成的损害[38]。早期的营养治疗是最重要的，以提供腹腔开放的代谢需求，积极考虑最佳的治疗，并最大限度地减少营养不良。

营养支持的方法和目标研究已在重症监护领域进行了很长一段时间的试验。营养选择包括肠外营养、肠内营养或两者的组合。肠内营养的优点很多，已经报道的包括改善血糖控制、促进伤口愈合、降低感染风险、最大限度地减少升压药的使用、维持肠道血流量以及肠黏膜的完整性[39]。多项研究已证实，危重患者的早期肠内营养（入院后48小时内）可以降低并发症率，改善预后，并可导致较高的一期筋膜关闭率和较低的瘘发生率[39]。肠内营养的益处在于能减少应激所诱导的细胞因子级联反应和降低随后炎症反应的严重程度，这些方面已有了很好的描述[38]。

结论

对腹腔开放患者的处理至今仍是普外科医师所要面临的一个复杂问题。正如本章所回顾的，虽然治疗这些患者的方法众多，但是缺乏针对特定患者的指南。随着多年来创伤和重症监护领域的不断发展，人们对腹腔开放的熟悉程度也越来越高。这些对研究结论的认识将进一步延伸至急诊普外科的核心工作中去。近期一项对急诊普外科患者的前瞻性观察研究试图确定与腹腔开放技术相关的适应证、筋膜和手术部位感染以及病死率。在这组接受腹腔开放治疗的患者中，院内病死率为30%，6个月的病死率为36%。有趣的是，当按年龄分层后发现，如果对80岁以上的老人行腹腔开放治疗，其6个月的病死率为64%[40]。这类研究需要进一步确定腹腔

表 43.3　暂时性腹腔关闭（TAC）技术的比较[22]

TAC 技术	描述	优点	缺点	筋膜关闭[a]		瘘形成[a]		病死率[a]	
				%	95% CI	%	95% CI	%	95% CI
NPWT	有孔的塑料薄膜覆盖肠道，聚氨酯海绵或潮湿的医用手术巾置于筋膜边缘之间，伤口覆盖空气密封并连接至吸引器	-低瘘发生率 -成本-效益比高 -高关闭率 -低并发症率 -能预防粘连形成 -能控制排出液	-其费用取决于所使用的系统	51.5	46.6～56.3	14.6	12.1～17.6	30.0	25.6～34.8
NPWT 联合筋膜牵引	如上所述 NPWT 联合如下所述动态留置缝合法	-比单独使用 NPWT 的关闭率高	-留置缝线可能引起筋膜损伤	73.1	63.3～81.0	5.7	2.2～14.1	21.5	15.2～29.5
网片修补	可吸收和不可吸收的网片缝于筋膜边缘之间，可逐渐收紧	-关闭 -可容纳内脏	-筋膜坏死 -使用不可吸收的网片时，瘘发生率高 -潜在网片感染 -缺少液体出路	34.2	9.7～1.5	17.2	9.3～29.5	34.4	23.0～48.0
简仓关闭法（如 Bogota 袋）	无菌灌洗袋缝合于筋膜边缘之间，可缩小尺寸让筋膜重新靠近	-应用快速 -费用低 -容易获得 -保护内脏	-筋膜创伤 -低筋膜闭合率 -体液丢失难以控制 -腹腔内高压 -腹壁功能不全	47.0	14.1～82.7	10.4	5.9～17.8	27.1	18.0～38.6
Zipper 关闭法	网片拉链缝于筋膜边缘之间	-应用简单快速 -费用低	-皮肤坏死 -筋膜裂开 -筋膜坏死 -高死亡率	34.0	16.7～56.9	12.5	7.0～21.2	39.1	30.8～48.8
动态留置缝合法	用屏障材料覆盖内脏；横向缝线穿过大直径导管和腹壁两侧边缘 4 cm 处，这些缝线穿过腹壁各层	-费用低	-皮肤和筋膜损伤 -高筋膜关闭率 -低死亡率	73.6	51.1～88.1	11.6	4.5～26.9	11.1	4.5～25.0
疏松填塞	将传统包装材料置于内脏上	-费用低 -应用快速	-低关闭率 -内脏切除 -高死亡率	NA	NA	15.7	7.4～30.4	40.0	25.5～56.5
Wittmann 补片	两个 Velcro 贴至筋膜边缘，以使筋膜逐渐重新靠近，可联合应用 NPWT	-低瘘发生率 -低筋膜坏死率 -高筋膜关闭率	-可能感染细菌 -操作时间更长	119.0	NA	3.0	NA	24.0	NA

注：a 所示数据反映非创伤患者。筋膜关闭率及瘘发生率与创伤患者类似。引自 Atema JJ, Gans SL, Boermeester MA, Systematic review and meta-analysis of the open abdomen and temporary abdominal closure techniques in non-trauma patients. World Journal of Surgery 2015. 39: p. 912~925[22]. 版权 2014, Springer。

开放治疗最适合的患者群体（例如：青年人还是老年人、脓性腹膜炎还是酸中毒和凝血功能障碍、需要二次探查还是出血），确定什么样的腹腔开放处理流程能带来最高的筋膜关闭率和最低的并发症率，以及与这些患者相关的功能预后及生活质量。

参考文献

[1] Ogilvie WH. The late complications of abdominal war wounds. Lancet. 1940;2:253–6.

[2] Kreis BE, de Mol van Otterloo AJ, Kreis RW. Open abdomen management: a review of its history and a proposed management algorithm. Med Sci Monit. 2013;19:524–33.

[3] Vargo D, Richardson JD, Campbell A, Chang M, Fabian T, Franz M, Kaplan M, Moore F, Reed RL, Scott B, Silverman R. Management of the open abdomen: from initial operation to definitive closure. Am Surg. 2009;75(11):S1–22.

[4] Diaz JJ, Cullinane DC, Dutton WD, Jerome R, Bagdonas R, Bilaniuk JO, Collier BR, Como JJ, Cumming J, Griffen M, Gunter OL, Kirby J, Lottenburg L, Mowery N, Riordan WP, Martin N, Platz J, Stassen N, Winston ES. The management of the open abdomen in trauma and emergency general surgery: Part 1—Damage control. J Trauma. 2010;68:1425–38.

[5] Wendt E. Uber den Einflus des intra-abdominellen Druckes auf dies Absonderungsgeschwindigkeit des Hames. Arch Heilkunde. 1876;17:527.

[6] Stone HH, et al. Management of acute full-thickness losses of the abdominal wall. Ann Surg. 1981;193:612–8.

[7] Cheatham ML, et al. Abdominal Compartment Syndrome. II. Results from the International Conference of experts on intra-abdominal hypertension and recommendations. Intensive Care Med. 2007;33:951–62.

[8] Cheatham ML, White MW, Sagraves SG, Johnson JL, Block EF. Abdominal perfusion pressure: a superior parameter in the assessment of intra-abdominal hypertension. J Trauma. 2000;49:621–6.

[9] De Waele JJ, Hoste EA, Malbrain ML. Decompressive laparotomy for abdominal compartment syndrome—a critical analysis. Crit Care. 2006;10:51.

[10] Gracias VH, Braslow B, Johnson J, et al. Abdominal compartment syndrome in the open abdomen. Arch Surg. 2000;137:1298–300.

[11] Ledgerwood A, Lucas C. Management of massive abdominal wall defects: role of porcine skin grafts. J Trauma. 1976;16(2):85–8.

[12] Bender J, et al. The technique of visceral packing: recommended management of difficult fascial closure in trauma patients. J Trauma. 1994;36(2):182–5.

[13] Feliciaino D, Mattox K, Jordon G. Intra-abdominal packing for control of hepatic hemorrhage: a re-appraisal. J Trauma. 1981;21:285–90.

[14] Rotondo M, et al. 'Damage control': an approach for improved survival in exsanguinating penetrating abdominal injury. J Trauma. 1993;353(3):375–82.

[15] Morris J, et al. The staged celiotomy for trauma. Issues in unpacking and reconstruction. Ann Surg. 1993;217(5):576–86.

[16] Kaariainen M, Kuokkanen H. Primary closure of the abdominal wall after "open abdomen" situation. Scand J Surg. 2013;102:20–4.

[17] Demetriades D. Total management of the open abdomen. Int Wound J. 2012;9 Suppl 1:17–24.

[18] Boel van Hensbroek P, Wind J, Dijkgraaf MGW, Busch ORC, Goslings JC. Temporary closure of the open abdomen: a systematic review on delayed primary fascial closure in patients with an open abdomen. World J Surg. 2009;33:199–207.

[19] Cohn S, et al. Esmarch closure of laparotomy incisions in unstable trauma patients. J Trauma. 1995;39(5):978–9.

[20] Mizrahi S, et al. Improved Zipper closure of the abdominal wall in patients requiring multiple intra-abdominal operations. Am J Surg. 1993;166:62–3.

[21] Diaz JJ, Dutton WD, Ott MM, Cullinane DC, Alouidor R, Armen SB, Bilaniuk JW, Collier BR, Gunter OL, Jawa R, Jerome R, Kerwin A, Kirby JP, Lambert AL, Riordan WP, Wohltmann CD. Eastern association for the surgery of trauma: a review of the management of the open abdomen—Part 2 "management of the open abdomen". J Trauma. 2011;71(2):502–12.

[22] Atema JJ, Gans SL, Boermeester MA. Systematic review and meta-analysis of the open abdomen and temporary abdominal closure techniques in non-trauma patients. World J Surg. 2015;39:912–25.

[23] Tieu BH, Cho SD, Leum N, Riha G, Mayberry J, Schreiber MA. The use of the Wittmann Patch facilitates a high rate of fascial closure in severely injured trauma patients and critically ill emergency surgery patients. J Trauma. 2008;65:865–70.

[24] Urbaniak RM, Khuthaila DK, Khalil AJ, Hammond DC. Closure of massive abdominal wall defects: a case report using the Abdominal Reapproximation Anchor (ABRA) System. Ann Plast Surg. 2006;57(5):573–7.

[25] Haddock C, Konkin DE, Blair NP. Management of the open abdomen with the abdominal reapproximation anchor dynamic fascial closure system. Am J Surg. 2013;205:528–33.

[26] Quyn AJ, Johnston C, Hall D, Chambers A, Arapova N, Ogston S, Amin AI. The open abdomen and temporary abdominal closure systems—historical evolution and systematic review. Color Dis. 2012;14:e429–38.

[27] Dubose J, et al. Open abdominal management after damage-control laparotomy for trauma: a prospective observational American Association for the Surgery of Trauma multicenter study. J Trauma Acute Care Surg. 2012;74(1):113–22.

[28] Miller R, et al. Complications after 344 damage-control open celiotomies. J Trauma. 2005;59:1365–74.

[29] Frazee RC, Abernathy SW, Jupiter DC, Smith RW. The number of operations negatively influences fascia closure in open abdomen management. Am J Surg. 2012;204:996–9.

[30] Smith B, et al. Review of abdominal damage control and open abdomens: focus on gastrointestinal complications. J Gastrointestin Liver Dis. 2010;19(4):425–35.

[31] Campbell A, Chang M, et al. Management of the open abdomen: from initial operation to definitive closure. J Am Coll Surg. 2009;209:484–91.

[32] Subramaniam M, Liscum K, Hirschberg A. The floating stoma: a new technique for controlling exposed fistulae in abdominal trauma. J Trauma. 2002;53:386–8.

[33] Visschers RG, Olde SW, Winkens B. Treatment strategies in 135 consecutive patients with enterocutaneous fistulas. World J Surg. 2008;32:445–53.

[34] Schecter WP, et al. Enteric fistulas: principles of management. J Am Coll Surg. 2009;209:484–91.

[35] Polk T, Schwab C. Metabolic and nutritional support of the enterocutaneous fistula patient: a three-phase approach. World J Surg. 2012;36:524–33.

[36] Ramsay P, Mejia V. Management of enteroatmospheric fistulae in the open abdomen. Am Surg. 2010;76:637–9.

[37] Verhaalen A, Walkins B, Brasel K. Techniques and cost effectiveness of enteroatmospheric fistula isolation. Wounds. 2010;22:212–7.

[38] Friese R. The open abdomen: definitions, management principles, and nutrition support considerations. Nutr Clin Pract. 2012;27:492–8.

[39] Powell N, Collier D. Nutrition and the open abdomen. Nutr Clin Pract. 2012;27:499–506.

[40] Bruns B, Ahmad SA, O'Meara L, Tesoriero R, Lauerman M, Klyushnenkova E, Kozar R, Scalea TM, Diaz JJ. Nontrauma open abdomens: a prospective observational study. J Trauma Acute Care Surg. 2016;80(4):631–6.

第44章
造口旁疝
Parastomal Hernia

Agneta Montgomery

何 凯 姚琪远 译

引 言

当由于各种原因无法保证肠管连续性或因为尿路改道需使用回肠代膀胱时，就需要给患者实施肠造口手术，当然肠造口术会导致患者生活质量下降[1]。目前，美国和英国分别有大约800 000和100 000个造口患者，占西方人口总数的0.15%，其中一半是永久性造口患者[2]。

肠造口术后最常见的并发症之一是造口旁疝。由于所用技术与随访时间不同，其发生率在10%～70%均有报道。术后1年、2年、3年以上的预估发病率分别超过30%、40%和50%。肠造口术后常见的并发症还包括造口渗漏引起的皮肤腐蚀、肿胀、疼痛及造口脱垂，这些都会降低患者生活质量并带来较大的社会负担。

1887年，Allingham为一位直肠梗阻患者实施了"现代医学"第一例肠造口手术，并将结肠与皮肤进行一期缝合[3]。随着手术技术、医疗设备及材料科学的不断进步，如今使用补片进行造口旁疝无张力修补术已经成为临床金标准术式之一，而对于永久性造口患者，实施肠造口术同时放置补片进行预防性造口旁疝修补，也有望在未来形成临床共识。

诊断和发病率

造口旁疝可被认为是造口旁的一类特殊切口疝[2]，疝内容物可以是造口肠段、其他肠段或网膜。

目前对造口旁疝的定义、诊断与分型尚未达成

共识。其中一种推荐的诊断方法是通过做Valsalva动作进行临床检查，如果在造口旁发现可复或不可复的肿物则被定义为造口旁疝。此外，影像学将腹腔内容物膨出腹壁或形成疝囊定义为疝。

目前造口旁疝有多种分型，但是都还不能作为指导手术或评估造口旁疝修补效果的工具。基于术中发现或影像学结果，主要有3种分型标准（Devlin、Rubin、Moreno-Matias），但很少在临床研究中被使用。为了有统一的标准，欧洲疝协会（EHS）提出了一种分型标准[4]，尽管目前它尚未被完全接受，也没有达成临床共识，但已应用在一些研究中（图44.1）。这一分型标准将可能导致复发的重要危险因素纳入了考量，如疝缺损大小、是否伴随切口疝，以及是否为复发疝。

仰卧位腹部CT检查是临床诊断造口旁疝最常用的辅助检查方法之一（图44.2）。俯卧位腹部CT

欧洲疝学会 造口旁疝分型		小 ≤5 cm	大 >5 cm
伴随切口疝	否	I	III
	是	II	IV
	首发 □		复发 □

图 44.1 欧洲疝协会造口旁疝分型

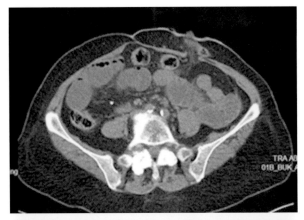

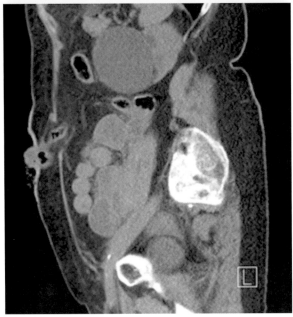

图 44.2　结肠造口患者的 CT 扫描图像（造口位置合适，位于弓状线上，但在穿过腹直肌时稍有侧倾，有在皮下扭曲的倾向。造口大小合适，2.5 cm × 3.0 cm。未见皮下疝囊、造口旁疝与造口脱垂）

检查可获得更高的诊断阳性率，尤其是在诊断不明确的情况下使用[5]。而经造口肠管三维超声成像则有望成为腹部 CT 检查以外，另一种有效的辅助鉴别造口肠管肿胀与造口旁疝的检查方法[6]。

对于末端结肠造口与回肠造口，两者术后 10 年的造口旁疝发生率分别约为 50% 与 30%[7]，造成两者造口旁疝发生率不同的主要原因在于原造口手术的切开尺寸。在一项包括 108 例结肠造口患者术后 25 个月的随访研究中，临床体检与 CT 检查的造口旁疝检出率分别为 27% 与 33%，这意味着临床体检也具有很好的准确性[8]。在另一项研究中，乙状结肠造口术后造口旁疝的发生率是 46%，而回肠造口术后仅有 22%[9]。另一项包括 500 名造口患者、基

于注册的研究显示，术后 3 年有症状的造口旁疝发生率约为 11%[10]。

症状、患者宣教与危险因素

造口确实会给患者带来很多不便。心理方面，造口患者穿着特定服装时会有顾虑，担心发生意外的造口渗漏或胃肠胀气而害怕前往公共场所，甚至与社交群体逐渐疏远，还有一些单身患者可能会因此而不愿寻找伴侣。躯体症状则有腹痛、造口周围疼痛、因造口与造口袋不贴合而导致的渗漏、皮肤侵蚀、造口脱垂（图 44.3）、造口梗阻、伴随排便困难的皮下肠襻盘曲及造口旁疝（图 44.4）。

造口旁疝本身可能无任何症状，但许多患者会抱怨因疝导致的肿胀所引起的外观不对称。还有很多患者不了解造口构造的相关知识。肠系膜和肠段一起穿过腹壁会占据相当的体积，尤其是对于 BMI

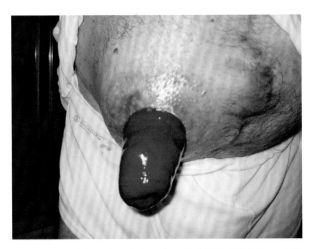

图 44.3　同时发生造口旁疝、造口脱垂并伴随脐周切口疝的患者

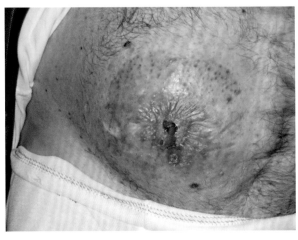

图 44.4　造口狭窄

高的肥胖患者。无论是否可能有并发症，所有患者都有权深入了解人工造口的解剖构造和手术方法，并知道该对造口的外观与功能抱有怎样的期待。同时，患者也有权在专业造口护理师处定期随访，并得到建议和指导。

根据一项包括108例患者的研究，末端回肠造口术发生造口旁疝的危险因素包括女性、较大的造口尺寸及年龄[8]。其他研究报道的危险因素还包括：呼吸系统疾病、高BMI、大腰围、伴发其他腹壁疝、腹水、应用皮质类固醇及术后败血症等[11]。应用CT扫描的研究提示永久性造口的大小若小于2.5 cm，可能会降低造口旁疝的发病率[12]。另一项研究则提示造口大小与患者年龄是造口旁疝发生的独立高危因素：造口每增大1 mm，发生疝的可能性提高10%；年龄每增加1岁，发生疝的可能性提高4%[9]。此外，一项基于注册登记的研究得出的结论是：急诊手术是造口旁疝患者死亡最高危的因素之一[13]。

发生造口旁疝的最大危险因素可能是进行手术的外科医师。术者应当知道造口旁疝发生的危险因素，为每位患者个性化确定最佳的造口位置，并运用最适宜的技术将造口肠管穿过腹壁。

生活质量与手术指征

有造口的患者本身生活质量就较差，而发生造

口旁疝可能让生活质量进一步下降。造口患者生活质量量表包括20个问题，每一个问题的回答分为4级，最终可计算出"造口-生活质量评分"（Stoma-QoL Score）。相比于没有疝的患者，有造口旁疝的患者这一评分显著更低[14]。

瑞典结直肠疾病登记系统的探究性研究显示，根据对495例直肠癌患者造口术后中位数3年的随访，89%的患者未发生造口旁疝[10]，更令人意外的是，约90%的患者没有因为造口而带来任何的生活质量下降。造口相关的症状见表44.1。

对于造口旁疝嵌顿，甚至并发绞窄的病例，应急诊手术。统计中发现，所有造口旁疝修补术中约有10%是急诊手术，其病死率高达29%[15]，而择期手术则患者没有并发死亡。

因为术后复发率高，不推荐对无症状或症状轻微的造口旁疝患者进行手术。而对于有肿瘤复发或多个危险因素的老年患者更推荐保守治疗，某些情况下可使用设计精良的腹带。对于反复疼痛或生活质量低下的患者，手术指征包括有梗阻症状、由于造口袋佩戴及密封性而导致的反复皮肤护理问题。

造口术的实施与造口类型

手术前应与患者充分沟通适宜的造口位置，并在皮肤上做标记。由于之前的瘢痕或皮肤问题，应

表 44.1　依据频率、严重程度与日常生活中的可接受性排列的造口症状
（基于瑞典 495 例直肠癌腹-会阴联合直肠切除术造口 3 年随访的探究性研究）

症　　状	总数所占百分比（%）（轻微/严重）
腹　　泻	33（29/4）
渗　　漏	43（41/2）
造口排便有声音	80（50/30）
造口排便有气味	50（42/8）
皮肤刺激	39（37/2）
造口护理疑问	10（9/1）
有充实的生活	94
对造口感到自在	92
担心性生活时可能发生尴尬的事件	18
感觉脏、不干净	35
有符合期望的休闲与社交活动	91

注：年龄中位数：66岁（Martinez-16[10]）。

该使用最适宜的手术部位。由于腹壁斜切口或肋缘下切口常导致肋间神经损伤，并引起同侧腹直肌萎缩，会影响腹壁对造口的支撑，在进行肠造口术时应注意上述原则，并避开既往有手术切口的一侧。

最常用的造口位置是在弓状线上方，经腹直肌行造口术，这样可以让造口肠管获得尽可能多的支撑（图44.5a）。提供足够的肌肉支撑力度就需要完备的血供支持，因此在考虑造口肠管穿过腹直肌路径时要注意避免损伤腹壁下血管。有时径直通过皮肤、浅筋膜、腹直肌鞘前层、腹直肌鞘后层等腹壁全层可能会有一定难度，而侧向弯曲穿过腹壁可能会导致出口梗阻。为降低难度，在准备将造口肠管拖出时，可用血管钳将造口切开处的筋膜往正中线方向牵拉。至于造口的大小，结肠造口腹壁切开处的直径建议不超过3 cm[12]。为降低其他肠段也穿过造口腹壁切开处或发生皮下肠段盘曲的可能，可将造口腹壁切开处边缘的筋膜与造口肠段缝合。尽管目前尚无证据证明这样操作可降低造口旁疝发生的风险，但进行这一操作所带来的危害可能更小。此外，在手术结束准备用敷料覆盖伤口时，还可以尝试用示指通过造口，这样可及时判断造口是否通畅，是否需要重新造口。

有时造口的位置可能靠近侧腹壁，或者过低接近半月线，有时还低于弓状线（图44.5b）。这些位置的选择并不适宜。

造口位置也可选择在侧腹壁，一项基于超过700多名患者，对经腹直肌和经侧腹壁两种不同造口位置进行的回顾性队列研究指出，两者在造口旁疝和造口脱垂的发生率方面无显著差异[16]，但是由于该研究的证据级别不够，对于应该经过侧腹壁还是经过腹直肌做造口，还无法得出任何有力结论。目前，经腹直肌造口术是临床推荐的术式，同时并无证据显示经其他位置的造口术更具优越性。

无论是小肠还是结肠，是末端造口还是襻式造口，各种造口术临床均有开展。临时性造口多是急诊情况下因不同程度的肠梗阻而实施的远端回肠或乙状结肠襻式造口。通常待梗阻症状好转、患者恢复健康，则会在3个月内进行造口回纳。而对于高龄、存在严重合并症或肿瘤播散的患者，一般最终不会再行回纳手术。永久性造口常用于恶性肠道疾病或炎症性肠病，以及常用于根治性膀胱切除术后尿路改道的回肠代膀胱术，它是用距Bauhini瓣较短距离的一段回肠与双侧输尿管吻合而实现的，造口外接多种可反复导尿的接头而不是常规的造口袋[17]。

治疗方式与结果

筋膜缝合修补因复发率超过50%～70%，目前已很少开展。一项meta分析比较了缝合修补与补片修补的结果，发现缝合修补与补片修补术后复发的比值比（OR）为8.9，具有统计学意义[18]。造口移位是另一种手术方式。在修补复发造口旁疝时，若造口处有腹壁严重损害等特殊情况，可考虑在其他位置重新造口。造口移位时，为降低造口旁疝发生的风险，可预防性放置补片，但是这样却增加了开放手术更多的风险，同时也提高了在原造口处发生切口疝的风险[11]。总的来说，通常不推荐进行筋

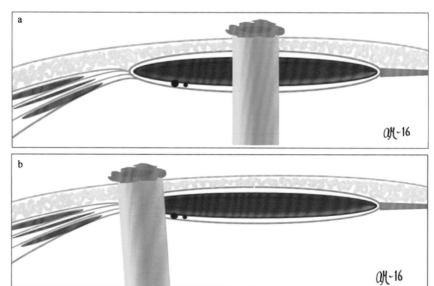

图44.5 造口位置。（a）理想的造口位置：直线穿过腹壁全层，穿过腹直肌并获得腹直肌前鞘、后鞘的支撑；（b）错误的造口位置：位于弓状线下方、靠近半月线，有损伤腹壁下血管的风险

膜缝合修补与造口移位，而推荐使用补片。

造口旁疝修补手术技术总结的文章由Hansson等人报道[19]，结果显示腹壁内任何层次的补片修补似乎都有较好的效果。

腹壁肌肉筋膜浅层补片修补术式（onlay）最早在1977年由Rosin和Bonardi报道[20]。这一术式手术部位的感染率约13%，补片感染率约3%，且感染后几乎都需要取出补片。这一术式在各类补片修补方式中复发率最高，近年来少见开展。

腹壁肌肉筋膜深层补片修补术式（sublay）应用Keyhole方式修补，开放手术的伤口感染率为4.8%，无补片感染，总体复发率为6.9%[19]。

腹腔内补片修补术式（IPOM）在开放与腹腔镜下均可进行。自腹腔镜技术推广以来，开放腹膜内补片修补术就少有报道。其中的两种术式为Keyhole与Sugarbaker术式（图44.6）。腹腔镜技术使用3～4个套管穿刺器，并进行粘连松解与疝囊回纳。这一技术的优势是由于应用气腹使腹壁扩张，从而产生了一个穹顶形空间，有利于减少补片放置时褶皱的产生。

Keyhole术式是用一个有领或无领、中央带一孔洞的补片环绕造口肠管（图44.6 a），并将补片与腹壁充分固定。Sugarbaker术式首次报道于1985年，采用e-PTFE补片在腹膜内覆盖缺损与造口肠管，并将其悬吊与筋膜固定，使造口肠管经横行通道与腹腔连接[21]（图44.6 b）。

相比于Keyhole术式，腹腔镜Sugarbaker修补术有显著低的复发率（OR 2.3）。两者总体的病死率与补片感染率相当，约3%[19]。最近包括469例腹腔镜疝修补术的meta分析提示总体复发率为17%[22]，Sugarbaker术式的复发率约10%，Keyhole术式的约30%；手术部位感染率约3.8%，术后因梗阻而行二次手术的发生率约1.7%，其他并发症发生率为16.6%，上述结果在两种术式之间无明显差异。另报道有6例患者术后死亡。总的来说，腹腔镜下造口旁疝补片修补，Sugarbaker术式比Keyhole术式更具优势。

三明治（Sandwich）术式由D. Berger描述并实施，有非常不错的效果[23]，这一术式应用了两层聚偏氟乙烯（PVDF）补片，首先用一张补片进行类似的Keyhole修补，接着再用第二张补片进行Sugarbaker修补。该术式报道的医源性肠管损伤发生率约4%，总体并发症率约17%，伤口感染与补片感染发生率均为3%。在将近2年的随访中，只有2%的患者复发。单纯从复发的角度考虑，采用腹腔镜修补术时，更倾向于使用Sugarbaker术式进行造口旁疝修补。

一篇包括5个随机对照试验和7个非随机试验的综述比较了直肠癌低位前切除术后临时性回肠造口与结肠造口的术后并发症与推荐造口类型[24]。临时性回肠造口相较于结肠造口，发生造口脱垂与伤口感染的概率更低，而且对患者生活质量的影响更小，因此可作为暂时性造口的推荐方式。

补片类型

Gillern等列举了多种可用于造口旁疝修补的补片。在开放手术中，最常用的补片是聚丙烯补

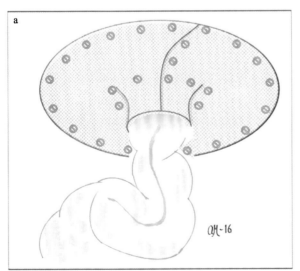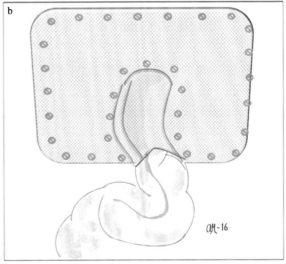

图 44.6　腹腔内补片修补术式。（a）Keyhole 术式示意图；（b）Sugarbaker 术式示意图

片，它有较强的适合组织长入的特性[25]。如果将其置于腹腔内，会出现较重的炎症反应并导致严重粘连。此外，还有报道当聚丙烯补片放置在造口肠管周围时，补片可能会侵蚀入造口肠管内。在腹膜内，为防止粘连，聚四氟乙烯（e-PTFE）合成补片被广泛使用，最早可追溯至1993年。由于腹壁上可供补片向组织内生长的空间有限，为防止补片与组织分离导致复发，通常建议对补片进行充分的固定。但是，目前已明确，补片的固定会在术后前几天导致较严重的疼痛。e-PTFE补片有更好的生物相容性，并较少侵蚀周围组织。特殊的聚偏二氟乙烯（PVDF）补片[23, 26]同时可用于造口旁疝腹直肌后腹膜前修补与腹膜内修补。这一材料惰性更强，有较大孔洞，可防粘连并有较强的抗张强度。PVDF虽然目前尚未通过FDA审批，但在欧洲已广泛用于切口疝修补手术。

理想的补片应该在腹壁侧与组织发生粘连并互相长入，而在肠段侧可防止粘连。目前，市场上已经有数款复合补片以轻质聚丙烯、聚酯纤维为基础，通过在肠段侧包覆防粘连涂层来尝试同时实现这两种特性。

另外，还有数款用于治疗和预防造口旁疝的特制补片，其特点是在造口肠段周围有烟囱状通道。这类补片被设计用于腹膜内、腹直肌后腹膜前或腹壁肌肉浅层放置。这种3D漏斗形PVDF补片有一个预制的圆孔及环绕肠段的烟囱状通道，可以给造口肠管穿过腹壁切开处提供更强的支撑，尽可能减小Keyhole术式复发的风险。此外，这个烟囱状通道设计能起保护作用，降低预防性造口旁疝Keyhole修补中，补片边缘侵蚀损伤造口肠管的风险[15]。

预　防

鉴于造口旁疝修补术后的高复发率，最佳策略是预防性放置补片。

预防性放置补片进行腹壁加固，可将造口旁疝发生率降至15%左右[12]。预防性修补后发生的疝一般不严重，有症状且需要手术治疗的比率较低。然而，由于处理复发疝的手术通常都推荐在未进行过手术操作的区域或空间内进行，如果在预防性放置补片后仍有疝发生，手术难度可能会大大提高。

Shabbir等进行的meta分析比较了预防性放置合成补片与不使用补片的情况，这其中包括3项随机对照研究，共计128例，随访时间在12～83个月的患者（补片64例，不使用补片64例）[27]。通过CT诊断，补片组患者的造口旁疝发生率仅为12.5%，而对照组的高达53%（$P < 0.000\,1$）。另外，有10例患者应用生物补片（Permacol）进行预防性修补，在术后6.5个月的随访中没有复发。此外，预防性放置补片与否，两者手术相关的并发症发生率并无显著差异。

对于回肠代膀胱术，有研究统计了114例患者在回肠代膀胱术中预防性放置大网孔、轻质聚丙烯补片后造口旁疝的发生率，发现共有8名患者（14%）并发造口旁疝，与结肠造口的结果相当，没有发生因为预防性放置补片而导致的并发症。相关的随机对照研究仍在进行中。

研究证实对于Ⅰ～Ⅲ期直肠癌患者，预防性放置补片具有高的性价比，而Ⅳ期患者的收益较小[28]。因此对于Ⅰ～Ⅲ期直肠癌造口患者，推荐预防性放置补片。

造口旁疝预防性放置补片是安全的。为降低造口旁疝的发生率及带来的社会负担，推荐在结肠造口术、回肠造口术及回肠代膀胱术中预防性放置补片。

小　结

在所有造口中，有一半是暂时性的，对于这些患者来说，造口旁疝可能不会发生。然而，对于恶性肿瘤、慢性肠病、膀胱疾病的患者，当为粪便与尿液构建一个穿过腹壁的永久性人工通道时，与其说造口旁疝是其中的一个"并发症"，倒不如说是一个可以预见的结果。如果想要了解更多信息，推荐阅读Hotouras及Aquina等最近发表的两篇优秀的综述，这两篇综述探讨了所面临的造口旁疝现存的并且还在日益增长的挑战[11, 12]。

结直肠外科医师与泌尿外科医师为进行肿瘤根治可能需要数小时甚至一整天的手术，很难要求术者们始终保持注意力高度集中，并一丝不苟地做出一个完美造口。这时，若由一位"精力充沛"的腹壁外科医师来行肠造口术，仔细落实每一个细节并考虑预防性放置补片，对于患者来说可能是一个明智的选择。

造口旁疝是造口术后最常见的并发症之一。造口患者多已饱受原发病的痛苦，而造口旁疝会让他们的生活质量进一步下降。所以，让我们在力所能及的范围内做好每一件事，以减少造口患者的痛苦与负担。

参考文献

[1] Herrle F, Sandra-Petrescu F, Weiss C, Post S, Runkel N, Kienle P. Quality of life and timing of stoma closure in patients with rectal cancer undergoing low anterior resection with diverting stoma: a multicenter longitudinal observational study. Dis Colon Rectum. 2016;59(4):281–90. doi:10.1097/DCR.0000000000000545.

[2] Halabi WJ, Jafari MD, Carmichael JC, Nguyen VQ, Mills S, Phelan M, et al. Laparoscopic versus open repair of parastomal hernias: an ACS-NSQIP analysis of short-term outcomes. Surg Endosc. 2013; 27:4067–72.

[3] Arnison WC. Remarks on colotomy. Br Med J. 1889;1(1467): 295–6.

[4] Śmietański M, Szczepkowski M, Alexandre JA, Berger D, Bury K, Conze J, et al. European Hernia Society classification of parasto-mal hernias. Hernia. 2014; 18(1): 1–6. doi: 10.1007/ s10029-013-1162-z.

[5] Jänes A, Weisby L, Israelsson LA. Parastomal hernia: clinical and radiological definitions. Hernia. 2011;15(2):189–92. doi:10.1007/ s10029-010-0769-6.

[6] Näsvall P, Wikner F, Gunnarsson U, Rutegård J, Strigård K. A com-parison between intrastomal 3D ultrasonography, CT scanning and findings at surgery in patients with stomal complaints. Int J Colorectal Dis. 2014; 29(10): 1263–6. doi: 10.1007/s00384-014-1944-.

[7] Carne PW, Robertson GM, Frizelle FA. Parastomal hernia. Br J Surg. 2003;90(7):784–93.

[8] Hong SY, Oh SY, Lee JH, Kim DY, Suh KW. Risk factors for para-stomal hernia: based on radiological definition. J Korean Surg Soc. 2013;84(1):43–7. doi:10.4174/jkss.2013.84.1.43.

[9] Pilgrim CH, McIntyre R, Bailey M. Prospective audit of parastomal hernia: prevalence and associated comorbidities. Dis Colon Rectum. 2010;53(1):71–6. doi:10.1007/DCR.0b013e3181bdee8c.

[10] Marinez AC, González E, Holm K, Bock D, Prytz M, Haglind E, et al. Stoma-related symptoms in patients operated for rectal cancer with abdominoperineal excision. Int J Colorectal Dis. 2016; 31 (3):635–41. doi:10.1007/s00384-015-2491-4.

[11] Aquina CT, Iannuzzi JC, Probst CP, Kelly KN, Noyes K, Fleming FJ, et al. Parastomal hernia: a growing problem with new solutions. Dig Surg. 2014;31(4-5):366–76. doi:10.1159/000369279.

[12] Hotouras A, Bhan C, Murphy J, Chan CL, Williams NS. Parastomal hernia prevention: is it all about mesh reinforcement? Dis Colon Rectum. 2014; 57(12): e443–4. doi: 10.1097/ DCR. 0000000000000255.

[13] Helgstrand F, Rosenberg J, Kehlet H, Jorgensen LN, Wara P, Bisgaard T. Risk of morbidity, mortality, and recurrence after para-stomal hernia repair: a nationwide study. Dis Colon Rectum. 2013;56(11):1265–72. doi:10.1097/DCR.0b013e3182a0e6e2.

[14] Kald A, Juul KN, Hjortsvang H, Sjödahl R. Quality of life is impaired in patients with peristomal bulging of a sigmoid colos-tomy. Scand J Gastroenterol. 2008;43(5):627–33. doi:10.1080/ 00365520701858470.

[15] Köhler G, Mayer F, Wundsam H, Schrittwieser R, Emmanuel K, Lechner M. Changes in the surgical management of parastomal hernias over 15 years: results of 135 cases. World J Surg. 2015;39(11):2795–804. doi:10.1007/s00268-015-3187-1.

[16] Hardt J, Meerpohl JJ, Metzendorf MI, Kienle P, Post S, Herrle F. Lateral pararectal versus transrectal stoma placement for preven-tion of parastomal herniation. Cochrane Database Syst Rev. 2013;11, CD009487. doi:10.1002/14651858.CD00948.

[17] Donahue TF, Bochner BH, Sfakianos JP, Kent M, Bernstein M, Hilton WM, et al. Risk factors for the development of parastomal hernia after radical cystectomy. J Urol. 2014;191(6):1708–13. doi:10.1016/j.juro.2013.12.041.

[18] Al Shakarchi J, Williams JG. Systematic review of open techniques for parastomal hernia repair. Tech Coloproctol. 2014;18(5):427–32. doi:10.1007/s10151-013-1110-z.

[19] Hansson BM, Slater NJ, van der Velden AS, Groenewoud HM, Buyne OR, de Hingh IH, et al. Surgical techniques for parastomal hernia repair: a systematic review of the literature. Ann Surg. 2012;255:685–95.

[20] Rosin JD, Bonardi RA. Paracolostomy hernia repair with Marlex mesh: a new technique. Dis Colon Rectum. 1977;20(4):299–302.

[21] Sugarbaker PH. Peritoneal approach to prosthetic mesh repair of paraostomy hernias. Ann Surg. 1985;201(3):344.

[22] DeAsis FJ, Lapin B, Gitelis ME, Ujiki MB. Current state of laparo-scopic parastomal hernia repair: a meta-analysis. World J Gastr-oenterol. 2015;21(28):8670–7. doi:10.3748/wjg.v21.i28.8670.

[23] Berger D, Bientzle M. Polyvinylidene Xuoride: a suitable mesh material for laparoscopicincisional and parastomal hernia repair! A prospective, observational study with 344 patients. Hernia. 2009;13:167–72. doi:10.1007/s10029-008-0435-4.

[24] Chen J, Zhang Y, Jiang C, Yu H, Zhang K, Zhang M, et al. Temporary ileostomy versus colostomy for colorectal anastomosis: evidence from 12 studies. Scand J Gastroenterol. 2013;48(5):556–62. doi:10.3109/00365521.2013.779019.

[25] Gillern S, Bleier JI. Parastomal hernia repair and reinforcement: the role of biologic and synthetic materials. Clin Colon Rectal Surg. 2014;27(4):162–71. doi:10.1055/s-0034-1394090.

[26] Berger D. Prevention of parastomal hernias by prophylactic use of a specially designed intraperitoneal onlay mesh (Dynamesh IPST). Hernia. 2008;12(3):243–6.

[27] Shabbir J, Chaudhary BN, Dawson R. A systematic review on the use of prophylactic mesh during primary stoma formation to pre-vent parastomal hernia formation. Colorectal Dis. 2012;14(8):931–6. doi:10.1111/j.1463-1318.2011.02835.x.

[28] Lee L, Saleem A, Landry T, Latimer E, Chaudhury P, Feldman LS. Cost effectiveness of mesh prophylaxis to prevent parastomal her-nia in patients undergoing permanent colostomy for rectal cancer. J Am Coll Surg. 2014;218(1):82–91. doi:10.1016/j.jamcollsurg. 2013.09.01.

第45章
术前渐进性气腹
Progressive Preoperative Pneumoperitoneum（PPP）

Adriana Hernández López, Estefanía J. Villalobos Rubalcava, and Adrian Murillo Zolezzi

俞建平　译

引　言

腹壁的功能是固定和保护腹内脏器、积极参与重要运动、帮助排便排尿和调节膈肌运动以保证肺功能。

在胚胎发育过程中，腹腔脏器发育并扩张体腔，以适应新形成的内脏。由于腹壁的动态性和对变化的持续反应，它对腹腔内脏器施以低压。

腹腔的容量会根据内容物的变化而改变。在妊娠或有腹水时，腹壁会逐渐膨胀，容纳新内容物的能力会增加。

存在巨大腹壁疝时，这个过程是相反的。腹腔脏器凸出进入一个"容器"，即腹壁疝囊，随着腹腔脏器进入腹壁疝囊，腹腔进一步缩小。当腹腔内脏器的体积缩小，腹腔内压力也随之适应性降低，肌肉筋膜结构的收缩力逐渐降低，并伴有明显的肌筋膜收缩，随着时间的推移持续恶化[1-4]。

疝不仅是腹壁的缺陷，而且还是包括呼吸、血管和内脏功能障碍在内整个病理过程的一部分。此外，常与肥胖、慢性阻塞性肺疾病、营养不良、肾脏感染和心脏病有关，这些都是疝发生的易感因素。

当患者有巨大疝时，肠系膜、肠、皮肤和皮下组织都会发生变化。静脉和淋巴管的流量由于疝环的收缩而减少，这导致肠系膜组织水肿、增厚而难以回纳。

由于外侧筋膜肌肉收缩、膈肌松弛，以及疝、肥胖和心肺疾病之间的频繁相互影响，从而导致腹壁功能不全，使这些患者的生理功能和社会能力下降[5-8]。

腹壁功能不全的定义

巨大疝伴腹壁功能不全定义为巨大腹壁疝直径＞ 10 cm，或者疝囊内容物超出腹腔容量，准确地说，有超过50%的腹腔内容物位于腹腔外。通常它们需要数年才能形成，"巨大"疝囊中内容物无法缩小，因为腹腔已经无法容纳。

Mason认为腹壁疝内容物不能重新回纳至腹腔即为巨大疝伴腹壁功能不全，评估标准为疝囊内容物的体积超过一升或疝环的直径超过12 cm[9-10]。

Kingsnorth认为巨大疝伴有腹壁功能不全是疝囊体积超过腹腔自然容积的15% ～ 20%。他认为，如果疝囊容积与腹腔容积之比小于20%，就有可能进行无张力修补手术。

Tanaka等认为，腹腔容积是腹壁功能不全的主要指标，腹腔容积和疝内容物体积或疝囊容积都方便被测量。疝囊容积与腹腔容积之比大于25%，则被认为是腹壁功能不全的预测指标[11-15]。

腹壁功能不全的病理生理

巨大疝的发生是由于筋膜缺损并逐渐失去其保护腹腔的主要功能，这些改变是"可耐受的"，因为它们是逐渐形成的，但最终会降低腹腔内压力和腹腔容量。

这些患者的复杂性在于腹壁功能的丧失。多器官系统失调引起的病理生理变化有：压力增加导致胸部淋巴和静脉回流减少，腹部、骨盆和下肢血管扩张和静脉淤血。由于静脉和淋巴回流减少，大网膜、肠系膜和肠壁发生慢性水肿。疝环与肠管的摩擦导致炎症，引起肠襻间和肠襻与疝囊、疝环粘连。随着越来越多的肠管凸入疝囊，腹内压进一步降低，这会导致膈肌运动幅度减少，从而降低膈肌的运动强度，改变呼吸生理学，影响呼吸功能[1-4, 11, 12]。

疝腹壁功能不全的治疗

腹壁功能不全意味着疝囊内容物不可回纳（疝囊腔相当于第二腹腔）。

这种疝的治疗对外科医师来说是一种挑战，原因是很难将疝囊内容物回纳入腹腔。由于腹腔脏器凸出，腹腔收缩变小，以至于无法容纳疝出的脏器。

强行回纳疝囊内容物，关闭疝环，则腹腔压力急剧上升，引起静脉回流（前负荷）减少和外周血管阻力（后负荷）增加，导致心排血量减少。左心室适应性降低，间接地降低了心肌收缩力；肠系膜和腹腔脏器的血流量也下降；低灌注损伤引起肾功能不全，导致少尿和氮质血症；影响全身血液流动的肾素等激素也被释放，这进一步加重了血循环障碍[6, 9, 11, 16, 17]。

胸腔容积和施加在膈肌上压力的减少导致肺活量降低，引起伴有低氧血症和高碳酸血症的严重呼吸衰竭，而低氧血症和高碳酸血症会进一步影响膈肌运动，导致静脉回流减少和高血压。

随后出现腹腔间隔综合征，引起肠缺血、呼吸窘迫、肾功能衰竭、皮肤缺血和（或）坏死。外科医师可能面临疝修补后伤口裂开，或发现无法完成修补手术。我们必须谨记，这些患者经常伴有的合并症如肥胖、心肺疾病会加剧这种情况[4, 12, 13, 18, 19]。

为了避免这种情况，必须进行充分的准备工作，推荐逐步恢复所有脏器系统的功能，将疝囊内容物重新回纳入腹腔和重建腹壁。

疝伴腹壁功能不全的手术

32%的患者在接受使用假体材料修复巨大疝后会出现并发症，包括感染、肠外瘘、肠淤积、肠穿孔、慢性疼痛、腹壁僵硬、肠梗阻、异物感和血清肿等。这些患者的生活质量与植入补片的大小成反比。

在这些病例，肌筋膜收缩的效果决定着腹壁修复的复杂程度。目前认为，腹壁疝修补具备以下条件可关闭缺损：具有永久性或生物假体的活组织

桥、自体阔筋膜组织瓣、股直肌或背阔肌和（或）利用组织扩张器的术前渐进性气腹（progressive preoperative pneumoperitoneum，PPP）[4, 20]。

术前渐进性气腹

在抗结核药物出现之前，气腹被用来治疗腹膜结核。

1940年，阿根廷布宜诺斯艾利斯的Goni Moreno首次报道了术前气腹在巨大疝修补术中的应用。研究结果发表于1947年 *American College of Surgeons* 杂志上。他的理论基础是，让腹腔脏器以渐进的方式重新进入腹腔，以减少术后心血管和呼吸系统并发症。

Goni Moreno描述的术前渐进性气腹技术使患者和腹腔有更强的生理适应能力，使脏器重新进入腹腔，有利于达到充分的手术修复效果[1, 2, 8, 9, 12, 16]。

术前渐进性气腹的目标

在PPP建立过程中，恢复腹腔容量需要时间。需要行腹部CT检查来评估疝的体积。Tanaka等的测量结果证实，如果疝囊体积等于腹腔体积，则为巨大疝伴腹壁功能不全。CT扫描应在第3腰椎水平，对应于腹腔中点[11, 21, 22]。

手术中的气腹与PPP有相同的作用，可减轻内脏和肠系膜水肿，促进疝环与疝囊间粘连的松解，并能更容易地发现隐藏的缺损。这些获益是患者无需长期住院[10]，然而，只有通过全身麻醉的肌肉放松作用，疝囊内容物才可能"暂时"减少，但在随后出现的呼吸窘迫中又会恢复基础水平。这种急性变化可导致肺不张、低血容量、休克、血栓性静脉炎和血栓栓塞并发症[3]。

PPP的目的是通过腹壁肌肉长度的增加"逐渐"拉伸腹腔，逐渐增加腹内压力，改善膈肌功能，从而改善通气动力学。

随着腹腔压力的逐渐增加，胸廓顺应性逐渐降低。腹腔逐渐扩大，腹内脏器的变化允许在手术过程中将疝内容物顺利回纳腹腔。

术前渐进性气腹的生理

巨大疝伴腹壁功能不全患者的腹内压低，腹腔与胸腔压力的失衡导致膈肌运动减弱，从而降低了

对呼吸的调节作用。

PPP作用方式类似于妊娠或腹水积聚的方式，它扩张腹壁软组织而不引起腹内压力的突然增加。

PPP可引起肌肉筋膜结构的扩张，并增加可回纳的腹腔体积。因气腹抬高的膈肌将在气腹被释放后恢复到正常位置。虽然有文献记载，在PPP期间，肺活量下降了大约25%（最大降幅），但是膈肌的伸缩可改善术后呼吸功能。术后立即进行的肺功能测试显示肺活量为PPP前的60% ～ 75%。这比常规胆囊切除术后第一天时观察到的肺活量减少60%的结果要好[1, 7, 8, 19, 22]。

在PPP建立过程中，随着膈肌的抬高和盆底的降低，腹腔容积会增加，疝出器官的肿胀减轻，体积缩小。腹壁的放松可以促使因疝出内脏而引起的任何压疮的愈合[5]。

腹腔容量的逐渐增加，即使疝内容物回纳入腹腔，腹腔内压力仍能保持较低水平。这可以改善膈肌功能和静脉回流，特别是有心肺基础疾病的患者，否则将有较高的发生血液循环障碍和呼吸功能不全并发症的风险。

气腹气体对粘连有松解作用，因此腹壁巨大疝患者运用PPP技术有助于术中分离疝囊及其内容物的粘连。

PPP作为传统的腹腔镜下气腹，以无损伤性的方式促进粘连松解。粘连被拉伸，使肠粘连的松解变得轻松，除非这些粘连牢固致密，不允许腹内脏器还原。气腹逐渐松解粘连可改善门静脉和肠系膜血循环，静脉回流的改善将有助于手术过程中粘连的剥离和疝囊内容物的回纳[2, 3, 16]。

据报道，气腹气体不仅会充满腹腔，也会充满疝囊。这可以避免疝囊被悬吊牵拉，从而减少肠系膜和其他腹腔内器官的慢性水肿。

贴壁效应解释了气体在腹腔内的均匀分布，有趣的是，与疝囊相比，气腹对腹腔的扩张更大[1, 6, 9, 19]。

PPP的直接结果是疝囊扩张，然而随着时间的推移，腹腔的容积会逐渐增大。当这些变化发生时，在重力的帮助下，疝囊内脏器就会离开充满气体的疝囊而回到腹腔。腹部平卧位拍片就可能看到此结果。

气腹的另一个作用是增加腹壁肌肉的长度。研究人员利用腹部CT扫描记录了PPP对腹壁疝大小和腹部肌肉组织的影响，他们证实PPP可拉伸腹直肌。尽管腹直肌是纵向的，但是PPP增加了肌肉系统的宽度和长度，且对疝环也有类似的作用[12, 22]。

间歇性充气会导致肌纤维的伸展。实验研究中对肌肉切片的显微观察显示，所有层的肌肉都在扩张，没有肥大或增生，其作用是腹部肌肉的扩张和松弛。这种扩张也会导致区域性坏死、淋巴细胞聚集及腹膜的反应性炎症[14]。

PPP建立第2周后，气体进入腹腔引起腹腔刺激，激发免疫系统，促进白细胞-巨噬细胞反应，有助于术后伤口愈合[8, 18]。

术前渐进性气腹技术

PPP需要经常向腹腔内注入气体。

在Goñi Moreno的第一个病例中，他使用氧气充气，后来换成了空气。你可以使用氧气、二氧化碳、一氧化二氮和周围的空气。然而，我们必须记住，氧气和二氧化碳在腹腔内的吸收速度比周围空气快（4倍）[12, 17, 21]。

一些研究者更喜欢一氧化二氮，因为它比空气更容易被吸收，在这种情况下，麻醉师应避免使用它。这是因为呼吸循环中使用的气体溶解到血液中，并迅速扩散到腹膜，可能导致腹腔内压力突然增加，从而导致低血容量、呼吸衰竭和死亡。这种并发症通过打开腹腔可迅速处理[1, 3, 5, 8]。

自最初发表以来，为了安全和操作方便，已经对该技术进行了多次修改。1990年，Caldironi提议每天用气腹针腹腔穿刺注入二氧化碳。最初，该技术需每24 ～ 48小时用16 ～ 18号腰椎穿刺针（钝头）重复腹腔穿刺。曾经用血管导管如经皮穿刺放置的双腔16 g血管导管。通过气腹针放置双腔导管，在超声或CT引导下插入5Fr猪尾导管。其他技术还有在不同位置采用改良经皮穿刺技术置管，如在肋缘下左锁骨中线、半月板线、Palmers点（白线和半月板线的交点）、左髂窝或离疝和以前瘢痕较远的位置。

气腹置管操作通常在手术室、在局部麻醉和镇静下完成，但也可严格遵循无菌操作原则在病房内完成[1, 2, 5, 6, 9, 11]。

针头一旦进入腹腔，立即用50 ml注射器注入周围空气。初始量为100 ml，让肠管与气腹针间有少量的距离，然后进行导管插入。

腹腔内充入500 ～ 4 000 ml气体。

完成后，进行腹部X线检查明确导管是否在腹腔内正确位置，显示腹腔内气腹情况。

随后的腹腔注气可以在病房或医师诊室进行。导管外接三通旋塞，每天通过三通旋塞向腹腔内注入 500 ～ 1 500 ml 气体，另一端与水银压力计相连测压。在任何时候，压力不应超过 15 mmHg[3, 8, 19, 23]。

根据疝的类型和大小，逐步扩大腹腔，腹股沟疝需充气 7 ～ 10 天，腹壁疝需 9 ～ 28 天。总气体量为 3 800 ～ 5 000 ml。

压力不超过 15 mmHg，是否充气还要考虑患者的耐受性。当患者出现饱胀感、疼痛、恶心、呼吸短促、心动过速、高血压、低血压或血氧饱和度降低则暂停充气[7, 12, 16, 19]。

术前渐进性气腹的准备

- 巨大疝伴腹壁功能不全患者的准备工作包括戒烟、呼吸治疗和放置腰带或腹带以防止空气进入腹膜囊[19]。

- 每天使用单一剂量的低分子肝素预防深静脉血栓（DVT）[7]。

- 开始充气时，放置导尿管，留置鼻胃管进行胃减压。

- 初始充气至腹部被拉紧，PPP 可以发现隐匿的缺损[24]。

- 充气开始前口服头孢菌素或第三代氟喹诺酮类药物治疗。每 8 小时给予甲氧氯普胺 10 mg 和进行镇痛治疗[1]。

术前渐进性气腹的并发症

PPP 并发症的发生率低（7%），大多数患者可耐受。操作可导致上腹部痛、胃饱胀感，几乎所有患者的胃饱胀感都随着镇痛剂和促胃肠动力药的使用而减轻。

PPP 患者最常见的主诉是肩关节疼痛（41%），发生在早期，通常是短暂、中度的疼痛，它是由肝脏韧带受牵拉引起的。当 PPP 建立时，通常不处于紧张状态的肝韧带就会变得紧张。

膈肌刺激或中度受压可引起颈部区域疼痛，这是暂停充气的标志。

该技术的主要并发症包括空气意外注入肠腔引起肠穿孔、腹膜炎、实体器官损伤、空气栓塞，严重的还有呼吸窘迫、肺栓塞、肺炎、深静脉血栓形成导致的肺栓塞和心肌梗死（罕见的并发症），以

及颈部和胸部皮下气肿和纵隔气肿[2, 6, 8]。

其他并发症包括肺基础疾病的急性加重和伤口血肿。

PPP 不会增加伤口感染率或与伤口相关的并发症，也不会影响术中或术后并发症的发生率[2, 12, 25]。

PPP 的重要禁忌是疝环偏小，因为这可能导致绞窄、嵌顿[4, 11]。

结　论

巨大疝需要多学科协同的方法治疗。对于巨大疝和内容物为大量腹腔脏器的疝，推荐 PPP 治疗策略，否则疝内容物不能回纳腹腔，导致修补手术失败。强行将疝囊内容物回纳腹腔可能导致腹腔间隔综合征[6]。

PPP 用于恢复腹部手术前的空间，否则手术将无法进行。逐渐注入空气调整腹内压力，类似妊娠或腹水的作用，逐渐拉伸腹壁筋膜组织[1, 26]。PPP 可拉伸腹壁，增加腹部体积，在不影响通气和循环的前提下，便于疝内容物回纳[8, 17, 19]。

PPP 是一个简单的操作，可于门诊在局部麻醉和镇静的情况下完成。患者耐受性好，用于巨大疝的修补是安全、有效的方法。

临　床　病　例

51 岁女性，有继发于新生儿时缺氧的精神运动迟缓。46 岁时前臂骨折，行手术治疗。从 35 岁开始病态肥胖。无腹部手术史。

在她第一次就诊的 10 年前，她的腰围开始逐渐增大，伴阵发性腹痛，强度不一，进食后加重，侧卧位改善。

体重 95 kg，身高 1.6 m，体重指数（BMI）37.1。

神志清楚，有定向能力，闻及全收缩期心脏杂音，肺部未闻及杂音。腹部膨隆，腹软，见巨大腹壁疝，疝囊内可闻及肠鸣音（图 45.1 和图 45.2）。

在无菌、局部麻醉下，在左季肋部锁骨中线位置用气腹针穿刺，放置双腔导管。初始注入空气 2 300 ml，此后连续 10 天每天充入气体 2 000 ml。导管的第 2 腔与压力计连接，如前文所述，监测腹腔气体压力。在第 3 天，她提到餐后有饱腹感，这不是进一步充气的禁忌证（图 45.3 和图 45.4）。

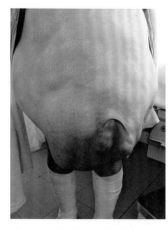

图 45.1 患者巨大腹壁缺损的前视图（术前）

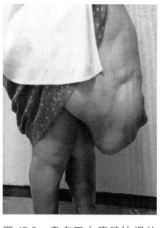

图 45.2 患者巨大腹壁缺损的侧视图（术前）

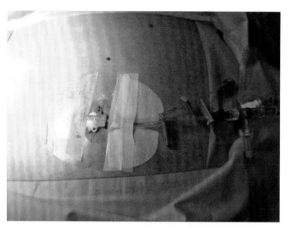

图 45.3 通过置于腹部的双腔导管注入空气

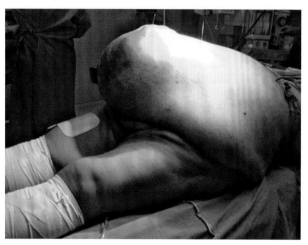

图 45.4 术前 PPP 建立后 10 天（卧位）

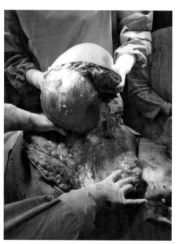

图 45.5 术中图片显示疝囊和腹壁缺损

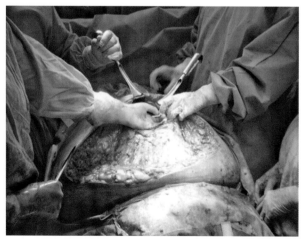

图 45.6 手术图片显示疝缩小

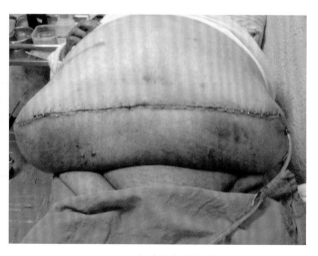

图 45.7 门诊随访腹部外观

PPP 成功后，采用补片重建腹壁，重塑腹壁功能（图 45.5 和图 45.6）。

患者术后恢复顺利。她在术后第 4 天出院，随后进行了门诊随访（图 45.7）。

参考文献

[1] Murr MM, Mason EE, Scott DH. The use of pneumoperitoneum in the repair of giant hernias. Obes Surg. 1994;4:323–7.

[2] Mayagoitia JC, Arenas JC, Suárez D, Díaz de León V, Álvarez Quintero R. Neumoperitoneo progresivo preoperatorio en hernias de la pared abdominal con pérdida de dominio. Cir Gen. 2005;27(4): 280–5.

[3] Minossi JG, Oliveira WK, Llanos JC, Ielo SM, Hasimoto CN, Pereira RSC. O uso do pneumoperitônio progressivo no pré-operatório das hérnias volumosas da parede abdominal. Arq Gastroenterol. 2009;46(2):121–6.

[4] Lipman J, Medalie D, Rosen MJ. Staged repair of massive incisional hernias with loss of abdominal domain: a novel approach. Am J Surg. 2008;195:84–8.

[5] Toniato A, Pagetta C, Bernante P, Piotto A, Pelizzo MR. Incisional hernia treatment with progressive pneumoperitoneum and retro-muscular prosthetic hernioplasty. Langenbeck's Arch Surg. 2002; 387:246–8.

[6] Mayagoitia JC, Suárez D, Arenas JC, Díaz de León V. Preoperative progressive pneumoperitoneum in patients with abdominal-wall hernias. Hernia. 2006;10:213–7.

[7] Oprea V, Matei O, Gheorghescu D, Leuca D, Buia F, Rosianu M, Dinca M. Progressive preoperative pneumoperitoneum (ppp) as an adjunct for surgery of hernias with loss of domain. Chirurgia. 2014;109(5):664–9.

[8] Winfield RS, Guercio LRM. The place for pneumoperitoneum in the repair of massive hernia. World J Surg. 1989;13:581–5.

[9] Martínez Munive A, Quijano F, Padilla R, Hesiquio R, Álvarez O, Medina O. Catéter de doble luz para neumoperitoneo en hernias gigantes. Informe de cuatro pacientes. Cir Gen. 2002; 24 (4): 313–8.

[10] Mason E. Pneumoperitoneum in giant hernia. In: Nyhus LM, Condon RE, editors. Hernia. 4th ed. Philadelphia: JB Lippincott; 1995. p. 515–24.

[11] Alyami M, Passot G, Voiglio E, Lundberg PW, Valette PJ, Muller A, Caillot JL. Feasibility of catheter placement under ultrasound guidance for progressive preoperative pneumoperitoneum for large incisional hernia with loss of domain. World J Surg. 2015;39(12):2878–84.

[12] López MC, Robres J, López CM, Barri J, Lozoya R, López S, Vasco MA, Buqueras MC, Subirana H, Jorba R. Neumoperitoneo preoperatorio progresivo en pacientes con hernias gigantes de la pared abdominal. Cir Esp. 2013;91(7):444–9.

[13] Kingsnorth AN. Open mesh repair of incisional hernias with significant loss of domain. Ann R Coll Surg Engl. 2004;86(5):363–6.

[14] Sabbagh C. Peritoneal volume is predictive of tension-free fascia closure of large incisional hernias with loss of domain: a prospective study. Hernia. 2011;15(5):559–65.

[15] Tanaka EY, Yoo JH, Rodrigues Jr AJ, Utiyama EM, Birolini D, Rasslan SA. Computerized tomography scan method for calculating the hernia sac and abdominal cavity volume in complex large incisional hernia with loss of domain. Hernia. 2010;14(1):63–9.

[16] Rodríguez OM, Garaulet P, Ríos R, Jiménez V, Limones M. Neumoperitoneo en el tratamiento de hernias gigantes. Cir Esp. 2006; 80(4):220–3.

[17] Quraishi AHM, Borkar MM, Mastud MM, Jannawar GG. Pre-operative progressive pneumoperitoneum for repair of a large incisional hernia. Updates Surg. 2013;65:165–8.

[18] Panteleimonitis S, Ihedioha U, Mann C, Gechev Z, Finch GJ. Progressive pre-operative pneumoperitoneum is not necessary for large inguinoscrotal hernia repair: report of a case. Case Rep Clin Med. 2012;1(2):6–8.

[19] Sabbagh C, Dumont F, Fuks D, Yzet T, Verhaeghe P, Regimbeau JM. Progressive preoperative pneumoperitoneum preparation (the Goni Moreno protocol) prior to large incisional hernia surgery: volumetric, respiratory and clinical impacts. A prospective study. Hernia. 2012;16:33–40.

[20] Hernández LA, Villalobos E, González G. Técnicas de reconstrucción avanzadas para prevenir catástrofes de la pared abdominal. Cir Gen. 2013;35(1):S23–5.

[21] Koontz AR, Graves JWV. Preoperative pneumoperitoneum as an aid in the handling of gigantic hernias. Ann Surg. 1954;140(5):759–62.

[22] Dumont F, Fuks D, Verhaeghe P, Brehant O, Sabbagh C, Riboulot M, Yzet T, Regimbeau JM. Progressive pneumoperitoneum increases the length of abdominal muscles. Hernia. 2009;13:183–7.

[23] Coopwood RW, Smith RJ. Treatment of large ventral and scrotal hernias using preoperative pneumoperitoneum. J Natl Med Assoc. 1988;81(4):402–4.

[24] Winslet MC, Obeid ML, Kumar V. On-table pneumoperitoneum in the management of complicated incisional hernias. Ann R Coll Surg Engl. 1993;75:182–8.

[25] Willis S, Conze J, Miiller S, Klosterhalfen B, Schumpelick V. Progressives Pneumoperitoneum in der Behandlung von Leisten- und Narbenhernien. Langenbeck's Arch Chir. 1996;381:132–7.

[26] Davison SP, Parikh PM, Jacobson JM, Lorio ML, Kalan M. A "Buttressed Mesh" technique for fascial closure in complex abdominal wall reconstruction. Ann Plast Surg. 2009;62(3):284–9.

第46章
肉毒素在复杂腹壁疝中的应用

Botulinum Toxin Use in Complex Abdominal Wall Hernias

Benjamin Zendejas and Martin D. Zielinski

陈 浩 译

引 言

　　肉毒素是从肉毒杆菌中分离纯化的神经毒素，从A型至H2型有8种血清型。在这些血清型中，仅有A型和B型可商业销售并在临床上使用，而A型肉毒素是最常用的[1, 2]。肉毒素能够短暂阻断突触前胆碱能神经末梢细胞核内富含的肽释放。这些细胞核内除了有与疼痛及炎症相关的介质，如降钙素相关肽和P物质之外，主要含有乙酰胆碱。如果这些介质在突触前的传递被阻断，注射了肉毒素的骨骼肌在4～6个月内可出现可逆的肌无力及痛觉减退，被称为化学去神经支配[3, 4]。尽管注射后1～2天内肌肉无力就会出现，但是最显著的临床疗效与药物剂量和肌肉复合体的大小有关。例如，注射后在眼外肌的最大效应在1～2周内出现[5]，而腹壁肌则需要4周[6]。

　　1989年，美国FDA首次批准了一种A型肉毒素（保妥适）制剂用于治疗眼睑痉挛和斜视[5]。由于肉毒素作为神经调节递质的治疗效果和较好的安全性，已被广泛应用于肌肉相关疾病、疼痛综合征的治疗以及美容。

　　近来，在复杂腹壁疝及开放腹部手术中，肉毒素被用于腹壁重建受到关注。对于临床上具有挑战性的一些问题，诸如较大的腹壁筋膜缺损、侧腹壁肌挛缩及腹壁功能障碍，理论上，肉毒素的化学去神经支配作用可以提高腹壁的顺应性，减少侧腹壁肌挛缩，从而减轻腹壁中线部位的张力及减轻疼痛，这些特性在腹壁重建中有潜在的应用前景。

　　本章节将综述肉毒素在复杂腹壁疝应用中的基本原理及临床证据，描述其使用方法及适应证，展望未来肉毒素在此领域中的作用。

肉毒素在复杂疝应用中的基本原理和依据

临床前期研究

　　Lien[8]等研究了鼠在开腹手术后侧腹壁肌肉收缩导致其中线腹壁疝的动物实验。实验分3组，每组6只鼠，分别是无手术组、生理盐水组及注射肉毒素组（关腹前注射）。之后的两周，检查3组的腹壁情况，发现注射肉毒素组鼠的腹壁肌肉较弱，且切口疝发生及缺损程度明显低于生理盐水组。

　　类似的，Cakmak[9]等在鼠模型上，研究了一定腹腔压力下肉毒素对侧腹肌的化学去神经支配作用。实验第1天，在15只鼠的腹腔内置入导尿管和压力传感器，在其中5只鼠的腹壁上注射生理盐水，在另外10只鼠的腹壁上注射肉毒素。然后，在实验的第1天和第3天分别在鼠的腹腔内注入生理盐水，使腹腔压力达到6 mmHg。通过肌电图测量侧腹壁肌的收缩强度，测量呼吸频率评估肉毒素对呼吸功能的影响。第3天的结果显示，在相同腹压下注射肉毒素组鼠的腹腔容积有20%的显著增加，而注射生理盐水组的鼠则没有增加。肌电图也证实了肉毒素对肌肉的麻痹作用。呼吸频率在两组间没有差异。

　　Rodriguez-Ruiz[10]评估了鼠腹壁疝模型中腹壁的张力和顺应性。研究采用14只鼠的腹壁疝动物模型，并在其后3周内随机分成两组，分别注射生理盐水和肉毒素，注射后2周评估两组的疝缺损、腹壁张力和顺应性。结果显示疝的缺损没有明显的区别，而肉毒素组鼠的腹壁张力明显小于生理盐水组的，其腹壁顺应性超过生理盐水组的两倍。

临床观察

Ibarra-Hurtado[6] 等观察了肉毒素在治疗开腹术后巨大复杂切口疝中的作用。在他们的前瞻性队列研究中，对两个注射肉毒素的患者每周行CT检查以判断疝环缩小的范围。随后，对另外10个患者在注射肉毒素前及注射后4周进行CT检查。在两个每周做CT检查的患者中，注射肉毒素3周显示疝环横径缩小50%，但此后疝环横径不再变化。另外10个患者注射肉毒素4周后的CT检查结果显示疝环横径比注射时缩小5.2 ± 3.2 cm。对所有患者都进行了腹壁重建手术，术后并发症在可预期范围内，而且没有出现因肉毒素引起的并发症，随访9个月没有复发病例。

我们团队首次尝试对一个腹腔镜疝修补术后腹壁不适的患者使用肉毒素[11]，这个女患者在术后3周有持续的腹壁疼痛和肌肉痉挛，体格检查和影像学检查没有发现疼痛的原因。她首先接受了在痛点部位局麻注射药物，这缓解了疼痛但对于肌肉痉挛没有效果，尝试注射肉毒素后患者的肌肉痉挛症状明显改善。

带着这样的经验，我们团队开始对经挑选的腹壁疝患者术前使用肉毒素，以期改善其术后镇痛效果，并且探索肉毒素在减少疝复发中的潜在作用。我们用病例对照研究回顾分析了这些最初经验[12]，对22个注射了肉毒素的患者匹配了66个同期对照。结果显示：尽管给予了相似的术后疼痛综合治疗，注射肉毒素的患者对阿片类镇痛药的需求显著降低并且疼痛程度更轻，而住院天数、疝的复发等其他结果相当。

此外，我们团队还研究了在开放修补术中使用肉毒素后筋膜缺损的关闭率。首先，我们研究了一个由18个患者组成的前瞻性队列，对这些患者在腹部开放的最初几天内注射了肉毒素（其中一半是在第1天）[13]。通过这一方法，对多数患者（83%）成功实施了延迟性筋膜关闭。基于此初步研究，我们后续开展了一个肉毒素提高开放修补术后筋膜缺损关闭率效能的多中心、前瞻性、安慰剂对照的随机试验[14]。将46个患者随机分组，组间基线无显著差异，并在损伤控制性剖腹术后平均1.8 ± 2.8 天

实施注射。结果显示：肉毒素组（96%）与安慰剂组（93%）术后10天缺损关闭的可能性相当；同时，并发症、住院天数及吗啡用量等其他临床结果也均无显著差异。由于我们所发现的筋膜缺损关闭率高于预期，我们认为可能发生了统计学Ⅱ类错误。

Farooque 等[15] 研究了8个复杂腹壁疝患者在使用肉毒素后其侧腹壁肌厚度和长度的变化。他们的研究结果显示注射肉毒素2周后，侧腹壁肌被延伸（平均每一侧延长2.8 cm，范围在0.8 ～ 6.0 cm）及变薄（平均减少6.3 mm，范围在0.4 ～ 13.5 mm），所有病例都成功地接受了腹壁疝修补术且术后没有早期复发。

Chavez-Tostado 等[16] 报道了他们在巨大切口疝治疗中使用肉毒素的经验。14个患者平均疝环直径15 cm，缺损面积282 cm^2，在术前注射肉毒素，并在注射后4周重复进行影像学检查。结果显示大约一半患者的疝环直径缩小，平均缺损面积比注射前减少34 cm^2，但是没有显著性统计学差异。大部分患者缺损两侧的筋膜得以向中线缝合靠拢。15个月后随访没有复发。

Barber Millet 等[17] 报道了对修补巨大Morgagni疝（胸骨后疝，膈疝的一种类型）的患者使用肉毒素以预防腹腔间隔室综合征的结果。患者的腹腔容积在注射肉毒素前为5 035 cm^3，在注射肉毒素3周后扩展到6 900 cm^3，相当于增加了37%。患者的手术都很成功，且恢复顺利。

同样地，Ibarra-Hurtado[18] 报道了一例双侧巨大阴囊疝应用肉毒素治疗的病例，考虑其腹腔容积的缩少，术前注射了肉毒素，在注射后一个月测得腹腔容积扩大了26%。对这个患者的手术很成功，没有并发症。

技　　术

我们推荐在清醒镇静下注射肉毒素，肉毒素（300 U，保妥适Botox，Allergan）与0.9%的生理盐水150 ml混合（最终浓度2 U/ml）。对两个注射器做好标记，一个抽取肉毒素溶液，另一个抽取生理盐水，装在一个三相阀门的输液器上。患者腹部有6个注射位置：左、右两侧肋缘下，左、右两侧腋前线，左、右两侧下腹部（图46.1）。用一个18号腰椎穿刺针通过一根9英寸（1英寸=2.54 cm）管子连接三相阀门。延长管在B超引导下分别通过6个

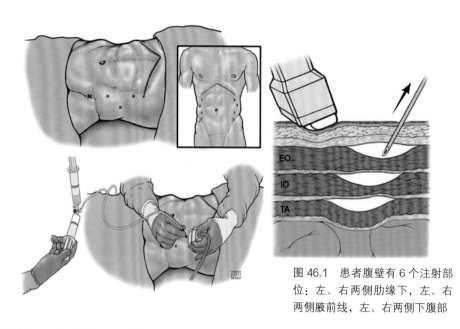

图 46.1　患者腹壁有 6 个注射部位：左、右两侧肋缘下，左、右两侧腋前线，左、右两侧下腹部

注射点进入腹外斜肌、腹内斜肌、腹横肌位置。为了容易辨别组织层次，首先注射腹横肌层次，然后逐渐退针注射其他肌层。先在每个层次注射 1 ～ 2 ml 生理盐水，以确保进针位置正确，然后在 6 个部位的每个层次注射 8.3 ml（16.6 U）肉毒素（每个注射部位 25 ml/50 U）。由于斜肌在腹壁侧方的肌肉更发达，因此要确保注射部位尽可能靠近腹壁侧方。在靠近斜肌尾部和头部位置（尾部标记是髂前上棘，头侧标记是下肋部）注射具有挑战性。同样地，腹外斜肌头侧有 5 ～ 7 cm 连接于肋缘，肉毒素注射后向腹外斜肌头侧肋骨部位扩散和浸润是很重要的。

Ibarra-Hurtado 等[6] 使用了不同的肉毒素注射剂量和注射部位。他们用 0.9% 生理盐水 5 ml 稀释 500 ml 肉毒素（浓度 100 U/ml），并在超声引导下通过 25Fr 硬膜下阻滞穿刺针在腹外斜肌和腹内斜肌之间的 5 个部位各注射 0.5 ml（50 U 肉毒素）。注射部位包括肋缘和髂嵴水平之间腋中线处的 2 个部位，以及肋缘和髂嵴水平之间的腋前线和锁骨中线之间的 3 个部位，以及对侧的相似位置。上述方案未互相比较优劣。为使肉毒素在整个腹部能更好地扩散以减少注射位置的数量，我们团队倾向于将肉毒素稀释至更大容量，这可以降低注射部位发生并发症的风险。

安全性和不良反应

肉毒素已在多种临床条件下被广泛使用超过了 30 年，目前没有严重不良反应的报道，并且多数已

知的轻微不良反应（如局灶性无力）都是由于其作用机制所致[19]。

因为腹壁肌肉发挥着辅助呼吸的功能，所以理论上腹壁肌肉瘫痪可能影响呼吸功能。对于无呼吸系统基础疾病的健康成人，不需要担心腹壁肌辅助呼吸功能的缺失，但是对于一个危重患者（比如在损伤控制性剖腹术后）或肺功能较差的患者来说，考虑到肉毒素麻痹腹壁肌后对呼吸功能的影响，应当谨慎使用。尽管这些高危人群应用肉毒素受到限制，但临床上尚无有意义的不良反应的报道。

尽管临床上没有报道，但是注射部位的并发症如出血、感染等还是有可能的。注意无菌操作、避免在有皮肤破溃或活动性感染的部位注射及在超声引导下注射都可以极大限度地降低这些并发症发生的风险。

Farooque 等[15] 发现，由于腹壁肌的延长和松弛，某些患者主诉有腹部膨胀的感觉。很少有患者反映咳嗽和打喷嚏无力。使用腹带可以改善这些症状。所有患者都能在术前保持正常日常生活。与 Farooque 等[15] 的发现相同，我们患者的常见主诉症状也是短暂的腹部膨胀感。

推荐适应证

综合上述已公布的资料，我们建议下列情况可将肉毒素作为治疗复杂腹壁疝的辅助方法。

• 顽固性术后腹壁疼痛或肌痉挛患者。可以考虑用于术前已知疼痛耐受较差或对其他疼痛药物严重过敏或禁忌的患者。

- 预计开腹术后关闭腹壁缺损比较困难。

- 复杂腹壁疝或膈疝患者，术后可能存在腹壁功能障碍和（或）腹腔筋膜间室综合征风险的情况。

基于肉毒素作用于腹壁肌肉组织的峰值反应时间[6]，患者应在疝修补术前约 4 周注射肉毒素，以便能在手术时其化学去神经作用最强。对损伤控制性剖腹术后腹腔处于开放状态的患者，一旦血流动力学稳定，应尽快进行肉毒素注射。

我们需要强调：上述推荐的适应证是基于样本量少、证据质量等级低的少量研究得出的。肉毒素对于侧腹壁肌的化学去神经作用应被视作疝外科医师用于修复具有挑战性复杂疝的又一种手段。

未 来 方 向

肉毒素在复杂疝治疗中的应用才刚刚开始，许多问题没有得到明确的答案。除了要确定哪些患者适合应用肉毒素之外，还需明确最佳给药时间、剂量与注射方法。

进一步的研究应评估在扩展腹壁时使用肉毒素与其他方法如术前渐进性气腹或组织扩张器的成

本-效益比较[20]。而术后疼痛控制效果，还需要与使用布比卡因的腹横肌平面腹膜前阻滞麻醉方法进行比较[21, 22]。

Cakmak 等的研究[9]提示患有腹裂或先天性膈疝的新生儿可以从肉毒素对腹壁的化学去神经作用中获益。肉毒素提高了腹壁顺应性，这样可以缩短腹裂患者筋膜缺损关闭所需的时间，或降低大型膈疝修补术后早期的腹内压，减少腹腔筋膜间室综合征的发生。进一步的研究应关注新生儿肉毒素应用的安全性。

结 论

运用 A 型肉毒素的肌肉化学去神经作用治疗复杂腹壁疝，已经显示了应用前景，但需进一步研究什么样的患者最适合使用。数十年肉毒素的临床应用显示了其安全性，在用于腹壁方面无有意义的临床不良反应报道。由于没有肉毒素广泛应用于腹壁重建的研究，所以对肉毒素的使用仍应保持谨慎态度。目前，我们建议将此技术视为疝修复技术中一个新的可供选择的方法。

参考文献

[1] Walker TJ, Dayan SH. Comparison and overview of currently available neurotoxins. J Clin Aesthet Dermatol. 2014;7:31–9.

[2] Dover N, Barash JR, Hill KK, Xie G, Arnon SS. Molecular characterization of a novel botulinum neurotoxin type H gene. J Infect Dis. 2014;209:192–202.

[3] Truong D, Dressler D, Hallet M, editors. Manual of botulinum toxin therapy. Cambridge: Cambridge University Press; 2009. p. 234.

[4] Jankovic J, Albanese A, Atassi MZ, Dolly JO, Hallett M, Mayer NH. Botulinum toxin: therapeutic clinical practice and science. Philadelphia: Saunders; 2009.

[5] Scott AB. Botulinum toxin injection into extraocular muscles as an alternative to strabismus surgery. J Pediatr Ophthalmol Strabismus. 1980;17:21–5.

[6] Ibarra-Hurtado TR, Nuño-Guzmán CM, Echeagaray-Herrera JE, Robles-Vélez E, de Jesús G-JJ. Use of botulinum toxin type a before abdominal wall hernia reconstruction. World J Surg. 2009;33:2553–6.

[7] Slater NJ, Montgomery A, Berrevoet F, et al. Criteria for definition of a complex abdominal wall hernia. Hernia. 2014;18:7–17.

[8] Lien SC, Hu Y, Wollstein A, Franz MG, Patel SP, Kuzon WM, Urbanchek MG. Contraction of abdominal wall muscles influences size and occurrence of incisional hernia. Surgery. 2015;158:278–88.

[9] Cakmak M, Caglayan F, Somuncu S, Leventoglu A, Ulusoy S, Akman H, Kaya M. Effect of paralysis of the abdominal wall muscles by botulinum A toxin to intraabdominal pressure: an experimental study. J Pediatr Surg. 2006;41:821–5.

[10] Rodríguez-Ruiz G, Cruz-Zárate A, Oña-Ortiz FM, García-Arrona LR, Sánchez-Valle AA, Chávez-Villanueva UJ, Mata-Quintero CJ, Luna-Martínez J. Separación de componentes química (toxina botulínica tipo A) en la reparación de hernia ventral planeada: un modelo murino. Rev Hispanoam Hernia. 2015;3:139–46.

[11] Smoot D, Zielinski M, Jenkins D, Schiller H. Botox A injection for

pain after laparoscopic ventral hernia: a case report. Pain Med. 2011;12:1121–3.

[12] Zendejas B, Khasawneh MA, Srvantstyan B, Jenkins DH, Schiller HJ, Zielinski MD. Outcomes of chemical component paralysis using botulinum toxin for incisional hernia repairs. World J Surg. 2013;37:2830–7.

[13] Zielinski MD, Goussous N, Schiller HJ, Jenkins D. Chemical components separation with botulinum toxin A: a novel technique to improve primary fascial closure rates of the open abdomen. Hernia. 2013;17:101–7.

[14] Zielinski MD, Kuntz M, Zhang X, et al. Botulinum toxin A-induced paralysis of the lateral abdominal wall after damage-control laparotomy: a multi-institutional, prospective, randomized, placebo-controlled pilot study. J Trauma Acute Care Surg. 2016;80: 237–42.

[15] Farooque F, Jacombs ASW, Roussos E, Read JW, Dardano AN, Edye M, Ibrahim N. Preoperative abdominal muscle elongation with botulinum toxin A for complex incisional ventral hernia repair. ANZ J Surg. 2016;86:79–83.

[16] Verónica Chávez-Tostado K, Cárdenas-Lailson LE, Pérez-Trigos H. Resultado de la aplicación preoperatoria de toxina botulínica A en el tratamiento de hernias incisionales gigantes [Results of preoperative application of botulinum toxin type A in treatment of giant incisional hernias]. Rev Hispanoam Hernia. 2014;2:145–51.

[17] Millet SB, Carr No Saenz O, De M, Burgu No J, Tatay FC. Empleo de toxina botulínica en pared abdominal como tratamiento previo a la reparación quirúrgica de una hernia de Morgagni gigante. Rev Hispanoam Hernia. 2015;3:65–9.

[18] Ibarra Hurtado TR. Toxina botulínica A: su importancia en pacientes con grandes hernias abdominales. Rev Hispanoam Hernia. 2014;2:131–2.

[19] Naumann M, Jankovic J. Safety of botulinum toxin type A: a system-

atic review and meta-analysis. Curr Med Res Opin. 2004;20:981–90.

[20] Alam NN, Narang SK, Pathak S, Daniels IR, Smart NJ. Methods of abdominal wall expansion for repair of incisional herniae: a systematic review. Hernia. 2016. doi:10.1007/s10029-016-1463-0.

[21] Fields AC, Gonzalez DO, Chin EH, Nguyen SQ, Zhang LP, Divino CM. Laparoscopic-assisted transversus abdominis plane block for postoperative pain control in laparoscopic ventral hernia repair: a randomized controlled trial. J Am Coll Surg. 2015;221:462–9.

[22] Charlton S, Cyna A. Perioperative transversus abdominis plane (TAP) blocks for analgesia after abdominal surgery. Cochrane Database Syst Rev 2010;(12):CD007705.

第47章
医疗落后地区的疝修补现状
Hernia Repair in Undeserved Areas

David L. Sanders, Maarten Simons, and Par Norden

蔡 昭 译

流 行 病 学

在经济发达地区很少有研究能准确地描述腹股沟疝（inguinal hernia，IH）的流行病学，更不用说在医疗落后地区了。IH的发病率，即一定数量的人口在特定时间段内发生IH的情况是很难确定的。尽管国家间的发病率似乎不太可能有很大差异[1-6]，但对比显示，IH的流行率，即在某个特定时间段内IH的患病率，在医疗卫生服务较差的国家中似乎要高得多。假设在医疗资源贫乏的情况下大多数病例得不到处理，那么手术修补率就会与发病率不相符，IH就高发，反过来又对那些无力承受这一负担的国家产生巨大的经济影响[7]。

英国1996年的一项研究发现，27%的男性和3%的女性一生中会有接受腹股沟疝修补术的风险，这使得腹股沟疝成为一种巨大的疾病负担[8]。而来自非洲撒哈拉以南地区的数据显示了截然不同的临床情况：1978年对加纳农村男性进行的一项研究估计，有7.7%的人患腹股沟疝[9]。然而1969年的一项研究显示，东非彭巴岛IH的流行率高达30%[10]。

一项对加纳和英国的腹股沟疝前瞻性对照研究发现，加纳2/3的腹股沟疝是进入阴囊的，而这个比例在英国只有1%[11]，其中大部分是长期存在的右侧斜疝。加纳受试者的平均年龄为34岁，而英国的则为62岁。

发生于年轻人的腹股沟疝对脆弱的经济产生了重大影响。在对加纳的研究中，64%的受试者每天活动受限，其中16.3%的人群更是无法工作。

在非洲撒哈拉以南地区，IH需要进行急诊手术的人群比例高得令人吃惊，加纳为65%，乌干达为76%，塞拉利昂为33%，尼日利亚则为25%[3, 12-15]。相比较，在瑞典这个比例仅为5%[16]。其后果是可怕的，尼日利亚2007年的一项研究报告称，急诊IH手术患者的病死率为20%[17]。

2012年，一项针对腹股沟疝所进行的有关健康和营养的前瞻性调查数据，被用于评估加纳的IH情况[2]。按照这种方法得出的结论是，加纳普通人群中的腹股沟疝患病率为3.15%（2.79%～3.5%），有手术指征的疝数量估计为530 082个（469 501～588 980），年发病率为10万分之210（186/10万～233/10万）。估计加纳腹股沟疝手术率为每10万人中有30人次，这样每隔10年就会积压100万个需要手术修补的疝。加纳所有具备手术指征的疝的手术费用估计为5 300万美元。10年内，解决这些疝将花费1.06亿美元。通过修补这些具备手术指征的疝，加纳将节省近500万伤残调整生命年（DALY）。这些发现得到了另一项针对非洲撒哈拉以南地区未经处理的腹股沟疝疾病负担预测研究的支持[18]，报道称，地区医院平均每年施行30次/10万人疝修补术（95% CI 18～41），仍有175次/10万人的需求未能得到满足。

同样的模型被用来预测坦桑尼亚的IH流行率[1]。在坦桑尼亚，成年人的IH患病率为5.36%，从而估计将近12%的男性患有疝。这相当于有683 904位坦桑尼亚成人患带有症状的IH。坦桑尼亚成人的IH年发病率为163/100 000。依照坦桑尼亚目前的疝修补率，10年内将近积压100万例需要手术修复的IH，如对常见有指征的疝进行手术，坦桑尼亚将可以节省440万DALY。

2012年的一项研究使用了2010年的全球疾病负担（GBD）数据库数据来量化中低收入国家（LMIC）基层医院外科治疗消化系统疾病的负担[5]。这项研究计算出，如果基层医院能普遍提供并使人们获得优质的外科服务，消化系统的疾病负担可能会减少。研究结果表明，东欧和中亚地区74%的腹股沟疝/股疝负担是可以避免的。

这些手术覆盖率的差异突显了一些问题，这些问题可能会迅速得到改善。譬如在东欧和中亚，可能用很少的额外资源就能解决存在的疝疾病负担。其他区域则可能需要对重点优先项目和资源进行全面重新排序，以解决IH的疾病负担。

综上所述，低资源环境下的IH发病率高得令人无法接受。

手术技术

在一些实际开支很大的医疗落后地区，家庭通常通过借钱或出售资产来支付手术费用。在这种情形下，由于网片的高成本和缺乏网片修补技术培训，大多数IH仍然用Bassini术式（以及许多改良方法）进行修补[3, 19-21]。

偶尔也有例外情况。据报道，一项来自尼日利亚的研究表明，由于在一年的随访中网片修补术几乎没有出现并发症而被广泛接受[22]。同样，网片修补术已被成功应用在加纳和乌干达农村，并且没有发生严重并发症[23, 24]。在印度，网片修补术似乎比其他医疗落后地区更常见（或可能更常被提及）[25]，腹腔镜手术也在印度被引进[26]。尽管如此，在大多数医疗落后地区，网片的高成本仍然令人望而却步。

大多数IH患者生活在低资源环境中。许多创新手术，如腹腔镜、内镜和网片手术，由于成本原因，不能在这些医疗落后地区被广泛使用。在不影响网片修补安全和效果的前提下，提供更便宜的替代方案是完全必要的。

低成本网片的使用

在大多数资源贫乏国家，由于商用网片难以得到或令人负担不起，使得效果比网片修补差许多的缝合修补方法更常用[8, 27]。

疝医疗行业已开发超过200种各类网片，每片费用在40～6 000美元[28]。最常见的是成分为大孔径聚丙烯或聚酯聚合物的网片。各种网片在超微结构、纤维类型/构造、孔径、重量/密度、拉伸强度和弹性等方面略有不同[28]。商用疝网片属于二类医疗设备，在美国上市前需要经过食品药品管理局（FDA）或药品保健产品监管局（MHRA）的告知程序，或者在英国和欧洲需要在上市前获得其他权威机构的批准[29]。很显然，这些已被批准的网片是适合在医疗落后地区使用的，但通常情况是由于负担不起而得不到使用。

印度率先使用蚊帐作为替代物[30]。第一个关于本土制造的、由聚乙烯和聚丙烯制成并经高压灭菌的替代品的多中心试验在班加罗尔（Bangalore Mono Filaments，Bangalore，India）进行。

这项研究报道，并发症的发生率为6.9%，与聚丙烯网片的并发症率相当，仅有一例复发（0.27%），随访5年没有不良反应。近来，大量发展中国家的研究已经审查了用当地各种类型蚊帐进行疝修补的情况[25, 31-37]。这些蚊帐的材料各不相同，但最常见的是棉花、聚乙烯、尼龙和聚酯化合物[38]。

孔径必须小于1.2 mm才能阻止蚊子，然而，许多蚊帐使用0.6 mm孔径来阻止其他咬人的昆虫[38]。有几项研究表明，蚊帐可被植入体内并且并发症的发生率较低，但是用蚊帐作为通用术语来描述所有的网片是有潜在问题的。

人们对使用当地来源和编织的蚊帐进行植入手术的安全性、感染风险和异物反应，以及低资源环境下消毒程序的有效性表示担忧。

2013年的一项研究将广泛使用的蚊帐的特性与经FDA和MHRA批准的商业网片进行了比较[39]。被用来测试的蚊帐是一种由低密度聚乙烯均聚物（LDPE）构成的单丝编织物，平均孔径为1.9 mm，孔隙率为91.2%，平均网重为53.7 g/m²，纤度为152 D，与之比较的是"大孔径"商用网片（class Ⅰ）。聚乙烯蚊帐的强度优于UltraPro和Vypro补片（43.0 N/cm分别vs. 35.5 N/cm和27.2 N/cm），展现出的各向异性不及商用网片。

在对布基纳法索40名IH患者进行的随机对照试验中发现，尼龙蚊帐和商用网片短期和术后30天的随访结果没有差异[36]。

对10年间651名用LDPE网片修补的IH患者进行回顾性分析，平均随访15个月，有32名患者失随访。其中，浅表性手术部位感染6例（0.9%）、血清肿 1 例（0.1% 例）、血肿 2 例（0.3%）和慢性疼痛 2 例（0.3%）。无复发或网片排异报道。LDPE 网片的成本不到商用网片的 0.03%[25]。

使用蚊帐进行 IH 无张力修补的成本大约是传统替代方法的 1/3[34, 40, 41]。这一发现得到了 meta 分析的支持，与此同时，感染的并发症发生率或复发率并未增加[42]。

最近发表的一项对 302 名男性患者随机对照试验的结论是，LDPE 网片与商用网片在复发或并发症发生率方面没有显著性差异[24]。

建议对网片进行 121℃ 蒸汽消毒灭菌，但目前没有证实其无菌性的长期随访数据。当前使用的大多数 LDPE 网片都用环氧乙烷消毒灭菌[23]。

据成本-效益分析估计，与网片修补相关的总成本为每省去一个 DALY 需花费 12.88 美元（假定每一例疝修补手术花费为 120.02 美元以及通过手术每人省去 9.3 个 DALY）[7, 40]。基于这个数字，使用低成本网片进行疝修补是一种比口服治疗脱水或在家应用抗逆转录病毒药物治疗艾滋病毒携带者和艾滋病更具成本-效益的干预措施[43]。

然而，在普遍接受采用蚊帐进行 IH 修补术之前，需要仔细的审核和后续研究，但这在医疗落后地区可能很难做到。

组织管理和教育

疝外科在医疗落后地区所面临的挑战是将外科护理的组织结构整合到更大的医疗保健系统中[4]。中低收入国家的医疗保健系统即使在同一国家的不同医院之间也存在着服务上的差异[44]，其中最重要的因素在于医院的运作。研究表明，在农村地区正常运作的小型医疗卫生中心可以提供有效的、基本的、低成本的外科服务[45, 46]。然而，许多小型医疗卫生中心缺乏训练有素的工作人员、设备和提供综合服务的能力[47]。一家运作良好的医院，把提供细分的、重要的外科服务作为综合医疗服务模式的一部分。整合旨在提高服务效率和质量，从而最大限度地利用资源和机会[48]。这种整合的好处已在许多环境下得到证明[49]。

卫生工作者应拥有适宜的外科用品和麻醉设备。对医院来说，无论是局部麻醉（local anesthetic，LA）、脊髓麻醉、全身麻醉（general anesthetic，GA）还是气管插管麻醉[46]，能够合理实施麻醉是很重要的。

一项 meta 分析显示在侧隐窝狭窄（lateral recess stenosis，LRS）的群体中，与麻醉相关的死亡率在落后地区与高收入国家之间存在着显著差异[50]。造成这种差异的因素包括合格麻醉师寥寥无几、缺乏适当的培训、用于监测患者安全的用品有限及用于管理麻醉安全的用品有限[51]。

如果对从业人员进行充分的外科培训和使用局麻，绝大多数 IH 修补都是可以在医疗落后地区进行的。研究表明，局麻下进行的 IH 修补的患者可比全麻下的早一天恢复正常活动，这对 LRS 患者来说很重要[52]。局麻的成本明显低于脊髓麻醉和全身麻醉，这在医疗落后地区极具优势[44]。

由于这些限制以及全麻所固有的高风险，建议 LRS 患者的 IH 修补术还是在局麻下进行。

可以采用几种策略来应对源自物品成本方面的挑战。外科器械包和其他材料可以从非营利组织那里打折购买，医疗设备制造商可以捐赠一些临近有效期的材料[53]。如果医疗人员和设备短缺，那些慈善机构组织的短期手术任务能使现有的基础设施得以加强。移动手术平台可用于缺乏现代无菌设备的地方。虽然短期手术任务被提倡作为一种减轻疾病负担的方法，但慈善机构在医疗落后地区支持外科治疗的最佳方式是通过与当地疝协会和卫生从业人员建立合作伙伴关系从而共同发展[54]，并通过对当地团队的教学和培训来减少等候治疗的人数。目前，加纳正通过这种方式与英国疝协会 http://www.operationhemia.org.uk/ 和国际疝协会 http://hemiaintemational.org.uk. 建立这种伙伴关系。为了保持以及不断改进对当地卫生专业人员的培训成果，尤其应当注重持续对他们的外科技能进行评估[54]。

医疗落后地区，尤其是农村地区，疝外科的可持续发展模式需要国家来承诺提供手术服务，并对从业人员进行充分的培训。必须提供安全、有效、便捷和成本-效益高的外科服务，以满足这些地区的需要[55]。

缺乏训练有素的医护人员加剧了这一准入问题的难度。例如，撒哈拉以南的非洲地区，大多数手术和麻醉是由内科或其他医师而不是由专业医师来完成的，为此，提供教育、培训和合理应用资源的战略是十分必要的。

有许多外科技能教育计划，但没有特别侧重于疝手术的。众所周知，继续教育可以改善患者的安全度。一个概念性的疝外科教育计划应聚焦在以下 3 个方面：

- 集中训练和提高外科医生的技能。
  - 疝协会可以颁发疝外科证书。一项旨在使医师在指导下完成课程的学习，并掌握一系列IH修补手术技巧的计划，同时取得合格证书。
- 卫生从业人员的继续教育和技能培训
  - 对外科医师和所有参与疝病患者护理的人员开放。
  - 包括对医院转诊人员的定期探视、远程教育、教育材料综述。
  - 上级医院外科专家对基层医院进行疝外科培训以及现场指导。
- 基层医院的外科医师及手术相关人员。
  - 可以按需要轮流参加一系列由疝专家主持的"外科手术培训班"。

很少有研究评估短期国际培训对参加培训的当地医师执业情况所带来的影响。一项研究报道了在加纳和利比里亚进行的为期两天的无张力网片修补手术的培训课程，该课程是在资源有限的环境下进行的，给当地的外科实践带来了影响。它的结论是，一个简短的培训课程可大为改观当地的外科实践。疝手术操作培训是一项在英国注册的慈善活动，涉及欧洲疝协会和Plymouth-Takoradi（加纳）医院。这家医院在非洲培训和教授疝外科学。它派遣志愿者小组与非洲外科医师合作，在当地对他们进行麻醉管理方面的培训，并在疝手术中指导他们。小组在短时间内处理了大量病例，通常同时在两个手术室进行[4, 56]。

在决定提供何种外科服务时，必须考虑到设备的作用和基础设施。在医疗落后地区，拥有一套完善的设施来强有力地支持教育计划是十分必要的。根据世界卫生组织安全手术的倡议，手术室必须足够大，具备适当的照明条件，至少要有可靠的水电设施[55]。

参考文献

[1] Beard JH, Oresanya LB, Akoko L, Mwanga A, Dicker RA, Harris HW. An estimation of inguinal hernia epidemiology adjusted for population age structure in Tanzania. Hernia. 2014;18(2):289–95. PubMed PMID: 24241326.

[2] Beard JH, Oresanya LB, Ohene-Yeboah M, Dicker RA, Harris HW. Characterizing the global burden of surgical disease: a method to estimate inguinal hernia epidemiology in Ghana. World J Surg. 2013;37(3):498–503. PubMed PMID: 23224074.

[3] Ohene-Yeboah M, Abantanga FA. Inguinal hernia disease in Africa: a common but neglected surgical condition. West Afr J Med. 2011;30(2):77–83. PubMed PMID: 21984452.

[4] Kingsnorth AN, Clarke MG, Shillcutt SD. Public health and policy issues of hernia surgery in Africa. World J Surg. 2009;33(6):1188–93. PubMed PMID: 19319593.

[5] Higashi H, Barendregt JJ, Kassebaum NJ, Weiser TG, Bickler SW, Vos T. Surgically avertable burden of obstetric conditions in low- and middle-income regions: a modelled analysis. BJOG. 2015;122(2):228–36. PubMed PMID: 25546047.

[6] Lofgren J, Makumbi F, Galiwango E, Nordin P, Ibingira C, Forsberg BC, et al. Prevalence of treated and untreated groin hernia in eastern Uganda. Br J Surg. 2014;101(6):728–34. PubMed PMID: 24652681.

[7] Shillcutt SD, Clarke MG, Kingsnorth AN. Cost-effectiveness of groin hernia surgery in the Western Region of Ghana. Arch Surg. 2010;145(10):954–61. PubMed PMID: 20956763.

[8] Primatesta P, Goldacre MJ. Inguinal hernia repair: incidence of elective and emergency surgery, readmission and mortality. Int J Epidemiol. 1996;25(4):835–9. PubMed PMID: 8921464.

[9] Belcher DW, Nyame PK, Wurapa FK. The prevalence of inguinal hernia in adult Ghanaian males. Trop Geogr Med. 1978;30(1):39–43. PubMed PMID: 675826.

[10] Yordanov YS, Stoyanov SK. The incidence of hernia on the island of Pemba. East Afr Med J. 1969;46(12):687–91. PubMed PMID: 5378181.

[11] Sanders DL, Shahid MK, Ahlijah B, Raitt JE, Kingsnorth AN. Inguinal hernia repair in the anticoagulated patient: a retrospective analysis. Hernia. 2008;12(6):589–92; discussion 667–8. PubMed PMID: 18704620.

[12] Ohene-Yeboah M, Abantanga F, Oppong J, Togbe B, Nimako B, Amoah M, et al. Some aspects of the epidemiology of external hernias in Kumasi, Ghana. Hernia. 2009;13(5):529–32. PubMed PMID: 19301084.

[13] Ohene-Yeboah M. Strangulated external hernias in Kumasi. West Afr J Med. 2003;22(4):310–3. PubMed PMID: 15008294.

[14] Harouna Y, Yaya H, Abdou I, Bazira L. Pronostic de la hernie inguinale etranglee de l'adulte: influence de la necrose intestinale. A propos de 34 cas [Prognosis of strangulated inguinal hernia in the adult: influence of intestinal necrosis. Apropos of 34 cases]. Bull Soc Pathol Exot. 2000;93(5):317–20. PubMed PMID: 11775315.

[15] McConkey SJ. Case series of acute abdominal surgery in rural Sierra Leone. World J Surg. 2002;26(4):509–13. PubMed PMID: 11910489.

[16] Nilsson H, Nilsson E, Angeras U, Nordin P. Mortality after groin hernia surgery: delay of treatment and cause of death. Hernia. 2011;15(3):301–7. PubMed PMID: 21267615.

[17] Mbah N. Morbidity and mortality associated with inguinal hernia in Northwest Nigeria. West Afr J Med. 2007;26:288–92.

[18] Grimes CE, Law RS, Borgstein ES, Mkandawire NC, Lavy CB. Systematic review of met and unmet need of surgical disease in rural sub-Saharan Africa. World J Surg. 2012;36(1):8–23. PubMed PMID: 22057752.

[19] Odula PO, Kakande I. Groin hernia at Mulago Hospital—Kampala—Uganda. East Afr J Surg. 2009;9(1):48–52.

[20] Mabula JB, Chalya PL. Surgical management of inguinal hernias at Bugando Medical Centre in northwestern Tanzania: our experiences in a resource-limited setting. BMC Res Notes. 2012;5:585. PubMed PMID: 23098556. Pubmed Central PMCID: 3526506.

[21] Leive A, Xu K. Coping with out-of-pocket health payments: empirical evidence from 15 African countries. Bull World Health Organ. 2008;86(11):849–56. PubMed PMID: 19030690. Pubmed Central PMCID: 2649544.

[22] Arowolo OA, Agbakwuru EA, Adisa AO, Lawal OO, Ibrahim MH, Afolabi AI. Evaluation of tension-free mesh inguinal hernia repair in Nigeria: a preliminary report. West Afr J Med. 2011;30(2):110–3. PubMed PMID: 21984458.

[23] Stephenson BM, Kingsnorth AN. Safety and sterilization of mosquito net mesh for humanitarian inguinal hernioplasty. World J Surg. 2011;35(9):1957–60. PubMed PMID: 21713575.

[24] Lofgren J, Nordin P, Ibingira C, Matovu A, Galiwango E, Wladis A. A randomized trial of low-cost mesh in groin hernia repair. N Engl J Med. 2016;374(2):146–53. PubMed PMID: 26760085.

[25] Tongaonkar RR, Sanders DL, Kingsnorth AN. Ten-year personal experience of using low density polyethylene (LDPE) mesh for inguinal hernia repair. Trop Med Surg. 2013;1:136.

[26] Swadia ND. Laparoscopic totally extra-peritoneal inguinal hernia repair: 9 year's experience. Hernia. 2011;15(3):273–9. PubMed PMID: 21290156.

[27] Rutkow IM. Demographic and socioeconomic aspects of hernia repair in the United States in 2003. Surg Clin North Am. 2003;83(5):1045–51, v–vi. PubMed PMID: 14533902.

[28] Sanders DL, Kingsnorth AN. Prosthetic mesh materials used in hernia surgery. Expert Rev Med Devices. 2012;9(2):159–79. PubMed PMID: 22404777.

[29] Ashar BS, Dang JM, Krause D, Luke MC. Performing clinical studies involving hernia mesh devices: what every investigator should know about the FDA investigational device exemption (IDE) process. Hernia. 2011;15(6):603–5. PubMed PMID: 21909977.

[30] Tongaonkar RR, Reddy BV, Mehta VK, Singh NS, Shivade S. Preliminary multicentric trial of cheap indigenous mosquito-net cloth for tension-free hernia repair. Indian J Surg. 2003;65:89–95.

[31] Oribabor FO, Amao OA, Akanni SO, Fatidinu SO. The use of non-treated mosquito-net mesh cloth for a tension free inguinal hernia repair: our experience. Niger J Surg. 2015;21(1):48–51. PubMed PMID: 25838767. Pubmed Central PMCID: 4382643.

[32] Sanders DL, Kingsnorth AN, Moate R, Steer JA. An in vitro study assessing the infection risk of low-cost polyethylene mosquito net compared with commercial hernia prosthetics. J Surg Res. 2013;183(2):e31–7. PubMed PMID: 23485076.

[33] Farmer DL. Surgeon, do you know where your DALYs are?: (Can you fix a hernia with a mosquito net?): comment on "Cost-effectiveness of groin hernia surgery in the Western Region of Ghana". Arch Surg. 2010;145(10):961. PubMed PMID: 20968121.

[34] Clarke MG, Oppong C, Simmermacher R, Park K, Kurzer M, Vanotoo L, et al. The use of sterilised polyester mosquito net mesh for inguinal hernia repair in Ghana. Hernia. 2009;13(2):155–9. PubMed PMID: 19089526.

[35] Wilhelm TJ, Freudenberg S, Jonas E, Grobholz R, Post S, Kyamanywa P. Sterilized mosquito net versus commercial mesh for hernia repair: an experimental study in goats in Mbarara/Uganda. Eur Surg Res. 2007;39(5):312–7. PubMed PMID: 17595545.

[36] Freudenberg S, Sano D, Ouangre E, Weiss C, Wilhelm TJ. Commercial mesh versus Nylon mosquito net for hernia repair. A randomized double-blind study in Burkina Faso. World J Surg. 2006;30(10):1784–9; discussion 90. PubMed PMID: 16983472.

[37] Udwadia TE. Commercial mesh versus nylon mosquito net for hernia repair. A randomized double-blind study in Burkina Faso. World J Surg. 2007;31(4):858. PubMed PMID: 17347897.

[38] Fox CA. Mosquito net: a story of the pioneers of tropical medicine. Manchester: i2i; 2008.

[39] Sanders DL, Kingsnorth AN, Stephenson BM. Mosquito net mesh for abdominal wall hernioplasty: a comparison of material characteristics with commercial prosthetics. World J Surg. 2013;37(4):737–45. PubMed PMID: 23340707.

[40] Shillcutt SD, Sanders DL, Teresa Butron-Vila M, Kingsnorth AN. Cost-effectiveness of inguinal hernia surgery in northwestern Ecuador. World J Surg. 2013;37(1):32–41. PubMed PMID: 23073503.

[41] Stephenson BM, Kingsnorth AN. Inguinal hernioplasty using mosquito net mesh in low income countries: an alternative and cost effective prosthesis. BMJ. 2011;343:d7448. PubMed PMID: 22174320.

[42] Yang J, Papandria D, Rhee D, Perry H, Abdullah F. Low-cost mesh for inguinal hernia repair in resource-limited settings. Hernia. 2011;15(5):485–9. PubMed PMID: 21607572.

[43] Higashi H, Barendregt JJ, Kassebaum NJ, Weiser TG, Bickler SW, Vos T. Surgically avertable burden of digestive diseases at first-level hospitals in low and middle-income regions. Surgery. 2015;157(3):411–9; discussion 20–2. PubMed PMID: 25444219.

[44] Ymo BJ, Schecter W. Hernia and hydrocele. In: Group WB, editor. Disease control priorities. 3rd ed. Essential surgery, vol. 1. Washington, DC: World Bank Group; 2015.

[45] Galukande M, von Schreeb J, Wladis A, Mbembati N, de Miranda H, Kruk ME, et al. Essential surgery at the district hospital: a retrospective descriptive analysis in three African countries. PLoS Med. 2010;7(3):e1000243. PubMed PMID: 20231871. Pubmed Central PMCID: 2834708.

[46] McCord C, Kruk ME, Mock CN. Organization of essential services and the role of first-level hospitals. In: Disease control priorities. 3rd ed. Essential surgery, vol. 1. Washington, DC: World Bank; 2015.

[47] Ozgediz D, Jamison D, Cherian M, McQueen K. The burden of surgical conditions and access to surgical care in low- and middle-income countries. Bull World Health Organ. 2008;86(8):646–7. PubMed PMID: 18797625. Pubmed Central PMCID: 2649455.

[48] Dudley L, Garner P. Strategies for integrating primary health services in low- and middle-income countries at the point of delivery. Cochrane Database Syst Rev. 2011;7:CD003318. PubMed PMID: 21735392.

[49] Lê G, Morgan R, Bestall J, Featherstone I, Veale T, Ensor T. Can service integration work for universal health coverage? Evidence from around the globe. Health Policy. 2016;120:406–19.

[50] Bainbridge D, Martin J, Arango M, Cheng D, Evidence-based Perioperative Clinical Outcomes Research G. Perioperative and anaesthetic-related mortality in developed and developing countries: a systematic review and meta-analysis. Lancet. 2012;380(9847):1075–81. PubMed PMID: 22998717.

[51] Walker IA, Wilson IH. Anaesthesia in developing countries—a risk for patients. Lancet. 2008;371(9617):968–9. PubMed PMID: 18358913.

[52] Reece-Smith AM, Maggio AQ, Tang TY, Walsh SR. Local anaesthetic vs. general anaesthetic for inguinal hernia repair: systematic review and meta-analysis. Int J Clin Pract. 2009;63(12):1739–42. PubMed PMID: 19817912.

[53] Cavallo JA, Ousley J, Barrett CD, Baalman S, Ward K, Borchardt M, et al. A material cost-minimization analysis for hernia repairs and minor procedures during a surgical mission in the Dominican Republic. Surg Endosc. 2014;28(3):747–66. PubMed PMID: 24162140. Pubmed Central PMCID: 3943836.

[54] Shrime MG, Sleemi A, Ravilla TD. Charitable platforms in global surgery: a systematic review of their effectiveness, cost-effectiveness, sustainability, and role training. World J Surg. 2015;39(1):10–20. PubMed PMID: 24682278. Pubmed Central PMCID: 4179995.

[55] World Alliance for Patient Safety. Second global patient safety challenge: safe surgery saves lives. Geneva: WHO Press; 2008.

[56] Wang YT, Mehes MM, Naseem HR, Ibrahim M, Butt MA, Ahmed N, et al. Assessing the impact of short-term surgical education on practice: a retrospective study of the introduction of mesh for inguinal hernia repair in sub-Saharan Africa. Hernia. 2014;18(4):549–56. PubMed PMID: 24777428.

第48章
社交媒体与疝外科教学
Social Media and Education in Hernia Repair

Erin R. Bresnahan, Desmond T.K. Huynh, and Brian Jacob

校宏兵　译

引　言

国际疝合作组织（International Hernia Collaboration, IHC）目前是在Facebook™上经会员审核的一群外科医师所建立的私立组织，由外科医师、健康服务人员和一些对疝修补手术及其疗效最优化充满热情的业界代表组成。该组织成立最初3年的经验清楚地告诉我们，建立这种如合作论坛似的组织旨在改进质量，使我们能够更有效和透明地获得全球范围的实时反馈，这将改进患者的疗效以及外科医师提供给患者的医疗质量。这样的群体将有助于影响并改进现今正在应用的一些标准，以提供持续的健康教育和质量改进。

社交媒体：背景

社交媒体可被定义为任何一个网上在线场所，它允许群内成员使用文本、图像、音频、视频或现场广播进行交流。另一个常用的名称是"用户生成内容"（user generated content, UGC），它在社交媒体上很容易由成员创建、传播和访问。Pew研究中心2014年的一项研究表明，74%的在线成年人使用过一些社交网络平台[1]，这些平台中最受欢迎的是Facebook™，它拥有15.9亿/月活跃用户[1]。

Facebook™还在不断地发展，一些企业采用Facebook™"页面"已有多年历史。在医疗保健领域，Facebook™的网络功能已经被学术机构和私人执业医师应用，以便联系患者、加强咨询和合作、给予患者健康教育、增加某些特殊疾病的可视性，

以及发布新的研究发现和最佳操作指南[2]。同样，它也被主要的医学期刊利用，以提高他们出版物的关注度。近年来，Facebook™的"群"功能使得多个用户之间能够进行私聊，并已越来越受欢迎。

群提供了一些便于成员之间讨论的功能，从标准文本、图像和视频帖子，到投票、文件共享和事件共享。此外，可以通过限制入群来私有化群的内容，这些"封闭"的群内容只有由群主批准入群的成员才有权访问。因为有这些功能及已有大量医师在日常使用Facebook™这一平台，所以Facebook™已成为一个理想的医疗论坛。针对Facebook™群在医学教育中作用的研究多数是定性的，并着重于学生或医师的观点，描述他们使用群的模式和方法，以及线上职业水准。文献强调，需要用更严格的对照研究来证明Facebook™的使用对改善临床或教学结果切实有效。

虽然有些人可能会批评医师使用社交媒体[3]，但当人们专业地去使用时，它被认为是一个强有力的工具。许多研究例证了Facebook™作为一个学习工具对医师和学生有积极影响，但通常要开通主要用于传播信息的Facebook™群或网页[4-9]。在此，我们将讲述IHC，一个致力于在受保护的环境中讨论特定患者案例的封闭的IHC群的经验，可以作为一个模型来探讨社交媒体在医疗界的益处。

国际疝合作组织

IHC是由纽约市Brian P. Jacob医师于2012年12月创建的全世界疝外科医师社群。群的目标是促

进疝病相关事情的讨论，使医师能够寻求建议，讨论不同治疗策略和操作风险与益处，探讨该领域新发现的优点，并即时向全球疝外科发布信息。作为一个封闭群，只有经过审核和批准的群成员才有权创建和查看内容。此外，除非患者明确同意与论坛共享信息，否则帖子上需要删除任何病患的标识信息。上传非专业的或违反健康保险携带和责任法案（HIPAA 法案，Health Insurance Portability and Accountability Act，HIPAA）的帖子均被删除。

截至 2016 年 3 月，会员人数已增加到 2 105 人，用户包括主治医师、住院医师、医学生和企业人员。成立至今，每天有超过 300 名外科医师等待通过审查，平均每天有 4 ～ 6 个请求加入者。管理者对入群许可是有选择性的，目的是优化讨论的质量和价值。成员代表超过 63 个国家，绝大多数用户集中在美国。可见许多欧洲国家人员在有限地增长，但南美洲、中美洲和澳大利亚的增速更快。在过去的一年里，平均每月有 124 个帖子，每个帖子都有超过 25 条评论。论坛共有 3 500 多个帖子，目前群员可以通过搜索关键词查找，有 95.7% 的帖子被回复，参与度很高。会员数量和群参与度自创建以来大幅增加，见图 48.1 和图 48.2。

图 48.3 显示了自从 IHC 创建以来发布的帖子类型的分布情况。病例报道构成了群中的大部分帖子，重点是术前、术中和术后的决策。典型格式通常包括疝或疝相关并发症患者的现病史和相关图片。Facebook™ 平台的多媒体功能使医师能够上传多种类型的医学影像（CT、PET、MRI）、照片（疝、伤口、取出的补片）和手术视频。最近，直播功能被启用，开启了利用移动设备来共享的全新模式。帖子通常就某个病例的情况询问群员“你会怎么做？”。发帖者会征询在有某种合并症和既往手术史的情况下相关的外科治疗、手术方法、手术技术、材料选择或术后并发症的处理意见。此外，还有一些回顾性病例报道或视频，用于教学目的或寻求批评指正。群成员会提供他们如何处理这些病例的建议，并以个人经验和参考文献来佐证他们的建议（图 48.4）。有几个特别的话题，在新帖子和讨论先前病例时总会被提及：疝修补术后腹股沟痛、与肥胖相关的操作注意事项、伤口感染的处理及使用机器人修补术的优点。

与具体患者无关的一般性问题也是常见的，例如，询问某一特定补片的经验、腹腔镜或机器人手术戳孔的最佳设置、计费代码混淆、如何与保险公司协商等。纯粹的教学性发帖也是常见的，成员分享该领域最近出版的文献或文章，发起对某著作的评论及分析某项研究对于医师与患者的益处。也有重复发布的帖子，以分享对各类不同情况的处理经验，并鼓励通过讨论和观察来学习。其中一项，“TEP 技巧”，是由哥伦比亚大学的 Jorge Daes 定期发布的，是关于如何最佳施行 TEP 技术的建议汇编，以及演示医师手术成功经验的视频，并记录和注明了必须避免发生的情况。

TEP 技巧第 6 部分（特别版）

补片使用及固定：一次合作

我们很高兴地向我们的成员介绍我们的第一个 IHC 合作视频。IHC 的重要成员将展示他们在疝修补术中使用不同的方法放置和固定补片。大师 ****** 将分享他使用纤维蛋白密封剂的丰富经验和

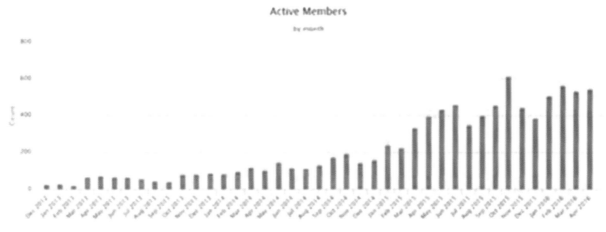

图 48.1　每月 IHC 活跃群员数量。活跃群员指发过帖或评论或表示过喜好某帖子的群员

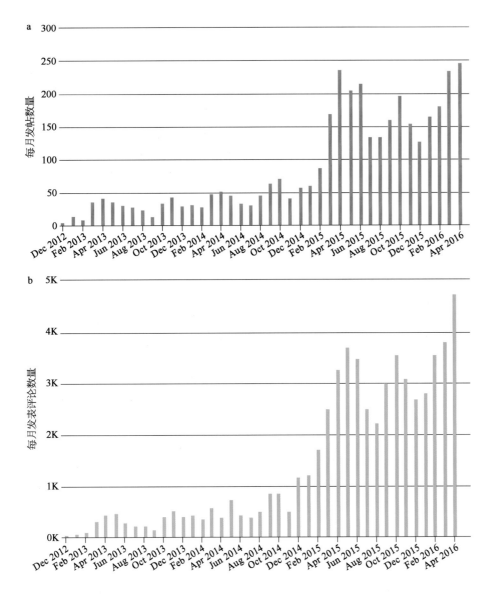

图 48.2 （a）每月 IHC 发帖数量；（b）每月 IHC 发表评论数量

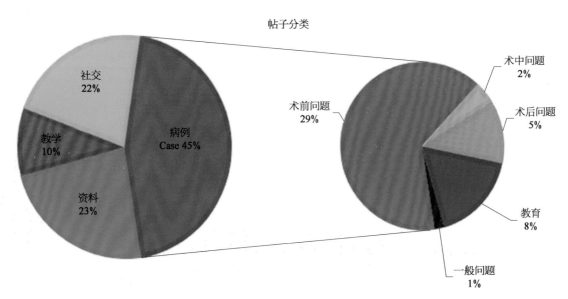

图 48.3 IHC 帖子类型（病例、教学、资料、社交）

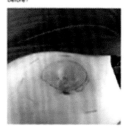

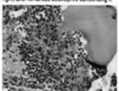

图 48.4　IHC 病例展示样例

一例有趣的病史回顾。IHC 创始人＊＊＊＊＊＊＊将讨论他使用自动固定式补片的文章和经验。世界著名的外科医师＊＊＊＊＊＊＊将与各位分享从业 15 年来（超过 2 000 病例）使用氰基丙烯酸酯胶粘剂的经验。我将分享一些如何引入、铺开和固定补片的建议，以及关于安全钉固定和不固定补片的细节。——2/1/15，27 点赞，37 条评论

另一系列帖，"具体的每一步"，是一个教学病例报道的变种，其中临床图片和治疗方法被拿出来一步一步地进行分析。成员可以针对每一步提问，并在展示下一步之前讨论与辩论下一步该如何做。这些帖子跟踪患者，从术前决策到手术过程，到术后各种并发症的处理，以及长期随访评估结果。这并不是在对所做的事情做一个总结，而是使医师和住院医师能够像身处实际临床情景中那样去思考并处理每一个环节，从而促进更积极的学习。这个 Facebook™ 群是社交媒体如何在继续医学教育中作为特别有价值工具的一个典范，尤其是它促进了实时交互学习，并且提供了向各亚专业专家们汲取经验的渠道。该论坛可被直接应用于临床实践和患者疗效改善中，并提供反馈意见的机会。它还促进了对世界各地不同资源和实践的关注、科研潜力的增强和跨学科的合作。

互 动 学 习

许多关于改进继续医学教育（continuing medical education，CME）课程的调查研究强调，要远离基于讲课的框架，并培养一个更具互动性和协作性的学习环境。在与日俱增的全球互联网时代，社交媒体和学习的社交面及在社交背景下学习知识所产生的认知能力提升被人们越来越广泛地讨论[10]。医师们对 CME 课程批评得最多的是缺乏互动性，并且所教的材料不适合于他们的临床实践[11]。

欧洲高级整形外科研讨会（European Workshop of Advanced Plastic Surgery，EWAPS）是一个一年一度的就整形外科领域发展和继续教育展开讨论的论坛，一项针对此研讨会的研究，调查了可能有助于提高 CME 课程有效性的因素[10]。EWAPS 会议是封闭的，这意味着只有会员可以参加，只有受董事会邀请才能成为会员。成员来自不同的国家，在整形手术方面有不同层次的经验。与会者的访谈显示，身处通过论坛结识的相知多年值得信赖的同业

人员的会议环境使他们能够自在地畅所欲言，更愿意暴露自己的短处，因为他们知道自己不会遭到与会者的歧视，而会获得改进建议。此外，与会者称EWAPS会议的一个积极促进学习的方面是它的演讲形式，发言人给出不超过3分钟的演讲，随即展开12分钟的讨论[10]。强调互动式的信息处理及合作式的意义剖析，提高了与会者的参与度，增加了参与者的兴趣和注意力。

类似封闭式医师论坛的IHC促成了一个持续的互动环境，使得类似的学习变为可能。许多使用该网站的医师经常把其他成员称为他们的"IHC家人"，并表示他们感到可以非常自在地分享他们实践中所遇到的困难，而不害怕被批评。许多医师已经开始发布他们的手术视频，包括那些可能会导致复发或其他并发症的视频，寻求更资深成员的反馈和批评。其中有一名成员说了下面这段话：

在过去的6个月里，我一直是IHC的一部分。这个网站是一个信息宝库，在这短短的时间里，我从同行那里学到了很多。这是最近一位65岁双侧腹股沟疝男性患者的案例，视频长13分钟，双倍速播放。也许在你们方便的时候，可以给我一个"无保留"的批评意见。当我自己回顾这个视频时，我在想我是否应该使用更大的补片——这是一个10 cm×15 cm的植入物，我也想知道你是否觉得我拥有了适当的批判性意见。我想讨论的话题之一是你什么时候停止或知道批判性剖析已经完成。我衷心感谢您费时来读这条消息。谢谢。——12/13/15，87条回复

大多数发的帖子建立了一个以病例为基础和以问题为引导的学习环境，其中，讨论的重要性高于其他一切。那些具有教学性或旨在传递知识或经验的而非提出问题的帖子，通常会引发一个针对帖中所传授的智慧进行的批判性反思，从而使知识的传播与"讲座"式教学方法不太相似，而更偏向于自我指导和与同伴学习。

实时获取集体经验

当医师有问题或疑难病例时，他们通常会查阅医学资源的资讯，如教科书、文献综述、像UpToDate™这样的资料库，这就失去了互动的益处，在查阅资料时没人能问一个具体的问题，使得

资料库能同时涵盖所有具体参数。IHC将用户与世界各地数以千计的医师联系起来，他们对一些特殊技术、慢性腹股沟痛及术后感染处理等可能有数十年的经验。借鉴经历过类似病例的他人经验，可以把讨论的中心集中在与病情最相关的证据上。农村地区或医师资源较有限地区的执业医师已经说出了该组织对他们带来了多么大的帮助。

论坛的"实时性"可以通过如下实例来理解。帖子是在晚上8：30左右提出的，希望得到立即回复，为一个收入急诊室的疝气患者提供帮助。当天就产生了多条回复，该医师就可以将其纳入术中决策。在一天中的所有时间里都能够即时访问一个巨大的知识库，使得医师与宝贵的资源随时连线。若非如此，当他们寻求一个简短问题的答案时就会束手无策。这在患者处于特殊情况时显得尤为突出。虽然一个医师可能在他一生中只见过一个或两个罕见病例，但当这样的罕见病例出现时，众人的集体经验是识别并成功治愈这些病例的基础。

论坛上的许多医师表示，由于他们从群里的讨论中学到了新概念，因此他们对自己的标准流程已经做了重大改变。另外，一些医师把他们的实践转变为多个同事提出的建议和技术的总结。一名成员如是说：

让我以我和同事（******）今日治疗的一个病例来说明IHC是如何影响我们临床实践的。该例45岁男性，患中线切口疝+左下腹结肠造口旁疝，缺损大小25 cm×34 cm。施行开放手术，从肋缘下方至Cooper韧带作双侧腹横肌分离（TAR），分离疝囊并利用疝囊作为关闭后壁的部分材料，在腹横肌分离平面从侧方向中线分离（感谢******），间断或连续缝合后筋膜、前筋膜和皮肤。缝合时将巨大网片一并缝合固定（感谢*******、******、*****和******），同时应用胶水固定补片（感谢*****）。谢谢*******IHC。图片随后奉上。——1/23/15，51条评论

研究和质量改进上的潜力

IHC也可以用来帮助提高医疗质量，进行跨医院、州和国界的科研，使其产生更具概括性的、强有力的结论。美国疝协会的质量合作计划（AHQSC）通过论坛向会员宣传，并有许多成员赞扬该计划并详细介绍了他们的积极经验。多个成员表示，他们加入了这一质量合作计划，事实上主要

是因为他们的同行在论坛上推荐了它，并说服他们相信其必要性与益处。使用论坛，使医师共同合作科研，将大幅提高研究结论的质量。

此外，医师能够更容易地向广大受众人群传播相关的研究成果，无论是发表后的还是发表之前的。针对论文，作者可被直接快速地提问，比现有正式期刊的审查过程更具互动性和透明性。通过开放式的讨论可以更多地发现研究的优缺点，以及如何设计未来的研究。

跨学科合作

除了为加快研究进展提供路径外，Facebook™ 论坛还可以在医师和企业成员间提供跨学科联系。就该群而言，与企业的合作在一定程度上有些争议。两者达成了如下协议：只有当医师成员为他们"担保"，以及他们签署了"IHC 誓言"（图 48.5）时，企业成员才能加入该组织。他们的个人资料必须明确表述他们作为企业雇员的身份，除非被明确要求表述他们的意见，否则他们不允许在讨论中发表评论。让企业成员加入组织只是为了允许企业收集有关尚未满足需求的宝贵数据，以及如何改变他们现有的产品，以便更好地适应该领域的需求。

国际疝合作组织的企业和非外科医师成员宣誓

你同意永远不要因为外科医师的评论或意见而评判他们。您同意绝不复制、粘贴、截屏、打印或以任何格式（电子邮件、社交媒体等）转发此处发现的任何项目，当然也同意绝不在任何情况下直接或间接使用任何信息，为个人或公司获取金钱利益。未经该外科医师和国际疝合作组织董事会成员事先书面批准，不得以任何形式复制论坛中的所有内容。

如果您在当前公司的职位或工作岗位发生变化，您应该退群或立即通知 Jacob 医师。HIPAA 保护是强制性的，维护 HIPAA 合规性是您自己的责任。您承担遵守 HIPAA 规则的全部责任。您同意让 IHC 成员不承担与您直接或间接使用本论坛有关的所有责任。最后，你将招募至少一名与你一起工作的外科医师加入本群。

任何时候违反任何誓言都会导致以下后果：

1) 在没有警告的情况下从群中移除。
2) 将您的违规行为公布于整个群。
3) 在任何法律允许的范围内，由您自己承担费用。

图 48.5　企业和非外科医师加入国际疝合作组织论坛的誓言

一篇帖子指出：

在 Intuitive 公司总部与一些重量级大咖（外科专家和管理人员）讨论了许多问题。例如：你希望看到什么样的变化，包括培训途径、公司流程、导师、设备仪器等？——6/29/15，33 条评论

在评论中，医师能够表达他们对机器人疝手术这一新兴领域的需求：

① 营造确保言行都以安全为第一的文化。换言之，意味着即使不使用机器人，也要把患者的利益放在第一位。② 提供和支持公正、循证的教育，不仅适用于具有即时投资回报的外科医师，也适用于研究员和住院医师。为未来而投资教育。③ 从企业的角度来看，市场营销是重要的，但也许有一种方法可以确保营销是基于证据的，而证据才是应该强调和突出的。

为第三世界国家制造更便宜的机器人。

为有竞争力的研究者发起的研究预留了资金，这样就为我们研究机器人技术和成果提供了资助。

话虽如此，导师带教是一种直觉经验的传授。随着机器人技术在社会层面上的出现（CRSA，SRS 等）和其他教育性质 Facebook™（机器人外科协作组织）的出现，这一挑战开始得到应对。虽然进行机器人手术，但开展机器人手术的时间是有限的，直到它成为可以像拉钩一样易于获得的工具。对它的认可和普及将很缓慢。我是一个机器人手术热衷者，但为获取使用权所做的努力是艰辛的。

导师是前进道路的指引。我认为公司拥有高素质的外科医师愿意任教，应该按区域分配导师，最终在每个医院都会有当地人。一旦学成和完成他们的学习曲线，合作伙伴可以互相教学。这可以通过与协会（SAGES，ACS，IHC，CRSA）合作的企业（网片、机器人）一起来完成。我同意**** 的观点，这项工作需要安全地进行，而管理信息系统（management information system，MIS）外科医师应该首先成为目标，他们会更快地采用这种 MIS 方法。企业和协会没有理由不为更大的利益而一起工作。

看到不同产品失败和成功的故事，将使行业内的人随产品作出改变和改进。通过在论坛中的讨论，而不是通常采用的雇员正式调查，来评估临床医师对新技术、新材料和新方法的态度，可以比做多选题和选择预先设定的答案能得到更多、更广的意见。像一个中心小组那样讨论一个新的技术或

产品的优缺点，可以产生定性和定量数据。意见的分布（多数是积极的或大部分是消极的）可以在不同地区、不同医院及患者、临床医师、年龄和经验水平等层面进行分析。此外，人们可以了解为什么某项技术在某个地区没有被采用——是由于医院政策？临床医师不情愿？缺乏广告？还是无意识等（不需要为中心小组花费时间和金钱）。

除了能够与医疗行业从业者进行合作外，IHC还通过外科医师和基础科学家之间的协商，促进转化研究的讨论。在最近的一篇帖子中，成员们给一名测试网片物理性质的生物工程师，提供关于哪些研究对他们的领域将是最有帮助的反馈意见：

我是*******公司的生物工程师。我们已经开发了一种测试疝修补植入材料的新的生物力学方法，我们认为这种方法比传统试验更具临床相关性。本质上，我们的测试是将植入材料作为缝合的补片状结构（而不是固定的标本），在体内建立负荷模型。我们发现，植入材料固定方法和测试模式（球爆裂或平面双轴模式）影响其生物力学表现。我现在有一个暑期实习学生，我打算让他测试更多

的网片，以获取一些比较数据，疝外科医师可能对此会感兴趣。我想从这个群了解，你们对哪种网片想知道得更多（合成的或生物的）。谢谢您！——6/12/15，13评论

结　　论

社交媒体是一种快速成长的医疗专业人员之间沟通交流的网络方式，有潜力成为病例讨论、医学知识传播和继续医学教育的论坛。国际疝合作组织Facebook™群已经革命性地改变了外科医师在全球合作的方式。通过将社交媒体作为一个旨在提供质量改进的合作论坛，外科医师能够更有效、更迅速地获取全球实时反馈，这将改善患者的疗效及提升外科医师对患者的医疗质量。我们目睹了当前标准的中断和演变的开始，这些标准今天被用以提供持续健康教育和质量改进。几十个新的医学和外科Facebook™群及其他社交媒体合作组织已经建立并持续增长。目前仅浅谈辄止，通过用户生成的社交媒体网站来进行合作与教育，只是质量改进方式转变的开始。

参考文献

[1]Maeve D, Ellison NB, Lampe C, Lenhart A, Madden M. Social media update 2014. Pew Research Center: Internet, Science & Tech. 2015. http://www.pewinternet.org/2015/01/09/social-media-update-2014/
[2]Steele SR, Arshad S, Bush R, Dasani S, Cologne K, Bleier JIS, Raphaeli T, Kelz RR. Social media is a necessary component of surgery practice. Surgery. 2015;158(3):857–62. doi:10.1016/j.surg.2015.06.002.
[3]Langenfeld SJ, Cook G, Sudbeck C, Luers T, Schenarts PJ. An assessment of unprofessional behavior among surgical residents on Facebook: a warning of the dangers of social media. J Surg Educ. 2014;71(6):e28–32. doi:10.1016/j.jsurg.2014.05.013.
[4]Jaffar AA. Exploring the use of a Facebook page in anatomy education. Anat Sci Educ. 2014;7(3):199–208. doi:10.1002/ase.1404. Epub 2013 Sep 10.
[5]DiVall MV, Kirwin JL. Using Facebook to facilitate course-related discussion between students and faculty members. Am J Pharm Educ. 2012;76(2):32. doi:10.5688/ajpe76232.
[6]Gray K, Annabell L, Kennedy G. Medical students' use of Facebook to support learning: insights from four case studies. Med Teach. 2010;32(12):971–6. doi:10.3109/0142159X.2010.497826.
[7]Ekarattanawong S, Thuppia A, Chamod P, Pattharanitima P, Suealek N, Rojpibulstit P. Perception of social networking benefits in the support of a PBL module according to students' performance levels. J Med Assoc Thai. 2015;98 Suppl 2:S77–83.
[8]Maisonneuve H, Chambe J, Lorenzo M, Pelaccia T. How do general practice residents use social networking sites in asynchronous distance learning? BMC Med Educ. 2015;15:154. doi:10.1186/s12909-015-0435-x.
[9]Pimmer C, Linxen S, Grohbiel U. Facebook as a learning tool? A case study on the appropriation of social network sites from mobile phones in developing countries. Br J Educ Technol. 2012;43(5):726–38. doi:10.1111/j.1467-8535.2012.01351.x.
[10]Dionyssopoulos A, Karalis T, Panitsides EA. Continuing medical education revisited: theoretical assumptions and practical implications: a qualitative study. BMC Med Educ. 2014;14:1051. doi:10.1186/s12909-014-0278-x.
[11]Faghihi SA, Khankeh HR, Hosseini SJ, Soltani Arabshahi SK, Faghih Z, Parikh SV, Shirazi M. Improving continuing medical education by enhancing interactivity: lessons from Iran. J Adv Med Educ Prof. 2016;4(2):54–63.

第49章
机器人腹壁疝修补术
Robotic Ventral Hernia Repair

Jeremy A. Warren and A.M. Carbonell

杨慧琪 译

引 言

关于修补腹壁切口疝的最佳手术方式仍存在很大争论。由于可以采用开放或腹腔镜修补手术、可以选择不同的补片、可放置在腹壁的不同层次，以及可采用不同的固定方式，所以修补方法多种多样，不可能进行直接对比。Rives-Stoppa技术被认为是修补腹壁疝的金标准，也是我们喜欢的开放修补手术。这种方法是切开腹直肌后鞘，进入肌后层次，将腹直肌后鞘与表面的肌肉分开直到半月线，关闭后鞘，将补片放置在肌后方，关闭后鞘表面，然后关闭前鞘。这种手术方式的优势是将补片放置于比较局限的空间且与腹腔脏器隔离，重建了腹壁功能。然而，伤口的并发症问题显现，补片的选择也有很多变化。腹腔镜手术显著减少了切口并发症，但补片需放置于腹腔内，恢复腹壁的解剖功能不理想。对补片放置于腹腔的长期效果还没有很好地研究。尽管有各种防粘连涂层的设计，但还是给二次手术增加了复杂程度，易引起补片的继发并发症，肠管切开和非计划的肠切除大约占20%[1-4]。我们的机器人肌后腹壁疝修补技术（robotic retromuscular VHR，rRMVHR）使用机器人平台采用微创的手术方式复制了开放手术的技术，结合了两种手术的优点，却避免了缺点[5]。

当今文献报道

机器人技术修补腹壁疝第一次被报道是在

2003年。Ballantyne报道了腹壁缺损较小的两例病例，采用机器人技术修补，将补片放置于腹腔内[6]。Schleunder报道了通过猪模型，应用机器人修补技术将补片放置于腹腔内，采用体内缝合技术将补片固定于腹壁，以减少腹腔镜手术中用钉枪固定和穿过筋膜悬吊固定所导致的术后疼痛[7]。这篇文章描述的技术很少被采用，仅有一些少量的病例报道。第一个研究报道了11例rVHR，将补片放置于腹腔内，并缝合固定补片[8]。并发症（27%）包括套管孔疝、术后肠麻痹及未注意到的术中肠管损伤。2012年，Allison等报道了13例病例，采用相似的技术，体内缝合关闭缺损并固定补片[9]。1例复发，1例术后尿潴留，2例由于术后疼痛而延长住院时间。迄今最大宗的报道是采用腹腔镜与机器人联合技术，比较了67例全腹腔镜修补与67例采用机器人技术关闭腹壁缺损的效果。在所有这些病例中，都采用钉枪将补片固定于腹腔内，然后腹腔镜组采用经腹缝线缝合固定，而机器人组用体内缝线缝合固定。结果显示两组无明显差别，只有关闭缺损组的手术时间略长，采用机器人关闭缺损组有术后复发和术后并发症减少的趋势[10]。Sugiyama等曾报道3例机器人腹膜前修补术，短期内随访没有发生并发症[11]。最后，Abdallah等报道了第一次使用机器人对5例腹壁小缺损合并腹直肌分离的患者行肌后修补术。这种技术是在耻骨上连接机械臂，放置套管，将腹直肌后鞘与肌肉分离，与Rives-Stoppa技术相似[12]。这种新技术，可以用微创技术来复制开放肌后腹壁疝修补术，对目前技术的发展有重大影响。

患者选择

尽管目前的文献对机器人手术的报道较少，但是机器人技术具有与微创外科相同的对伤口高危患者（如肥胖、糖尿病、吸烟患者）的益处。不过这种技术也有局限性，对于皮肤或软组织完整性不佳的患者，如曾做皮瓣移植手术、伤口并发症导致瘢痕增宽、难以愈合的伤口等还是需要通过开放手术来修补。缺损大小及腹壁顺应性是决定是否可用机器人技术关闭缺损的重要因素。总的来说，采用机器人关闭最大的总缺损是20 cm，包括正中线及侧腹壁疝，可关闭的最大单个缺损是15 cm。对于缺损大于8 cm的，需要两次对接安装，行双侧腹横肌分离（ransversus abdominis release，TAR）；对于单个小于5 cm的缺损，采用一次对接安装技术行腹膜前修补，关闭腹壁缺损的张力较小，通常不需要肌鞘游离；对于中等大小的缺损，采用一次对接安装技术，可以避免施行没必要的TAR，但仍需肌鞘游离，使前鞘缺损更易关闭。一般的原则是，最终采用哪种手术方式是在手术室建立气腹、腹壁缺损被精确测量后决定的。

手术技术

所有新颖的技术都需要逐渐积累经验。一种治疗方法并不适合所有类型的疝。缺损的大小、位置和患者体型对机器人手术的实施都有影响。我们最初的经验是由Abdallah描述的，在上腹或下腹的中线对接安装机器人，修补腹壁对侧的疝。为了把这种方法用于脐下缺损，采用侧方对接安装技术，然而需处理游离的腹直肌后鞘，需从两侧分别对接安装。根据不同的疝和技术困难，我们的技术发展为4种方法，每一种都是根据疝的特点制订的，每一种都遵循Rives-Stoppa肌后疝修补的原则。

双侧对接安装技术

患者取平卧位，双臂展平。手术床轻微背曲，以打开髂嵴与肋弓间的角度，手术床与麻醉机成45°角，使机器人可以从患者左侧对接安装（图49.1）。采用5 mm可视套管从右上腹肋缘进入腹腔，气腹压定在15 mmHg，加长的12 mm可视套管从肋缘与髂嵴的中点尽量靠近侧方沿着腋中线置入。采用尖端带有气囊的套管可以避免将套管牵拉回腹壁或皮下。将两个长8 mm×160 mm的机器人套管分别置于肋缘下和髂嵴上方，一般将肋弓下的套管取代起初放置的5 mm套管（图49.2a）。对任何体型的患者，都常规采用160 mm套管，因为这样可以使机械臂尽量远离患者，为困难角度下手术增加了灵活性。机器人对接安装时，中心柱应与髋部或大腿的上部对准（图49.2b、图49.2c），这样为助手提供了更大的空间。

分离粘连后，距离白线5 mm处开始切开腹直肌后鞘，一般从疝缺损边缘开始游离腹直肌后间隙。将肌后间隙向侧面游离到半月线，向上、下方游离到距缺损5 cm处（图49.3）。通过发现从侧面穿入后鞘滋养腹直肌的神经血管束来辨别半月线。神经血管束向侧方在腹外斜肌与腹横肌之间穿过，

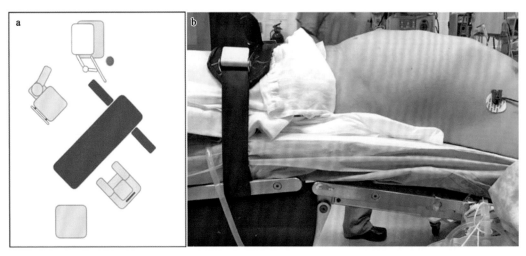

图 49.1　rVHR 术中设置。（a）手术床从麻醉机方向旋转45°，将腹腔镜操作系统置于患者右侧，将机器人操作系统置于患者左侧，将机器人成像系统置于患者脚部；（b）将患者肋缘至髂嵴之间的手术床弯曲成角

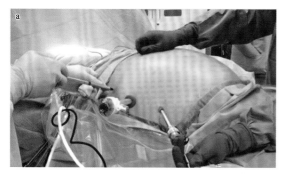

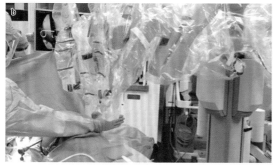

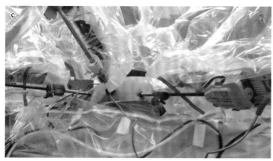

图49.2　rVHR术中套管置入位置。（a）将套管置于侧腹壁；（b）机器人操作系统中央轴与患者臀部对齐；（c）置入后的标准样式

是进行腹横肌分离的重要标记。注意不要损伤半月线，因为损伤会导致在腹内斜肌与腹横肌之间分出层次、腹外斜肌与腹内斜肌或腹外斜肌与腹直肌之间完全分离，造成医源性疝。

在中线位置游离缺损的上方和下方非常重要，这为补片的足够重叠创建空间，缺损的上、下至少要游离出5 cm宽的空间。腹直肌后鞘在白线处是分开的，这是为了从同侧到对侧创建一个连续的空间，并保持白线的完整性。这部分游离通常从患者的左侧开始，这样操作最容易（图49.4）。

腹横肌松解是从神经血管束靠中间侧开始游离腹横肌和筋膜，使得在腹膜前或腹横筋膜前可以连续地侧方游离（图49.5a、图49.b）。一直游离到腋前线或腋中线，在左侧腹与右侧对称的位置放置3个套管（图49.5c～图49.5e）。用尺在体内测量疝缺

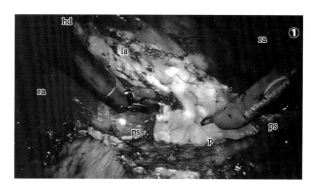

图49.4　分离疝缺损上方腹中线。ra：腹直肌；hd：疝缺损；la：腹白线；p：腹膜；ps：腹直肌后鞘与腹白线交界部分

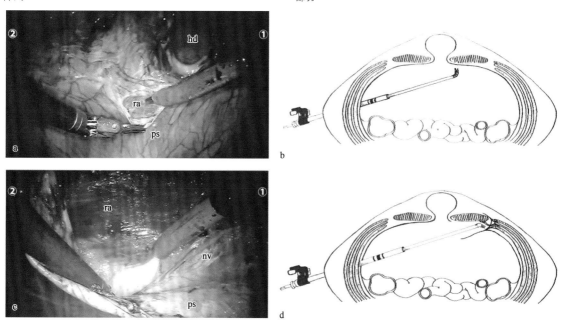

图49.3　分离肌后间隙。（a）从腹白线向外切开腹直肌后鞘；（b）横断面示意图；（c）肌后间隙分离至半月线处；（d）横断面示意图。ra：腹直肌；hd：疝缺损；ps：腹直肌后鞘；nv：神经血管束

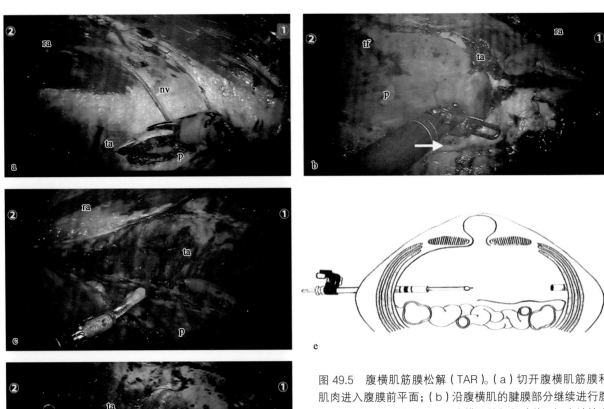

图 49.5　腹横肌筋膜松解（TAR）。（a）切开腹横肌筋膜和肌肉进入腹膜前平面；（b）沿腹横肌的腱膜部分继续进行腹横肌筋膜松解。箭头所示为腹横肌的切割边缘；（c）继续进行腹横肌筋膜松解，至腋中线水平；（d）将对侧穿刺套管以镜像方式对称置于已分离的腹膜前间隙；（e）横断面示意图。ra：腹直肌；nv：神经血管束；ta：腹横肌；p：腹膜；tf：腹横筋膜；ps/p：游离的后瓣包括后鞘和腹膜

损的长与宽及游离面积的大小。游离空间的高度与使用补片的长度一致，测量左侧游离空间，应该是补片宽度的一半。用腰穿刺针从疝缺损左侧缘穿过腹壁，把测量尺放置于腹直肌后鞘的内脏表面使得测量很容易完成（图49.6）。

　　通常使用中等重量、大网孔的聚丙烯补片来修补。把补片裁剪到已测量的尺寸，沿长轴卷好，放置于肌后空间，用缝线固定。用缝线或可吸收钉枪把补片固定在最初的左侧套管侧方（图49.7），然后调整患者体位，在对侧重新对接安装。在右侧进行与左侧同样的游离，完成双侧腹直肌后及腹横肌的游离。随着右侧肌后空间的建立，在缺损上、下方中线的游离容易完成（图49.4）。游离到最初放置套管进入的肌后空间。用2-0慢吸收的倒刺线连续缝合关闭腹直肌后鞘，即关闭了内脏囊（图49.8a、图49.8b）。将补片在关闭的后鞘表面展开，并用缝线或可吸收钉枪固定在侧腹壁最初右侧套管的上方（图49.8c、图49.8d）。用1-0慢吸收倒刺线连续缝合关闭前鞘，完成疝修补（图

49.9）。关闭缺损时降低腹压，使操作更容易，尤其是较大的缺损。尽可能在关闭时间断缝合疝囊，以缩小无效腔。

单侧对接安装技术

单侧对接肌后修补

　　对小到中等的疝可以采用单侧对接安装技术来修补。患者的体位与布局同双侧对接安装技术。与上述技术从对侧肌后空间游离不同，它从右侧腹直肌鞘侧方切开，进入同侧腹直肌后空间。从侧面向中间游离直到白线或疝缺损边缘。切开后鞘，沿着中线进入腹膜前间隙，同时游离回纳中线疝囊。越过中线后，用同样的方式切开后鞘，直至游离到左侧半月线。顺序与前述方式有所不同，先关闭前鞘缺损，然后放置补片。缺损的关闭、体内的测量与补片的固定都与前述一样。补片固定后，再关闭后鞘，完全覆盖补片。图49.10和图49.11描述了单侧对接安装的肌后游离技术。

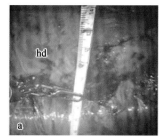
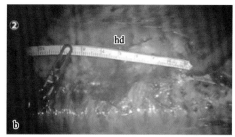
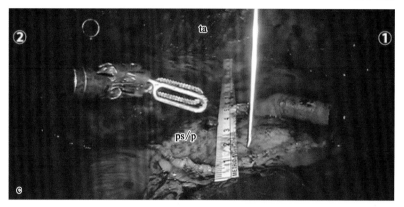

图 49.6 体内测量疝缺损大小并分离足够空间以便补片置入。(a)测量疝缺损宽度;(b)测量疝缺损长度并分离纵向空间。纵向空间的分离应与所需补片的长度相符合;(c)测量分离的横向空间。沿着游离的瓣从后方测量相当于所需补片宽度的一半。hd:疝缺损;ta:腹横肌;ps/p:游离的后瓣包括后鞘和腹膜

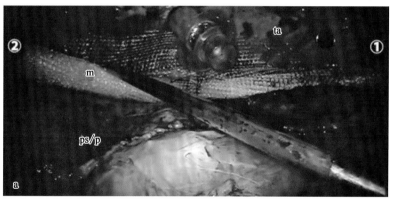

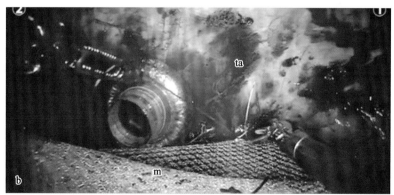

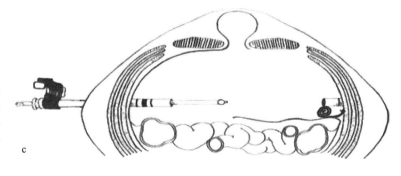

图 49.7 补片放置。(a)补片沿其纵轴卷起并通过下方套管置入;(b)将补片安全置于左侧腹壁;(c)横断面示意图。M:补片;ta:腹横肌;ps/p:游离的后瓣包括后鞘和腹膜

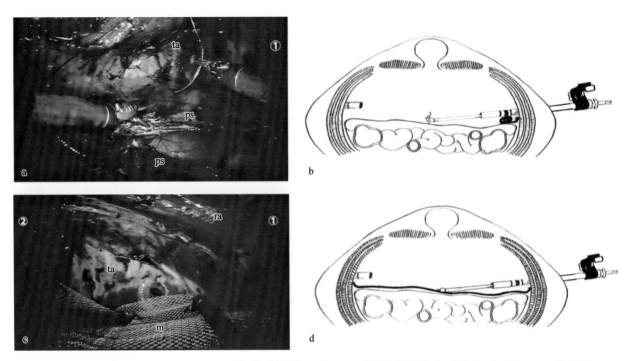

图 49.8　关闭后鞘并将补片展开。(a)关闭后鞘；(b)横断面示意图；(c)将补片展平；(d)横断面示意图。ta：腹横肌；ps：腹直肌后鞘；ra：腹直肌；m：补片

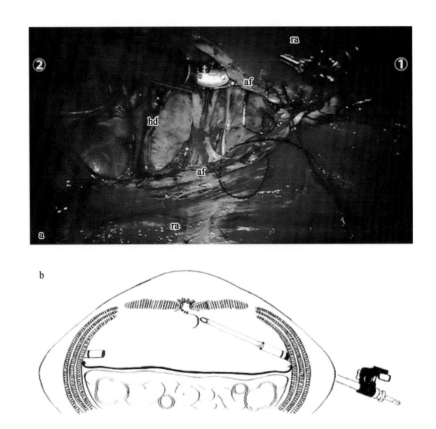

图 49.9　关闭前筋膜/疝缺损。(a)关闭疝缺损，将疝囊边缘重叠；(b)横断面示意图。af：前筋膜；hd：疝缺损；ra：腹直肌

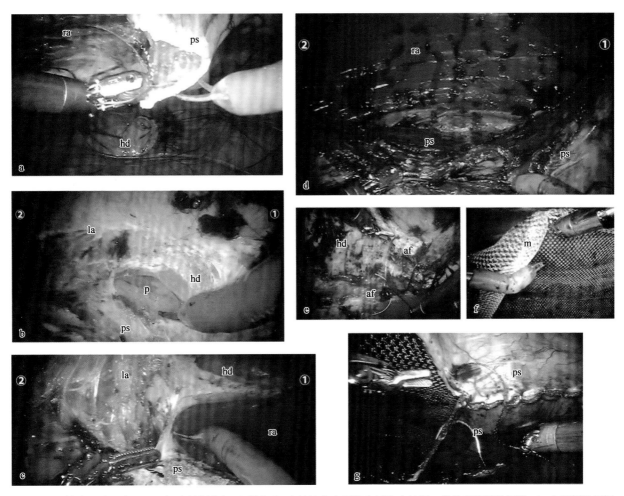

图 49.10　单孔肌后入路 VHR。(a)从侧方切开后鞘;(b)继续分离至腹白线和疝缺损,并分离腹膜前间隙;(c)对侧肌后间隙分离;(d)完整游离后,包括两侧的腹直肌后鞘和中间连接的腹膜;(e)关闭疝缺损;(f)紧贴前腹壁放置补片;(g)关闭后鞘。ra:腹直肌;ps:腹直肌后鞘;hd:疝缺损;la:腹白线;p:腹膜;af:前筋膜;m:补片

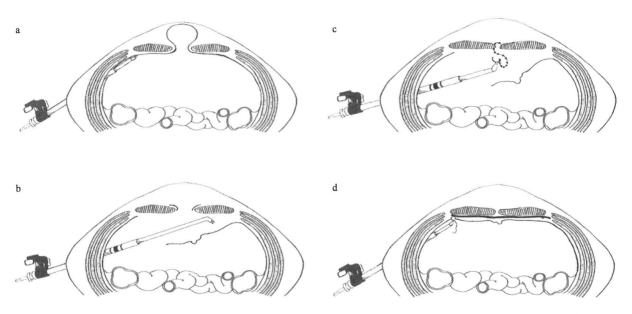

图 49.11　单孔肌后入路 rVHR 横断面示意图。(a)从侧方切开后鞘;(b)分离至腹中线,将疝内容物还纳,继续分离直至对侧半月线水平;(c)关闭疝缺损;(d)紧贴前腹壁放置补片,关闭后鞘

单侧对接腹膜前修补

另外一种替代的办法不需要游离后鞘，仅沿着缺损分离出腹膜前空间。缺损的关闭、补片的固定和腹膜的关闭与前述顺序一致。图49.12详细描述了这项技术。

单侧对接上腹部和耻骨上疝修补

对于上腹部和耻骨上疝，可以从相反的腹部区域对接安装。从腹部正中先着手，一般在下腹放置3个套管，加上一个助手穿刺孔，可以修补上腹部疝，最好是脐上3 cm以内的疝。一般患者取分腿头高脚低位。反之，修补耻骨上疝可以从上腹部对接安装，患者取头低脚高位。这两种情况都是从半月线至半月线横向切开后鞘，保留疝缺损上下的白线。如果有必要，这些位置仍可做腹横肌分离。缺损、补片固定和后鞘的关闭与前述顺序一致。图49.13和图49.14分别描述了上腹部疝和耻骨上疝的修补。

结　　果

到目前为止，我们已经做了80多例rRMVHR，共120多例补片放置，包括腹膜前或腹腔内补片。我们做了两个对比分析，分别比较RMVHR与腹腔镜和开放肌后修补术的结果。我们比较了2013—2015年美国疝协会质量合作（一个前瞻性的疝病数据库）中的机器人与腹腔镜手术病例。一共检索出156例病例，包括53例机器人手术，103例腹腔镜手术。两组患者有相似的合并症和疝的特征。与腹腔镜组比较，机器人组的手术时间长、血清肿发生率高，但是有更高的缺损关闭率（96% vs. 50%），住院时间仅1天，而腹腔镜组需术后2天出院。这种区别的原因可能是因为机器人组术后疼痛轻，但是回顾性研究表明两组在住院期间需要阿片类止痛药的剂量并没有差异。两组间伤口感染率也没有区别[5]。表49.1和表49.2概括了这些发现。

通过这项比较来评估这两种微创方法修补腹壁疝的可能优势是很有意义的。为了更准确地比较这些技术，我们选择了最初的21例rRMVHR和一组与之配对的21例开放RMVHR。两组病例按照以下几个方面来配对：体重指数、疾控中心的伤口分类和疝的宽度。两组的合并症相似，只是开放手术组中慢性阻塞性肺疾病的发生率较高（表49.3）。同样，机器人组的手术时间较长，有更多的血清肿发生。在机器人组没有手术部位感染的报道，但开放手术组为9.5%（$P=0.488$）。两组的住院时间有较明显差异，开放手术组的平均住院时间为4.2天，而机器人组的为2.3天（$P=0.046$）。

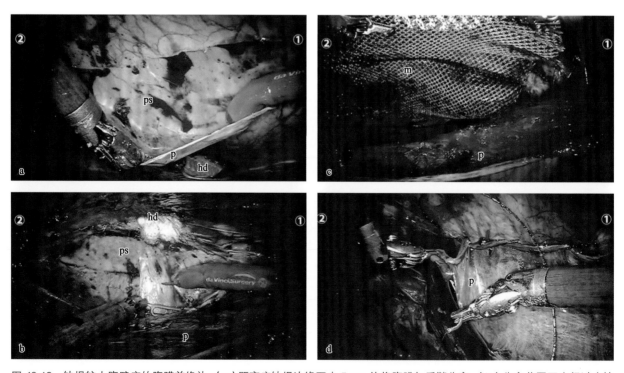

图49.12　缺损较小腹壁疝的腹膜前修补。（a）距离疝缺损边缘至少5 cm处将腹膜与后鞘分离；（b）分离范围至少超过疝缺损边缘5 cm；（c）关闭疝环后紧贴前腹壁放置补片；（d）关闭腹膜。ps：腹直肌后鞘；p：腹膜；hd：疝缺损；m：补片

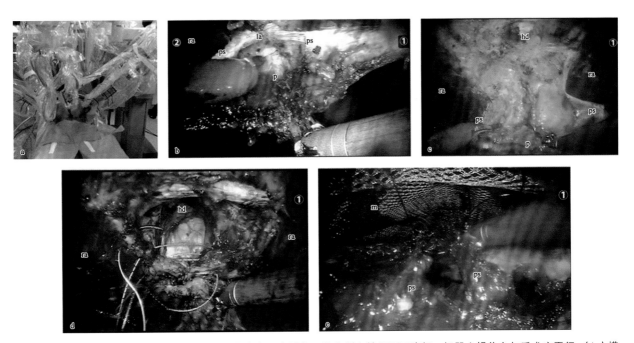

图 49.13 单孔 rVHR 修补上腹部腹壁疝。(a)患者取分腿位,将穿刺套管置于下腹部,机器人操作台与手术床平行;(b)横行切开腹直肌后鞘,包括沿着中线处的腹膜前空间;(c)分离至疝环上方;(d)关闭疝缺损;(e)紧贴前腹壁放置补片,关闭后鞘。ra:腹直肌;la:腹白线;ps:腹直肌后鞘;p:腹膜;hd:疝缺损;m:补片

表 49.1 标准的腹腔镜和机器人肌后疝修补术:数据和手术细节

特 征	腹 腔 镜	机 器 人	P 值
例数	103	53	
年龄	60.2 ± 13.4	52.9 ± 12.3	0.001
种族			0.419
BMI(平均值 ± SD)	35.7 ± 9.5	34.7 ± 7.4	0.468
DM	34(33.01)	15(28.3)	0.624
COPD	8(7.77)	7(13.21)	0.487
HTN	69(66.99)	30(56.6)	0.379
ASA			0.711
1-2	40(38.83)	19(35.85)	
3-4	63(61.16)	34(64.15)	
吸烟	17(16.5%)	13(24.5%)	0.457
中转开腹	4(3.88)	0(0)	
伤口级别			
1	99(96.12)	52(98.11)	
2	4(3.88)	1(1.89)	
手术细节			
疝的宽度(平均值)	6.9 ± 4.1	6.5 ± 2.9	0.508
疝缺损面积(平均值)	88.0 ± 94.0	82.5 ± 69.8	0.685

（续表）

特　征	腹　腔　镜	机　器　人	P 值
补片面积（平均值）	339.3 ± 164.1	435.0 ± 250.9	0.014
缺损关闭	52（50.49）	51（96.23）	< 0.001
肠管损伤	9（8.74）	1（1.89）	0.011
手术时间（平均值）	121.5 ± 57.2	245.6 ± 98.5	< 0.001

注：BMI：体重指数；SD：标准差；DM：糖尿病；COPD：慢性阻塞性肺疾病；HTN：高血压；ASA：美国麻醉协会。

表 49.2　标准的腹腔镜和机器人肌后疝修补术：结果

结　果	腹　腔　镜	机　器　人	P 值
例数	103	53	
SSI, n（%）	1（0.97）	2（3.77）	0.592
SSO, n（%）	19（18.45）	28（52.83）	< 0.001
血清肿	17（16.5）	24（45.28）	
感染的血清肿	0（0）	1（1.89）	
SSO PI, n（%）			1.000
没有	94.7%	92.9%	
经皮引流	1（0.97）	2（3.77）	
LOS（中位，IQR）	2（2，4）	1（1，3）	0.004

注：SSI：手术部位感染；SSO：手术部位事件；SSO PI：外科部位问题需要操作干预；LOS：住院天数；IQR：四分位数间距。

表 49.3　开放手术与机器人肌后腹壁疝修补术：数据

数　据	开　放	机　器　人	P 值
例数	21	21	
BMI	36.1 ± 6.4	35.6 ± 7.7	0.761
Ⅰ类伤口	21	21	1.000
DM（%）	7（33.3）	3（14.3）	0.277
吸烟（%）	3（14.3）	7（33.3）	0.277
COPD	9（42.9%）	1（4.8%）	0.009
疝宽度（cm）（平均值 ± SD）	6.5 ± 3.9	6.2 ± 3.3	0.766

注：BMI：体重指数；SD：标准差；DM：糖尿病；COPD：慢性阻塞性肺疾病。

表 49.4　开放手术与机器人肌后腹壁疝修补术：手术细节和结果

数　据	开　放	机　器　人	P 值
例数	21	21	

（续表）

数　据	开　放	机 器 人	P 值
手术时间（平均值 ±SD）	178±99	229±88	0.087
EBL（ml）（平均值 ±SD）	106±122	37±39	0.022
LOS（平均值 ±SD）	4.2±3.8	2.3±1.6	0.046
SSO（%）	8（38.1）	7（33.3）	1.000
SSI（%）	2（9.5）	0（0.0）	0.488
复发（%）	3（12.5）	1（4.8）	0.611

注：SD：标准差；EBL：预计出血量；LOS：住院时间；SSI：手术部位感染；SSO：手术部位事件。

但两组的费用是相似的（图49.4）。进一步的研究正在进行中[13]。

结　论

使用机器人技术修补腹壁疝仍是个有争议的话题。但是，应用机器人所具备的增强3D视觉和角度上的优势，可以复制微创的Rives-Stoppa技术。我们最初的分析和比较是非常有意义的，机器人技术能够复制开放修补手术，具有重建腹壁、通过组织游离减少缺损关闭后中线张力和腹膜外放置补

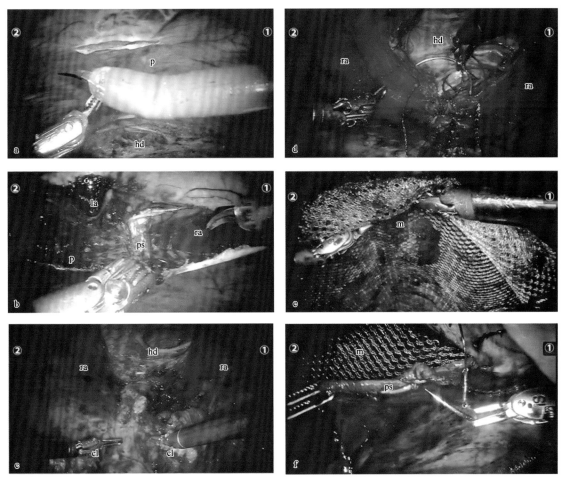

图 49.14　单孔 rVHR 修补耻骨上腹壁疝。（a）横行切开后鞘；（b）分离双侧肌后间隙及中线处腹膜前间隙，保留腹白线；（c）腹膜前分离至 Retzius 间隙以显露 Cooper 韧带；（d）关闭疝缺损；（e）紧贴前腹壁放置补片；（f）关闭腹直肌后鞘。p：腹膜；hd：疝缺损；la：腹白线；ps：后鞘；ra：腹直肌；cl：Cooper 韧带；m：补片

片等优势,同时具有腹腔镜手术伤口并发症少的优点。机器人技术的这些优势使得它可以修补更加复杂的疝,同时可以减少围手术期并发症。目前,还没有明确这种方法的最佳适应证是哪些,当然机器人手术的费用是需要考虑的因素,但是rRMVHR能够显著地改善VHR的结果。

参考文献

[1] Snyder CW, Graham LA, Gray SH, et al. Effect of mesh type and position on subsequent abdominal operations after incisional hernia repair. J Am Coll Surg. 2011;212:496–502; discussion 502–4.

[2] Liang MK, Li LT, Nguyen MT, et al. Abdominal reoperation and mesh explantation following open ventral hernia repair with mesh. Am J Surg. 2014;208:670–6.

[3] Gray SH, Vick CC, Graham LA, et al. Risk of complications from enterotomy or unplanned bowel resection during elective hernia repair. Arch Surg. 2008;143:582–6.

[4] Patel PP, Love MW, Ewing JA, et al. Risks of subsequent abdominal operations after laparoscopic ventral hernia repair. Surg Endosc. 2016:1–6 [Epub ahead of print].

[5] Warren JA, Cobb WS, Ewing JA, Carbonell AM. Standard laparoscopic versus robotic retromuscular ventral hernia repair. Surg Endosc. 2016:1–9 [Epub ahead of print].

[6] Ballantyne GH, Hourmont K, Wasielewski A. Telerobotic laparoscopic repair of incisional ventral hernias using intraperitoneal prosthetic mesh. JSLS. 2003;7:7–14.

[7] Schluender S, Conrad J, Divino CM, Gurland B. Robot-assisted laparoscopic repair of ventral hernia with intracorporeal suturing.

[8] Tayar C, Karoui M, Cherqui D, Fagniez PL. Robot-assisted laparoscopic mesh repair of incisional hernias with exclusive intracorporeal suturing: a pilot study. Surg Endosc. 2007;21:1786–9.

[9] Allison N, Tieu K, Snyder B, et al. Technical feasibility of robot-assisted ventral hernia repair. World J Surg. 2012;36:447–52.

[10] Gonzalez AM, Romero RJ, Seetharamaiah R, et al. Laparoscopic ventral hernia repair with primary closure versus no primary closure of the defect: potential benefits of the robotic technology. Int J Med Robot. 2015;11:120–5.

[11] Sugiyama G, Chivukula S, Chung PJ, Alfonso A. Robot-assisted transabdominal preperitoneal ventral hernia repair. JSLS. 2015;19(4):1–3.

[12] Abdalla RZ, Garcia RB, Costa R, Luca C. Procedimento de Rives/Stoppa modificado robô-assistido para correção de hérnias ventrais da linha média. Arq Bras Cir Dig. 2012;25(2):129–32.

[13] Warren JA, Cobb WS, Ewing J, Carbonell AM. Prospective observational cohort study of robotic vs open Rives Stoppa retrorectus incisional hernia repair. Hernia. 2015;19:S177–86.

Surg Endosc. 2003;17:1391–5.

第50章
网片感染的处理

Management of Mesh Infection

Lucas R. Beffa and Jeremy A. Warren

魏 国 韩 廷 译

引 言

腹壁疝修补术（ventral hernia repair，VHR）主要利用网片来重塑患者腹壁的强度及完整性，其手术方式多样，可选择的网片很多，但是却没有被一致公认的最优网片。网片感染是VHR最严重的并发症之一，它与VHR的术前计划和术中决策密切相关。患者的基础疾病增加了术后手术部位感染（surgical site infection，SSI）的风险。另外，当术中可能存在污染时，一般仅用生物补片或一期组织缝合进行修补，或根本不进行修补手术，因为这些都和术后补片区域感染相关。近年来，生物材料补片在可能污染的手术环境中使用的局限性逐渐引起了临床的重视。同时，越来越多的证据表明，在患者伴有相关基础疾病或手术环境可能污染的情况下，永久性合成网片的安全性至关重要。传统观点支持在感染早期需要从腹壁上部分或完全切除网片，这通常需要多次手术，包括复杂的治疗和长期的伤口护理，并伴随着不可避免的疝复发。现在有新的治疗方法可改善上述传统方法的缺点，多项研究表明在不手术的情况下也能够治疗术后感染。科技的进步，以及交叉学科人员将疝修补术作为附属专业投入的大量研究，帮助我们更深入地了解了患者因素、手术技术和网状材料对腹壁疝修补术疗效的影响。

流行病学研究与发病机制

腹壁疝修补术中网片感染的发生率为0.7% ~ 25.6%，但实际发生率受患者因素、手术技术、手术选用的网片材料和类型及报道中数据的系统命名方法的影响[1-4]。根据最新的研究报道，腹腔镜腹壁疝修补术的发生率约为1%，开放修补术的发生率为5%[1, 4-6]。有很多公认的患者因素可以增加SSI和网片感染的风险，包括病态肥胖、滥用烟草、慢性阻塞性肺疾病（chronic obstructive pulmonary disease，COPD）、糖尿病（diabetes mellitus，DM）和免疫抑制[5, 7, 8]。另外，手术因素包括手术方法、手术时间、软组织破坏程度、术中污染、疝大小、疝类型和复杂性、补片材料的选择，以及补片在腹壁内的位置也影响SSI的患病风险[5, 6, 8, 9]。

网片感染通常发生在网片植入时，诱发感染的细菌可能来自患者或手术人员皮肤、手术室周围环境或患者的黏膜表面[4]。感染的发病时间相当延后，通常在网片植入后的几个月甚至几年都没有发生临床相关性事件[10-13]。网片抵抗感染的能力取决于细菌接种物、细菌的毒性、网片的黏附性、网片材料的结构和宿主的免疫应答，而这些都受术前手术相关风险降低、网片选取及治疗技术选择的影响[4, 6]。

如预想的一样，最常见的致病菌来自皮肤菌群，尤其是葡萄球菌属，包括金黄色葡萄球菌和表皮葡萄球菌。另外，多种其他菌类也有致病作用，包括变形杆菌、克雷伯杆菌、肠球菌、链球菌、棒状杆菌、假单胞菌、大肠埃希菌、不动杆菌和肠杆菌[8, 11, 12, 14, 15]。金黄色葡萄球菌作为最常见的致病菌，诱发感染的概率为80%，而耐甲氧西林金黄色葡萄球菌（methicillin-resistant S. aureus，MRSA）

又会引发其他疑难病症[5]。细胞外的多聚糖模型或生物膜的构成可增强所黏附细菌的毒性。生物膜的除菌缺陷主要在于细菌表观型态的改变，诱导了休眠期的形成，然而，休眠期的细菌不像浮游形式的生物体那样对抗菌治疗敏感。此外，生物膜作为物理屏障影响抗菌治疗疗效，它防止了抗生素治疗浓度的积累，也抑制宿主的免疫应答[4, 5, 16]。

网片的材料和结构

所植入网片的三维结构、化学和生物学特性与植入后发生感染的风险性及除菌能力显著相关。一般，细菌黏附的风险和网片结构的复杂程度呈正相关[4]。较小的孔径、多丝网和层板网状结构会增加细菌黏附的表面积，阻碍白细胞迁移和对细菌的清除能力，并可能增加仿真生物膜形成的可能性[4, 5]。

目前，已有多个体外研究评估了不同网片黏附各种细菌的能力。Sanders等评估了8种不同类型网片对金黄色葡萄球菌和表皮葡萄球菌的黏附性：根据聚合物类型，膨体聚四氟乙烯（expanded polytetrafluoroethylene，ePTFE）比聚丙烯（polypropylene，PP）、聚对苯二甲酸乙二醇酯（聚酯；polyethylene，PET）和聚四氟乙烯缩聚物（condensed polytetrafluoroethylene，cPTFE）表现出更高的细菌黏附性。和单丝PP或单丝PET相比，多丝，尤其是部分可吸收材料（PP+polyglactin-910）也表现出更大的细菌黏附性。聚合物纤维丝的直径和网片重量同样影响了细菌黏附，随着直径和重量的增加，材料的细菌黏附性增加。孔径大小也影响细菌黏附，随着孔径的减小，黏附力增加[17]。Harrell等采用另一个方法论证了MRSA黏附于9个不同的市面可购的网片的能力，发现银浸渍ePTFE没有被细菌黏附，并表现出显著的杀菌效果，这与Sanders等的发现不一致；他们还发现，与轻质单丝PP网相比，多丝PP+polyglactin-910（90%乙交酯+10%L-丙交酯的共聚物）表现出了最大的细菌黏附性[18]。

补片感染体内模型的实验结果与上述统计学结果一致。Blatnik等采用小鼠模型和MRSA接种物做研究，发现单丝PP和聚酯PE有80%～91%的细菌清除率，而多丝PE仅为36%。有关材料的研究则有不同的结果。一项早期研究以多丝PET为对照，比较了几种生物材料的细菌清除率，结果为58%～92%[19]。而最近的一项研究与这一发现相矛盾，表明单丝PET可同时清除88%的大肠埃希菌和75%金黄色葡萄球菌，但使用猪脱细胞真皮基质（porcine acellular dermal matrix，PADM）时，大肠埃希菌和金黄色葡萄球菌的清除率仅为17%和50%[20]。

网片感染的确诊及治疗方案

对于在腹壁疝修补术后发生SSI的患者，第一步是确定手术部位感染是否确实与网片相关。超声和CT成像可用于确定任何腹壁液体聚集的程度，当液体与放置网片的空间有直接联系时，可帮助确定术后感染是否和网片相关。一旦网片感染被确诊，必须考虑从抗生素治疗到完全网片切除的各种治疗方案，并且必须根据患者的临床情况制订个性化手术方案。手术方式，特别是腹壁内网片的位置、涉及的网片及SSI细菌学都是决定网片挽救治疗手术成功与否的关键因素。多学科联合诊治的方法往往会获益，考虑的因素包括外科医师、伤口护理和传染病。这当中至关重要的一步是如何去帮助患者调节情绪，长时间的伤口护理、多次手术和疝复发的风险，需要患者和外科医师一起有足够耐心和毅力去面对。

网片感染保守治疗

基于网片去除后切口疝复发的发病率，对于患者出现网片感染时，大多数医师都会先尝试不去除网片的治疗。传统的伤口开放和局部换药及伤口护理仍然是一个重要的措施，但这不是对每个患者都有效，且大多数都已经被经皮穿刺引流（有时辅以抗生素灌注）或伤口负压治疗（negative pressure wound therapy，NPWT）所替代。这些技术的疗效也受SSI细菌学、网片材料和网片位置的影响。值得注意的是，长期的伤口护理通常是必要的，当采用不去除网片的保守治疗时，伤口完整愈合需要几个月[21]。患者必须做好面对慢性创伤治疗时，社交、心理和身体方面的准备，医师给予频繁的随访、咨询和安抚也是必要的。图50.1展示了指导网片感染管理的通用流程。

网片的类型

网片的材料和结构会影响各种类型网片的保守治疗效果。聚丙烯材料网片通常更适合于保留原有补片，在某些种类及材料系列中保存率高达

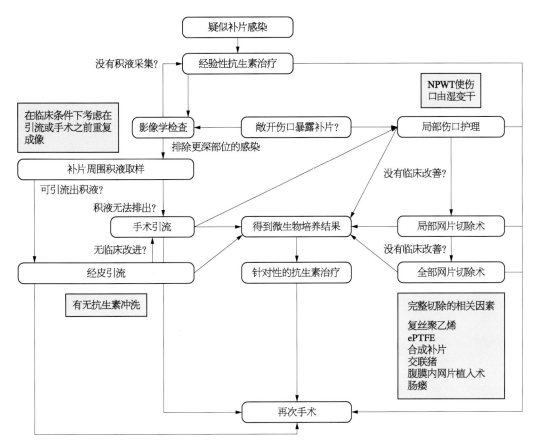

图 50.1　网片感染的处理方法及流程

$100\%^{[13,22,23]}$。这很可能是由于它的网状结构是单丝的，且新兴的轻量型和部分重量型网片都拥有较大间隙。根据我们的经验，大孔聚丙烯网片非常适合用于肌后间隙，另外，网片移出几乎都会伴有腹腔内并发症，而不只是网片感染，如肠瘘，需要再次手术$^{[24,25]}$。即使存在显著污染、更深空间的 SSI，网片的完整移除也极少被采用（图 50.2）$^{[26]}$。目前已开发出具有更大密度的多丝生物网状补片，它的宿主抑制和抗生素细菌清除的效果更好$^{[16]}$。在临床报道的几例挽救网片修补失败的系列案例中（图 50.3）$^{[22,27]}$，多丝聚酯感染的比例更高。Leber 等报道聚酯补片的使用会导致更高的感染发生率及长期并发症，其中包括 15.7% 的肠外漏$^{[27]}$。就我们的经验而言，任何修补材料的感染一旦发生，仍需将其完整取出。以上结果与动物实验中置入污染补片后的结果一致。另有一些文献报道中提到，良好的引流、抗感染及局部切口护理对补片感染后的补救至关重要$^{[13,28]}$。但多孔重量型补片如 PTFE，因为其多孔的平片结构，在存在感染可能的疝修补术中一旦发生感染则难于补救$^{[23]}$，特别是开放疝修补术（图 50.4）$^{[22,23,29]}$。复合材料补片一旦发生感

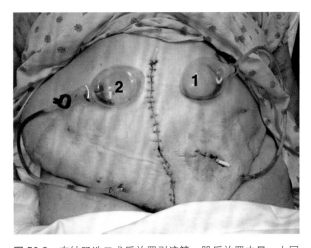

图 50.2　在结肠造口术后放置引流管，肌后放置中量、大网孔聚丙烯网片的腹壁疝修补术，负压吸引球 1 有浆液引出，负压吸引球 2 引流出肠内容物。使用抗生素和肠外营养治疗后，感染完全消退，两年内无进一步的网片或伤口并发症

染也是难于补救的$^{[8,14]}$，尽管积极的保守治疗有时可不需移除补片$^{[21]}$。

　　源自猪的多种生物基质、牛或人类组织制成的生物补片也会发生这种情况。理论上，这些材料可以作为一种生物支架来促进天然组织的生长、新胶

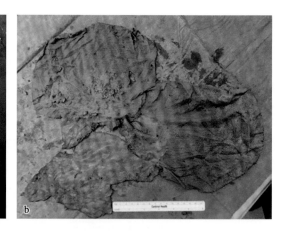

图 50.3 （a）感染的腹腔内具有防粘连涂层的多丝聚酯网片，需要被完全移除；（b）移除多块腹腔内瘘入小肠、结肠和阴道内的多丝、含屏障涂层的聚酯网片

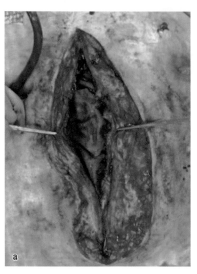
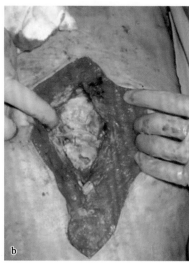
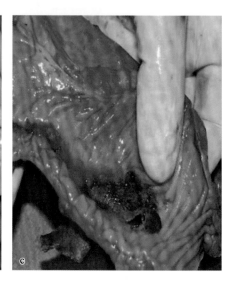

图 50.4 （a）受感染的肌后微孔聚丙烯网片与结肠瘘有关，需要移除所有网片；（b）暴露的受感染 ePTFE 网片，需要将其完全切除；（c）重量型微孔聚丙烯网片瘘入小肠

原的沉积和重塑，其实这些材料在体内的真正生物活性很大程度上是未知的。有关大规模生物补片的研究，尤其是关于猪交联补片的研究中很少看到血管生成及组织重塑[30]。异物反应严重甚至补片被包裹，使得生物补片在修补高危患者尤其是在存在感染因素的腹壁疝修补术中的应用，目前仍然缺乏文献证据支持。FDA目前并未批准在感染区域使用生物补片进行修补[31]。Harth 等应用大鼠模型比较4种生物补片在感染区域中的修补，发现除猪非交联补片以外，其余补片的细菌清除率及抗拉伸能力均下降。另外在 Ⅱ～Ⅳ 类伤口生物力学测试中，生物补片劣于人工补片[32]。临床上，在污染的疝修补手术中使用重量型猪交联补片会导致很高的感染率、补片取出率和疝复发率[3, 33]。大多数文献表明，猪非交联补片较交联生物补片的效果更好，但仍劣于合成补片[39-42]，尤其是在疝复发率方面[34-38]，而且其费用较高，几乎是合成补片费用的10倍[36]。

如何补救生物补片术后感染，目前仍缺乏数据支持，通常和合成补片补救措施一样维护患者的情况稳定。Abdelfatah的一项平均随访时间超过5年的长期研究表明，猪交联补片感染后的补救非常困难，超过25%的补片需被取出[3]。其他文献亦有因感染而取出生物补片的报道（图50.5）[30, 41, 43, 44]。目前缺乏采用经皮穿刺引流、局部切口护理、NPWT在生物补片感染治疗中是否有用的文献报道。

新型可吸收合成补片可能在高危人群和污染手术中起到一定的作用，但目前数据较少。COBRA试验[45]使用生物可吸收的聚乙交酯-碳酸亚丙酯新型补片对污染的疝进行修补，其结果与以往的生物（猪）[34]及合成材料补片[25]相比，显示其具有优势。这篇文献中报道，21例SSI患者，没有一例需要移除补片，彰显了这类补片的优势。而补片的费用远低于生物补片，显示它是特殊人群的又一种选择。

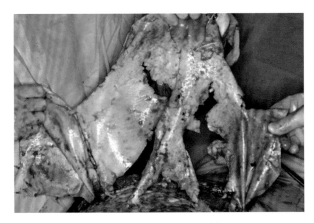

图 50.5　感染并降解的猪材料网片

网片放置的位置

正如已提到的，网片在腹壁中的位置对网片补救具有重要影响。肌后及腹膜前放置网片可使网片与脏器隔离，有肌皮组织覆盖，减少了感染的风险，并为感染后补救措施提供了绝好的机会[13, 22, 24, 25]。开放疝修补术中，我们选择这一间隙及大网孔 PP 网片，发生感染时，补片几乎不需被取出。很多研究表明，肌前修补有更高的 SSO 和 SSI 发生率，但经过局部切口护理，包括部分网片切除，可使患者成功受治。将补片放置于腹腔内，一旦感染则很难保留补片，这可能部分是由于补片不同的性质，如放置在腹腔内的补片通常有一定的屏障涂层，旨在防止补片与腹腔内脏器粘连，这些不同材料的涂层对细菌黏附和感染的影响尚不清楚。另外，将补片固定于腹膜，并未与腹壁结合，而是形成一层膜性结构与其相连，根据我们在临床去除补片后的经验，通常腹壁很容易留下后鞘，甚至腹膜都自然完好。在超过 10 年的感染补片管理的过程中，我们发现腹腔内网片发生感染后很难被保留，而大网孔 PP 网片肌后修补则完全得到保留[14, 23]。

任何网片修补术后感染补救的尝试都应包含合适的抗生素使用，如有可能，需进行细菌培养及针对性治疗。如果未取得细菌培养结果，经验性抗菌药物的使用应针对最常见的相关细菌，如上文所述。目前无论是口服给药还是静脉给药均无持续或统一的治疗方案报道。在完全移除补片的案例中，补片一旦被移除，仍然需给予持续抗感染治疗。外科医师的判断、微生物培养和抗菌谱，决定了手术后补片感染的具体治疗方案。

经皮穿刺引流

腹壁疝修补术后网片周围经皮穿刺引流可有效

预防及治疗感染。Kuo 等通过经皮穿刺引流及使用抗生素成功治疗了 21 例网片感染患者中的 16 例。经皮穿刺引流在聚丙烯网片感染病例的治疗中较聚四氟乙烯材料更有效，前者引流无效需移除网片的发生率约 14%，而后者高达 40%[48]。另有类似文献报道，有 36% ～ 100% 的聚四氟乙烯补片感染患者引流无效需完全移除补片[13, 14, 21, 29]。经引流管冲洗可提高该疗法的成功率[15]。Aguilar 等报道了采用静脉使用抗生素及经引流管给予庆大霉素冲洗（3 次/日）的方法成功救治了 3 例聚四氟乙烯补片感染患者[49]。图 50.6 显示通过经皮穿刺引流成功挽救了网片。

切口负压疗法

已有较多成功的案例报道，切口负压疗法（NPWT）可有效控制感染，并且保留了网片（图 50.7）。Berrevoet 等应用切口负压疗法治疗 63 例腹壁疝修补术后感染患者，包括 30 例使用聚丙烯网片行肌后修补发生深部 SSI 的患者，治疗效果良好，无一例需去除补片。相反，在使用基于 PET 网片腹腔内修补后感染的 9 例患者中，3 例需去除补片，1 例使用复合补片修补后发生肠瘘，其余 5 例使用 PP 网片，被成功挽救[22]。Stremitzer 等使用 NPWT 治疗补片感染，对于大网孔 polyglactin/PP 复合网片的挽救率为 100%，而对于 ePTFE 和纯 PP 网片分别仅为 23% 及 20%，这一文献中关于 PP 网片感染的挽救率如此之低，分析可能与使用重量型小网孔网片及腹壁固定位置有关，具体原因均未得到清晰阐明[8]。Meagher 等报道使用 NPWT 疗法成功挽救了 13 例补片感染病例中的 12 例，但他并未介绍手术方法且使用的 4 种类型的网片[50]。NPWT 疗法的有效性似乎是由于改善了微环境中的细胞因子，增进了血管生成，促进了内皮细胞增殖，减少了局部水肿，从而促进肉芽创面愈合[50]。

网片切除

尽管进行了最大限度的保守治疗，但仍有 3% ～ 67% 的病例需要移除网片[29, 44]。仅切除合并感染部分或严重感染部分的部分网片，可成功实施，从而使手术并发症和复发风险最小化[51, 52]。Sabbagh 等仅采用部分切除术成功治疗了 25 名网片感染患者中的 23 名，术后 40 个月的复发率仅为 20%[52]。在我们的实践中，局部切除主要用在保守措施失败后，当网片通过腹部开放伤口暴露于外

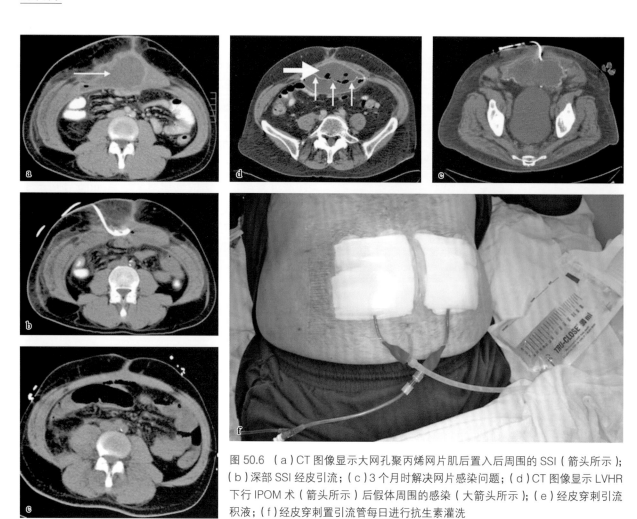

图 50.6 （a）CT 图像显示大网孔聚丙烯网片肌后置入后周围的 SSI（箭头所示）；（b）深部 SSI 经皮引流；（c）3 个月时解决网片感染问题；（d）CT 图像显示 LVHR 下行 IPOM 术（箭头所示）后假体周围的感染（大箭头所示）；（e）经皮穿刺引流积液；（f）经皮穿刺置引流管每日进行抗生素灌洗

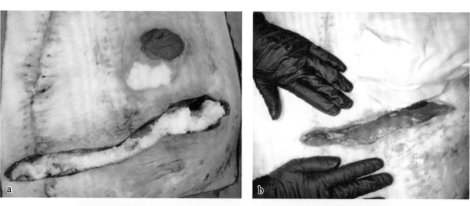

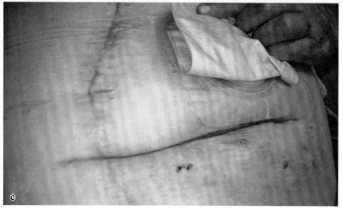

图 50.7 （a）局部伤口护理，最初使用 WTD 治疗暴露的、感染的、大孔中量型聚丙烯网片；（b）NPWT 3 周后；（c）3 个月的治疗效果。无进一步伤口或网片并发症

时。对于聚丙烯网片的感染，我们已经获得了很大的成功，但对于多丝聚酯、ePTFE 及复合网片感染更常见的方法是需要完全移除。

对于腹腔内假体感染，通常可以通过腹腔镜手术移除网片。这种方法避免了大的中线切口和相关的软组织SSI风险，可以促进更快的恢复，避免需要任何复杂的伤口护理。当再次手术而腹腔内存在网片时，松解粘连是很困难的一件事。然而，一旦网片暴露在外，从腹壁移除它就相对比较容易，可移除包括所有固定结构的整张网片。在大多数情况下，可以通过一个 12 mm 的戳孔来取出网片，也可以在体内切割网片以便于移除。这是我们移除腹腔内感染网片的首选方法。

如果需要彻底移除网片，必须考虑腹壁缺损的处理。为解决慢性感染需立即移除网片，推迟切实有效的疝修补手术，这在大多数情况下是最恰当的处理方式。如果可以在腹腔镜下移除网片，我们倾向于在移除后 3 ～ 6 个月再进行有效的腹壁疝修补术（图 50.8）。如果通过开放手术移除网片，我们每次尽量尝试在接近筋膜上移除网片，这将减少术后疝复发率，并为疝再次修复提供清洁的环境。一期修补是可能的，已有成功的文献报道，运用生物补片和合成网片的结果都很不错[12, 35]。在我们的实践中，该操作具有一定的选择性。当与假体感染相关的污染程度相对较轻时，仅伴有有限炎症的腹壁组织还是健康的，新的网片可以很容易地置入肌后间隙，完全与腹腔和原网片感染部位隔离。我们已经成功地使用大网孔 PP 网片进行一期修补，术后伤口并发症极少，无后续网片移除发生。

网片感染的预防

为了减少补片感染的可能性，制订降低演变成 SSI 风险的策略至关重要，包括初期评估、患者选择和手术计划。优化患者合并症，包括控制糖尿病患者血糖、戒烟和减肥，能够最大限度地减少 SSO 和 SSI 的风险。围手术期措施包括适当地选择预防性抗生素、术中细致的无菌技术、小心谨慎地处理补片以减少补片与外界环境及患者皮肤接触，以及术后恰当的伤口处理。

手术方式能够明显影响术后 SSI 和补片感染的风险。与开放腹壁疝修补术相比，腹腔镜手术能够显著降低术后 SSI 和补片感染的发生率[1, 47, 53-55]。然而，并非每个患者都适合施行腹腔镜手术，对于巨大缺损的疝，采用腹腔镜修补技术难度大，术后网片通过疝缺损膨出以及疝复发的发生率高[53, 56]。皮肤条件差，如难以愈合伤口、早期植皮、大范围剖腹术后瘢痕，通常不适合采用腹腔镜腹壁疝修补术。尽管认为腹腔镜腹壁疝修补术可减少 SSI 和补片感染，但腹腔内置入网片还是有潜在远期风险的，特别是在后续的腹部手术中，包括进入网片的肠瘘、继发性网片感染、严重难松解的肠粘连及网片切割肠管。尽管这些并发症较罕见，但对于后续手术高风险的患者还是应将网片放置在腹膜前。据报道，腹腔镜腹壁疝修补术的再手术率在 17% ～ 25%，导致手术时间延长，术后 SSI 风险增加，肠切开及非计划性肠切除的风险高达 20%[29, 44, 59, 60]。虽然二次网片感染的确切风险尚不清楚，但根据我们的经验，60% 接受网片感染治疗的患者，在明确网片感染和进行标准疝修补术期

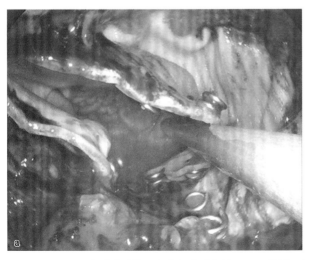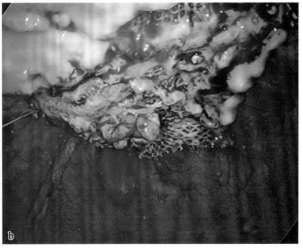

图 50.8　（a）腹腔镜下完全切除感染的 ePTFE 网片；（b）腹腔镜下移除感染的带防粘连屏障涂层的聚丙烯网片

间，需要接受一次手术[23]。

我们采用了几种常用技术来最大限度地降低SSI风险。在所有疝病例中，我们通常使用含碘溶液浸泡消毒过的手术铺巾。碘在深层皮肤组织中具有杀菌活性并显示出对MRSA的有效抗菌活性[61]。最近针对心脏手术患者的一项前瞻性研究显示，使用碘浸泡过的铺巾对表皮SSI的发展和成本两方面有显著的益处。然而，最近Cochrane的一项回顾性研究却未能证实这一发现。得出的结论认为，在预防SSI方面，无论含碘还是不含碘的粘合铺巾，都无益处[63]。在准备放置网片前，我们通常不打开网片内包装。在打开网片内包装前，所有团队成员都需更换新的无菌手套，并且其间只由手术医师来处理网片。换手套的效果已经初步显现，能够降低细菌污染率，但尚不清楚这是否已转化为SSI率的实际下降[64]。最后，在开放腹壁疝修补术中一旦置入了网片，我们使用庆大霉素240 mg和克林霉素600 mg进行冲洗，并保留3～4分钟。虽然没有证据表明这会影响腹壁疝修补术的结果，但该方案在结直肠术后SSI率降低方面显示出显著效果[65]。

对材料进行改进，使其具有抗菌性能，是预防网片感染的另一个令人感兴趣的领域。在实验模型中，用头孢唑啉、庆大霉素、大蒜素-洗必泰、氧氟沙星、阿莫西林、万古霉素等多种抗生素对人工假体进行浸泡，均能显著抑制金黄色葡萄球菌的生长[66-70]。DualMesh Plus（W.L. Gore）的抗微生物银-洗必泰涂层网片是目前已知的唯一一种显示杀菌性能的网片[18, 71]。然而，目前只有一项临床试验评价该抗菌网片对SSI的治疗效果，Yabanoglu等在一个小型随机对照试验中发现，置入万古霉素浸泡的网片后，SSI率并无差异[72]。

总　　结

假体网片感染的处理对外科医师提出了一些独特的挑战。由于在文献中很少有明确的证据支持单一的最佳方法，因此临床判断至关重要。在各种情况下挽救各种类型的网片都是可能的，通常需要采用多模式方法，并且在大多数案例中都应该尝试。通常，大孔单丝网片似乎更容易被挽救，尤其是放置在腹膜外位置。而对于微孔、多丝网片及复合补片往往需完全取出。去除补片后，疝的复发无可避免。与许多外科并发症一样，预防是至关重要的。患者合并症的优化、患者的选择、围手术期处理、手术方式和细致的手术技巧都对网片感染的发展和预防起着重要的作用。关于外科技术、围手术期护理和网片材料方面的研究正在进行中，对于这一复杂的、具有潜在破坏性并发症的预防和处理，目前仍有很多需要学习的地方。

参考文献

[1] Pierce RA, Spitler JA, Frisella MM, Matthews BD, Brunt LM. Pooled data analysis of laparoscopic vs. open ventral hernia repair: 14 years of patient data accrual. Surg Endosc. 2007;21(3): 378–86.

[2] Heniford BT, Park A, Ramshaw BJ, Voeller G. Laparoscopic repair of ventral hernias: nine years' experience with 850 consecutive hernias. Ann Surg. 2003;238(3):391–9; discussion 399–400.

[3] Abdelfatah MM, Rostambeigi N, Podgaetz E, Sarr MG. Long-term outcomes (>5-year follow-up) with porcine acellular dermal matrix (Permacol™) in incisional hernias at risk for infection. Hernia. 2013;19(1):135–40.

[4] Pérez-Köhler B, Bayon Y, Bellón JM. Mesh infection and hernia repair: a review. Surg Infect. 2016;17(2):124–37.

[5] Sanchez VM, Abi-Haidar YE, Itani KMF. Mesh infection in ventral incisional hernia repair: incidence, contributing factors, and treatment. Surg Infect. 2011;12(3):205–10.

[6] Engelsman AF, van der Mei HC, Ploeg RJ, Busscher HJ. The phenomenon of infection with abdominal wall reconstruction. Biomaterials. 2007;28(14):2314–27.

[7] Ventral Hernia Working Group, Breuing K, Butler CE, Ferzoco S, Franz M, Hultman CS, et al. Incisional ventral hernias: review of the literature and recommendations regarding the grading and technique of repair. Surgery. 2010;148(3):544–58.

[8] Stremitzer S, Bachleitner-Hofmann T, Gradl B, Gruenbeck M, Bachleitner-Hofmann B, Mittlboeck M, et al. Mesh graft infection following abdominal hernia repair: risk factor evaluation and strategies of mesh graft preservation. A retrospective analysis of 476 operations. World J Surg. 2010;34(7):1702–9.

[9] Albino FP, Patel KM, Nahabedian MY, Sosin M, Attinger CE, Bhanot P. Does mesh location matter in abdominal wall reconstruction? A systematic review of the literature and a summary of recommendations. Plast Reconstr Surg. 2013;132(5):1295–304.

[10] Delikoukos S, Tzovaras G, Liakou P, Mantzos F. Late-onset deep mesh infection after inguinal hernia repair. Hernia. 2007;11: 15–7.

[11] Taylor SG, O'Dwyer PJ. Chronic groin sepsis following tension-free inguinal hernioplasty. Br J Surg. 1999;86(4):562–5.

[12] Birolini C, de Miranda JS, Utiyama EM, Rasslan S. A retrospective review and observations over a 16-year clinical experience on the surgical treatment of chronic mesh infection. What about replacing a synthetic mesh on the infected surgical field? Hernia. 2015; 19(2):239–46.

[13] Petersen S, Henke G, Freitag M, Faulhaber A, Ludwig K. Deep prosthesis infection in incisional hernia repair: predictive factors and clinical outcome. Eur J Surg. 2001;167(6):453–7.

[14] Cobb WS, Carbonell AM, Kalbaugh CL. Infection risk of open placement of intraperitoneal composite mesh. Am Surg. 2009;75(9): 762–8.

[15] Trunzo JA, Ponsky JL, Jin J, Williams CP, Rosen MJ. A novel approach for salvaging infected prosthetic mesh after ventral hernia repair. Hernia. 2009;13(5):545–9.

[16] Engelsman AF, van der Mei HC, Busscher HJ, Ploeg RJ. Mor-

phological aspects of surgical meshes as a risk factor for bacterial colonization. Br J Surg. 2008;95(8):1051–9.

[17] Sanders D, Lambie J, Bond P, Moate R, Steer JA. An in vitro study assessing the effect of mesh morphology and suture fixation on bacterial adherence. Hernia. 2013;17(6):779–89.

[18] Harrell AG, Novitsky YW, Kercher KW, Foster M, Burns JM, Kuwada TS, et al. In vitro infectability of prosthetic mesh by methicillin-resistant Staphylococcus aureus. Hernia. 2006;10(2): 120–4.

[19] Harth KC, Broome AM, Jacobs MR, Blatnik JA, Zeinali F, Bajaksouzian S, et al. Bacterial clearance of biologic grafts used in hernia repair: an experimental study. Surg Endosc. 2011;25(7): 2224–9.

[20] Cole WC, Balent EM, Masella PC, Kajiura LN, Matsumoto KW, Pierce LM. An experimental comparison of the effects of bacterial colonization on biologic and synthetic meshes. Hernia. 2015;19(2): 197–205.

[21] Greenberg JJ. Can infected composite mesh be salvaged? Hernia. 2010;14(6):589–92.

[22] Berrevoet F, Vanlander A, Sainz-Barriga M, Rogiers X. Infected large pore meshes may be salvaged by topical negative pressure therapy. Hernia. 2013;17:67–73.

[23] Shaver M, Cobb WS, Carbonell AM. A 10-year experience with periprosthetic mesh infections. Hernia. 2016;2013(Suppl I):S66.

[24] Cobb WS, Warren JA, Ewing JA, Burnikel A, Merchant M, Carbonell AM. Open retromuscular mesh repair of complex incisional hernia: predictors of wound events and recurrence. J Am Coll Surg. 2015;220(4):606–13.

[25] Carbonell AM, Criss CN, Cobb WS, Novitsky YW, Rosen MJ. Outcomes of synthetic mesh in contaminated ventral hernia repairs. J Am Coll Surg. 2013;217(6):991–8.

[26] Warren JA, Cobb WS, Carbonell AM. Mesh reinforcement of fascial defect at the time of ostomy reversal. Hernia. 2016;20(Suppl 1(S1)):1–138.

[27] Leber GE, Garb JL, Alexander AI, Reed WP. Long-term complications associated with prosthetic repair of incisional hernias. Arch Surg. 1998;133(4):378–82.

[28] Rosen MJ. Polyester-based mesh for ventral hernia repair: is it safe? Am J Surg. 2009;197(3):353–9.

[29] Hawn MT, Gray SH, Snyder CW, Graham LA, Finan KR, Vick CC. Predictors of mesh explantation after incisional hernia repair. Am J Surg. 2011;202(1):28–33.

[30] De Silva GS, Krpata DM, Gao Y, Criss CN, Anderson JM, Soltanian HT, et al. Lack of identifiable biologic behavior in a series of porcine mesh explants. Surgery. 2014;156(1):183–9.

[31] Huerta S, Varshney A, Patel PM, Mayo HG, Livingston EH. Biological mesh implants for abdominal hernia repair. JAMA Surg. 2016;154(4):374–381.

[32] Harth KC, Blatnik JA, Anderson JM, Jacobs MR, Zeinali F, Rosen MJ. Effect of surgical wound classification on biologic graft performance in complex hernia repair: an experimental study. Surgery. 2013;153(4):481–92.

[33] Cheng AW, Abbas MA, Tejirian T. Outcome of abdominal wall hernia repair with biologic mesh: Permacol™ versus Strattice™. Am Surg. 2014;80(10):999–1002.

[34] Itani KMF, Rosen M, Vargo D, Awad SS, Denoto G, Butler CE, et al. Prospective study of single-stage repair of contaminated hernias using a biologic porcine tissue matrix: the RICH Study. Surgery. 2012;152(3):498–505.

[35] Rosen MJ, Krpata DM, Ermlich B, Blatnik JA. A 5-year clinical experience with single-staged repairs of infected and contaminated abdominal wall defects utilizing biologic mesh. Ann Surg. 2013;257(6):991–6.

[36] Fischer JP, Basta MN, Mirzabeigi MN, Kovach SJ. A comparison of outcomes and cost in VHWG grade II hernias between Rives-Stoppa synthetic mesh hernia repair versus underlay biologic mesh repair. Hernia. 2014;18(6):781–9.

[37] Primus FE, Harris HW. A critical review of biologic mesh use in ventral hernia repairs under contaminated conditions. Hernia. 2013;17:21–30.

[38] Cross W, Kumar A, Chandru KG. Biological mesh in contaminated fields--overuse without data: a systematic review of their use in abdominal wall reconstruction. Am Surg. 2014;80(1):3–8.

[39] Darehzereshki A, Goldfarb M, Zehetner J, Moazzez A, Lipham JC, Mason RJ, et al. Biologic versus nonbiologic mesh in ventral hernia repair: a systematic review and meta-analysis. World J Surg. 2014;38(1):40–50.

[40] Garvey PB, Martinez RA, Baumann DP, Liu J, Butler CE. Outcomes of abdominal wall reconstruction with acellular dermal matrix are not affected by wound contamination. J Am Coll Surg. 2014; 219(5):853–64.

[41] Liang MK, Berger RL, Nguyen MT, Hicks SC, Li LT, Leong M. Outcomes with porcine acellular dermal matrix versus synthetic mesh and suture in complicated open ventral hernia repair. Surg Infect. 2014;15(5):506–12.

[42] Sandvall BK, Suver DW, Said HK, Mathes DW, Neligan PC, Dellinger EP, et al. Comparison of synthetic and biologic mesh in ventral hernia repair using components separation technique. Ann Plast Surg. 2016;76(6):674–9.

[43] Hawn MT, Snyder CW, Graham LA, Gray SH, Finan KR, Vick CC. Long-term follow-up of technical outcomes for incisional hernia repair. J Am Coll Surg. 2010;210(5):648–55.

[44] Liang MK, Li LT, Nguyen MT, Berger RL, Hicks SC, Kao LS. Abdominal reoperation and mesh explantation following open ventral hernia repair with mesh. Am J Surg. 2014;208(4):670–6.

[45] Rosen MJ, Bauer JJ, Harmaty M, Carbonell AM. Multicenter, prospective, longitudinal study of the recurrence, surgical site infection, and quality of life after contaminated ventral hernia repair using biosynthetic absorbable mesh: the COBRA study. Ann Surg 2016; Epub ahead of print.

[46] Venclauskas L, Maleckas A, Kiudelis M. One-year follow-up after incisional hernia treatment: results of a prospective randomized study. Hernia. 2010;14:575–82.

[47] Itani K, Hur K, Kim LT, Anthony T. Comparison of laparoscopic and open repair with mesh for the treatment of ventral incisional hernia: a randomized trial. Arch Surg. 2010;145(4):322–8.

[48] Kuo Y-C, Mondschein JI, Soulen MC, Patel AA, Nemeth A, Stavropoulos SW, et al. Drainage of collections associated with hernia mesh: is it worthwhile? J Vasc Interv Radiol. 2010;21(3): 362–6.

[49] Aguilar B, Chapital AB, Madura JA, Harold KL. Conservative management of mesh-site infection in hernia repair. J Laparoendosc Adv Surg Tech. 2010;20(3):249–52.

[50] Meagher H, Clarke Moloney M, Grace PA. Conservative management of mesh-site infection in hernia repair surgery: a case series. Hernia. 2015;19(2):231–7.

[51] Krpata DM, Blatnik JA, Novitsky YW, Rosen MJ. Evaluation of high-risk, comorbid patients undergoing open ventral hernia repair with synthetic mesh. Surgery. 2013;153(1):120–5.

[52] Sabbagh C, Verhaeghe P, Brehant O, Browet F, Garriot B, Regimbeau JM. Partial removal of infected parietal meshes is a safe procedure. Hernia. 2012;16(4):445–9.

[53] Kurmann A, Visth E, Candinas D, Beldi G. Long-term follow-up of open and laparoscopic repair of large incisional hernias. World J Surg. 2011;35(2):297–301.

[54] Colavita PD, Tsirline VB, Belyansky I, Walters AL, Lincourt AE, Sing RF, et al. Prospective, long-term comparison of quality of life in laparoscopic versus open ventral hernia repair. Ann Surg. 2012;256(5):714–22. discussion 722–3.

[55] Ramshaw BJ, Esartia P, Schwab J. Comparison of laparoscopic and open ventral herniorrhapy. Am Surg. 1999;65(9):827–32.

[56] Carter SA, Hicks SC, Brahmbhatt R, Liang MK. Recurrence and pseudorecurrence after laparoscopic ventral hernia repair: predictors and patient-focused outcomes. Am Surg. 2014;80(2): 138–48.

[57] Halm JA, De Wall LL, Steyerberg EW, Jeekel J, Lange JF. Intraperitoneal polypropylene mesh hernia repair complicates subsequent abdominal surgery. World J Surg. 2007;31(2):423–9.

[58] Gray SH, Vick CC, Graham LA, Finan KR, Neumayer LA, Hawn MT. Risk of complications from enterotomy or unplanned bowel resection during elective hernia repair. Arch Surg. 2008;143(6): 582–6.

[59] Snyder CW, Graham LA, Gray SH, Vick CC, Hawn MT. Effect of mesh type and position on subsequent abdominal operations after incisional hernia repair. J Am Coll Surg. 2011;212(4):496–502. discussion 502–4.

[60] Patel PP, Love MW, Ewing JA, Warren JA, Cobb WS, Carbonell AM. Risks of subsequent abdominal operations after laparoscopic ventral hernia repair. Surg Endosc. 2016; Epub ahead of print.

[61] Casey AL, Karpanen TJ, Nightingale P, Conway BR, Elliott TSJ. Antimicrobial activity and skin permeation of iodine present in an iodine-impregnated surgical incise drape. J Antimicrob Chemother. 2015;70(8):2255–60.

[62] Bejko J, Tarzia V, Carrozzini M, Gallo M, Bortolussi G, Comisso M, et al. Comparison of efficacy and cost of iodine impregnated drape vs. standard drape in cardiac surgery: study in 5100 patients. J Cardiovasc Transl Res. 2015;8(7):431–7.

[63] Webster J, Alghamdi A. Use of plastic adhesive drapes during surgery for preventing surgical site infection. Webster J, editor. Cochrane Database Syst Rev. Chichester, UK: John Wiley & Sons, Ltd; 2015.

[64] Ward WG, Cooper JM, Lippert D, Kablawi RO, Neiberg RH, Sherertz RJ. Glove and gown effects on intraoperative bacterial contamination. Ann Surg. 2014;259(3):591–7.

[65] Ruiz-Tovar J, Santos J, Arroyo A, Llavero C, Armañanzas L, López-Delgado A, et al. Effect of peritoneal lavage with clindamycin-gentamicin solution on infections after elective colorectal cancer surgery. J Am Coll Surg. 2012;214(2):202–7.

[66] Suárez-Grau JM, Morales-Conde S, González Galán V, Martín Cartes JA, Docobo Durantez F, Padillo Ruiz FJ. Antibiotic embedded absorbable prosthesis for prevention of surgical mesh infection: experimental study in rats. Hernia. 2015;19(2):187–94.

[67] Sadava EE, Krpata DM, Gao Y, Novitsky YW, Rosen MJ. Does presoaking synthetic mesh in antibiotic solution reduce mesh infections? An experimental study. J Gastrointest Surg. 2013;17(3):562–8.

[68] Wiegering A, Sinha B, Spor L, Klinge U, Steger U, Germer CT, et al. Gentamicin for prevention of intraoperative mesh contamination: demonstration of high bactericide effect (in vitro) and low systemic bioavailability (in vivo). Hernia. 2014;18(5):691–700.

[69] Pérez-Köhler B, García-Moreno F, Brune T, Pascual G, Bellón JM. Preclinical bioassay of a polypropylene mesh for hernia repair pretreated with antibacterial solutions of chlorhexidine and allicin: an in vivo study. PLoS One. 2015;10(11):1–17.

[70] Letouzey V, Lavigne JP, Garric X, Coudane J, de Tayrac R, Callaghan DO. Is degradable antibiotic coating for synthetic meshes provide protection against experimental animal infection after fascia repair? J Biomed Mater Res B Appl Biomater. 2012;100(2):471–9.

[71] Carbonell AM, Matthews BD, Dreau D, Foster M, Austin CE, Kercher KW, et al. The susceptibility of prosthetic biomaterials to infection. Surg Endosc. 2005;19(3):430–5.

[72] Yabanoglu H, Arer IM, Çalışkan K. The effect of the use of synthetic mesh soaked in antibiotic solution on the rate of graft infection in ventral hernias: a prospective randomized study. Int Surg. 2015;100(6):1040–7.